15 Lecture

15レクチャーシリーズ

理学療法・作業療法テキスト

臨床運動学

総編集
石川　朗
種村留美

責任編集
小林麻衣
小島　悟

中山書店

総編集――――――――――　石川　朗　神戸大学生命・医学系保健学域
種村留美　関西医科大学リハビリテーション学部作業療法学科

編集委員（五十音順）――――　木村雅彦　杏林大学保健学部リハビリテーション学科理学療法学専攻
小島　悟　北海道医療大学リハビリテーション科学部理学療法学科
小林麻衣　晴陵リハビリテーション学院理学療法学科
玉木　彰　兵庫医科大学リハビリテーション学部理学療法学科

責任編集――――――――――　小林麻衣　晴陵リハビリテーション学院理学療法学科
小島　悟　北海道医療大学リハビリテーション科学部理学療法学科

執筆（五十音順）――――――　五日市克利　帝京平成大学健康医療スポーツ学部リハビリテーション学科理学療法コース
加藤寿宏　関西医科大学リハビリテーション学部作業療法学科
小島　悟　北海道医療大学リハビリテーション科学部理学療法学科
小林麻衣　晴陵リハビリテーション学院理学療法学科
髙島　真　晴陵リハビリテーション学院理学療法学科
髙見彰淑　弘前大学大学院保健学研究科総合リハビリテーション科学領域
種村留美　関西医科大学リハビリテーション学部作業療法学科
牧野　均　北海道文教大学人間科学部理学療法学科
森山英樹　神戸大学生命・医学系保健学域

15レクチャーシリーズ
理学療法・作業療法テキスト

刊行のことば

本15レクチャーシリーズは，医療専門職を目指す学生と，その学生に教授する教員に向けて企画された教科書である．

理学療法士，作業療法士，言語聴覚士，看護師などの医療専門職となるための教育システムには，養成期間として4年制と3年制課程，養成形態として大学，短期大学，専門学校が存在しており，混合型となっている．どのような教育システムにおいても，卒業時に一定水準の知識と技術を修得していることは不可欠であるが，それを実現するための環境や条件は必ずしも十分に整備されているとはいえない．

これらの現状をふまえて15レクチャーシリーズでは，医療専門職を目指す学生が授業で使用する本を，医学書ではなく教科書として明確に位置づけた．

学生諸君に対しては，各教科の基礎的な知識が，後に教授される応用的な知識へどのように関わっているのか理解しやすいよう，また臨床実習や医療専門職に就いた暁には，それらの知識と技術を活用し，さらに発展させていくことができるよう内容・構成を吟味した．一方，教員に対しては，オムニバスによる講義でも重複と漏れがないよう，さらに専門外の講義を担当する場合においても，一定水準以上の内容を教授できるように工夫を重ねた．

具体的に本書の特徴として，以下の点をあげる．

・各教科の冒頭に，「学習主題」「学習目標」「学習項目」を明記したシラバスを掲載する．
・1科目を90分15コマと想定し，90分の授業で効率的に質の高い学習ができるよう1コマの情報量を吟味する．
・各レクチャーの冒頭に，「到達目標」「講義を理解するためのチェック項目とポイント」「講義終了後の確認事項」を記載する．
・各教科の最後には定期試験にも応用できる，模擬試験問題を掲載する．試験問題は国家試験に対応でき，さらに応用力も確認できる内容とした．

15レクチャーシリーズが，医療専門職を目指す学生とその学生たちに教授する教員に活用され，わが国における理学療法・作業療法の一層の発展にわずかながらでも寄与することができたら，このうえない喜びである．

2010年9月

総編集を代表して　石川　朗

15レクチャーシリーズ
理学療法・作業療法テキスト
臨床運動学

序 文

運動学では身体運動の仕組みを学びますが，臨床運動学では主に障害を有する対象者の姿勢や動作の仕組みを学びます．運動学で学んだ筋骨格系の構造や機能，関節運動，姿勢や動作の基礎知識を基に，疾患・障害を有する対象者の特徴的な姿勢・動作を分析するための専門的な科目です．

理学療法士，作業療法士は対象者の動作能力の回復を図るために運動療法や作業療法などを実施します．このとき，正常動作の仕組み，動作の難易度や動作のバリエーションの知識があれば，動作が行える条件を理解し，その条件が揃わないときの補助具の利用や代替手段や他の動作パターンの利用を提案したり，動作指導につなげたりすることができます．

一方で運動学や力学は苦手と感じている人もいるでしょう．姿勢・動作分析に必要な運動力学・生体力学の範囲はそれほど広くはありません．数式もいくつか出てきますが，正確な数式を立てられなくても，いくつかの姿勢や動作を比べて相対的にどちらのほうが楽か，どちらのほうが下肢の筋力を必要とするか，重りや運動の勢いを利用したらどうかなど，動作を実際に行って身をもって体験することで学べるでしょう．臨床場面で担当した対象者が安全かつ有利な動作を選択できるように，理学療法士・作業療法士としての基準を持てるよう，その解釈について学びましょう．

本書ではLecture 1から3までは基礎的な力学的内容で構成しています．国家試験を見据えて基本的な数式や実例を含めました．Lecture 4から6までは正常な姿勢・動作とその力学的メカニズムについて学びます．いくつかの姿勢や動作を実際に体験しながら理解を深めましょう，Lecture 7以降は高齢者や特有な姿勢・動作を呈する疾患・障害別の特徴をまとめました．

普段，姿勢・動作は無意識に遂行されており，その分析には意識を集中して観察する必要があります．分析の際には疾患特有の姿勢・動作と観察のポイントを本書で事前にチェックしてみてください．さらに歩行分析では，疾患別のチェックリストを巻末にまとめました．疾患特有の歩容の有無をチェックしてみましょう．

臨床における動作分析は理学療法士・作業療法士の評価の核とも言える部分でありながら，学生が理解するには難しく，また，指導者にとってもその教授が難しい内容です．このテキストが，理学療法士・作業療法士にとって疾患特有の姿勢・動作分析を学ぶうえでの基礎的な評価ツールのひとつとなることを願っています．

最後になりましたが，本書の執筆にあたり写真や動画の撮影にご協力くださいました皆様をはじめとして多くの方々のご支援に心から感謝します．多くのご尽力から臨床の雰囲気が伝わり，読者の理解を深められましたら幸いです．

2015年7月

責任編集を代表して　小林麻衣

15レクチャーシリーズ
理学療法・作業療法テキスト／臨床運動学

目次

15 レクチャーシリーズ　理学療法・作業療法テキスト

臨床運動学

シラバス

一般目標	臨床運動学は臨床における運動学に関する学問であり，動作能力回復を図っていく理学療法士や作業療法士においては，日常生活活動におけるさまざまな動作が遂行可能となるメカニズムや，その条件などを力学的観点から学ぶ専門科目である．このテキストでは動作のメカニズムを理解するための①運動力学・生体力学の基礎知識と動作への解釈，②正常動作の生体力学的メカニズムとその解釈，③疾患特有の姿勢・動作と病態・障害像との関係，④疾患・障害別歩行分析のチェックポイントについて学習する．これらの学習を通して主な疾患・障害の姿勢動作分析とその記述が行えることを学習目標としている．

回数	学習主題	学習目標	学習項目
1	姿勢・動作を理解するための運動力学	理学療法・作業療法における動作分析の位置づけを学ぶ．動作・運動を分析する目的を理解する．力学的知識と神経系のしくみを学ぶ	動作分析の位置づけ，重力，自由落下，運動の法則，随意運動や姿勢・動作を制御する神経系システム
2	運動力学の基礎（1） ——姿勢の生体力学	力学的視点で姿勢・動作をとらえることができるよう，その礎となる生体力学について理解する	重心，重心線，支持基底面，重力，床反力作用点，張力，重心と支持基底面の関係，重心加速度と力の関係，歩行速度と床反力の関係
3	運動力学の基礎（2） ——動作の生体力学		てこ，モーメント，力積，運動量，力学的エネルギー，回転
4	姿勢と保持	姿勢の名称，重心と支持基底面の関係を学ぶ．異常姿勢についても学ぶ	各姿勢の名称．姿勢ごとの重心と支持基底面の関係．異常姿勢とその特徴（異常姿勢による影響）
5	正常動作（1）——起き上がり動作，寝返り動作と床からの立ち上がり動作	各動作について，重心と支持基底面，重力などのデータを参考に理解する．さらに歩行について，下肢関節角度，床反力，床反力と関節中心の位置，関節モーメントなどを理解し，それぞれの動作が行える条件を理解する	起き上がり動作，寝返り動作，床からの立ち上がり動作
6	正常動作（2）——椅子からの立ち上がり動作，歩行		椅子からの立ち上がり動作，歩行，歩行周期，距離・時間因子，歩行時関節角度，関節モーメント，床反力，ロッカー機能，歩行速度，歩幅，歩行率
7	高齢者の姿勢・動作の特徴と分析	加齢による身体の変化を理解し，高齢者の姿勢・動作の特徴を理解し，動作分析と記述ができる	老化，廃用症候群，老年症候群，高齢者の運動機能，立位姿勢，起き上がり動作，立ち上がり動作，歩行
8	脳血管障害後片麻痺の姿勢・動作の特徴と分析	片麻痺の病態と障害像を理解し，片麻痺患者の姿勢・動作の特徴を理解し，動作分析と記述ができる	片麻痺の病態，障害像，寝返り動作～歩行，階段昇降，車椅子移乗，補装具の使用
9	半側無視を有する脳血管障害後片麻痺の姿勢・動作の特徴と分析	半側無視の病態とその症状を理解する．半側無視を有する片麻痺患者の姿勢・動作の特徴を理解し，動作分析と記述ができる	半側無視の病態・症状，座位姿勢，立位姿勢，日常生活活動，補装具の使用
10	対麻痺・四肢麻痺の姿勢・動作の特徴と分析	対麻痺・四肢麻痺の損傷レベル別障害像を理解する．対麻痺者の姿勢・動作の特徴を理解し，動作分析と記述ができる	対麻痺・四肢麻痺の病態と障害像，寝返り動作・起き上がり動作，座位姿勢，床上移動，車椅子への移乗動作，車椅子操作，不全麻痺の動作
11	パーキンソニズムの姿勢・動作の特徴と分析	パーキンソン病の病態と障害像を理解する．パーキンソニズムの姿勢・動作の特徴を理解し，動作分析と記述ができる．病期の進行による動作の特徴を理解する	寝返り動作，起き上がり動作，立ち上がり動作，立位姿勢，方向転換，狭路歩行，歩行時の特徴（すくみ足，小刻み歩行，突進現象），階段昇降
12	運動失調の姿勢・動作の特徴と分析	小脳性運動失調の病態と障害像を理解する．運動失調の姿勢・動作の特徴を理解し，動作分析と記述ができる	寝返り動作，起き上がり動作，座位姿勢，立ち上がり動作，四つ這い移動，立位姿勢，歩行（ワイドベース，酩酊歩行，反張膝），方向転換，階段昇降
13	脳性麻痺の姿勢・動作の特徴と分析	脳性麻痺の病態と障害像を理解する．痙直型，アテトーゼ型脳性麻痺の姿勢・動作の特徴を理解し，動作分析と記述ができる	背臥位，寝返り動作，起き上がり動作，立ち上がり動作，四つ這い移動，歩行
14	変形性股関節症・膝関節症の術前・術後の姿勢・動作の特徴と分析	変形性股関節症・膝関節症の病態と障害像を理解する．術前および術後の姿勢・動作の特徴を理解し，動作分析と記述ができる	術前・術後での特徴や違い，寝返り動作～歩行，階段昇降
15	下肢切断・義足使用の姿勢・動作の特徴と分析	下肢切断・義足使用の病態と障害像を理解する．姿勢・動作の特徴を理解し，動作分析と記述ができる	義足使用者の立ち上がり動作・応用的動作，歩行

15 レクチャーシリーズ　理学療法・作業療法テキスト

運動学

シラバス

一般目標	運動学は身体運動の仕組みに関する学問であり，運動障害を治療対象とする理学療法士や作業療法士にとって，その理論的基盤をなす重要な基礎科目である．このテキストでは，正常な運動とその仕組みに関する基礎知識を身につけるために，①筋骨格系の構造・機能と関節運動との関係，②力学原理に基づく運動の記述と解釈，③日常生活動作の基本となる姿勢保持と歩行の特徴，④運動技能を獲得するうえでの運動学習の理論的枠組み，⑤運動を継続するためのエネルギー供給機構について学習する．

回数	学習主題	学習目標	学習項目
1	生体力学	身体運動の記述と解釈に必要な力学の基礎知識を理解する	運動学（キネマティクス）と運動力学（キネティクス），並進運動と回転運動，力と力の合成・分解，力のモーメント，身体のてこ
2	運動器の構造と機能	可動関節の分類と関節運動の種類を理解する．筋の基本構造と機能を理解する	可動関節の分類，骨運動と関節包内運動，運動軸と運動面，骨格筋の構造，筋収縮機序，筋線維の種類，運動単位，筋の収縮様式とはたらき
3	肩複合体の運動学	肩複合体の構造と関節運動を理解する．肩複合体の関節運動における靱帯および筋の作用を理解する	肩複合体の構造，肩複合体の骨運動と関節包内運動，肩複合体の運動に関与する筋
4	肘関節・前腕の運動学	肘関節・前腕の構造と関節運動を理解する．肘関節・前腕の関節運動における靱帯および筋の作用を理解する	肘関節・前腕の構造，肘関節・前腕の骨運動と関節包内運動，肘関節・前腕の運動に関与する筋
5	手関節・手指の運動学	手関節・手指の構造と関節運動を理解する．手関節・手指の関節運動における靱帯および筋の作用を理解する．手のアーチを理解する	手関節・手指の構造，手関節・手指の骨運動と関節包内運動，手関節・手指の運動に関与する筋，手のアーチ
6	股関節の運動学	股関節の構造と関節運動を理解する．股関節の関節運動における靱帯および筋の作用を理解する	股関節の構造，股関節の骨運動と関節包内運動，股関節の運動に関与する筋
7	膝関節の運動学	膝関節の構造と関節運動を理解する．膝関節の関節運動における靱帯および筋の作用を理解する	膝関節の構造，膝関節の骨運動と関節包内運動，膝関節の運動に関与する筋
8	足関節・足部の運動学	足関節・足部の構造と関節運動を理解する．足関節・足部の関節運動における靱帯および筋の作用を理解する．足部のアーチとその役割を理解する	足関節・足部の構造，足関節・足部の骨運動と関節包内運動，足関節と足部の運動に関与する筋，足部のアーチ
9	脊柱・体幹の運動学 I	脊柱の構造と運動を理解する．頸椎の構造，頸部の運動と関与する筋の作用を理解する	脊柱の構造，脊柱の運動，頸椎の構造，頸部の骨運動と関節包内運動，頸部の運動に関与する筋
10	脊柱・体幹の運動学 II	胸郭の構造と運動，および胸郭の運動に関与する筋の作用を理解する．腰椎の構造，腰部の運動と関与する筋の作用を理解する	胸郭の構造，胸郭の運動と，胸郭の運動に関与する筋，腰椎の構造，腰部の骨運動と関節包内運動，腰部の運動に関与する筋
11	顔面と頭部の運動学	顎関節の構造と関節運動を理解する．顎関節の関節運動における筋の作用を理解する．顔面の表情に関わる筋の作用を理解する	顎関節の構造，顎関節の骨運動と関節包内運動，顎関節の運動に関与する筋，表情筋
12	姿勢	姿勢と姿勢制御に関連する用語を理解する．物体の力学的安定性を理解する．立位姿勢保持ならびに立位姿勢制御の仕組みを理解する	姿勢と姿勢制御，重心と支持基底面，安静立位姿勢とその保持，外乱動揺時の姿勢制御，姿勢制御における感覚機構，予測的姿勢制御
13	歩行	正常歩行の基本的特性を，運動学，運動力学，運動生理学的視点から理解する	歩行周期，距離・時間因子，身体重心移動，下肢関節運動，床反力と足底圧中心，筋活動，エネルギー消費
14	運動学習	運動学習の基本概念を理解する．運動学習の成果を左右する要因を理解する．運動学習の成果を測定する方法を理解する	運動学習の定義，3 つの記憶システム，運動の学習段階，練習，学習の転移，動機づけ，フィードバック，パフォーマンスと運動技能
15	運動のためのエネルギー供給機構	アデノシン三リン酸（ATP）を再合成する仕組みを理解する．酸素を骨格筋に搬送する仕組みを理解する．運動時の呼吸・循環反応を理解する	エネルギー基質と代謝経路，酸素を搬送する仕組み，運動時の呼吸・循環反応

15 レクチャーシリーズ　理学療法・作業療法テキスト

運動学実習

シラバス

一般目標	『運動学』で修得した知識をもとに，体表からの視診・触診を通して，正常な関節構成体の構造と機能を確認する．また，さまざまな身体運動・動作を運動学的に分析することを通じて，身体運動・動作の特徴やその仕組み，さらには運動学的計測手法について理解することをねらいとする．なお，観察を中心とした動作分析ならびに病態に関する動作分析は『臨床運動学』でとりあげる．

回数	学習主題	学習目標	学習項目
1	下肢帯および下肢の機能解剖	下肢帯および下肢を構成する組織を体表からとらえる	骨・筋の触察
2	下肢帯および下肢の関節運動	講義 下肢における各関節運動の運動学的特徴を理解する 実習 下肢の関節運動における二関節筋の影響，股関節内旋可動域における大腿骨前捻角の影響，膝関節における終末強制回旋運動を確認する．足アーチを観察する	関節運動の観察，関節可動域に影響を及ぼす要因，足アーチの観察
3	上肢帯および上肢の機能解剖	上肢帯および上肢を構成する組織を体表からとらえる	骨・筋の触察
4	上肢帯および上肢の関節運動（1） ——肩甲帯・肩関節	講義 肩甲帯における各関節運動の運動学的特徴を理解する 実習 肩甲上腕リズムを計測する．肩関節内外旋角度を計測し，肩関節ポジションによる変化を確認する	関節運動の観察，関節可動域に影響を及ぼす要因，種々の日常生活動作に必要な上肢関節の可動域
5	上肢帯および上肢の関節運動（2） ——肘関節・前腕・手関節・手指	講義 肘関節・前腕・手関節・手指の運動における運動学的特徴を理解する．手の把持機能を理解する．手のアーチを理解する 実習 カパンジーの手の模型を作製する．手関節肢位の変化による握力発揮の違い，テノデーシスアクション（腱固定作用）による手関節角度の変化を確認する．対象物の形状に応じた把握時の手のかたちを分析する	手のアーチの観察，関節運動とその可動域に影響を及ぼす要因，種々の把持の観察
6	頭頸部・体幹の機能解剖	頭頸部ならびに体幹を構成する組織を体表からとらえる	骨・筋の触察
7	脊柱・体幹の関節運動	講義 脊柱・体幹における運動学的特徴を理解する 実習 座位における骨盤前後傾に伴う脊柱の動き，安静立位における骨盤の傾き，体幹前屈時および前屈位から安静立位までの体幹後屈時の骨盤の動き，立位での股関節屈曲時の骨盤の動きを確認する	脊柱の運動と可動域計測，脊柱の彎曲の観察
8	筋力	講義 関節トルクの概念を理解する．関節トルクに影響を及ぼす要因を理解する 実習 膝関節トルクを計測し，運動方向による違い，レバーアームによる違いを確認する．肘関節屈曲角度と肘関節屈曲トルクの関係を確認する．遠心性・等尺性・求心性収縮時の膝関節伸展トルクを計測し，筋の収縮特性を理解する．関節運動速度の違いが膝関節伸展トルクに及ぼす影響を確認する	関節トルクの概念と計測方法，関節トルクと関節角度・筋収縮様式・関節運動速度との関係

回数	学習主題	学習目標	学習項目
9	筋活動	講義 筋電図の概念を理解する．筋活動と発揮筋力の関係を理解する．筋電図の解析内容を理解する 実習 筋活動量と発揮筋力の関係，肢位の違いによる筋活動の変化（上肢・下肢）を確認する．立ち上がり動作における筋活動のタイミングを理解する	筋電図，基本的な筋電図の計測方法，筋活動と筋収縮の関係，身体動作時の筋活動計測
10	姿勢（1） ——静止姿勢	講義 人体の重心位置の算出方法を理解する．立位姿勢のアライメント評価方法を理解する．支持基底面と重心の関係からみた姿勢の安定性を理解する 実習 直接法と間接法を用いて身体重心を計測する．安静立位姿勢のアライメントを評価する．身体重心位置と支持基底面の関係（直立位からの体幹前傾姿勢）を確認する	身体重心の測定（直接法と間接法），安静立位姿勢のアライメント評価，立位姿勢の身体重心位置と支持基底面との関係
11	姿勢（2） ——姿勢制御	講義 重心動揺計の概念と検査項目を理解する．安静立位時の重心動揺と影響を及ぼす要因を理解する．種々の立ち直り・バランス反応を理解する 実習 感覚入力の違いによる立位時重心動揺の影響を確認する．立位で外乱を加えた際の立ち直り・バランス反応を観察する	重心動揺計，重心動揺計の計測方法，感覚入力と立位時重心動揺，立位姿勢における立ち直り・バランス反応の観察
12	生体力学	講義 動作時の重心の求め方とその速度，加速度を理解する 実習 立ち上がり動作における重心線と支持基底面の関係，スクワット動作の加速度と床反力の関係を確認する	身体動作時の重心および重心の加速度算出，身体動作時の床反力計測
13	動作分析	講義 動画を用いた動作分析方法を理解する．動画を用いた歩幅や速度，関節角度の求め方を理解する 実習 歩行速度が歩幅や下肢関節角度に及ぼす影響を確認する	ビデオカメラを用いた身体動作の分析
14	歩行	講義 機器を用いた歩行分析方法を理解する．正常歩行の運動学的特徴を理解する 実習 歩行の距離・時間因子を計測する．三次元動作解析装置，床反力計を用いて歩行分析を行う	歩行の時間・距離因子，下肢関節運動，床反力計測，下肢関節モーメント
15	呼吸と循環	講義 運動時の呼吸・循環応答を理解する．運動負荷試験の手法と運動耐容能の指標を理解する 実習 6分間歩行テスト，漸増シャトルウォーキングテスト，心肺運動負荷試験を実施する	エネルギー基質と供給機構，運動時の呼吸・循環応答，運動負荷試験

LECTURE 1 姿勢・動作を理解するための運動力学

到達目標

・理学療法および作業療法における動作分析の位置づけを理解する．
・理学療法および作業療法において，動作・運動を分析する目的を理解する．
・力学を学ぶ意義を理解する．
・力学の基礎である重力，自由落下運動，運動の法則について理解する．
・随意運動や姿勢・動作の制御を行うための解剖・生理学的しくみについて理解する．

この講義を理解するために

この講義では，臨床のなかで姿勢や動作を分析する意義と，最も基礎となる重力，運動の法則といった力学的知識，正常動作を可能にする神経系のしくみを学びます．姿勢や動作を力学的にとらえるためには，力学のなかでも運動学（キネマティクス），運動力学（キネティクス）の知識が不可欠です．

姿勢・動作を理解するための運動力学を学ぶにあたり，以下の項目をあらためて学習しておきましょう．

□ 変位，速度，加速度について復習しておく．
□ ニュートンの運動の法則を復習しておく（『運動学』Lecture 1 参照）．
□ 立ち直り反応，平衡反応について復習しておく（『運動学』Lecture 12 参照）．
□ 随意運動にかかわる神経系とその伝導路について確認しておく．

講義を終えて確認すること

□ 重力，自由落下，運動の法則について理解できた．
□ 随意運動発現にかかわる神経系システムについて理解できた．
□ 姿勢や動作を制御する神経系システムを理解できた．

講義

1. 理学療法および作業療法における動作分析の位置づけ

動作分析は理学療法士や作業療法士が行う評価のなかで大きな比重を占める．しかしながら，臨床における動作分析の手法は観察によるものが多く，初学者にとっては難易度が高い．観察力もさることながら，全体像をとらえる能力や障害特有の動作の特徴，それを表す用語に至るまで，学習と動作観察の体験を繰り返すことによって，初めて身につけることができる．

ヒトの動作は力学的にとらえることが可能であるが，そのためには，力学の基礎知識を学び，さらに障害に特有の動作について学ぶ必要がある．

「理学療法士及び作業療法士法」において，理学療法士は基本的動作能力，作業療法士は応用動作能力を回復させることが目的とされており，いずれの職種も動作を分析し，介入を行う．理学療法では，座位や立位などの姿勢保持能力と，起き上がり動作，立ち上がり動作，歩行，階段昇降などの基本的動作能力の回復を図る．作業療法では，手工芸や遊び，調理作業などを通して，手指の巧緻動作や日常生活活動や社会復帰に必要な能力の回復を図る．

健常者は，これらの姿勢保持や動作，巧緻動作などを，日常生活のなかで無意識に行っている．姿勢・動作の観察には経験を繰り返して観察する目を養う必要があり，分析を行うためには，力学的基礎知識をもち，動作の特徴を理解し，さらにその他の障害像との関連性を整理・把握する高いスキルが要求される．

Lecture 1～3では，動作分析を行うための力学的な基礎知識を学ぶ．

調べてみよう
1965年に制定された「理学療法士及び作業療法士法」（昭和40年6月29日法律第137号）について調べてみよう．

MEMO
姿勢（posture）には，背臥位，座位，立位などがある（Lecture 4参照）．動作（motion）には，起き上がり動作（起座動作ともいう），立ち上がり動作（起立動作ともいう），座り込み動作（着座動作ともいう），歩行，階段昇降などがある．

2. 動作分析の目的と必要な知識

1）動作分析

動作分析（motion analysis）

動作分析には，対象者の示す動作を観察し，解析し，分析するという過程が含まれ，一定の条件のもとに定量的に記録する．この場合は記録する機器の有無によって，記録できる内容が異なってくる．分析とは，対象を分解して，それを成立させている成分，要素，側面を明らかにすることである．つまり，動作分析とは，観察してありのままを記述するだけではなく，可能な範囲で定量的に計測することや，動作の要素やその原因を分析することも含まれている．

2）動作分析の目的

動作分析は，評価そのものが目的ではない．動作分析の目的は，動作からその原因を探ったり，動作能力を回復するための介入方法を検討したり，介入の効果判定を行ったり，理学療法・作業療法の目標を設定するための要素として用いたりすることである．

また，動作分析は，介入と同時に行える評価でもある．動作分析を行うことで原因を推定し，因果関係のありそうな部分の検査測定の結果と併せて原因を探り，追究していく．

3）必要な知識

地球上での物体やヒトの動きは，力学で説明することができる．したがって，運動学（キネマティクス）と運動力学（キネティクス）についてまず学び，さらにヒトの運動発現と制御の解剖学的・生理学的メカニズムの知識を身につける．臨床で動作分析を行う場合には，それらの知識をもとに正常動作を説明でき，そして疾患特有の動作の特徴とその原因がとらえられるとよい．

MEMO
力学（mechanics）とは物体の運動に関する学問である．運動学（kinematics）では，動きの原因となる力と関係なく，動き自体の四肢の形やその変化について研究する．運動力学（kinetics）では，筋によって発揮される力を推定するために，動きの原因となる力を研究する．

3. ニュートン力学の基礎

動作や運動を学ぶためには，運動学や運動力学の基礎について学ぶ必要がある．この地球上における運動を理解するための原理原則だからである．物体の運動について調べる力学体系をニュートン力学という．

まず，力とは物体の運動状態を変化させたり，物体を変形させたりするものであり，目に見えない力という実体を目に見える変化からとらえる．運動状態の変化とは，静止状態から動き出すこと，動き続ける物体の速度の増減などを指し，そこには加速度が生じている．

自然界に存在する力にはさまざまなものがあり，重力，電磁気力，弱い力，強い力の4種類に分類される．強い力（強い相互作用）や弱い力（弱い相互作用）はごく短い距離で作用する力であるため，ヒトの姿勢や動作には影響を及ぼさない．したがって，ヒトの動きに影響するものは重力と電磁気力である．電磁気力とは，摩擦力，弾性力，張力，表面張力，静電気，磁石による力などを示す．

ヒトが地上において姿勢の保持や動作を行うにあたっては，主に重力，張力，摩擦力，床反力，外力などが関係している．特に，重力，重力加速度，運動の法則は，ニュートン力学の基本である．

1）重力

万有引力の法則は，宇宙においてどこでも質点は互いに引き寄せ合っているというものである．たとえば，質量 m_1 と質量 m_2 の物体が距離 r だけ離れているときの，万有引力の大きさ F は

$$F=G\frac{m_1\times m_2}{r^2}$$

となり，G は万有引力定数である．

ここで地球の質量を M，地球の半径を R，地上にいるヒトの質量を m とすると（**図1**）

$$F=G\frac{M\times m}{R^2}=\frac{G\times M}{R^2}\times m$$

となる．ここで $G\times M/R^2$ は定数である．厳密には，その引力の定数から地球の自転による遠心力を差し引いた値が，地上の重力加速度 g となる（**図2**）．この値の大きさは，地球の半径 R の2乗に反比例し，地球の質量 M に比例している．

地球は半径の大きさに対して質量が十分に重い（密度も高い）ため，あらゆるものを中心方向に引き寄せる力である重力がはたらいている．月が地球に落ちずに地球のまわりを回っているのも，互いに引き寄せ合う力がはたらき，その引力と月が回るときに生じる遠心力とがつり合っているからである．

地球は自転をしているが，その自転の軸を地軸という．その地軸付近，すなわち北極と南極では自転による速度はゆっくりであり，遠心力も小さい．一方で赤道付近では，自転による移動速度が450m/秒であり，遠心力が最もはたらいている（**図3**）．

MEMO
ニュートン力学
(Newtonian mechanics)
アイザック・ニュートンが，運動の法則を基礎として構築した，力学の体系のことである．

MEMO
重力（gravity）
地球上のあらゆる物体に作用する地球の万有引力で，厳密には遠心力の影響を受ける．物体に作用する重力の強さを，その物体の重量，重さ（weight）という．

MEMO
重力加速度
(gravitational acceleration)
地球の重力が地上の物体に及ぼす加速度．記号 g で表す．

MEMO
質点（point mass）
質量だけをもち，大きさはもたない点状の物体（抽象体）．物体の運動や位置を考えるときに，その重心に全質量が集まったとみなしたものをいう．

MEMO
万有引力定数
$G=6.67\times10^{-11}\mathrm{Nm^2/kg^2}$

MEMO
質量（mass）と重さ（weight）の違い
質量とは物体の動かしにくさの程度を表す量である．したがって，地球上でも月でも質量は変わらない．一方で重さは力である．地球の重力の影響を受けた状態での力であり，質量と重力加速度の積で表される．
月の表面では重力加速度は地球上の1/6しかないので，物体を持つと地球の1/6に感じる．これは月と地球の重力加速度の違いによって生じる．たとえば，質量1kgの物体の重さは地球上では1kg重（kgw＝9.8N）であり，その物体を月にもっていくとその重さは0.17kg重（kgw＝1.6N）になる．

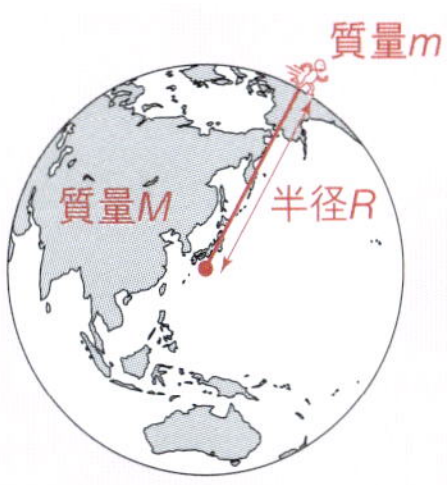

図1　重力と万有引力

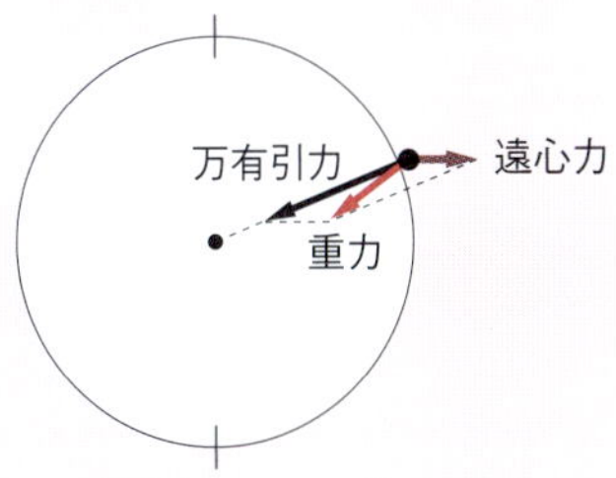

図2　遠心力と重力

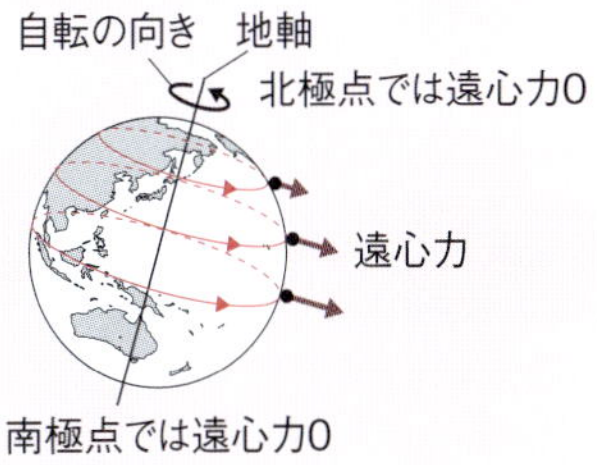

図3　地球の自転と遠心力

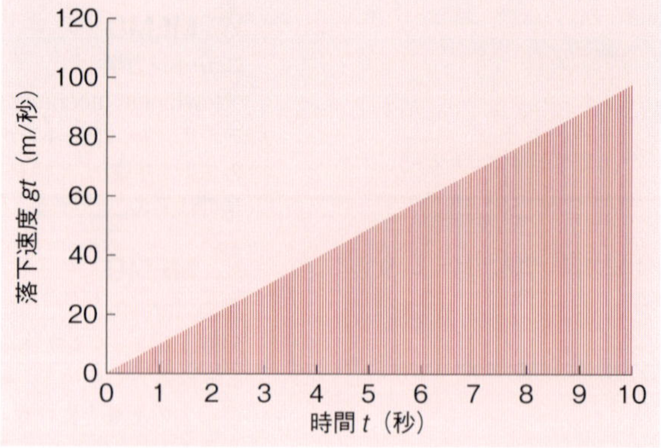

図4　自由落下速度

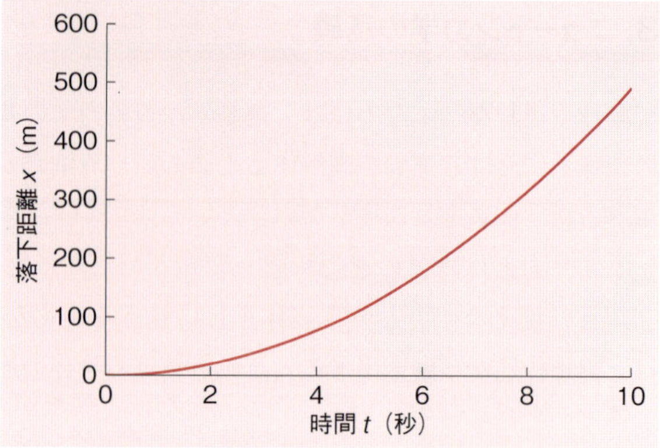

図5　自由落下の落下距離

ただし，遠心力の違いが重力加速度に及ぼす影響は，最大となる赤道上でも約 0.3% 程度と小さい．

また，中心からの距離の 2 乗に反比例するので，標高の高い山頂の重力加速度のほうが平野のそれよりもわずかに小さい．しかし，この標高の違いは地球の大きさに比べてごくわずかである．

これらの遠心力や標高などの違いによって，場所によって重力加速度の値がわずかに異なっているが，国際度量衡総会で定義された標準重力加速度の値は

$$g=9.80665\ \text{m/秒}^2$$

である．

MEMO
月の重力加速度が小さいのは，月の大きさが地球の約 1/4 と小さく，重さも 1/81 程度と軽いからである．木星の重さは地球の 318 倍あるが，大きさが 1,300 倍あり密度としては小さい．木星の表面における重力加速度は約 24.8m/秒^2 と地球の 3 倍近く大きい．

MEMO
通常，重力加速度 g の値は 9.8 あるいは 9.81m/秒^2 を用いる（求められる精度による）．本書では g = 9.8m/秒^2 とする．なお，国家試験では「g = 9.8m/秒^2 とする」というように値が表記される．

調べてみよう
1971 年にアポロ 15 号で月面に着陸したデイヴィッド・スコットが月面において 1.3kg の金槌と 3g のハヤブサの羽を同時に自由落下させる実験を行った．NASA のウェブサイトで公開されているので「Apollo15 hammer」で検索すれば，実際の動画を確認できる．また，月の重力加速度は地球の約 1/6 であるため，地球よりもゆっくり落下していく様子も確認できるだろう．

2）自由落下

物体が重力を受けて静かに落下する現象を自由落下と呼ぶ．質量 m（kg）の物体が自由落下するとき，地球が物体を引く力は mg（N）である．このときの加速度は重力加速度であり，g=9.8m/秒^2 とする．自由落下していく質量 m の物体の速度は，1 秒後に 9.8m/秒，2 秒後には 19.6m/秒と時間とともに速度を増していく（**図 4**）．

このときの t 秒後の落下距離 x は**図 4** の直角三角形の面積になるので，

$$x=t\times gt\times\frac{1}{2}=\frac{1}{2}gt^2\ \text{(m)}$$

となり，時間の経過とともに曲線的に増えていく（**図 5**）．

たとえば，500g の物体と 1kg の物体を同時に自由落下させる．質量が異なっていても，同じスピードで落ちていく．これは重力加速度 g が同一であるため，2 つとも速度は 1 秒後に 9.8m/秒，2 秒後には 19.6m/秒と加速しながら落ちていくからである．したがって，重さに関係なく t 秒後の速度は gt となる．

鳥の羽と金槌を同時に落としたときに，金槌は速く落ち，鳥の羽はゆっくり落ちていくのは，鳥の羽が空気の抵抗を大きく受けてヒラヒラと落ちるからであり，自由落下ではない．もし，真空の環境で同様のことを行った場合，鳥の羽と金槌は同じ速度で落ちていく．

3）運動の法則

運動の法則は，ガリレオやケプラーらが定量的に発見した物理学などを，ニュートンが数学的記述を用いてまとめあげた法則であり，ニュートン力学の大法則である．

（1）運動の第一法則

物体には質量があり，質量が大きいほど運動がしにくい．この運動のしにくさは，言い換えれば今ある運動状態を維持しようとする性質であり，これを慣性という．あ

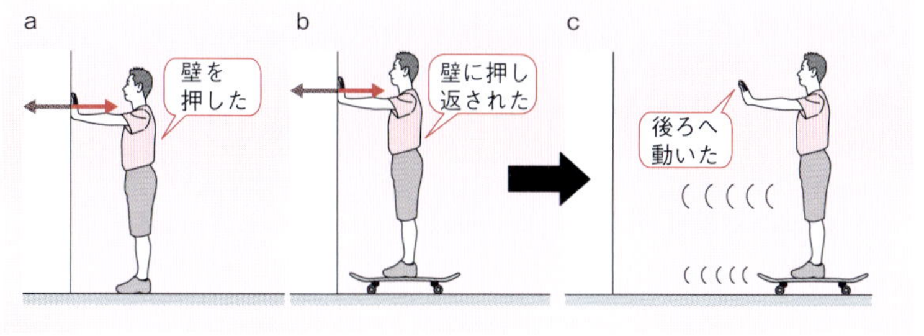

図６　作用反作用の法則の例

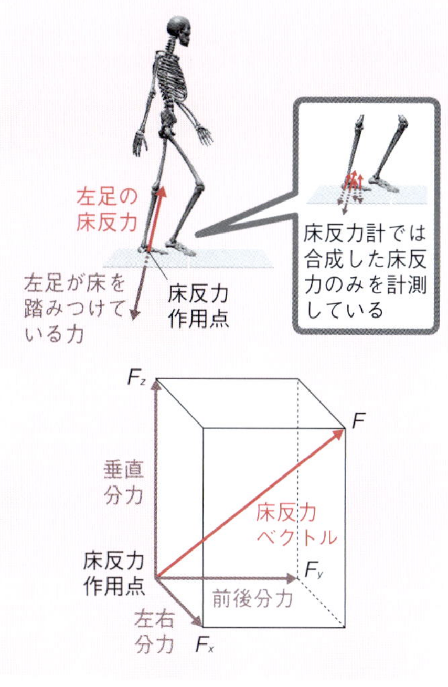

図７　床反力と床反力作用点

らゆる物質には慣性があり，静止している物体は静止し続けようとし，動いている物体はその速度を維持（等速直線運動）しようとする性質がある．このように，ある物体に力が作用していないとき，その物体はそのまま静止し続けるか，あるいは等速度運動を続け，その運動状態を変えない．これを運動の第一法則（慣性の法則）という．

たとえば，車椅子が止まっているとき，車椅子は止まり続ける．次に車椅子を駆動させたとき，途中で駆動を止めても前進を続ける．しかし，等速運動を保てるかというと，わずかずつだが減速する．これは，車椅子の車軸部分の摩擦力，風の抵抗などで力が加わり，徐々に減速していくからである．摩擦抵抗の少ない氷の上を，スケート靴で滑る場合などを考えるとわかりやすい．

（2）運動の第二法則

物体には慣性があるが，外から力がはたらくとその力によって運動状態が変化させられる．このとき物体の得る加速度 a の大きさは，加えられた力の大きさ F に比例し，加速度の向きは力の向きと同じである．また，加速度 a は質量 m に反比例する．これを運動の第二法則といい，

$$\vec{a}=\frac{1}{m}\times\vec{F}$$

となる．ここから力の方程式

$$\vec{F}=m\vec{a}\cdots\cdots\cdots\cdots\cdots①$$

が導かれ，式①を運動方程式と呼ぶ．

（3）運動の第三法則

物体に力を加えると，必ず同じ大きさの力で押し返してくる．

たとえば，壁を手で押すとき，自分は壁に力を加えているが，その力と反対方向で同じ大きさの力が自分の手にかかっている（**図6a**）．もし，自分がスケートボードにのって同じように壁を押すと，壁に加えた力と同じ大きさで反対方向の力が手にかかるので（**図6b**），押した壁と反対方向へ自分が動くことになる（**図6c**）．このように作用には必ず反作用が伴うことを作用反作用の法則と呼び，運動の第三法則という．

なお，足部が地面に接すると，足部が地面を踏む力と大きさが同等で，かつ向きが反対の力，すなわち床反力が足部に作用するのも，同じく運動の第三法則による．**図7**では，歩行時左立脚相後半の様子を示している．左足底面で踏みつけたトータルの力に対して，その力と大きさが同じで向きが反対の力を床反力といい，床反力に方向性を併せて表すのが床反力ベクトルである．床反力は，前後分力，左右分力，垂直分力に分けられ，床反力が作用している点（床反力の場合は床から作用しているので床反力の床から出ている点）を，床反力作用点という（Lecture 2 参照）．

運動方程式（equation of motion）

MEMO

スカラー（scalar）とベクトル（vector）

スカラーは大きさのみで表され，向きをもたない量．

例：長さ，距離，速さ，エネルギー，時間，質量など

ベクトルは大きさだけでなく，向きをもった量．

例：変位，速度，加速度，力，運動量，力積など

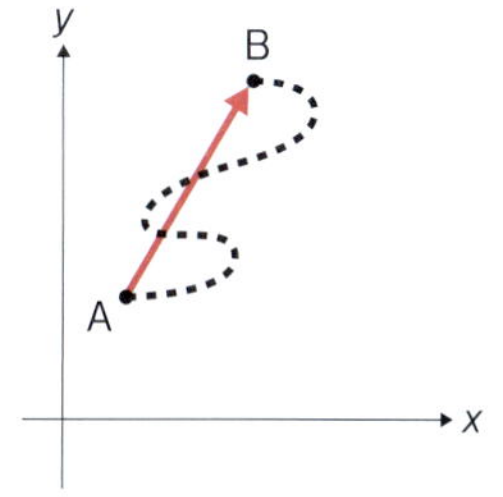

A 地点からＢ地点まで‥‥のように移動した場合，その道のりの長さは距離といい，スカラーである．一方，変位とは――のように A 地点からＢ地点までの位置変化のみを示す直線で表され，向きをもち，ベクトルである．道のりを所要時間で除したものを「速さ」というが，変位を所要時間で除したものを「速度」という．ベクトルは矢印で表し，大きさを矢印の長さで，向きを矢印の向きで表す．また，ベクトルを示すときには，$\vec{F}$ のように，文字の上に矢印を入れて表す．

①意思の発動	• 空腹感や欲などの内的欲求；視床下部や大脳辺縁系 • 外界の認知情報や思考・理性など；大脳皮質連合野
②行動戦略や行動計画の構想	• 外界環境の認知情報は前頭前野へ伝達 • 辺縁系の感覚情報は前頭連合野へ伝達 • 作業記憶と照合→行動戦略・行動計画
③プログラムの生成	• 行動計画に関する情報は運動前皮質へ伝達 • 運動前野・補足運動野と大脳基底核・小脳を結ぶ伝導路を用いて運動プログラムを生成
④運動の実行	• 運動プログラム→一次運動野へ伝達→上下肢の運動 • 運動プログラム→大脳基底核や脳幹へ伝達→姿勢制御
⑤運動の調節	• 運動によって生じた感覚情報は小脳や脳幹へ伝達 • 一次運動野・運動前皮質からの情報を統合→運動を補正する情報に展開；小脳
⑥運動や行動の学習	• 行動の適切さを調整；大脳基底核 • 適切な行動の生成；大脳皮質と大脳基底核のループ • 運動や行動の正確さの調節；小脳

（高草木薫．長崎理学療法 2007；7：1-10[1] より作成）

図 8　随意的行動と大脳皮質

表 1　姿勢反射

中枢		反射	消失の時期
原始反射	脊髄レベル	交叉性進展反射，屈曲逃避反射，陽性支持反射，自動歩行反射	発達途上で統合
	脳幹（延髄）レベル	非対称性緊張性頸反射（ATNR），対称性緊張性頸反射（STNR），緊張性迷路反射（TLR）	
姿勢反射	中脳レベル	頸の立ち直り反応，体の立ち直り反応	
		迷路性立ち直り反応，視覚性立ち直り反応	生涯継続
	中脳および大脳皮質レベル	保護伸展反応（パラシュート反応）*	
	大脳皮質レベル	傾斜反応，ホッピング反応，ステッピング反応，背屈反応	

*保護伸展反応は，中脳レベルあるいは大脳皮質レベルとする文献もある．

MEMO

大脳皮質は，系統発生学的に古い脳の古皮質（旧皮質，古外套）および原始皮質（原皮質，原外套）と，動物が高等になるに従って出現する新しい脳の新皮質（新外套）に区別される．新皮質は 6 層構造で同種皮質と呼ばれるが，古皮質と原始皮質は典型的な 6 層構造のない部分で，一括して異種皮質とも呼ばれる．

- 新皮質；ヒトでは大脳皮質の 90% 以上を占める．
- 古皮質；ほぼ狭義の嗅脳．
- 原始皮質；海馬，歯状回，海馬支脚（一括して海馬体），小帯回，脳梁灰白層などを含む．

足踏み反応（stepping）
跳び直り反応（hopping）
ロングループ反応（long-loop reflex）
非対称性緊張性頸反射（ATNR：asymmetrical tonic neck reflex）
対称性緊張性頸反射（STNR：symmetrical tonic neck reflex）

立ち直り反応・平衡反応▶『運動学』Lecture 2 参照

先行随伴性（予測性）姿勢調節（APA：anticipatory postural adjustments）
ベレンキー（Belen'kii）

4. 随意運動の発現および姿勢・動作制御のメカニズム

1）随意運動の発現

大脳皮質は随意的な行動を支える領域であり，その活動は脳幹や辺縁系など古い脳との相互作用により維持されている．高草木[1] によると，随意運動が発現するプロセスは，①意思の発動，②行動戦略や行動計画の構想，③プログラムの生成，④運動の実行，⑤運動の調節，⑥運動や行動の学習，という 6 つの段階から成っている（**図8**）．

①の意思の発動は空腹感や欲などの内的欲求や，外界の認知情報，思考・理性などにより誘発される．前者は視床下部や大脳辺縁系などの古い脳が，後者は新皮質である大脳皮質連合野が関与する．外界環境の認知情報は前頭前野へ伝達され，作業記憶が生成される．ここで辺縁系における感覚情報評価の情報が前頭連合野へ伝達され，作業記憶と照合し，②行動戦略や行動計画の構想に重要な役割を担う．行動計画に関する情報は大脳皮質運動前野と補足運動野に送られ，大脳基底核や小脳を結ぶ神経回路網を用いて③プログラムを生成する．この生成されたプログラムが④運動を実行する．この随意運動には四肢体幹の運動と姿勢保持・制御がある．運動の実行により生じた感覚情報は小脳や脳幹へフィードバックされ，運動を補正するための情報となる．⑤実行された運動の適切さを調節し，⑥運動や行動を学習するのである．

2）姿勢の制御

姿勢を安定して保持・制御することを「バランスを保つ」「平衡を保つ」などともいい，この能力は，姿勢バランス，バランス能力，平衡機能などと呼ばれている．

姿勢を保持するためには固有感覚，前庭迷路，視覚からの情報を統合し，大脳皮質から脊髄の反射中枢を経て出現する姿勢反射を利用している．姿勢反射は多くの種類があり（**表 1**），無意識にこれらの反射を利用して姿勢を安定させて，外乱に抗している．何らかの随意運動を行う際には同時にこれらの姿勢の制御を行っている．

ある姿勢から動作を行おうとしたとき，その動作に際して生じる姿勢の乱れを事前に制御しようとする機構が作用しており，先行随伴性（予測性）姿勢調節（APA）と呼ばれている[2]．ベレンキーらは立位ですばやく上肢を挙上するとき，主動筋である三角筋の筋活動よりも先行して大腿二頭筋，脊柱起立筋の筋活動を認めることを報

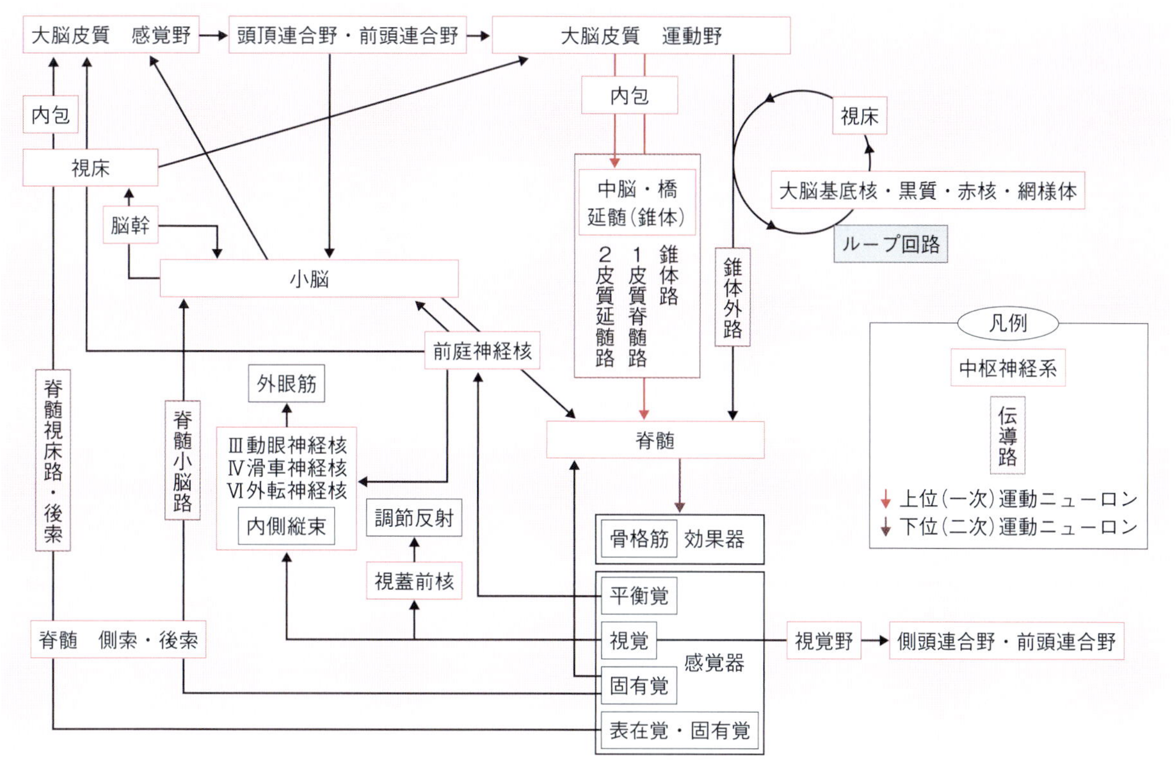

図9 姿勢・運動制御にかかわる神経系システム

告している[3]．クレンナらは立位から前方へステップする，歩き始める，つま先で立つなどのさまざまな動作を行わせたときに，事前にヒラメ筋の筋活動抑制と前脛骨筋の筋活動増加がみられ，床反力作用点の後方への移動がみられたことを報告している[4]．これらの報告のように，動作によって重心が動くよりも前に立位の乱れを制御するような APA が④運動の実行においてはたらいていると考えられている．

APA のパラメータとして，筋電図による主動筋の筋活動に先行して生じる姿勢保持筋の筋活動をとらえたり，床反力作用点あるいは支持している部分の圧作用点などが用いられたりしている（Step up 参照）．

クレンナ（Crenna）

3）動作の制御

随意運動を行う際には欲求や動機が起こり，大脳運動野から運動の指令が出され，その指令が随意運動に関する運動神経を伝わり，骨格筋の運動に至る（図9）．

地球上では重力に逆らったり，利用したりしながら，そして床からの反力を利用して人は動作を行っている．重力から鉛直方向を認知し，視覚から鉛直や正中を認知して，姿勢を修正したり動作を行ったりしているのだが，その神経系のシステムは非常に複雑である．

大脳から脊髄前角細胞までの経路は，錐体路と錐体外路に分けられる．随意運動は主に錐体路がつかさどり，錐体外路が運動の調節にかかわっている．骨格筋の運動の結果やさまざまな感覚を求心性に投射し，中枢神経系へフィードバックしている．さらに脊髄反射や脳幹を中心とした姿勢反射・立ち直り反応，小脳の制御によって，運動の調節が行われている．これらの神経系や感覚のいずれかに問題が起これば，姿勢保持や動作に問題が生じることとなる．また，効果器である筋とそれを支える骨格に問題が起こっても問題が生じる．

MEMO

●**上位（一次）運動ニューロン**
大脳皮質運動野や脳幹に始まり，運動情報を下位運動ニューロンに伝える経路，またはその神経核（≒錐体路）．

●**下位（二次）運動ニューロン**
上位運動ニューロンからの投射を受け，末梢に伝える経路．

（1）錐体路と錐体外路

錐体路（直接運動経路）は運動神経線維の遠心性経路で，皮質脊髄路，皮質延髄路（皮質核路），皮質網様体路（図9には示していない）の3つがある．皮質脊髄路で

MEMO
ベッツ細胞（Betz cell）のある4野とは，ブロードマンの脳地図における呼称で，一次（体性）運動野，あるいは中心前回ともいう．

MEMO
8野は前頭眼野で，視覚的にとらえた目標に向かって眼球運動するときの視覚的注意や眼球運動の発現にかかわる．6野は前運動野・補足運動野である．

固縮（rigidity）

MEMO
痙縮（spasticity）とは，筋緊張の亢進によって，急激な受動運動の際に抵抗を示す状態をいう．痙直ともいう．なお，形容詞はspastic（痙性）となる．

調べてみよう
脳血管障害による症状は，脳の機能局在と大きく関係している．したがって，対象者の画像情報から脳血管障害が起こっている部位を調べ，その部位と関連して生じやすい症状を確認しておくとよい（『神経障害理学療法学Ⅰ』Lecture 2参照）．

は，4野にあるベッツ細胞から伸び，延髄の錐体で交叉して脊髄の前角に投射する外側皮質脊髄路と，錐体で交叉せずに脊髄を下降し，各脊髄分節の高さで対側の前角に投射する前皮質脊髄路がある．皮質延髄路は，運動野から脳幹に存在する脳神経核に投射している．

錐体路の障害では，運動麻痺，筋緊張亢進や深部腱反射亢進などがみられる．

一方で，4野のベッツ細胞以外のニューロンや，8野や6野のニューロンから下降し，錐体を通らない経路で小脳系以外の経路を錐体外路（間接運動経路）といい，運動の調節にかかわっている．なかでも大脳基底核は，運動の発現と抑制を担っており，大脳皮質の運動野，運動前野とのあいだにループ回路を形成している．錐体外路の障害では，固縮，寡動・無動，不随意運動，姿勢反射障害などがみられる．

錐体外路は，ベッツ細胞と錐体以外，ほぼ錐体路と近接した部位を走行する．実は筋収縮の抑制を担っているのは錐体外路である．したがって，錐体路障害とされている痙縮，腱反射亢進などは，錐体外路の障害によるものである．内包や脊髄側索などの錐体路の障害のほとんどでは，近接する錐体外路も巻き込まれて障害されているので，筋の収縮に抑制をかけることができず，痙縮などが認められる．もし4野の障害などで上位運動ニューロンのみに限定して障害され，錐体外路が障害されていない場合は，筋緊張が低下し，深部腱反射は消失する．なお，このときのバビンスキー徴候は陽性を示すが，その機序は不明である．

大脳皮質から下降する線維のうち，錐体路の占める割合は4％程度であり，残り96％は錐体外路である．

（2）小脳

身体の位置や固有覚の情報は小脳で統合され，四肢･体幹の位置や動くタイミング，力の入れ方など，動きを調節する役割を担っている．また，平衡機能や眼球運動の調節，運動の学習にもかかわっている．

小脳に障害があると運動失調を呈する．

■引用文献

1）高草木薫．ヒトの脳と運動制御 脳の理解とリハビリテーションのために．長崎理学療法 2007；7：1-10．
2）東　隆史．先行随伴性姿勢調節の基礎的研究について．四天王寺国際仏教大学紀要 2007；44：357-366．
3）Belen'kii VY, et al. Elements of control of voluntary movement. *Biofizika* 1967；12：135-141.
4）Crenna P, et al. A motor programme for the initiation of forward-oriented movements in humans. *J Phisiol* 1997；437：635-653.

■参考文献

1）廣岡秀明．大学新入生のための物理入門．東京：共立出版；2008．pp1-3，pp28-32．
2）大築立志ほか（編著）．ヒトの動きの神経科学シリーズⅠ 姿勢の脳・神経科学 その基礎から臨床まで．東京：市村出版；2011．pp1-20．
3）Liebman M. 佐藤　宏（訳）．リープマン神経解剖学，第3版．東京：メディカル・サイエンス・インターナショナル；2008．pp13-58，pp83-87．
4）医療情報科学研究所．病気がみえる vol.7 脳・神経．東京：メディックメディア；2001．pp16-43，pp160-199，pp212-237．

Step up

1. 先行随伴性（予測性）姿勢調節の例

動作をするときは主動筋をはたらかせるか，拮抗筋を緩めるか，あるいはその両方によって始まる．静止位では重心にかかる重力と床反力はつり合っており，主動筋のはたらきや拮抗筋の弛緩によってそのつり合いを崩すことで重心を移動させている．それらの主動筋や拮抗筋の筋活動は筋電図でとらえることができるが，重心と床反力ベクトルの動きからも推測できる．

ここでは床反力作用点（COP：center of pressure，Lecture 2 参照）と重心の動きからとらえられた先行随伴性（予測性）姿勢調節（APA）の例をいくつかあげる．なお，計測には三次元動作解析装置（Vicon460；Vicon Motion Systems）と床反力計（AMTI JAPAN）を用い，身体の三次元位置ならびに床反力を計測した後，重心を求めた．

2. 立位から片脚立位へ

立位から右下肢へ体重を移動して右片脚立位となるときを考える．①静止立位では重心に重力が鉛直下方へはたらき，その力と大きさが同じで向きが反対の床反力ベクトルが生じ，つり合っている．右片脚立位になるときには左側の床反力（左足付近の--▶）が大きくなっていることから，左下肢の外転筋群をはたらかせて床を蹴ってCOP（図 1 合成床反力ベクトル〔—▶〕の作用点の軌跡，図 2 ▲の軌跡）が遊脚する左足方向へ移動し（②▲），次いで重心が COP とは反対の右へ動く（②▲）．COP が左に寄って重心が反対に右へ小さく動いたことで，床反力ベクトルが大きく右へ傾き，重心をさらに右に向かわせる（②▲→③▲）．そして，COP も重心を追いかけるように右へ向かう．③▲で COP が重心を追い越すと床反力ベクトルが左へ傾きだす．すると重心の右への移動が減速をし始め，④▲で COP が右足底部へたどり着くと，さらに床反力ベクトルが左へ傾き，重心の右への移動を減速させて支持基底面となる右足底内に重心線をとどめようとする．

このようにして COP が動くことで床反力ベクトルが傾き，傾いた方向へ重心が動きだす．重心が右へ動きだす前に COP が移動して重心の動きを制御している様子がみられ，APA がはたらいていることがわかる．

3. 立ち上がり動作

立ち上がり動作は，体幹が前傾していく，座面から殿部が離れる，下肢および体幹が上方へ向かって伸展する，

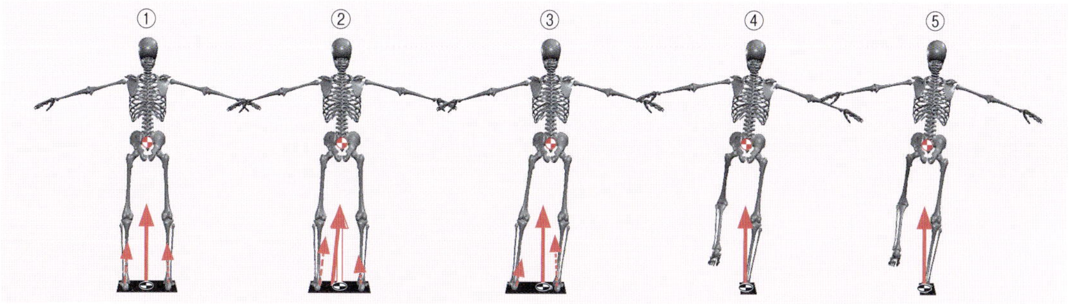

図 1 立位から右片脚立位に移動するときの床反力ベクトル（前額面，後方から）
◐：重心，—▶：床反力ベクトル，⇨：静止立位での床反力ベクトル，◐：重心の投影点．

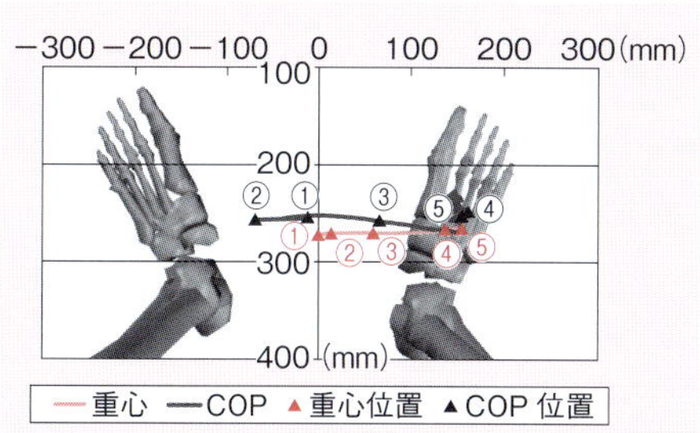

図 2 立位から右片脚立位に移動するときの重心，COPの軌跡，重心位置，COP位置（水平面）

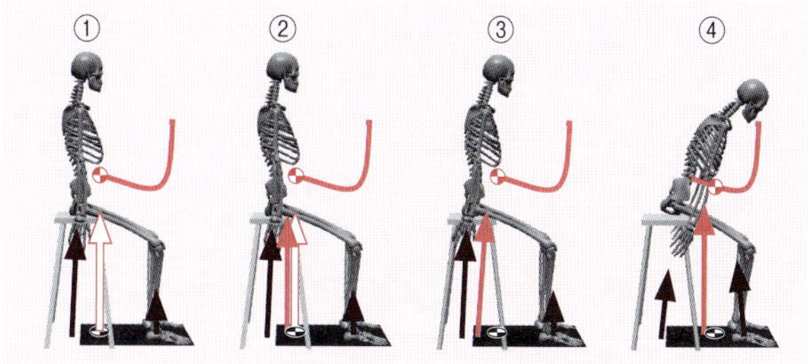

図 3 立ち上がり動作のメカニズムと重心の軌跡
—▶：合成床反力ベクトル，⇨：静止座位時合成床反力

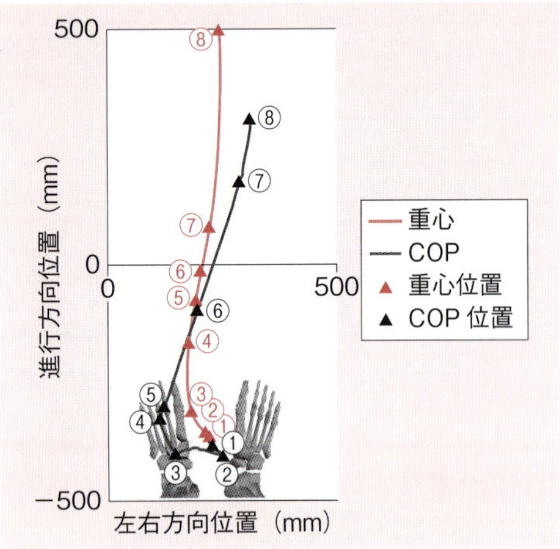

図 4　歩き始めの重心位置と COP 位置

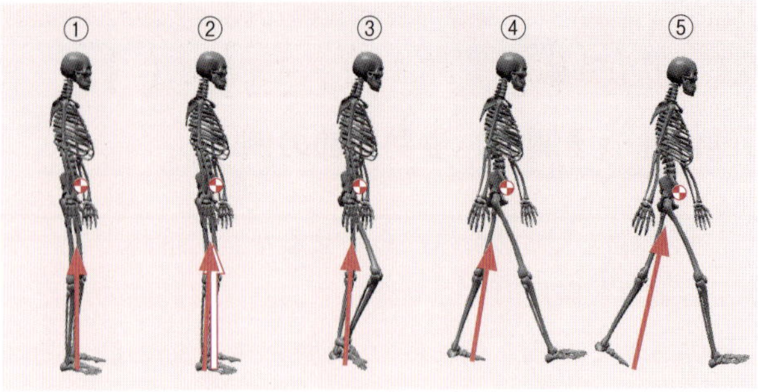

図 5　歩き始めの重心と COP の動き（矢状面）
◐：重心，➡：床反力ベクトル，⇨：静止立位での床反力ベクトル．

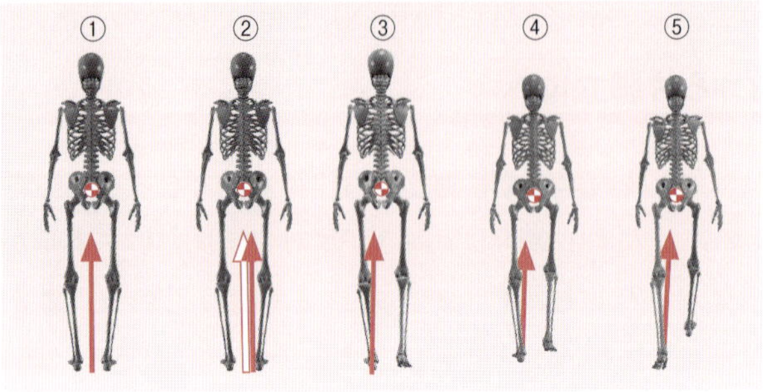

図 6　歩き始めの重心と COP の動き（前額面，後方から）

という段階を経て行われる（図 3）．

まず，合成床反力ベクトルは，体幹が前傾を始めるわずか前に②で静止時の⇨から➡へと COP が後方に移動を始め，③で体幹の前傾とほぼ同時に重心が前方に移動を開始する．

②で COP が後方へ移動するとき，合成床反力ベクトルの大きさに顕著な増減はみられない．しかし，椅子を載せている床反力ベクトル（左の➡）と両足部が載っている床反力ベクトル（右の➡）をよく観察すると，①→②→③の経過とともに椅子の床反力ベクトルが大きくなり，両足部の床反力ベクトルが小さくなっている．このことから股関節屈筋群をはたらかせ，体幹をわずかに前傾し始めるとともに，相対的に下肢をわずかに持ち上げて下肢の重みを椅子の座面にかけて椅子の床反力ベクトルを大きくし，COP を後方へ移動させていると考えられる．COP を後ろに移動させることで床反力ベクトルが前に傾き，この傾きと重力の力で体幹を前に倒す作用をはたらかせていると考えられる．

このようにして，立ち上がり動作においても重心が前へ動きだす前に COP が後方へ移動して重心の動きを制御している様子がみられ，APA がはたらいていることがわかる．

4. 歩き始め

右足から歩き始める場合，まず COP が遊脚予定の右側後方へ移動する（図 4 ①→②）．重心は COP の移動によって床反力ベクトルが左斜め前へ倒れることによって，その傾きと同じ方向へ進み始める（①→②）．

このとき，矢状面でみると床反力ベクトルは歩き始めに後方へ移動している（図 5 ①→②）．床反力ベクトルと足関節が近づいていることから，足関節中心と床反力ベクトルとの力のアームが短くなり，足関節底屈モーメントが小さくなっていることがわかる．

さらに前額面でみると COP が遊脚側の右足に近づいている（図 6 ①→②）．片脚立位のときと同様に支持脚よりも，遊脚側の床反力ベクトルのほうが大きくなっていることから，遊脚側の右下肢で股関節外転筋群をはたらかせて床反力ベクトルを大きくすることで COP を遊脚側へ移動させて，重心の左への移動を行っている．つまり，遊脚側の右下肢の股関節外転筋群をはたらかせて支持脚の左下肢へ体重移動をしながら，右足関節を持ち上げるために足関節背屈筋群をはたらかせ，底屈筋群を緩めていると考えられる．

このようにして，歩き始めにおいても重心が前へ動きだす前に，COP が後方へ移動して重心の動きを制御している様子がみられ，APA がはたらいていることがわかる．

LECTURE 2 運動力学の基礎（1）姿勢の生体力学

到達目標

・姿勢・動作を力学的にとらえるために必要なヒトの重心，重心線，支持基底面，床反力，床反力作用点，張力について理解する．

・重心線と支持基底面の関係，重心加速度と力の関係，歩行速度と床反力の関係など，これらの相互作用について理解する．

この講義を理解するために

この講義では，姿勢・動作を力学的に理解するための基礎事項を学びます．姿勢や動作を力学的にとらえるためには，力学のなかでも運動学（キネマティクス），運動力学（キネティクス）の知識が不可欠です．姿勢や動作のメカニズムを理解するために必要な重心の求め方，支持基底面と重心線の関係，さまざまな力について学びます．

姿勢の生体力学を学ぶにあたり，以下の項目をあらためて学習しておきましょう．

□ 重心とその求め方について学習しておく（『運動学』Lecture 12 Step up 参照）．

□ ニュートンの運動の法則を学習しておく（『運動学』Lecture 1 参照）．

□ 重力について学習しておく．

□ 加速度について学習しておく．

□ 支持基底面と重心について学習しておく．

講義を終えて確認すること

□ 動作分析に必要な重心，重心線，支持基底面，床反力，床反力作用点，張力について理解できた．

□ 重心線と支持基底面の関係について理解でき，姿勢の安定性とこれらの関係について理解できた．

□ 力と質量，加速度の関係について理解できた．

□ 床反力と床反力作用点，床反力と重心の加速度の関係について理解できた．

□ 筋張力とその求め方について理解できた．

講義

1. 力学的基礎を学ぶ目的

座位や立位，起き上がり動作，立ち上がり動作，歩行などの姿勢・動作は，毎日の生活のなかで繰り返されている．健常者は無意識に行っている一方で，理学療法・作業療法の対象者の多くは，これらの姿勢保持や動作に何らかの困難を伴っている．姿勢保持や動作に伴う困難を解決するためには，困難を引き起こす原因とともに，姿勢保持や動作が可能となる条件を整理する必要がある．

この講義と次の講義では，姿勢・動作を理解するための力学的基礎について学ぶ．まず，この講義では，姿勢・動作を力学的にとらえるために必要な重心，重心線，支持基底面，床反力，床反力作用点，張力について学ぶ．力学的視点で姿勢や動作を理解するには，重心の位置や重心線，支持基底面などをとらえるとわかりやすい．

2. 重心の位置

重心（center of gravity）

MEMO
重心線（center-of-gravity line, centroidal line）
重力の作用線であり，重心を通る鉛直線のことである．

重心の求め方，直接法，間接法
▶『運動学』p119 参照

MEMO
肢位（position）
身体各部の位置と方向を表現する総称．

MEMO
重心の計算式のポイント
- 体節に分ける（図 1 では 5 つの体節）．
- 各体節の質量の和を分母，各体節の質量と質量中心の積の和を分子とし，求めている．
- 図 1 では二次元の平面上の重心であるため，x，y それぞれ計算して求めた．
- 三次元では x，y，z でそれぞれ計算する．

重心は質量の中心であり，回転する力が加わると重心を中心に回転する．重心の位置はヒトの動きをとらえるときの代表となる点である．重心から鉛直方向へ落とした線を重心線という．

重心位置の求め方には直接法と間接法があり，静止肢位であれば直接法で求めることができる．一方で静止肢位を含め，動作を行っているときの重心位置を求める場合は，間接法を用いて計算で求めることができる．**図 1** に間接法で重心位置を求めるときの椅子座位の例を示す．

両上肢の質量を 5kg，体幹・頭頸部の質量を 28kg，両大腿の質量を 10kg，両下腿の質量を 5kg，両足部の質量を 2kg としたとき，重心位置の座標は

$$x=\frac{5\times0.34+28\times0.58+10\times0.42+5\times0.2+2\times0.12}{5+28+10+5+2}=\frac{23.38}{50}\fallingdotseq 0.47$$

$$y=\frac{5\times0.9+28\times0.74+10\times0.43+5\times0.28+2\times0.15}{5+28+10+5+2}=\frac{31.22}{50}\fallingdotseq 0.62$$

となる．このようにして，ある時刻の座標の位置から重心位置を計算し，その後の時

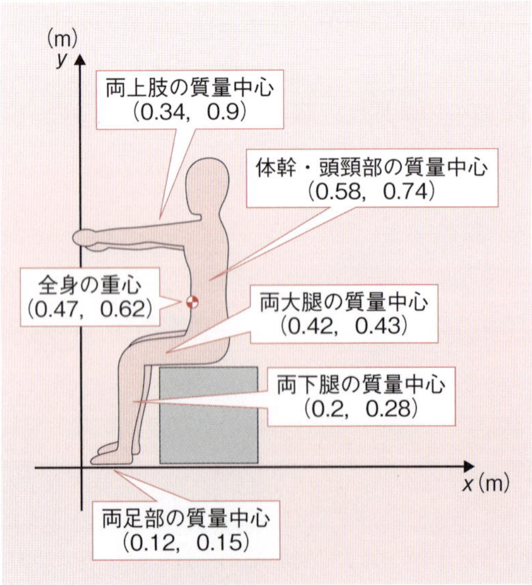

図 1　重心計算の例（座位）
図中の（　）内の数値は，各体節の質量中心の座標（x 座標の数値，y 座標の数値）を示す．
⊕：重心．

間の経過とともに重心位置を計算すれば，動作時の重心位置の軌跡を求めることができる．被検者の各体節の質量を計測することは不可能であるため，質量の代わりに質量比と質量中心位置のデータ（**巻末資料 表1，2**）を用いて，間接法で重心位置を求める．

また，**図1**のヒトが手に重りを持った場合や，義足を装着した場合には，重りや義足の質量中心の位置と質量がわかれば，ヒトと重り，義足の合成重心の位置を求めることもできる（Step up 参照）．

ヒトの重心位置は，直立位であれば第2仙椎のやや前方にあるといわれている．質量の中心であるために，異なる姿勢では重心位置も変化し，姿勢によってはヒトの身体の外に重心が存在することもある．

3. 重心と支持基底面

体が床面や座面といった支持物に接地している面で囲まれた範囲のことを，支持基底面という．安定の条件として，重心の位置が低いこと，支持基底面が広いこと，重心線が支持基底面内に収まっていて，特に支持基底面の中央付近に落ちていることの3つがあげられる．

重心線が支持基底面からはみ出ると，その姿勢を保持できず倒れる．その場合には1歩足を踏み出して新しい支持基底面をつくり，重心線が新しい支持基底面に落ちれば転倒せずにすむ（**図2**）．

あるいは体幹を大きく傾けるような肢位では，重心線が支持基底面内に収まるように重心を移動させるべく，四肢を配置してバランスをとっている．たとえば座位をとって，体幹を後方へ大きく傾けた場合は両下肢を前方へ挙上し，下肢の重さを使って重心線が後方へいかないように調節する（**図3a，b**）．同様に，右方へ傾けた場合は両下肢を左上方へ挙上して，重心線が右方へいかないように調節する（**図3c，d**）．

このように，体幹を傾けた方向とは逆方向に身体の一部を移動させて，つり合いの重りとして活用することをカウンターウェイトと呼ぶ．

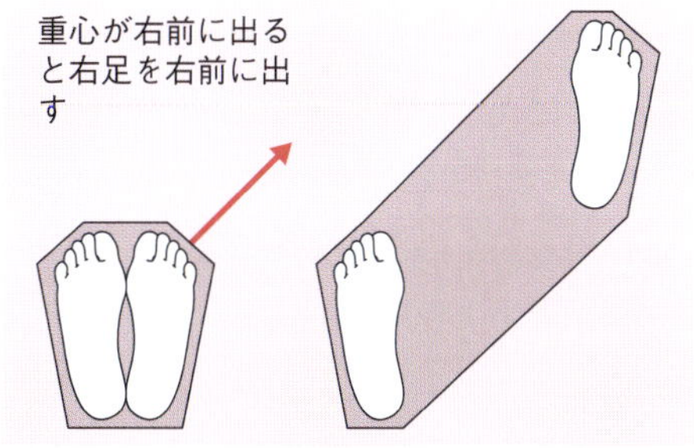

図2 重心が支持基底面からはみ出た場合

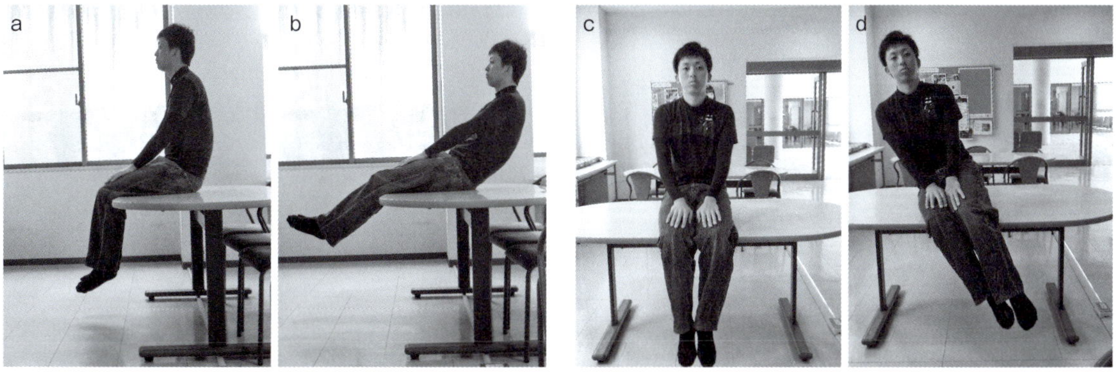

図3 座位バランス

MEMO

倒れても起き上がる玩具

起き上がり小法師（おきあがりこぼし，おきあがりこぼうし）は福島県会津地方に伝わる縁起物で，郷土玩具の一つである．本体最下部の丸い底の部分に重りが入っていて重心が最も低い位置にあり，どんなに倒しても正中位に戻る．このように重心が低いと，倒れても元の正中位に戻ることができる．

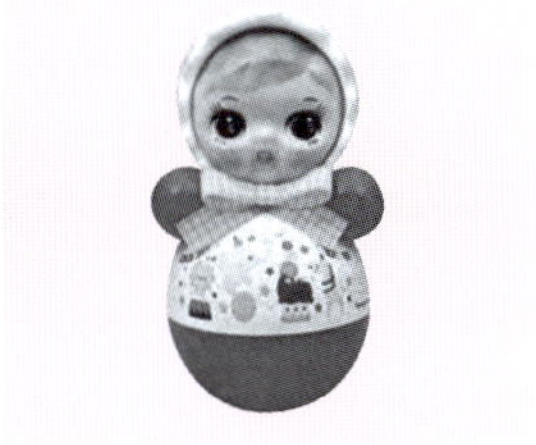

試してみよう

開脚立位をとり，閉眼で1分ほどなるべく揺れないように立位保持をしてみる（上図）．次に閉脚立位で同様に閉眼で立位保持をしてみる（下図）．支持基底面（base of support：BOS）の狭い閉脚立位のほうが不安定となることが実感できるだろう．

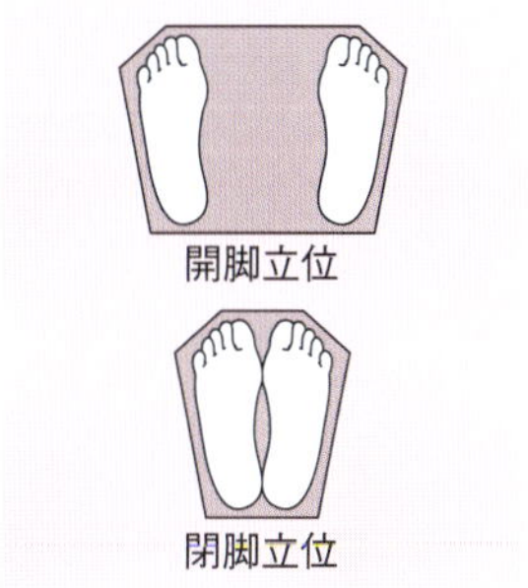

MEMO

カウンターウェイト（counter weight）

つり合い重り．

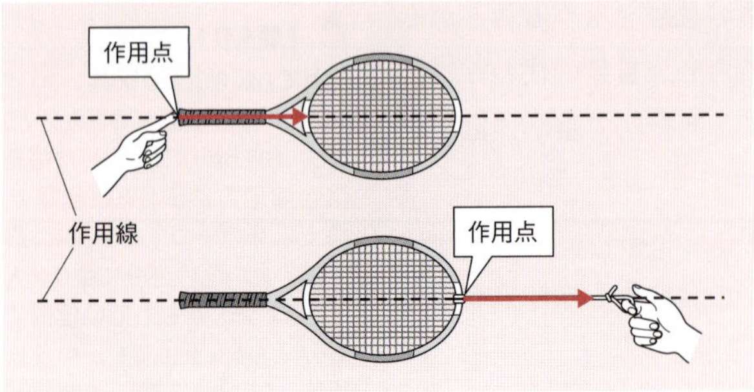

図４　作用点と作用線

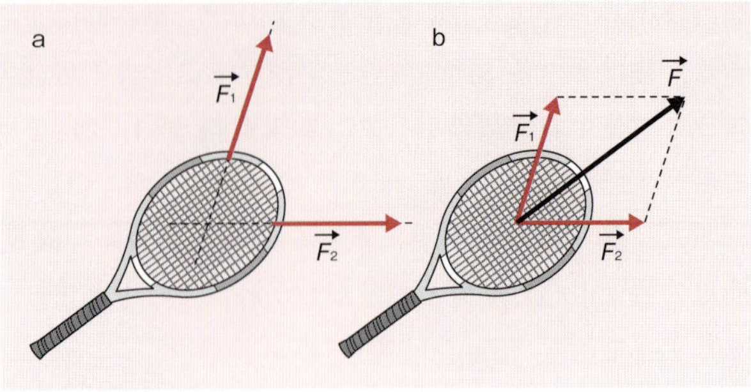

図５　力の合成

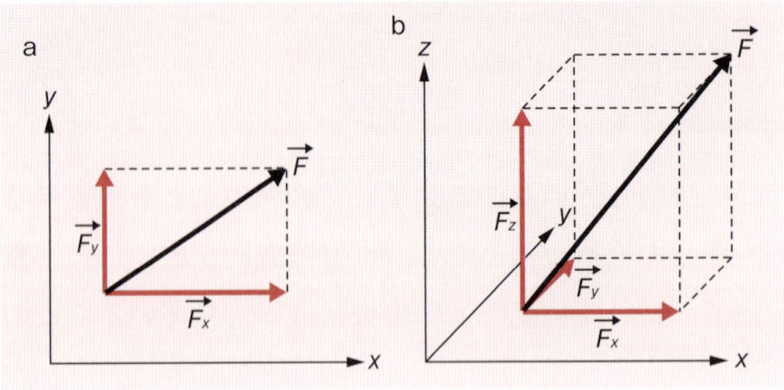

図６　力の分解

4. 力

力（force）

力とは，物体に作用してその運動状態や形状を変えるもののことで，たとえば，静止している物体に作用してその物体を動かしだすもの，動いている物体に作用してその物体を止めるもの，物体を回転させるものなどがある．

つまり，作用した物体の運動に変化が起こると，力がはたらいたと判断できる．運動の変化が起こるということは速度が変化しており，物体に加速度が生じていることになる．物体の加速度はその物体にはたらいている力に比例し，物体の質量に反比例する（運動の第二法則，Lecture 1 参照）．力は質量と加速度の積で表すことができ，単位はＮ（ニュートン）である．速度の変化が大きいほど大きな力がはたらいていると判断できるし，重い物体ほど速度を変化させるのに大きな力を要する．

1）力の表し方

力を加えた物体上の点を作用点と呼び，力は作用点からのびる矢印で表す．矢印の長さで力の大きさを表し，矢印の向きが力の向きを表す．作用点を通り，矢印に平行な直線のことを作用線と呼ぶ（**図４**）．**図４**の上の図では，ラケットのグリップの端を矢印方向に押しているところを示している．この作用線上にあるラケットのフレームに紐を結びつけて同じ大きさの力で引っ張った場合（**図４**下），端を押したときと同じように作用する．作用線上であれば作用点を自由に動かしても物体におよぼす力のはたらきは変わらない．

2）力の合成

物体に２つ以上の力が加えられたとき，それらと同じはたらきをする１つの力を求めることを力の合成という．**図 5a** のようにラケットに２つの力 $\vec{F_1}$ と $\vec{F_2}$ がはたらいている場合，作用線上を移動させてもラケットにおよぼす力のはたらきは変わらないので，$\vec{F_1}$ と $\vec{F_2}$ を**図 5b** のように移動し，平行四辺形の対角線の大きさを求めて２つのベクトルの加算をする．このようにして得られた力 $\vec{F}$ を力の合力と呼ぶ．

3）力の分解

物体にはたらく１つの力をそれと同等な２つ以上の力で表すことを力の分解と呼び，

MEMO

力と加速度，質量の関係

たとえば，ゴルフの動作とゴルフボールの飛距離を考える．ゴルフの第１打では大きなテイクバックとスイングで大きな飛距離を示し，ゴルフボールに大きな力が加わったことがわかる．これは静止しているゴルフボールにゴルフクラブの運動量が移行し，大きな加速度を得て飛んでいる．一方で同じゴルフボールをパターで打ったときには，小さなテイクバックとスイングでパターの小さな力がゴルフボールに加わり，コロコロとグリーン上を数ｍ転がるだけである．物体の加速度は力に比例していることがわかる．

さらにゴルフボールではなく，ゴルフボールと同じサイズの鉄球をゴルフクラブで先ほどの第１打と同様に打ったとしても，鉄球はたいして飛ばず，転がる．物体の加速度は質量に反比例していることがわかる．

MEMO

ニュートン

力の単位．物理学者アイザック・ニュートンに因むものであり，1948 年に国際度量衡総会で正式な力の単位として認められた．１ニュートンは 1kg の物体に 1m/秒^2 の加速度を生じさせる力である．

N=kg・m/秒^2

分けられたそれぞれの力のことを分力と呼ぶ．図 6a のように力 $\vec{F}$ が x-y 平面で表されているとき，座標軸に沿って分解された分力 $\vec{F_x}$ と $\vec{F_y}$ はそれぞれ力 $\vec{F}$ の x 成分，y 成分と呼ぶ．図 6b のように x-y-z 空間で表されているときは，同様に x-y-z 座標軸に沿って分解され，$\vec{F_x}$，$\vec{F_y}$，$\vec{F_z}$ はそれぞれ力 $\vec{F}$ の x 成分，y 成分，z 成分と呼ぶ．

5. さまざまな力

自然界に存在する力にはさまざまなものがあり，重力，電磁気力，弱い力，強い力の 4 種類に分類される．電磁気力とは，摩擦力，弾性力，張力，表面張力，静電気，磁石による力などを指す．ヒトが地上において姿勢の保持や動作を行うにあたっては，主に重力，床反力，摩擦力，張力，外力などが関係している．

1）重力

地球上では，あらゆるものを地球の中心方向に引き寄せる力，重力がはたらいている．場所によって重力加速度の値がわずかに異なっているが，国際度量衡総会で定義された標準重力加速度 g の値は

$$g = 9.80665 \text{ m/秒}^2$$

である（Lecture 1 参照）．

MEMO
重力加速度の値は場所によって異なるため，国家試験に出題されるときは，「g = 9.8 m/秒^2 とする」というように，値が表記される．

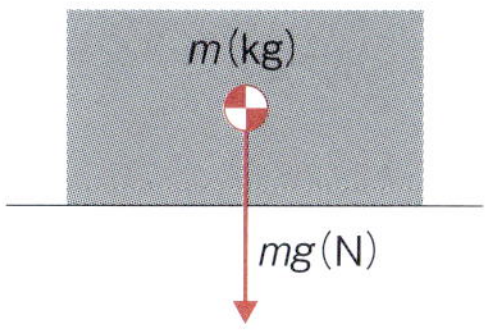

2）床反力と床反力作用点

質量 m（kg）の物体を水平な床面に置くと，その物体は地球の中心に向かって引き寄せられ，結果として物体は床に対して $m \times g$（N）の力を加えている．物体が動かないのは，床面が物体を支えているからであり，物体が床に対してはたらいた力（作用）と大きさが同じで向きが反対の力（反作用）が床から物体へはたらいている．

ヒトでも同じことがいえる．つまりヒトが静止立位をとっているとき，ヒトは地面を鉛直下方に踏みつけている．このとき床を踏みつける力（作用）と大きさが同等で，かつ向きが反対の力（静止立位では鉛直上方の力）がヒトに作用し（反作用），この力を床反力という（図 7）．

MEMO
床反力（ground reaction force, floor reaction force）
重力に逆らって体重を支えたり蹴ったりする力や摩擦力などの，床へかかる力の総和に対する反力が床反力となる．

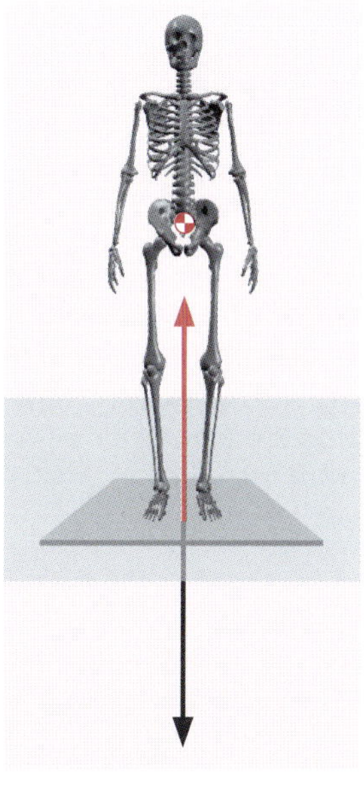

図 7　床反力
→：作用，→：反作用（床反力ベクトル）

（1）床反力と重心の加速度の関係

ここで，床反力と重力および加速度の関係について考える．

指針式体重計にのってしゃがむ姿勢をとり，目盛りを読む（図 8 ①では 74kg）．次にしゃがんだ姿勢から立ち上がって立位になる動作を行う．数回繰り返し，立ち上がり始め，立ち上がり終わる直前の目盛りの増減を調べる．一瞬の動きであるため，繰り返して確認するとよい．

繰り返し動作を行えば目盛り上では決まって体重の値が増減する．つまり，立ち上がり始めに体重は増える方向に針が振れ（図 8 ③では 85kg），立ち上がり動作の終わりには減る方向に針が振れ（図 8 ⑥では 59kg），立ち上がった後に立位を保持し続ければ針は元の体重の値を示す（図 8 ⑧では 74kg）．もちろん，体重計の上にのった被検者の体重は変化していない．

立ち上がり始めには被検者を上向きに押し上げることになり，上向きに加速する．このとき，重力加速度 g に加えて，被検者の代表点である重心に加わる加速度の分が上乗せされることになる．すると，重力加速度 g のもとにばねの慣性で計測していた体重計に，さらに加速度が加わるために，短いあいだに体重が増加したかのように示される．その後，立ち上がり動作の最後のほうで減速を始め，立ち上がり終えたときに停止する．したがって，被検者の重心は減速し，加速度もマイナスの値をとり，重力加速度 g からマイナスの加速度が加わり，短いあいだに体重が減少したかのように示される．

立位からしゃがみこむ動作を行ったときは，これと逆の現象が認められる．すなわ

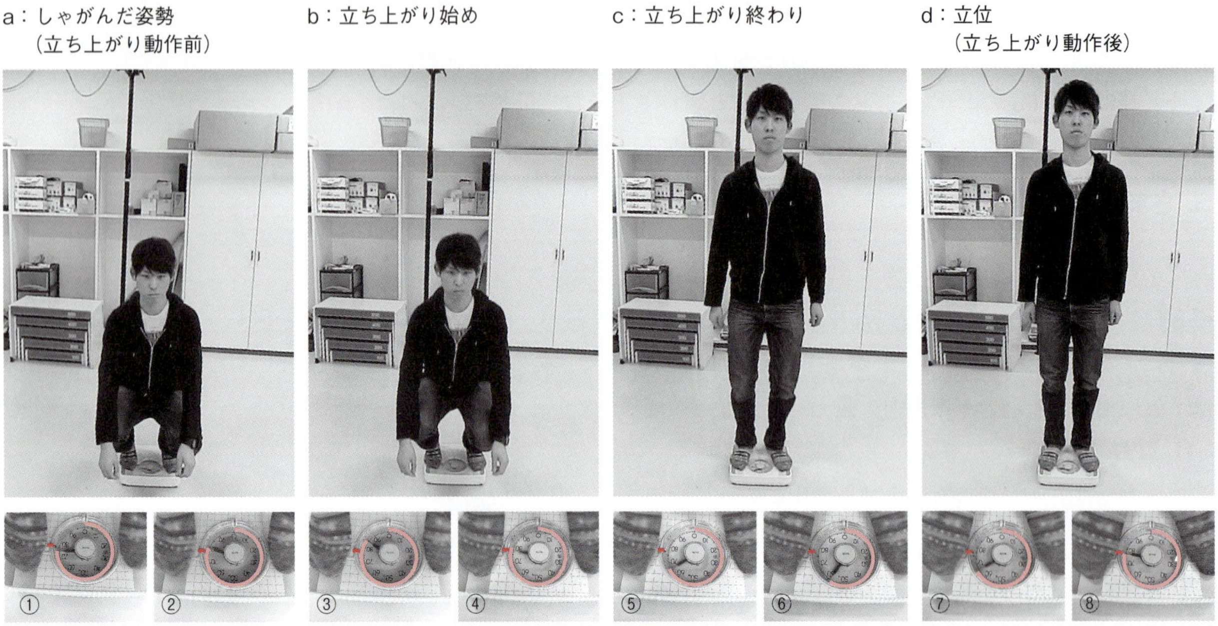

a：しゃがんだ姿勢　　　　　　b：立ち上がり始め　　　　　　c：立ち上がり終わり　　　　　　d：立位
　（立ち上がり動作前）　　　　　　　　　　　　　　　　　　　　　　　　　　　　　　　　　　　　（立ち上がり動作後）

図8　床反力と重心の加速度の関係
①～⑧は a～d の姿勢の変化に伴う体重計の変化を示す．

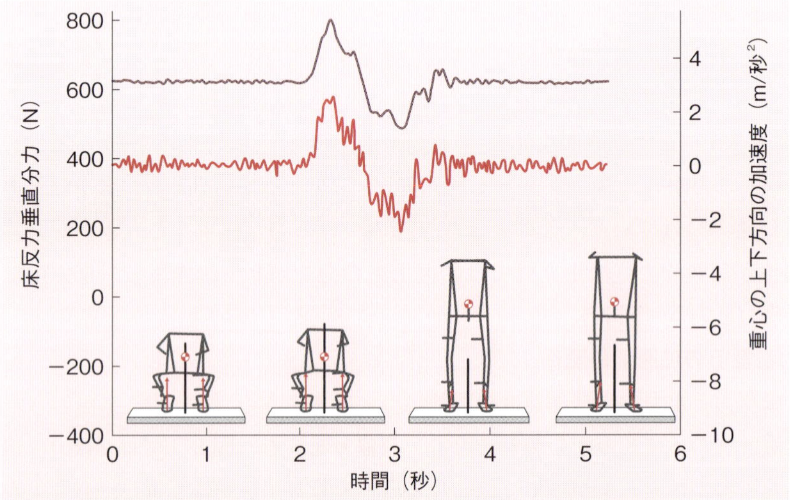

MEMO
仮にエレベーター内で体重計に乗った場合には，かごが上がるとき，体重計の数値は一瞬増加する．

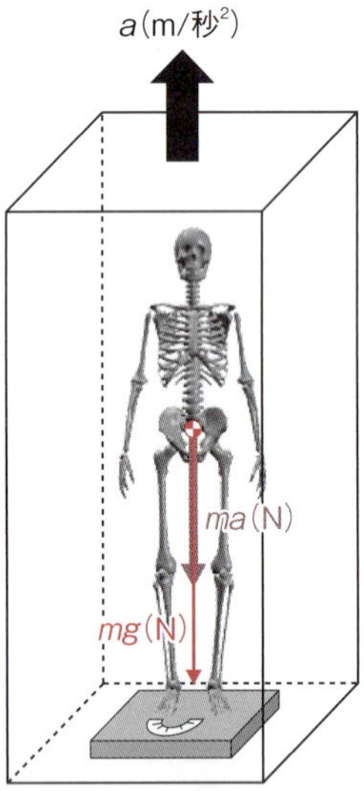

かごが上がり始めるときの加速度を a とするとその重さは mg(N) から $mg+ma$(N) となり，身体は圧縮されたように感じる．逆に，かごが下り始めるときは $mg-ma$(N) となり，身体は浮くように感じる．

MEMO
床反力は x 軸方向の側方（左右）分力，y 軸方向の前後分力，z 軸方向の垂直分力に分けられる（Lecture 1 参照）．

図9　しゃがんだ姿勢→立位のときの床反力垂直分力と加速度の変化
―――：床反力垂直分力，―――：重心位置加速度（上下方向）
下図の→は左右の足の床反力成分，中央の――は重心の上下方向の加速度，●は重心の位置．

ち，しゃがみ始めには下向きに加速するために体重の減少を示し，しゃがみ終わりには減速してブレーキをかけるために増加を示す．さらに，動作の速度を速めると増減幅も大きくなる．

　床反力計の上で同様の動作を行うと，床を踏みつける力に変化がみられる．**図9**は体重63kg（約620N）の被検者が，しゃがんだ姿勢から立ち上がったときの床反力垂直分力である（縦軸は左目盛り）．しゃがんだ姿勢をとって静止しているときは約620N程度であるが，立ち上がり始めに床反力が800N程度まで増加し，その後485Nまで減少する．立ち上がりを終えて静止立位を保つと620N程度となっている．このときの重心の上下方向の加速度を**図9**の―――で示す（縦軸は右目盛り）．**図9**から，重心の加速度の増減に伴って，床反力の大きさにも増減がみられていることがわかる．

　同様に，歩行速度の増加に伴って，床反力垂直分力の増減幅は大きくなる（**図10**）．この場合の増減幅の変化も，被検者の重心の上下動の加速度に伴って生じている．

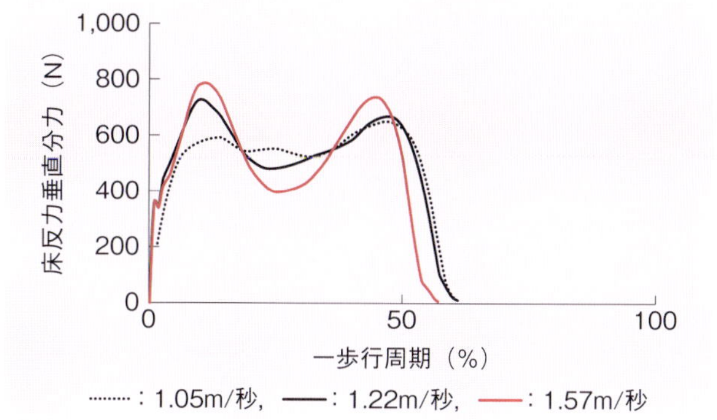

図 10　歩行時床反力垂直分力の歩行速度による違い

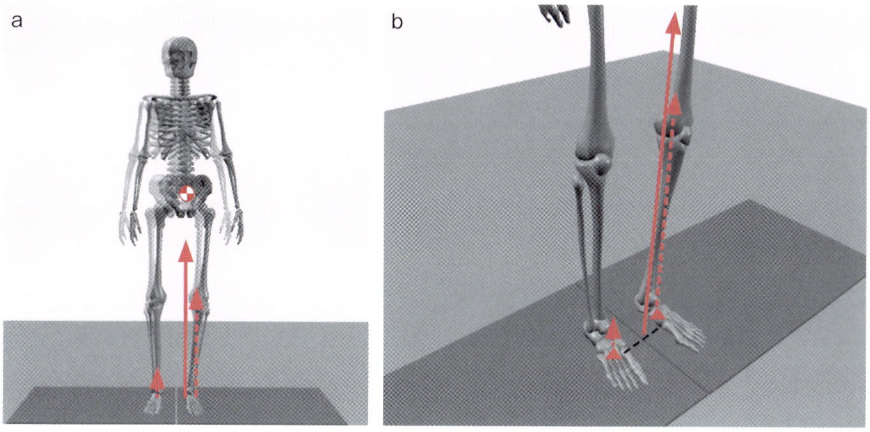

図 11　床反力ベクトルと COP
a での薄い像は両下肢に均等に体重をかけた場合，濃い像は左下肢に体重を多くかけた場合．床反力ベクトルは左下肢に体重を多くかけた場合のものを示す．
b での▲は左右それぞれの COP，----は左右の COP を結ぶ線である．

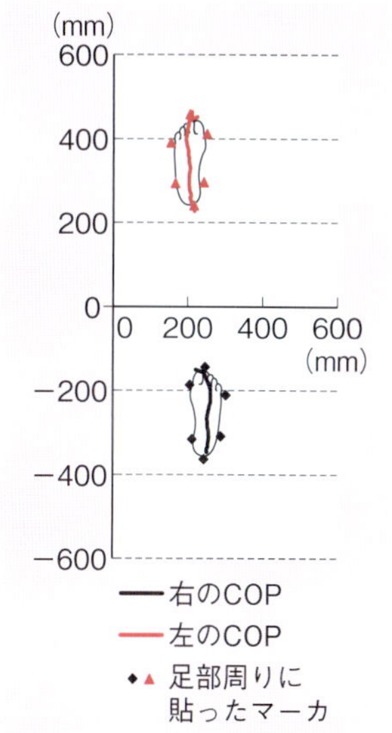

図 12　歩行時の COP

床反力計では床を踏みつける力の反力を計測している．したがって，ヒトが静止立位をとったとき，そのヒトの体重と重力加速度の積が床反力の値となる．しかし，ヒトが動いた場合には，そのヒトの重心の加速度の値に伴い変化する．垂直分力は重力加速度 g に重心の加速度の垂直成分が加わった値であり，左右分力，前後分力は摩擦力を計測していることになり，加速度が大きければ摩擦力も大きくなる．

（2）床反力ベクトルと床反力作用点

ヒトが静止立位をとったとき，**図 11a** のように右下肢と左下肢で支えているので，床を踏みつける力は左右それぞれの下肢から生じており，床反力計が 2 台あれば，左右床反力ベクトルを別々に計測できる．左右のあいだにある長い床反力ベクトルは，左右 2 つのベクトルを合成した床反力ベクトルである．この合成床反力ベクトルの向きは，静止状態やゆっくりとした動作ではおおむね重心のほうに向かう．床反力ベクトルと床面が交差する点を床反力作用点（COP）という．合成床反力は左右の床反力を合成したものであるので，合成床反力ベクトルの COP は，右 COP と左 COP を結ぶ線上に存在し，左右の下肢にかかっている体重の割合によってその位置が変わる．たとえば，左下肢に体重の多くをかければ左の床反力ベクトルが大きくなり，合成床反力 COP は左右の COP を結ぶ線上の，左 COP に近い所になる（**図 11b**）．

また，歩行時の COP は踵から接地するので踵の中央に始まり，足底のやや外側を前方へ進み，小指球のあたりから内側へ向かって母趾と示趾のあいだを通るような軌跡を示す（**図 12**，Lecture 6 参照）．

MEMO
床反力の各分力を合成すると単一ベクトルとして表される．これが床反力ベクトルである．

床反力作用点（COP：center of pressure）

MEMO
凍った路面を歩くと滑りやすいため，歩行しづらい．ぬかるんでいる場所では足部が埋まってしまって歩行しづらい．ヒトが歩行や動作をするときは，床反力垂直分力や左右・前後分力である摩擦力を利用して行っている．

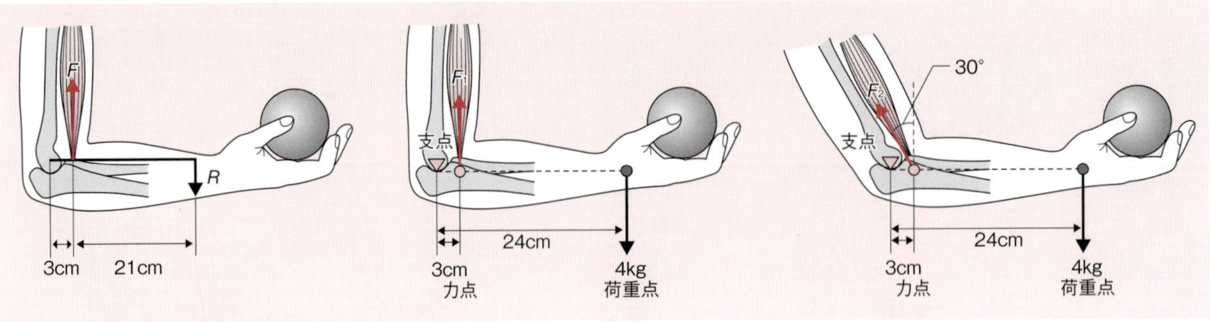

図 13　張力計算の例

LECTURE 2

MEMO
摩擦力（frictional force）
物体が他の物体と摩擦しながら運動しようとするとき（静止摩擦），または運動しているとき（運動摩擦），接触面からはたらく面に沿った抵抗力をいう.

3）摩擦力

床の上に 5kg 重の物体を置き，1kg の力を横から加えても動かない，あるいは抵抗を感じるとき，物体と床面とのあいだに摩擦力が生じている.

歩行時の床反力のうち，垂直分力は鉛直方向にかかった質量と重力加速度を含めた加速度との積を示しているが，左右分力，前後分力は接地した床面と足部の摩擦力を示している.

MEMO
張力（tension）
物体を引っ張る力. 物体に外から力が加えられたとき，その物体内部に生じる抵抗力である応力（stress）の例の一つ.

4）張力

張力とは引っ張り合う応力，紐が物体を引っ張る力などを指す．ヒトの身体では，筋が収縮することによって生じる張力を，筋張力として用いる．筋が収縮するときに動く関節を支点とし，支点から筋の付着する点および荷重点までの距離（アーム，Lecture 3 参照）と，筋張力の生じる方向などから筋張力を計算で求める.

試してみよう
筋の走行の角度が異なれば筋張力も異なってくる. 手や足に重錘バンドを装着して実際にさまざまな角度に変化させ，その負担感を体験してみよう.

筋張力の計算の例（図 13）

肘関節 90° 屈曲位で，右手に 3kg の球を持ったときの，上腕二頭筋の筋張力を求める場合，前腕と手部と球を合わせた重さは 4kg であり，その質量中心の位置（荷重点）は支点から 24cm 離れた場所である．支点から上腕二頭筋の付着部（力点）までの距離を 3cm としたとき，上腕二頭筋による筋張力は

$$F_1=\frac{4\times 24}{3}=32\ \text{(kg)}$$

となる.

同様に右手に 3kg の球を持ったとき，肘関節 60° 屈曲位（鉛直線と上腕のなす角度は 30°）の場合の，上腕二頭筋の筋張力を求める場合，前腕と手部と球を合わせた重さは 4kg であり，その荷重点は支点から 24cm 離れた場所である．支点から上腕二頭筋の付着部（力点）までの距離を 3cm としたとき，上腕二頭筋による筋張力は

$$F_2=\frac{4\times 24}{3\times\cos 30^\circ}=\frac{4\times 24}{3\times\frac{\sqrt{3}}{2}}\fallingdotseq 37\ \text{(kg)}$$

となる.

MEMO
外力（external force）
物体に外から加えられる力をいう.

5）外力

外力とは物体の外から作用する力のことである．ヒトが行う姿勢保持や動作を対象としたときは，ヒトの外から作用する力のことであり，手すりにつかまって動作をしたときは，手すりによる力というのは外力となる．ほかにも，ベッド柵につかまって起き上がり動作を行うときや，ベッドの端に結わえつけた紐を引っ張って起き上がり動作を行う場合などである．この場合は，重心線が支持基底面内に収まらないことがある.

■参考文献

1）廣岡英明．大学新入生のための物理入門．東京：共立出版；2008.
2）山本澄子ほか．基礎バイオメカニクス 3 次元動作分析 CD-ROM 付．東京：医歯薬出版；2010.

LECTURE 2

Step up

重心計算の例

1）手に鉄の球を持ったときの合成重心の位置の求め方

講義の**図1**に座位における重心位置の求め方を示したが，さらに手に3kgの鉄の球をのせたときの合成重心の位置を求める．

図1ではヒトが座位をとり，その手に3kgの鉄の球をのせている．球の質量中心は球の中央で，その座標は（0.05，0.94）であることがわかっている．

座位をとっているヒトの重心は（0.47，0.62）であり，体重は50kgであるので

$$x = \frac{50 \times 0.47 + 3 \times 0.05}{50 + 3} \fallingdotseq 0.45$$

$$y = \frac{50 \times 0.62 + 3 \times 0.94}{50 + 3} \fallingdotseq 0.64$$

となる．球を持つ前の重心（0.47，0.62）と比べて，重心が球の方向の上前方へ移動していることがわかる．

このようにヒトに何かしらの荷物を持たせると重心が荷物のほうへ引かれる．右のほうに重いバッグを提げると右のほうへ引っ張られて重心も右のバッグのほうへ移動する．重心線を支持基底面の中央に落とそうとすると体全体を左へ傾けることとなる．

2）足を前に出した状態での立ち上がり動作と重心位置

立ち上がり動作において，座面から殿部が離れた瞬間（離殿時）の関節の位置関係と重心の位置，その推移を図2に示す．なお，三次元動作解析装置（Vicon460：Vicon Motion Systems）を用いて身体の三次元位置を計測し，重心位置を求めた．——は足部を前方へ出した状態での立ち上がりであり，殿部が座面から離れるときには体を十分に前傾させて重心を前方へ移動させていることがわかる．

一方，——は同様に足を前方へ出した状態で，かつ，両上肢を前方へ挙上し，両手で3kgの重りを持った状態で立ち上がっている．手に重りを持つことで上肢の負担は増えるものの，重心位置が上前方へ移動しており，座面から殿部が離れるときの体幹の前傾角度は少なくても，合成重心は前方へ移動できていることがわかる．また，重心の推移も重りがないときと比べて，重りを手に持ったほうが上前方へ移動しており，重心の移動距離が減ることもわかる．

3）体験義足を装着したときの合成重心の位置の求め方

被検者の下肢および体幹＋頭頸部＋上肢の体節の重心位置を求めるために必要なマーカの座標から，被検者の重心位置を求めておく．

そして，体験義足の体節の区切りについて考える．体験義足はソケット部分と膝継ぎ手から足部までの部分から

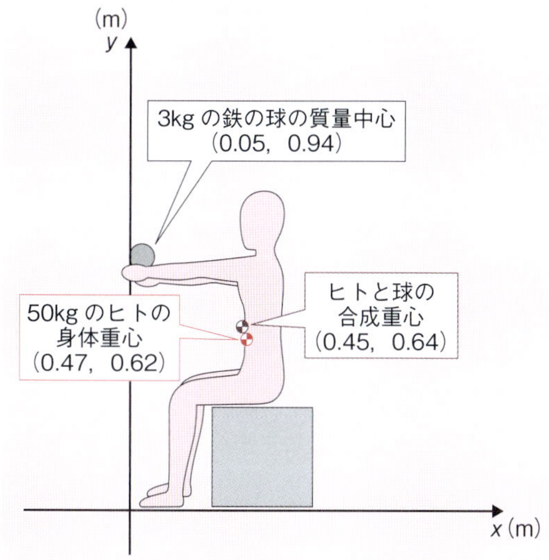

図1　手に鉄の球を持ったときの合成重心の計算

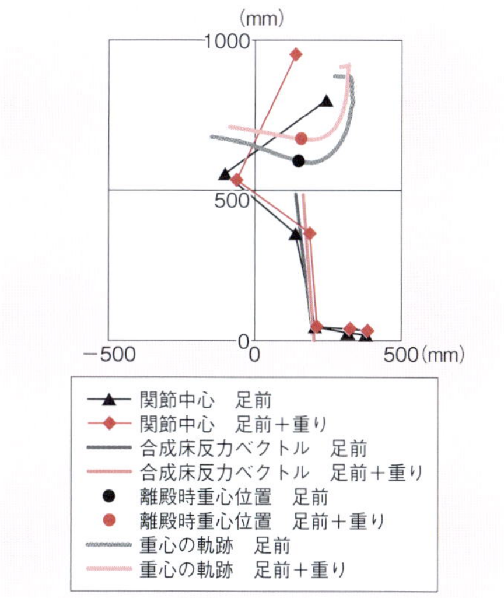

図2　立ち上がり動作での位置関係と重心
足部を前にしただけのときと，足部を前にしたうえで前方へ挙上した手に重りを持ったときの比較

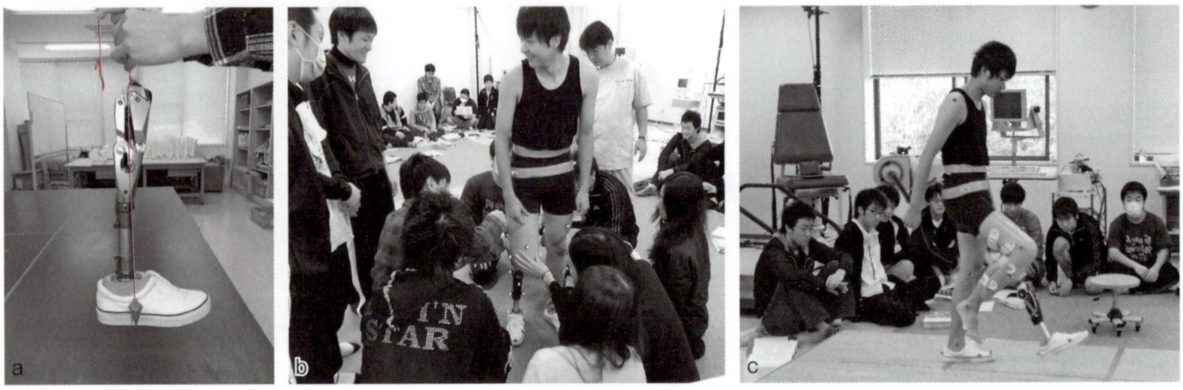

図３　体験義足の装着

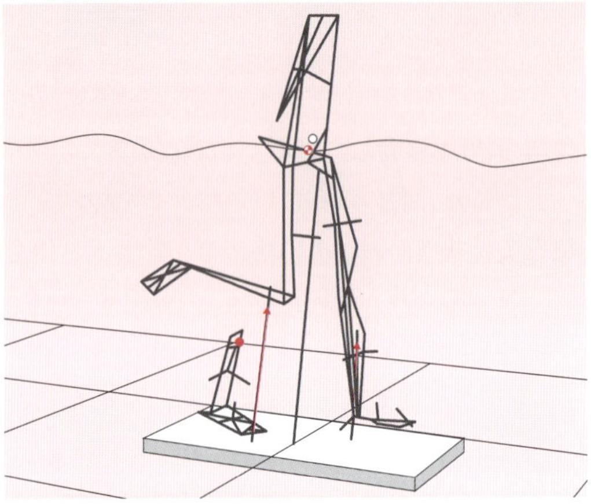

図４　体験義足装着時の重心位置
●：体験義足の重心，○：被検者の重心，◐：全体の合成重心

成り立っている．足部は歩行時にたわむものの体節として区切ってマーカを貼ることが難しいので，このたわみは無視する．次に膝継ぎ手だが，ここは歩行時に大きく屈伸するところである．したがって，体験義足のソケット部分，膝継ぎ手から足部の２つに分けて体験義足の重心位置を求める．

体験義足のソケット部分および膝継ぎ手から足部までの重さを測り，さらにそれぞれの重心位置を下げ振り（錘重）を用いて求める．具体的には，図３のように下げ振りの糸で，ソケット部分や，膝継ぎ手から足部までの部分のどこか１か所を吊り，糸の通る位置を確認する．さらに他の異なる場所でも同様に吊り，それらの糸が通る直線の交点が重心の位置となる．

その重心位置にマーカを貼る．ソケット内や義足の内部にはマーカが貼れないので，重心位置の内側と外側にマーカを貼り，後で中点を求め，それぞれの重心位置とする．

体験義足の重心 COGp は，ソケット部分の重心 COGps（重さ Wps）と膝継ぎ手から足部までの重心 COGpka（重さ Wpka）を合成したものになる．

$$\mathrm{COGp} = \frac{\mathrm{Wps} \times \mathrm{COGps} + \mathrm{Wpka} \times \mathrm{COGpka}}{\mathrm{Wps} + \mathrm{Wpka}}$$

体験義足を装着したときの全体の重心 COG は，被検者の重心 COGh（重さ Wh）と体験義足の重心を合成したものとなる．

$$\mathrm{COG} = \frac{(\mathrm{Wps} + \mathrm{Wpka}) \times \mathrm{COGp} + \mathrm{Wh} \times \mathrm{COGh}}{\mathrm{Wps} + \mathrm{Wpka} + \mathrm{Wh}}$$

このように全体の重さを分母とし，分子は各体節の重さと重心位置の積の和とすれば，全体の合成重心の位置を求めることができる．

図４の●が体験義足の重心，○が被検者の重心，◐が全体の合成重心の位置である（図は Vicon460；Vicon Motion Systems および床反力計；AMTI JAPAN を使用し，計測した結果を表示している）．質量では膝継ぎ手が，次いでソケットが最も大きいため，体験義足の重心は膝継ぎ手付近となっている．体験義足装着時の重心は，被検者の重心からみて義足のほうへ少し移動した位置となる．

LECTURE 3 運動力学の基礎（2）
動作の生体力学

到達目標

- 姿勢・動作を力学的にとらえるために必要なてこ，力のモーメント，関節モーメント，力積，運動量，力学的エネルギー，回転と，これらを用いた動作のとらえ方について理解する．
- 関節モーメントとモーメントアームの関係から，肢位によって関節モーメントが増減することを理解する．
- 力積，運動量を利用した動作について説明できる．
- 分節構造を用いて下肢の重さを利用した起き上がり動作のメカニズムが説明できる．

この講義を理解するために

この講義では，動作分析を力学的視点に立って行う方法を学びます．姿勢や動作を力学的にとらえるためには，力学のなかでも運動学（キネマティクス），運動力学（キネティクス）の知識が不可欠です．姿勢や動作のメカニズムを理解するために必要なてこ，モーメント，力積，運動量，力学的エネルギー，回転について学びます．

動作の生体力学を学ぶにあたり，以下の項目をあらためて学習しておきましょう．

□ 身体のてこを学習しておく（『運動学』Lecture 1 参照）．

□ 力のモーメントについて学習しておく（『運動学』Lecture 1 参照）．

講義を終えて確認すること

□ 動作分析に必要なてこ，力のモーメント，関節モーメント，力積，運動量，力学的エネルギー，回転について理解できた．

□ 運動量の求め方とその保存について理解できた．

□ 力学的エネルギーである位置エネルギーと運動エネルギーの求め方とその保存について理解できた．

□ 回転運動と慣性モーメントについて理解できた．

□ 身体を分節に分けてとらえ，姿勢保持のしくみを理解することができた．

□ リバースアクションについて理解できた．

講義

てこ（梃子，梃；lever）
力点（power point）
荷重点（作用点；load point）

ここがポイント！
力点は力を加える点であり，主動筋が付着している部位と考え，これを身体にあてはめて考える．

MEMO
アーム（腕の長さ）
てこにおいて，支点から力点あるいは荷重点までの距離を表す．モーメントアーム，トルクアームともいう．

MEMO
アームの長さによる違い（短下肢装具の例）
支点から力点までのアームが長いほうが小さな力でも大きな作用を産みだす．短下肢装具の高さが高いと小さな力で大きな制動を得られるが，高さが低いと同じ制動を得るには大きな力が必要となる．長距離歩行をした後に装着者の↘部分における皮膚に強く圧迫された跡が残っていれば，その装着者にとってその装具のアームが足りない可能性が高い．

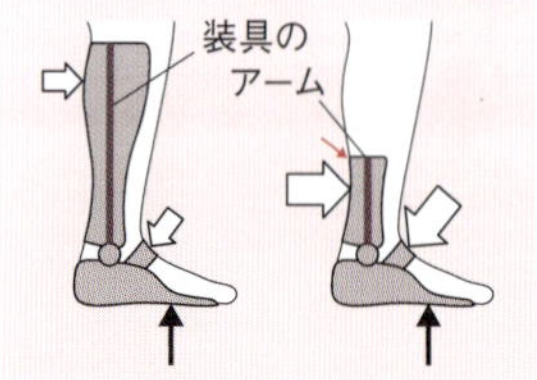

1. 身体のてこ

関節ではたらく力について考えるとき，てこの原理を用いる．てこは力点，荷重点（作用点，Lecture 2 参照）と支点の位置から3種類に分けられる（**図1**）．関節に当てはめると，支点は関節，つまり動く軸となる点，荷重点は生体の重さなど，重さがかかる点，力点は筋が付着して作用する点としてとらえる．

第1のてこは荷重点と力点のあいだに支点が，第2のてこは支点と力点のあいだに荷重点が，第3のてこは支点と荷重点のあいだに力点がくるものである．第1のてこでは，支点を環椎後頭関節として頭部全体の重心を荷重点，頭部正中位に保つ頭部伸筋群の付着部が力点という関係が考えられる．このとき，支点から荷重点までの距離（荷重のアーム）と荷重の積は，支点から力点までの距離（力のアーム）と力の積と等しくなるので，頭部を正中位に保持するために必要な力は計算で求められる．第3のてこでは，支点を肘関節として前腕の重さと手にのせた重りの重さを合成した重心を荷重点，これらを持ち上げて肘関節屈曲位で支える上腕二頭筋の付着部が力点という関係が考えられる．

支点から荷重点，力点までのアーム（力の腕）の長さによって必要な力は変化するが，第2のてこでは荷重のアームが力のアームよりも必ず短くなるので，少ない力ですむ．つまり力の面で有利とされている．第2のてこは人体には少ない．支点，荷重点，力点の位置関係から，肘関節を屈曲するときの腕橈骨筋の作用は第2のてこといえるが，力の面で有利かという議論になると，実際には上腕二頭筋と同時にはたらき，力において有利とはいえない（**図2**）．また，立位からつま先立ちをするときの下腿三頭筋は，支点が足関節，荷重点はつま先，力点は下腿三頭筋であることから，第1のてこになる．

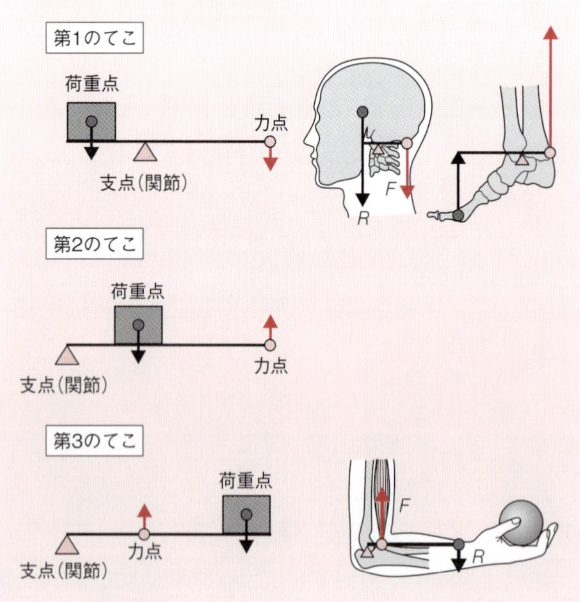

図1　てこの種類
F：力，*R*：荷重点にかかる重さ

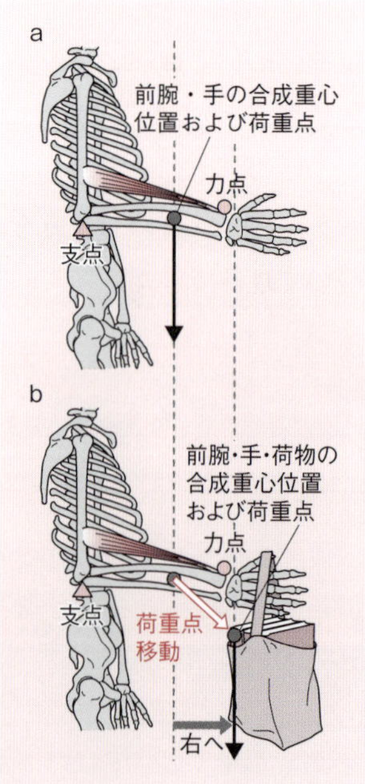

図2　腕橈骨筋は第2のてこでいいのか
腕橈骨筋は橈骨茎状突起に停止する筋である．aのように重力に逆らって前腕および手を保持したとき，これらの合成重心の位置は**巻末資料 表2**と，その長さから求められ，前腕長の肘から64％あたりの●の位置になる．この場合，支点は肘関節，力点は橈骨茎状突起であり，aの荷重点は合成重心の位置となるので，これは第2のてことなる．さらに，bのように手に荷物を下げた場合には，荷物を含めた合成重心が右のほうへと移動していく．この合成重心の位置が橈骨茎状突起を超えて右に位置した場合には，これは第3のてこになる．前腕と手の重さは体重の2.2％に相当する．荷物の重さを変数としてシュミレーションをしたところ，手荷物が体重の約3％以上になると荷重点が橈骨茎状突起を超え，腕橈骨筋は第2のてこから第3のてこになる．

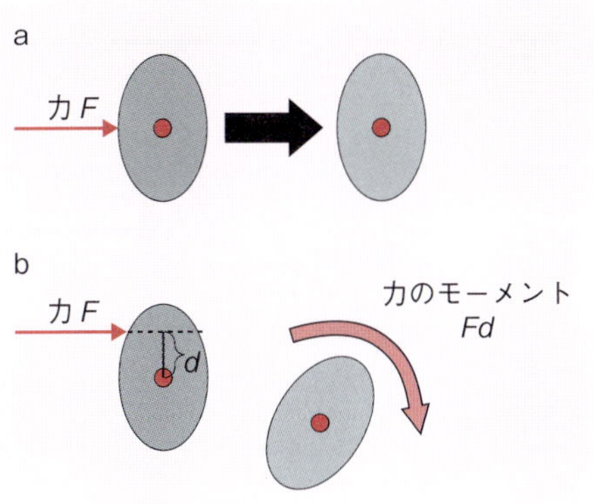

図 3　力のモーメント
a：並進運動　b：回転運動

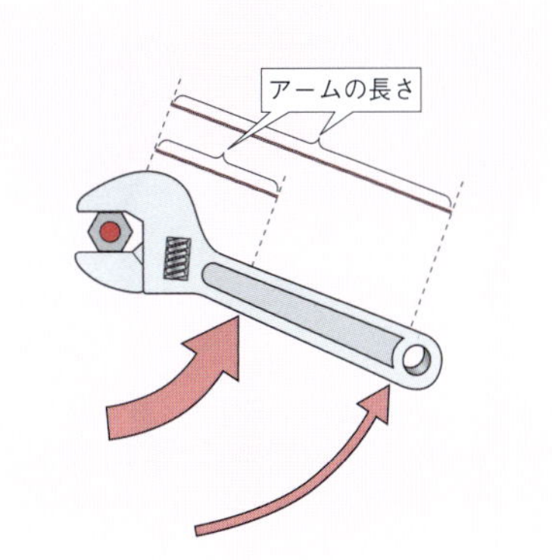

図 4　レンチのモーメント

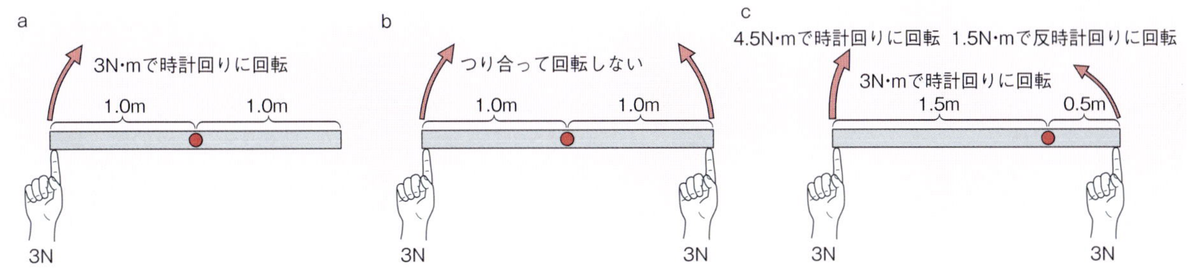

図 5　回転モーメント
a：支点から 1.0m のところに 3N の力を加えた場合　b：支点から 1.0m 離れた 2 点にそれぞれ逆方向に 3N の力を加えた場合
c：支点から 1.5m，0.5m のところにそれぞれ逆方向に 3N の力を加えた場合

2. 力のモーメント

ある物体に力が作用するとき，力の作用線が物体の重心を通れば物体は並進運動をするが（図 3a），重心以外を通るときは物体を回転させながら動かす（図 3b）．このときの回転させる力を物体に回転運動を与える力のモーメント（能率）という（図3）．特に，固定された回転軸まわりの力のモーメントをトルクという．力のモーメントの大きさは力の大きさ F と，力の作用線と回転の中心との距離 d の積 Fd で表される．単位は N･m を用いる．

モーメントの大きさを大きくするためには，力 F を大きくするか，アームの長さを大きくする必要がある．六角ねじをレンチで回すとき，ねじに近い部分を持って回すよりも，遠くを持って回したほうが小さな力ですむ（図 4）．

図 5 のように棒の 1 か所を回転する軸としたモーメントについて考える．支点から 1.0m 離れたところに 3N の力を加えると，3N･m で時計回りに回転する（図 5a）．さらに反対側の同様に 1.0m 離れたところに反対方向に 3N の力を加えた場合，反時計回りに 3N･m で回転しようとするが，時計回りの 3N･m とつり合って回転しない（図 5b）．軸の位置を変えて支点から 1.5m と 0.5m のところにそれぞれ同じ 3N の力を加えると，時計回りに 4.5N･m，反時計回りに 1.5N･m の回転する力が生じるが，その差である 3N･m で時計回りに回転することになる（図 5c）．

このように，モーメントを増やすためには，モーメントアームの長さを長くするか，加える力を大きくする必要がある．また，回転する力は時計回りと反時計回りの差で決まる．

3. 関節モーメント

関節モーメントとは関節にはたらく力のモーメントであり，静止時であれば筋張力

MEMO

●並進運動
物体が位置を変える運動．

●回転運動
力のモーメントが作用して物体が向きを変える運動．

モーメント（moment）
トルク（torque）

試してみよう

2 人が向かい合ってバットのグリップ部分と先端部分をそれぞれ持つ．その部分を互いに反対方向へ回転させようと力を加えると，どちらが優位に回せるだろうか．握っている部分の直径の長さがモーメントアームの長さになり，太い先端部分のほうが優位に回せる．

MEMO

関節における回転力を，関節モーメントという．外力の影響によって回転させられる力に対抗し，筋や靱帯などによって生体内部ではたらいている．

MEMO

関節周りのモーメント
回転軸である関節を中心に体節を回転させようとする能力の大きさを表している．

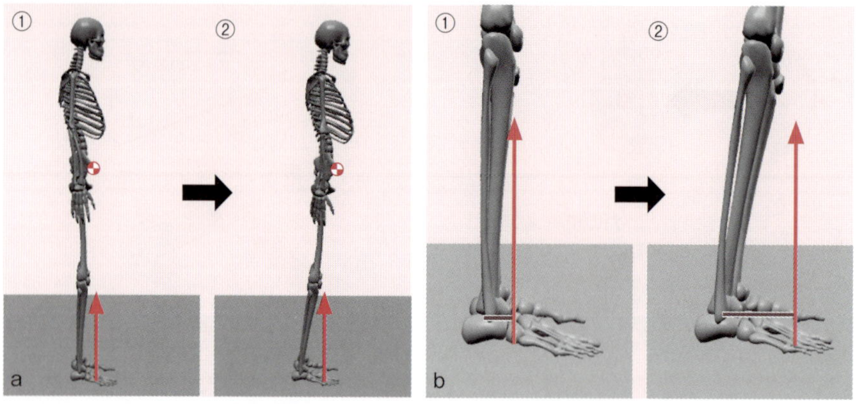

図 6　床反力ベクトルの変化

右床反力ベクトル（→）のみ表示．b の――が垂線で，体を前傾させると距離が大きくなっている．

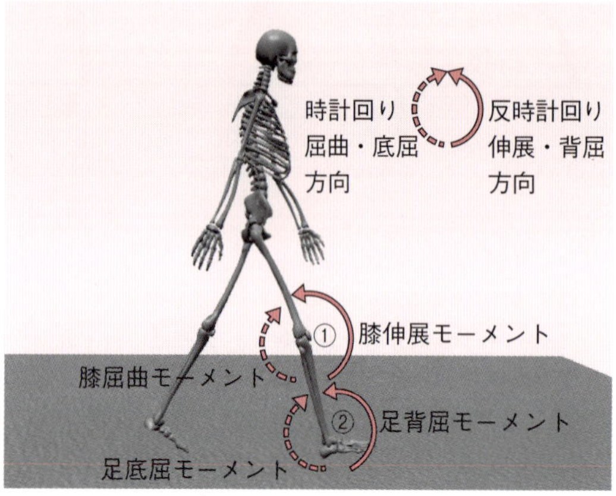

図 7　関節モーメントの例（歩行荷重応答期）

①膝関節：伸展モーメントのほうが屈曲モーメントよりも大きく，伸展方向をプラスとしたとき膝関節モーメントの値はプラスとなる．

②足関節：背屈モーメントのほうが底屈モーメントよりも大きく，底屈方向をプラスとしたとき足関節モーメントの値はマイナスとなる．つまり，足関節運動は，底屈しながら背屈筋が遠心性に収縮している．

とモーメントアームの長さの積で表すことができる．動作時では重力による影響，慣性力による影響，隣接する体節の動きの影響，外力による影響などを考慮して求めるため，計算式が煩雑となる．

たとえば，立位で足部の位置を変えない範囲で，つまり倒れない範囲で体を前に少し倒してみる．最大に傾けたとき，足関節底屈筋がはたらき，これ以上前に倒れないよう制御している（図 6a）．このときの右足関節底屈モーメントは，

右足関節底屈筋の筋張力×足関節中心から底屈力の作用線へのモーメントアームの長さ

となる．しかし足関節底屈筋の筋張力は直接計測できない．足関節底屈筋の筋張力による足関節周りの内部モーメントと，床反力による足関節周りの外部モーメントがつり合っていると考えることができる．

そこで，右足関節周りの外部モーメントは，

右床反力ベクトルの大きさ×右足関節中心から床反力作用線へのモーメントアームの長さ

で求められる（図 6b）．体を前に倒すと足関節中心からのモーメントアームの長さが大きくなるため，直立位と比べて，前傾位の立位では大きな足関節底屈モーメントが必要になることがわかる．

人の動作を考えるとき，ある関節の時計回りと反時計回りに回転するモーメントとしてとらえるとわかりやすい（図 7）．

気をつけよう!

モーメントを考えるときに必要な要素として，支点，力の大きさ，モーメントアームの長さの 3 点がある．支点はヒトの場合，動いている関節の中心となる．モーメントアームの長さは，力の作用線に対して関節中心から垂線を降ろしたときの長さとなるので注意する．

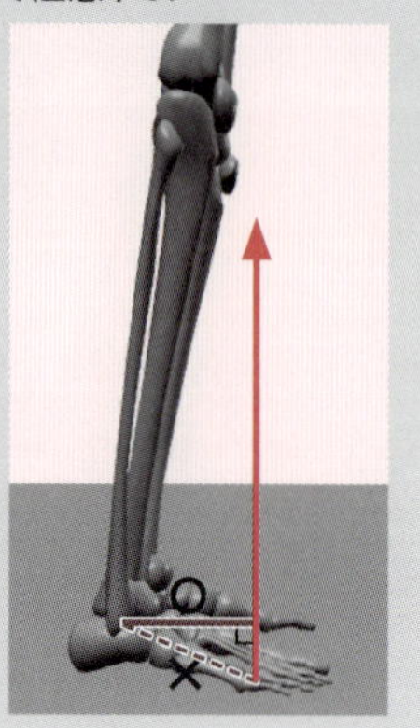

ここがポイント!

内部モーメントと外部モーメント

このテキストでは，床反力が関節に作用する力を外部モーメント，それにつり合うように発揮されている筋張力によるモーメントを内部モーメントとし，ことわりがない限り，内部モーメントについて説明している．

試してみよう

立位をとって，身体全体を前傾したり直立位に戻したりして，足関節底屈筋の負担を比べてみよう．直立位と比べて前傾位では，下腿三頭筋が強くはたらいている．

また，直立位から殿部を真下に下ろしながら膝を曲げたときと，殿部をやや後方に引きながら膝を曲げたときの負担を比べてみよう．膝関節中心から床反力作用線へのアームの長さが大きいほうが膝の負担が大きくなることがわかる．

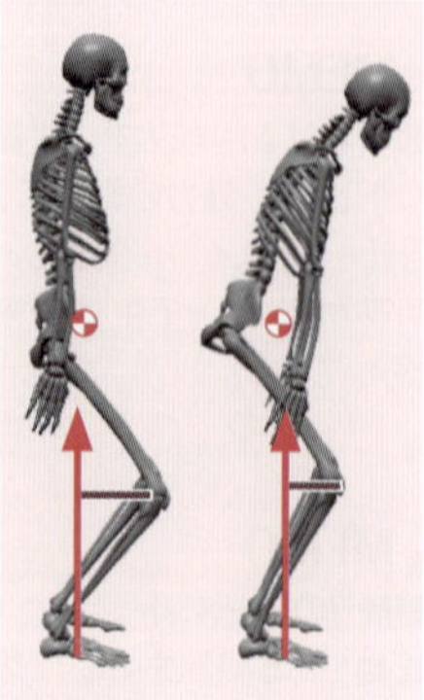

4. 力積，運動量とその保存

衝突のように短い時間に一定の力が作用しているとき，その力と短い時間の積を力積という．**図 8a** のようにある力 F を Δt 秒だけ作用したときの力積 I は

$$I = F \times \Delta t$$

となる．しかし，衝突の際には接触し始めてから徐々に作用が大きくなり，衝突後に作用が急速に小さくなる．たとえば，サッカーボールを蹴るときは，接触してから作用が最大になるころにはボールが変形し，急速に足から離れながら作用が減り，ボールの形状が復元しながら飛んでいく（**図 8b**）．

運動量は運動の勢いを表し，速度と質量の積で表される．ボーリングの球は重いほうが止めにくく，速度が速いほど止めにくい．

運動量保存の法則とは，外力がはたらいていない多物体の運動量の和は保存されるというものである．2 つの物体が衝突した場合には，その前後で運動量の和は保存される．質量が m_1，m_2 の 2 つの物体が速度 v_1，v_2 で衝突し，衝突後の速度がそれぞれ v_1'，v_2' になったとき

$$m_1v_1 + m_2v_2 = m_1v_1' + m_2v_2'$$

となり，運動量の和は保存される（**図 9**）．

運動量の大きい動作，つまり速度の速い動作や質量の大きな身体部分の勢いを使った動作は，この運動量保存の法則を利用した動作である．たとえば，すばやく立ち上がり動作を行うときは，体幹の前傾の速度を速めて，足部を中心に前に回転する勢い

MEMO
⊿（デルタ） はごく小さい区間を表すようなときに用いる．

LECTURE 3

MEMO
運動量保存の例：ニュートンのゆりかご
左の 1 つの球を横に引っ張って持ちあげ，手を離すとその球は落下して静止している残りの球に衝突して止まり，同時に右端の 1 つの球が同じ速さで右へ飛ぶ．

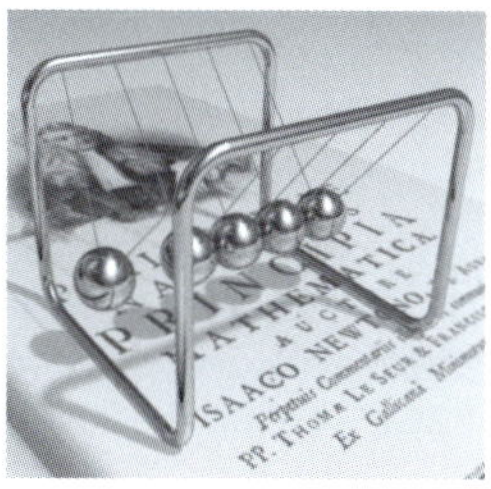

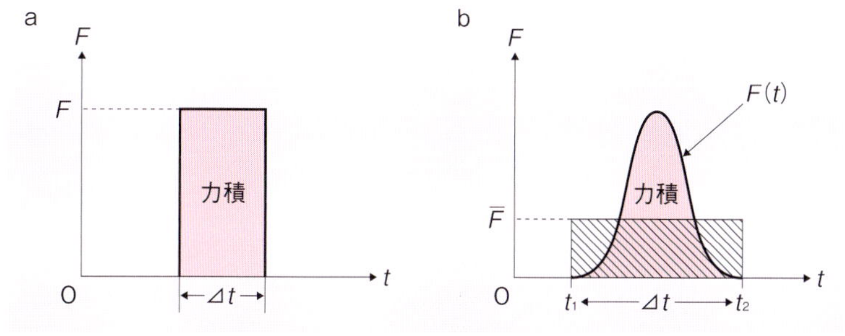

図 8 力積
a：力 F が Δt 秒だけ作用したとき b：衝突の際

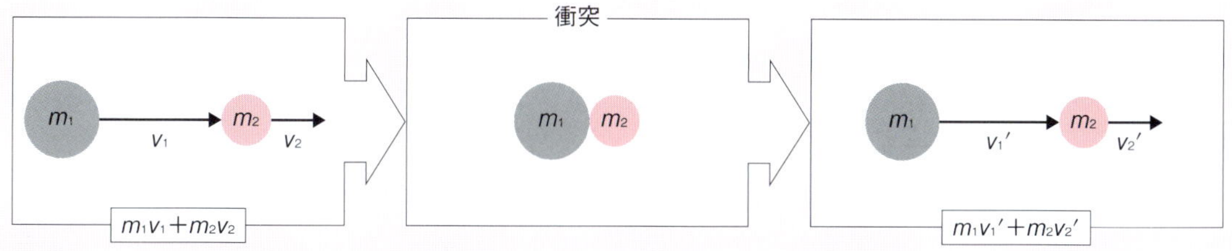

図 9 運動量保存の法則

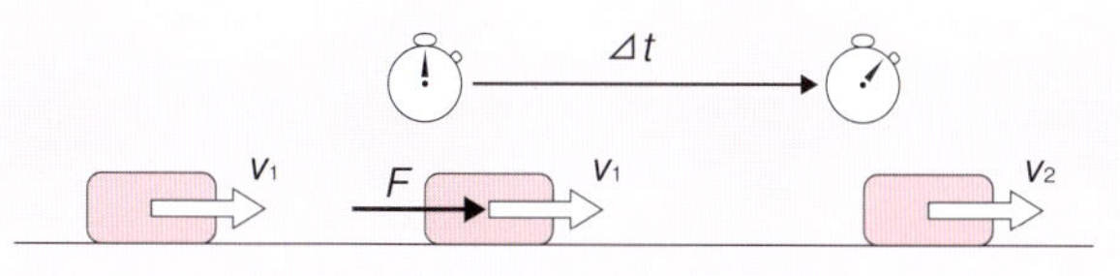

図 10 Δt 秒のあいだだけ作用する力 F

を用いて動作を行っている．また，背臥位から両上肢を一度挙上し，そこから両上肢を振り下ろす勢いを用いて体幹を引き起こして起き上がり動作を行う場合や，寝返り動作の際に両上肢を寝返る側と反対側へ位置させて，寝返る方向へ腕を振りながら寝返る場合なども運動の勢いを用いている．

図 10 のように滑らかな水平面を速さ v_1（m/秒）で運動する質量 m（kg）の物体に Δt 秒のあいだだけ F（N）の力を加えて加速させたところ，速さが v_2（m/秒）となった．Δt 秒のあいだに生じた加速度 a の大きさは

$$a=\frac{v_2-v_1}{\Delta t}$$

となるので，加えた力 F は

$$F=m\times\frac{v_2-v_1}{\Delta t}$$

であり，力積は

$$F\times\Delta t=m\times(v_2-v_1)=mv_2-mv_1$$

となる．運動量は質量と速度の積で表せるので，力積は力の作用する前後の運動量の差ということになる．

5. エネルギーとその保存

位置エネルギー（potential energy）
運動エネルギー（kinetic energy）

エネルギーとは仕事をする能力であり，さまざまなエネルギーの形があるが，動作をとらえるのに必要なのは，力学的エネルギーである位置エネルギー（V）と運動エネルギー（T）の和である．

力学における仕事とは，ある物体に力 F が加わり，長さ D だけ動いたときに，$F\times D$ で表されるエネルギーのことである．たとえば，質量 m（kg）の物体を h（m）だけ持ち上げるとき，地球上では重力加速度 g が生じているため $m\times g$（N）の物体を h（m）動かすので

$$V=m\times g\times h\ (\mathrm{N\cdot m})$$

の仕事をしたことになる．これを言い換えると，h（m）持ち上げた状態というのは，$m\times g\times h$（N・m）の位置エネルギーを有していることになる．持ち上げた物体を自然落下させる（初速 0m/秒で落とす）と，重力加速度によって落下していく速度が増していくが，位置エネルギーが運動エネルギーに変換されているのである．このとき，t（秒）後に地面に落下したとすると，t（秒）後の速度は

$$v=g\times t \quad より \quad t=\frac{v}{g}$$

となる．また，t（秒）後までに 0（m/秒）から $g\times t$（m/秒）へ等加速しながら落下するので，その落下距離 h は

$$h=\frac{1}{2}g\times t^2$$

と表せる（Lecture 2 参照）．

$$h=\frac{1}{2}g\times t^2=\frac{1}{2}g\times\left(\frac{v}{g}\right)^2=\frac{v^2}{2g}$$

これを位置エネルギーの式に代入すると

$$E=\underbrace{m\times g\times h}_{V}=m\times g\times\frac{v^2}{2g}=\underbrace{\frac{1}{2}\times m\times v^2}_{T}$$

となる．位置エネルギーと運動エネルギーの総和は保存され，このことを力学的エネルギー保存の法則という．

MEMO

仕事，力学的エネルギーの単位

1N の力がその力の向きに物体を 1m 移動させたときになされる仕事が 1J（ジュール）である（1J＝1N・m）．単位に着目すると，運動エネルギーは質量と速度の 2 乗の積となるので，

$$\mathrm{kg\cdot m/秒\cdot m/秒} = \mathrm{kg\cdot m/秒^2\cdot m} = \mathrm{N\cdot m} = \mathrm{J}$$

となる．

MEMO

力学的エネルギー保存の例：ローラーコースター

何らかの動力で列車を最高地点まで引き上げ，ここから下りの傾斜を降りて行くことで位置エネルギーを運動エネルギーに転換し，加速していく．その速度で次の傾斜を昇り，運動エネルギーを位置エネルギーに転換し，最高点に到達後下っていく．これらを繰り返して，最後にはブレーキで停車する．力学的エネルギーは保存されるが，列車が走行する過程で摩擦や空気抵抗によってエネルギーが減衰していくため，列車が昇れる最高点は徐々に下がっていく．

6. 回転とその力

回転させる力（力のモーメント）を与えてその物体が回転するとき，回転する運動

の状況は物体の状況で変化する．回転させる物体の重さが重いと回転させづらく，回転軸から物体の質量分布の重い場所が遠いほど回転させづらい．この回転させづらさ（＝回転しているものの止めづらさ）を表したものが慣性モーメントである．

質量 m の質点が，半径 r の円軌道上を円運動している場合，質量 m の質点の慣性モーメントを I とし，質点に力を加えて回転したときの回転半径を r，角速度を ω（ラジアン/秒）とすると，角運動量 L は半径と運動量 p の積で表され，

$$L = r \times p$$

となる．運動量 p は質量と速度の積であるから，

$$L = r \times m \times v = r \times m \times r\,\omega = mr^2\,\omega$$

となり，慣性モーメント I は，

$$I = mr^2$$

となる．また，質点ではなく，大きさをもった物体であれば，物体を小さく分けてそれぞれの慣性モーメントを求めて合計する．

7. 分節構造と重心，重心線の変化

人体は，多くの骨が関節で結びつけられた分節構造からなる．姿勢の保持や動作を運動力学の点から考えるとき，身体をいくつかの部分（セグメント，体節）に分割して考える（**図 11**）．

たとえば，背臥位（**図 12a**）から起き上がり動作をゆっくり行うとき，途中経過（**図 12b**）で体幹を起こすために腹直筋をはたらかせている．さらに下肢の筋では，起き上がり動作の途中で両下肢が持ち上がっている．このときには股関節屈筋と膝関節伸筋，足関節底屈筋がはたらいていて，下肢の重さを利用して起き上がっている．

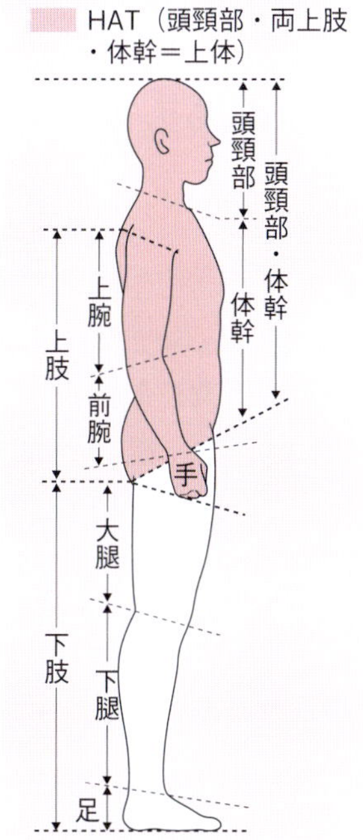

図 11　身体の分節構造

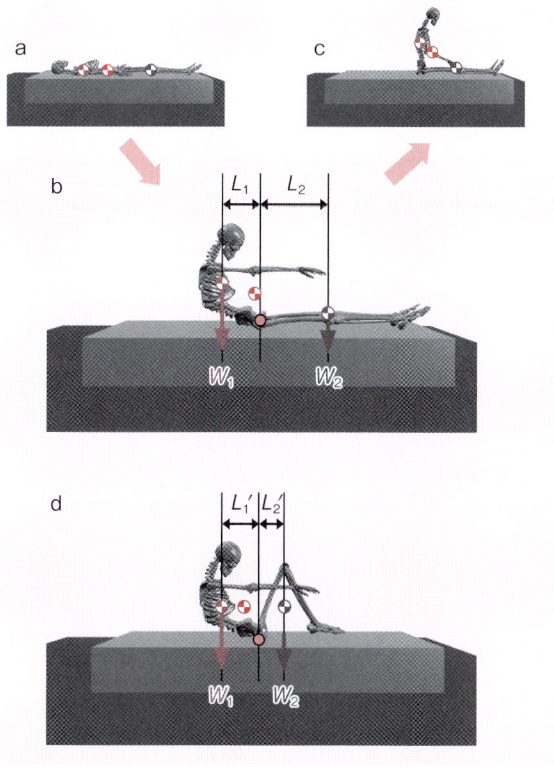

図 12　分節構造と重心，重心線の変化

◐：重心　◐：股関節より上の頭頸部・両上肢・体幹（HAT）の合成重心　◐：両下肢の合成重心　W_1：HAT の重さ　W_2：両下肢の重さ　L_1，L_1'：股関節から HAT の合成重心位置までの距離　L_2，L_2'：股関節から両下肢の合成重心までの距離

MEMO

質量が同じでシャフトに対する重錘プレートの装着位置が異なる2本のバーベルを用いて，シャフトの中心を持って回転するとき，下図上のバーベルのほうが回転しづらいので慣性モーメントが大きい．つまり，慣性モーメントは回転軸に対する質量分布によっても変化する．

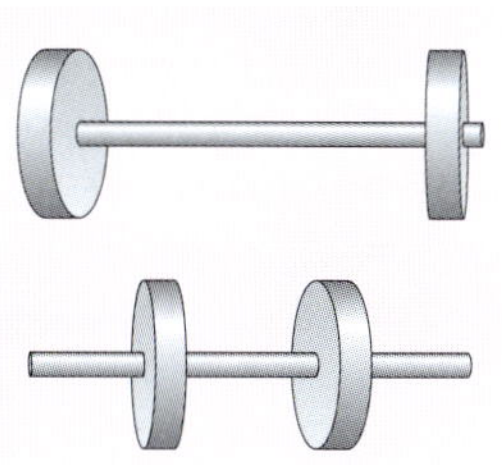

角度，角変位，角速度▶『運動学』p4 参照

MEMO

角度の単位はラジアン（rad）で表し，角速度は rad/秒を用いて記す．

MEMO

角運動量（angular momentum）は運動量のモーメントを表す．

MEMO

歩行時に重心を通る鉛直線を中心に，肩甲帯と骨盤帯のわずかな回旋が見うけられる．骨盤帯の回旋は下肢の振り出しと連動しており，振り出す下肢の側の骨盤が前にくるように回旋する．一方で，肩甲帯は骨盤と反対の方向に回旋する．下肢を効率よく振り出すために骨盤が回旋をするが，下半身と反対方向に上半身を回旋させることによって，全身の角運動量を減らしていると考えられる．

MEMO

質量中心および重心という用語は，しばしば同じ意味で用いられるが，質量中心のほうがより一般的な用語である．一方で，重心は重力で定義される軸方向のみの質量中心を指す．

MEMO

HATとは，Head（頭頸部），Arms（両上肢），Trunk（体幹）の頭文字をとったもの．

ここがポイント！
身体をいくつかのセグメントに分けて考えたいとき，それぞれのセグメントの質量中心と質量比は**巻末資料 表1，2**を参照して求めるとよい．たとえば体幹・両上肢・頭頸部の合成重心（⊕）の位置は，肩甲上腕関節と大転子を結ぶ線上の遠位である肩甲上腕関節から37.4％の位置におおよそ近似する（体幹が屈曲位となっているので実際にはもう少し下方になる）．両下肢も同様に質量中心（⊕）を求める．膝が屈曲している場合は大腿部と，下腿～足部の2つの塊に分けて，それぞれの質量中心を求めてから合成する．最後に体幹・両上肢・頭頸部の質量中心位置と両下肢の質量中心位置を結ぶ線分の，（体幹・両上肢・頭頸部）：（両下肢）の質量比である0.678：0.322の位置（前者のほうが重いので，前者寄りの位置）に全身の合成重心（⊕）がある．

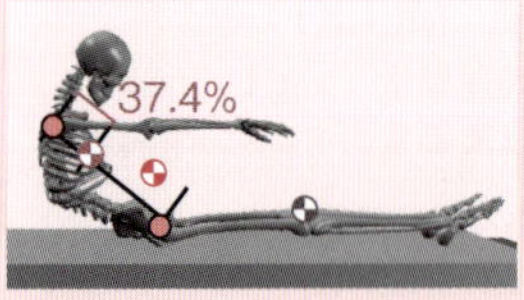

MEMO
リバースアクション（reversed action）
通常，開放運動連鎖動作（OKC：open kinetic chain，またはテンタクル活動〔tentacle activity〕）は体幹に対し軽い遠位の体節が近位部に近づく運動を行うが，逆に重い近位部に運動が起こることをリバースアクションという．筋の反作用，逆作用ともいう．

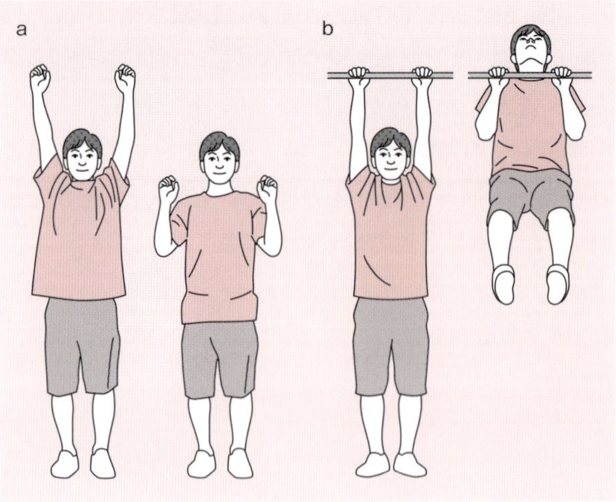

図13　筋収縮
a：正作用　b：反作用（リバースアクション）

下肢の重さを利用した起き上がり動作を行う場合，股関節を中心とした力のモーメントがはたらいているため，一つは股関節より上の頭頸部・両上肢・体幹（HAT），もう一つは両下肢，というセグメントに分けてとらえることができる．HATの質量中心の位置が股関節からL_1離れた場所であり，その重さをW_1とする．同様に両下肢の質量中心の位置は股関節からL_2離れた場所で，その重さをW_2とする．**図12**ではHATを時計回りに起こしたいので，**図12b**のように

$$L_1 \times W_1 < L_2 \times W_2$$

となれば両下肢のほうのモーメントが大きくなり，全身の重心線が支持基底面内に落ちていれば，反時計回りに回転することなく時計回りに起き上がることができる．もし**図12d**のように両下肢の膝を曲げて立てた肢位となった場合，下肢の質量中心までの距離L_2'が短くなり，**図12b**の肢位と比べて重心が頭側へ移動する．そのため，股関節まわりの力のモーメントの式は，

$$L_1' \times W_1 > L_2' \times W_2$$

となり，反時計回りに回転することと，重心線が支持基底面の後方へ出てしまいやすいことから，起き上がり動作は困難となる．

以上のことから，下肢をまっすぐに伸ばしてその質量を利用して行うような動作は，対麻痺などで下肢を伸展位に保持できないような場合には困難であり，体幹の後方で上肢の支持を用いるなどの工夫が必要になる．

8. 筋の正作用と反作用

立位で肘を屈曲するとき，筋の停止部を起始部に近づけるように筋収縮を行う（**図13a**）．一方，鉄棒にぶら下がって懸垂動作をするときは，同様に肘関節を屈曲するのだが，筋の起始部を停止部に近づけるように筋収縮を行う（**図13b**）．**図13a**のように近位の体節が固定されて遠位の体節に運動が生じる作用のことを正作用といい，対して**図13b**のように遠位の体節が固定されて近位の体節に運動が生じる作用のことを反作用またはリバースアクションという．

■参考文献
1）高橋正明．人体のテコ 人体に第2のテコはありやなしや．PTジャーナル 2006；40（4）：309-317.
2）山本澄子ほか．基礎バイオメカニクス．東京：医歯薬出版；2010.

Step up

変位・速度・加速度と微分・積分の関係

微分・積分は一見難しそうだが，概念のみであればあまり難しく考える必要はない．ここでは変位，速度，加速度と微分・積分の関係について触れる．

1）微分

斜面に球を転がして，その移動距離（変位）を計測したときを考える（図 1）．球の転がる距離は時間の 2 乗に比例する．そこである斜面を適当に固定したところ，転がる時間を t 秒とし，転がる距離が $3t^2$ になったとする．

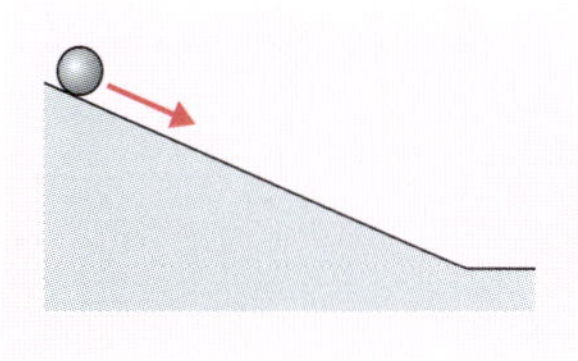

図 1　斜面に球を転がす

6 秒で転がる距離を 1 秒ごと（⊿t＝1 秒）に求めると表 1 のようになった．それを棒グラフにすると図 2 のようになった．転がる距離が時間とともに増えていることがわかる．

次に 1 秒ごと（⊿t＝1 秒）の速度を求め（表 2），その結果を棒グラフにした（図 3）．0 秒の時は 0m/秒であったのが，1 秒後には 6m/秒，2 秒後には 12m/秒と徐々に速度が増えている．

しかしよく注意してみると，1.00～1.99 秒まで 6m/秒，2.00～2.99 秒まで 12m/秒ではなく，1 秒ごとの速度であるので，2.33 秒であれば 2 秒の 12m/秒よりも速くなっているはずである．

これらの数値は 1 秒ごとに求めたものであるが，実際には 2 秒と 3 秒のあいだに 2.01 秒や 2.97 秒など，細かい時点の距離や速度も存在する．

そこで 0.01 秒ごとに距離を求め，再度，棒グラフを作成した（表 3，図 4）．すると時間の経過とともに指数関数的に増加している様子がわかる．時間のような連続変量では，時間の間隔（⊿t）を細かくしたほうが，より正確にとらえることができる．

次に 0.01 秒ごと（⊿t＝0.01 秒）に速度を求める．速度は単位時間あたりに進んだ距離なので，図 4 の距離－時間のグラフの傾きということになる．ここで傾きについて考えると，距離が指数関数的に増えているので，時間によって傾きが異なっている．そこで

表 1　時間と距離

時間（秒）	距離（m）
0	0
1	3
2	12
3	27
4	48
5	75
6	108

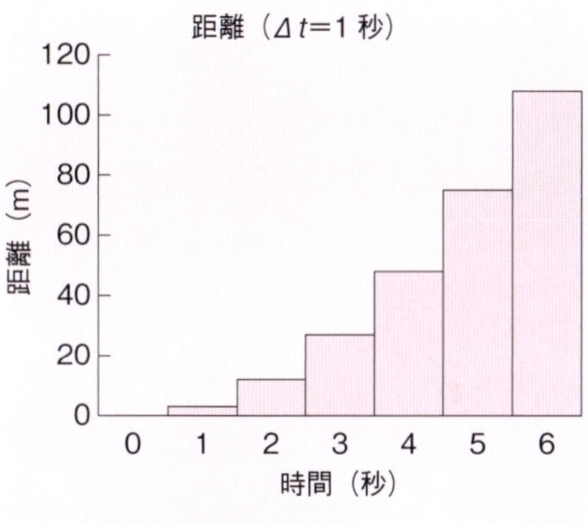

図 2　時間と距離

表 2　時間と速度

時間（秒）	速度（m/秒）
0	0
1	6
2	12
3	18
4	24
5	30
6	36

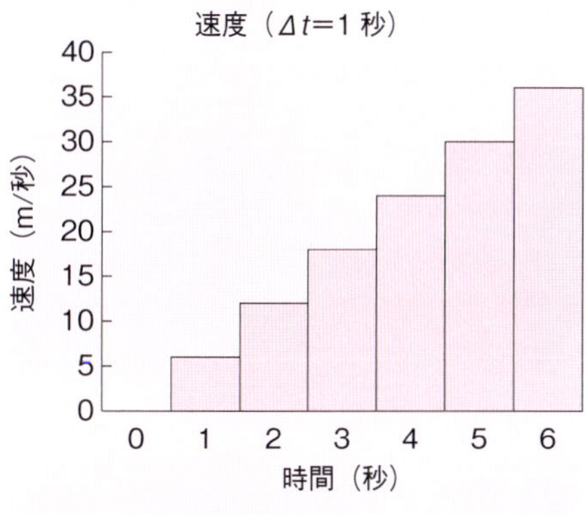

図 3　時間と速度

表 3　時間と距離

時間（秒）	距離（m）
0	0
0.01	0.0003
0.02	0.0012
0.03	0.0027
⋮	⋮
1.50	6.75
1.51	6.8403
⋮	⋮
5.97	106.9227
5.98	107.2812
5.99	107.6403
6	108

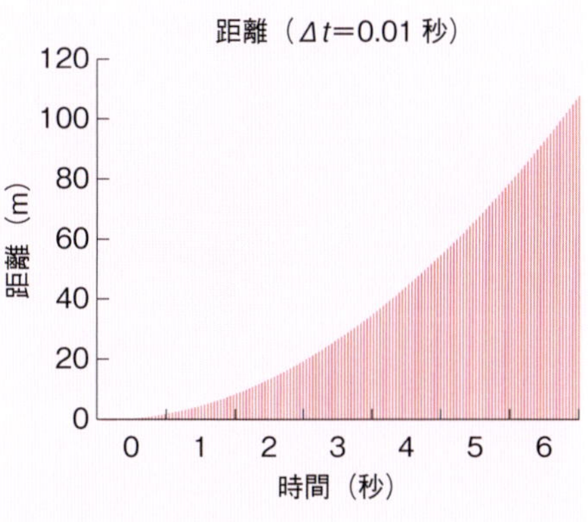

図 4　時間と距離

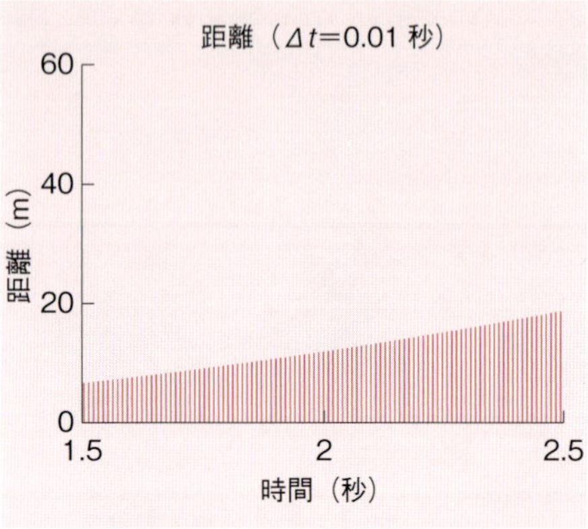

図 5　時間と距離（1.5~2.5 秒間の距離）

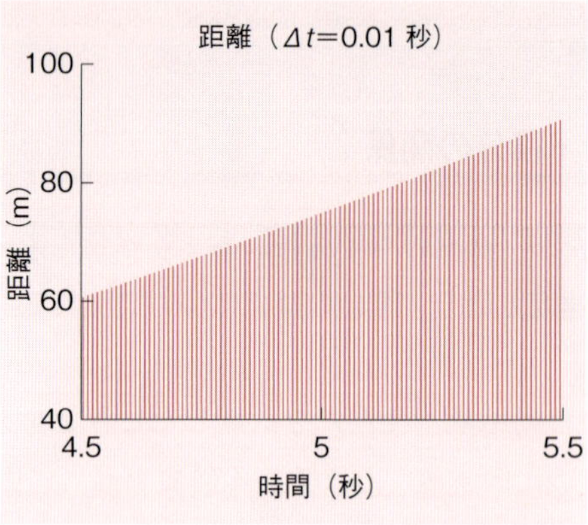

図 6　時間と距離（4.5~5.5 秒間の距離）

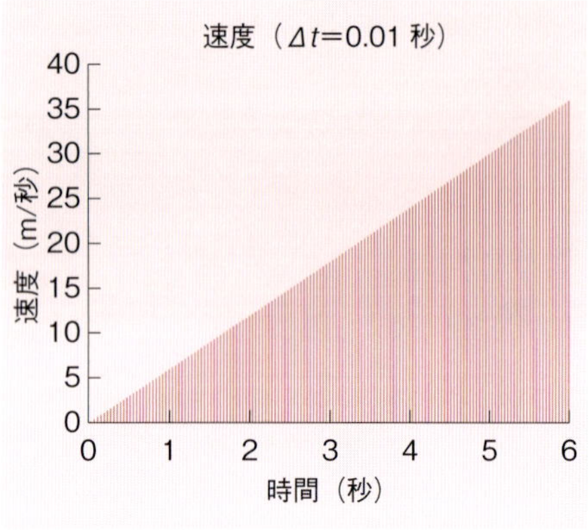

図 7　時間と速度

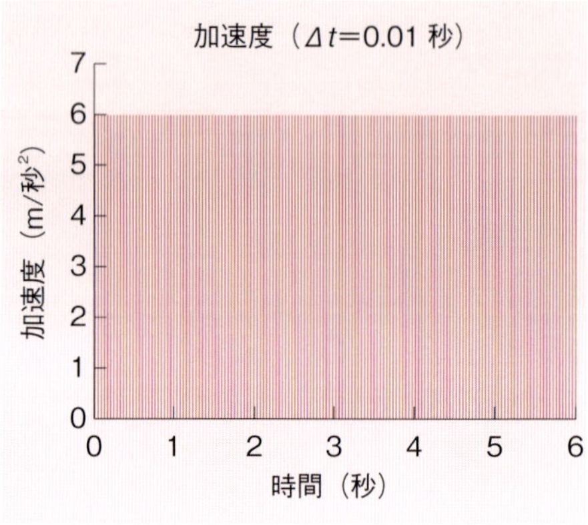

図 8　時間と加速度

2 秒の時点と 5 秒の時点での傾きを比べるために時間の区切りを変えて，その瞬間に焦点をあてた 2 つのグラフ（図 5，6）に注目すると，明らかに傾きが異なっている．このようにΔtをできるだけ小さくして，その小さな区間の傾きを求めると，瞬間速度を求めることができる．

そこで，0.01 秒ごと（Δt=0.01 秒）の速度と加速度を求め，棒グラフにした（図 7，8）．時間の経過とともに一定の加速度で加速していることがわかる．

このように変位を小さく区切った期間（Δt）に分けてその傾きを求めることを，時間Δtで微分するといい，距離を時間Δtで微分するとその区間の速度が求められる．速度をさらに時間Δtで微分すると加速度になる．

2）積分

積分は微分の逆演算である．したがって，加速度を積分すれば速度を，速度を積分すれば変位を求められる（図 9）．図 8 のある区間（ここでは時間帯）の加速度を積分すると，同区間の傾きが 6m/ 秒となるような速度が求められ（図 7），同区間の速度を積分すれば同区間の変位を求めることができる（図 4）．

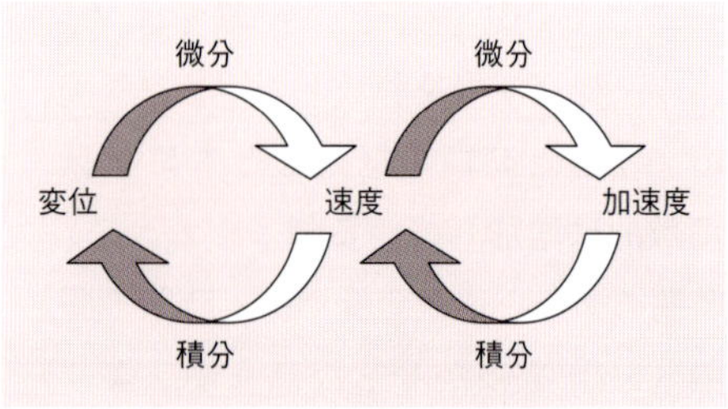

図 9　変位，速度，加速度の関連

LECTURE 4

姿勢と保持

到達目標

・姿勢の定義，分類とその表記について理解する．
・各姿勢における支持基底面と重心位置，その特徴について理解する．
・異常姿勢と障害像，その特徴について理解する．

この講義を理解するために

この講義では，姿勢の特徴とその生体力学的メカニズムについて学びます．そのうえで，疾患特有の異常姿勢の概要について学びます．力学の基礎を姿勢に結びつけて理解していきましょう．

姿勢と保持を学ぶにあたり，以下の項目をあらかじめ学習しておきましょう．

□ 随意運動や姿勢・動作の制御を行うための解剖・生理学的しくみについて復習しておく．
□ 重心と支持基底面，姿勢が安定するための3条件について確認しておく（Lecture 2）．
□ 基本的立位姿勢における重心線の位置について確認しておく（『運動学』Lecture 12）．
□ 変形性関節症，脳血管障害後片麻痺，脊髄損傷，パーキンソン病，小脳性運動失調，脳性麻痺の障害像を確認しておく．

講義を終えて確認すること

□ 姿勢の定義，分類とその表記について理解できた．
□ 各姿勢の支持基底面と重心位置，年齢による影響，性差について理解できた．
□ 疾患および障害像と，その特徴的な異常姿勢について理解できた．

講義

1. 姿勢の定義とその神経機構

姿勢保持は身体各部位の相対的な関係であり，さらに姿勢を保持したり修正したりするための神経機構のはたらきが大きく関与している．

姿勢とは身体の様子を表す語であり，医学全般で統一的な定義はない．運動学においては，体幹・四肢・頭部の相対的位置関係を示す「構え」と，身体が重力方向に対してどのような位置関係にあるかを示す「体位」とを組み合わせた身体状態を示す．なお，身体における各部の相対的な位置関係をアライメントという．

体位は臥位，座位，膝立ち位，立位に区分する．ガーディナー（1964年）によれば，これらに懸垂位も加わる．さらにこれらの基本的体位は構えの要素を加えて表す．臥位であれば背臥位，腹臥位，側臥位などである．

姿勢の持続性から分類すると，静的姿勢，動的姿勢に分けられる．静的姿勢は座位や立位など，止まった状態を示す．動的姿勢は動作中のある瞬間の状態を示す．安定した静的姿勢や動的姿勢の維持には，姿勢反射，立ち直り反射，保護伸展反応などが必要である．姿勢を保持する機能を姿勢制御といい，固有感覚，皮膚，視覚，前庭系などの感覚器と骨・関節，筋などの運動器の機能，姿勢反射中枢である脊髄，脳幹，大脳皮質の機能が必要となる（Lecture 1参照）．

ゆっくりとした動作においては，静的姿勢の連続として準静的姿勢ととらえることとする．

姿勢（posture）
構え（attitude）
体位（position）
アライメント（alignment）
ガーディナー（Gardiner）

2. 姿勢の分類と表記

ここでは理学療法・作業療法領域において頻繁に用いられる姿勢の分類を，臥位，座位，膝立ち位，立位，その他に分けて示す（**巻末資料 表3**）．

1）臥位

臥位は，①背臥位，②背殿位，③ブリッジ，④半臥位，⑤半背臥位，⑥半腹臥位，⑦腹臥位，⑧側臥位，⑨肘立て腹臥位，⑩腕立て腹臥位に分類される．

2）座位

座位は，①端座位，②椅子座位（背もたれなし），③椅子座位（背もたれあり），④膝立て座位，⑤長座位，⑥横座り位，⑦リング座位，⑧あぐら座位，⑨正座位，⑩割り座に分類される．

3）膝立ち位

膝立ち位は，①膝立ち位，②片膝立ち位，③四つ這い位に分類される．

4）立位

立位は，①立位，②つま先立ち位，③閉脚立位，ロンベルグ肢位，④マン肢位，⑤片脚立位に分類される．

5）その他

その他の姿勢として，①高這い位，②しゃがみ位がある．

臥位（lying）
背臥位（supine lying）
背殿位（crook lying）
ブリッジ（crook lying with pelvis lifted）
半臥位（half lying）
半背臥位（quarter turn）
半腹臥位（quarter turn）
腹臥位（prone lying）
側臥位（side lying）
肘立て腹臥位（puppy position）
腕立て腹臥位（prone lying on hands）

座位（sitting）
端座位・椅子座位（sitting）
膝立て座位（crook sitting）
長座位（long sitting）
横座り位（side sitting）
リング座位（ring sitting）
あぐら座位（cross-legged sitting）
正座位（kneel sitting）
割り座（W-sitting）

膝立ち位（kneeling）
片膝立ち位（half kneeling）
四つ這い位（prone kneeling, all fours）

立位（standing）
つま先立ち位（toe-standing）
閉脚立位（close standing）
ロンベルグ肢位（Romberg position）
マン肢位（Mann's position）
片脚立位（one foot standing, half standing）

高這い位（plantigrade）
しゃがみ位（squatting）

3. 立位と重心位置

1）重心と支持基底面の関係

重心は質量の中心であり，回転する力が加わると重心を中心に回転する（Lecture 2参照）．重心を通る床面への垂直線を重心線という．

ヒトの重心位置は，四肢や体幹の位置関係や長さ，体型などによって変化する．重

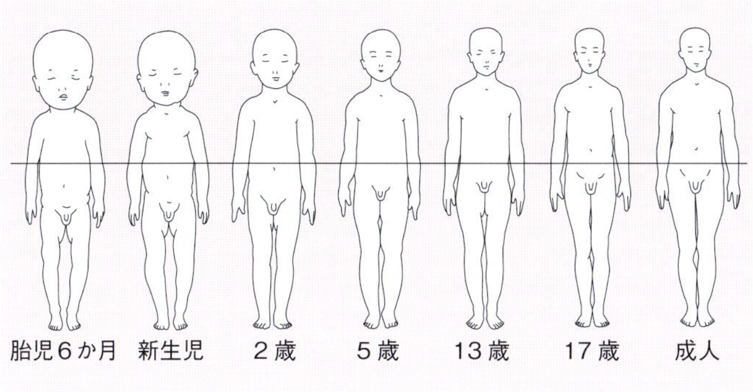

（Palmer CE. *Child Development* 1944：15：99-163[1]）

図１　プロポーションの発達

胎児から成人までの身長を等しくしてある．横線は重心の高さを示す．

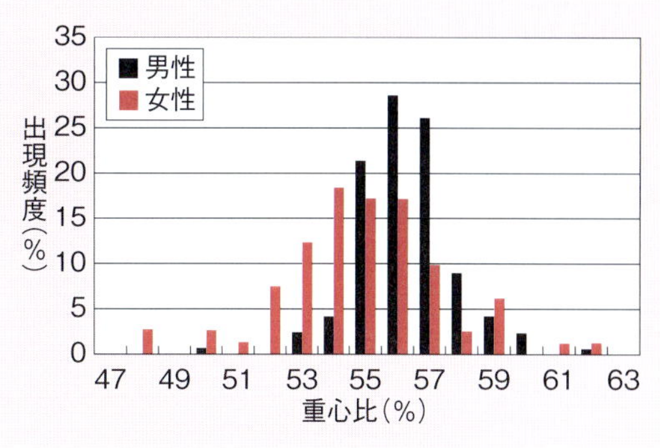

（太田裕造．福岡教育大学紀要 2004：（53）：64[2]）

図２　重心の分布（性別比較）

表１　年齢別・性別の身長に対する比率としての重心比（相対値）

	年齢（歳代）	10	20	30	40	50	60	70	80
男性（n＝313）	n	112	52	20	20	22	26	40	21
	平均	55.42	55.58	55.25	55.68	55.72	55.87	56.38	56.70
	標準偏差	1.533	1.130	1.933	1.367	1.717	1.472	1.551	1.937
女性（n＝327）	n	57	33	27	32	31	50	51	46
	平均	54.92	54.49	55.11	55.30	55.63	56.02	56.59	56.14
	標準偏差	1.499	1.496	1.078	1.331	1.460	1.675	1.921	2.146

重心比は，足底からの重心の高さ，身長に対しての割合（%）を示している．

（太田裕造．福岡教育大学紀要 2004：（53）：64[2]）

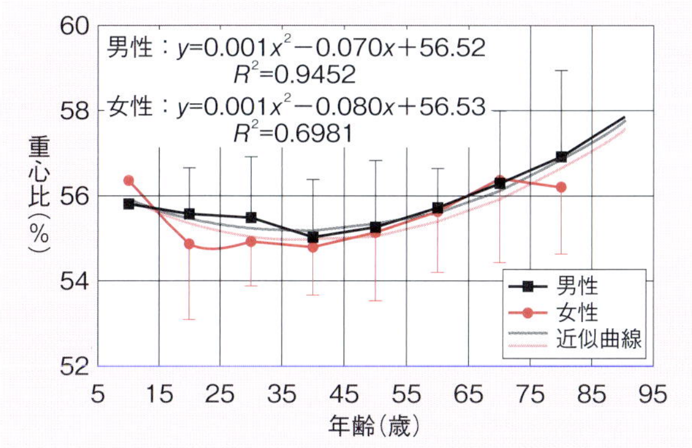

（太田裕造．福岡教育大学紀要 2004：（53）：64[2]）

図３　身体重心の年齢による変化

さの中心であるため体型によって個人差があり，また，年齢によっても体型が変化する（**図１**）[1]．成人の基本的立位姿勢の重心の高さは仙骨のやや前方，身長を100%としたときの足底からの重心高の比率（重心比）は55%前後で，すべての年代において女性では男性よりも若干下の位置となる．これは，女性は男性と比べて骨盤が大きく，腰腹部周囲の脂肪量が多いなど，体型と関係している（**図２**）[2]．新生児の重心位置は第12胸椎付近にあり，10歳代前半まで徐々に下降して成人と同等の高さとなる．50歳代以降は加齢に伴い，椎体の陥凹や圧迫骨折などによって脊椎が圧縮されたり屈曲したりしてくるため，重心高が再び上昇する（**表１**，**図３**）[2]．

身体が床面や座面といった支持物に接地している面で囲まれた範囲のことを支持基底面という．安定の条件として，重心の位置が低いこと，支持基底面が広いこと，重心線が支持基底面内に収まっていて，特に支持基底面の中央付近に落ちていることの３つがあげられる．

MEMO

生後１か月から９歳までの重心位置

臼井ら[3]は，生後１か月から９歳までの重心位置を計測したところ，背臥位における頭頂から尾骨までの距離を100としたときの，頭頂からの重心位置は新生児では55%（第12胸椎付近）であり，年齢が高くなるに従って重心点が下降傾向を示し，９歳では75〜80%へ下降したと報告している．

成人では頭頂から尾骨までの距離は身長の52%で[4]，10歳代〜成人では重心は身長の下から54〜56%，つまり頭頂から46〜44%の位置である．すると頭頂から尾骨までの距離を100%としたときの頭頂からの重心位置は

44%÷52%≒0.846

46%÷52%≒0.884

となる．つまり，10歳代〜成人では頭頂から尾骨までの距離を100%としたときの頭頂から85〜88%の位置に重心があることから，新生児〜10歳代前半で重心位置が下降していくことがわかる．

MEMO
ロンベルグ肢位（Romberg position）
両足部の内側を密着して閉脚させた立位．

MEMO
基本的立位の矢状面における重心線の位置

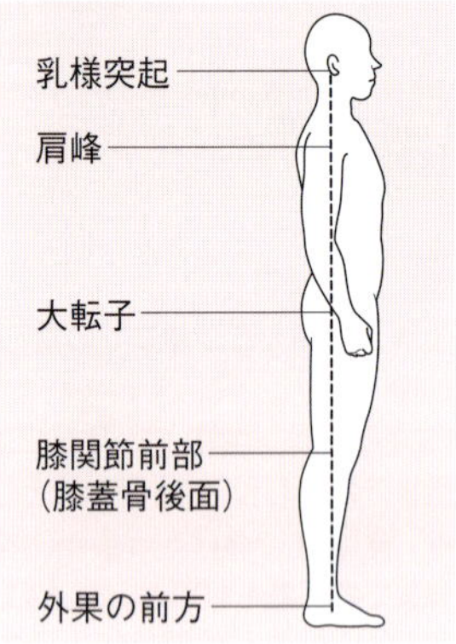

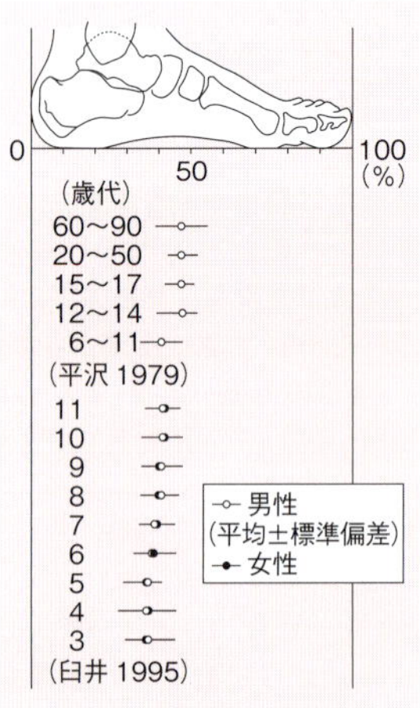

（臼井永男．理学療法科学 1995；10（3）：167-173[3]，平沢彌一郎．人類誌 1979；87（2）：81-92[5]）

図 4　立位における前後方向の重心位置の年齢変化

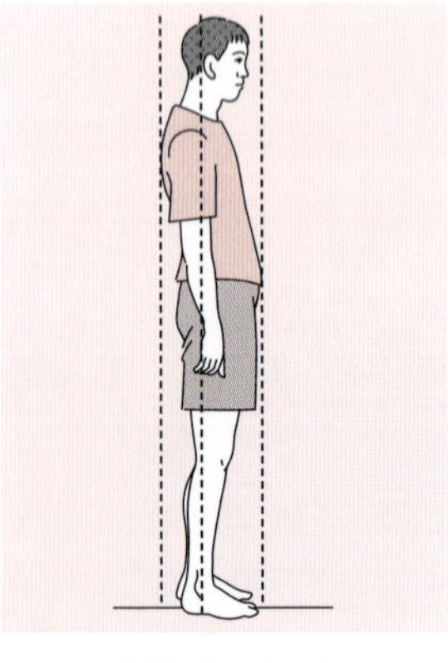

図 5　立位でよくみられる異常姿勢の例

小児では，身長からみた相対的な重心位置が高いことが，立位や歩行が不安定になる一つの要因である．静的な姿勢保持やゆっくりとした動きでは，重心線が支持基底面の辺縁付近に落ちているときや，片脚立位のように支持基底面が狭いときには，重心線が容易に支持基底面から逸脱するので，その姿勢を保持することが困難となる．

成人のロンベルグ肢位を矢状面からみたとき，重心線は乳様突起，肩峰，大転子，膝関節中心の前方，外果の 2〜5cm 前を通過しているが，幼児期は踵方向にあり，加齢に伴って踵から足先方向に偏位していく（**図 4**）[3, 5]．

以上のように，年齢や体型によって立位姿勢や重心の高さ，足部に対する重心線の通過位置が変化する．

2）最適な立位

最適な姿勢，よい姿勢とは，厳密な定義はなく，自然で心地よい姿勢である．望ましい姿勢の観点として，力学的要因，生理学的および医学的要因，心理学的要因などが考えられる．

力学的要因では，筋群の効率を高めて疲労を最小限とするような姿勢である．関節モーメントを考慮すると，重心線が体重支持している下肢の関節中心に近いところを通る立位姿勢であれば，立位を保持するための下肢筋のはたらきは小さくてすむ．支持基底面である両足部を肩幅程度に広げたほうが，そして重心位置が低いほうが安定する．加えて，衝撃や外力に対応できるような機構も重要となる．膝を軽度屈曲させ，足関節をやや背屈させておくと，鉛直方向の衝撃に対応でき，水平方向の外力に対して素早く立ち直ったり，足を踏み出したりすることも可能である．

生理学的および医学的要因では，同一の姿勢を保持し続けると血流が低下し疲労の原因となるので，わずかずつでも姿勢を変化させることが望ましい．エネルギー効率の面では，筋活動が少ないほどエネルギー消費が少なくなるので，支えている関節の靱帯の緊張を利用して姿勢保持をすればよい．異常姿勢の例としては，立位であれば，膝関節をできるだけ過伸展させて重心線の後ろに位置させ，股関節を伸展させ，胸椎後彎を強めて頭部を前へ出し，上半身の重みが股関節の上にのるように位置させるような姿勢となる（**図 5**）．この姿勢では，抗重力筋の活動を抑えるものの，関節と靱帯には負担となる．

心理学的要因では，心理状態は姿勢に反映されることが多く，特に肩周りに現れやすい．たとえば，自信に満ちているときには胸を張った姿勢に，気持ちが落ち込むと肩を落とし頭頸部をうなだれ背中を丸めた姿勢になる．このように，そのときの気持ちに見合った姿勢を自然ととっている．

日常生活においては，立位から動作へ移行したり，立位のまま上肢で作業したり，日常生活活動を遂行したりすることを想定すると，姿勢の疲労が少なく，かつ，安定して外力にも対応でき，上肢の作業や日常生活活動が安全に行える立位姿勢が望ましい．

3）異常姿勢の原因と特徴

立位の異常姿勢は，骨・関節の変形や関節可動域制限といった運動器の障害によるものと，神経系の障害によるものとがある．

（1）運動器の障害によるもの

運動器の障害では，脊椎の過度な前彎や後彎，側彎や，脚長差，変形性関節症，関節リウマチなどでの変形，関節可動域制限などによって，立位の異常姿勢をきたす．

a．変形性股関節症

変形性股関節症が進行し，股関節伸展制限が生じることによって骨盤前傾，腰椎前彎の強まった立位姿勢となり，股関節，膝関節は軽度屈曲位となる．片側の変形性股関節症の進行例では患側下肢長が短縮し，脚長差を生じることから骨盤が傾き，それ

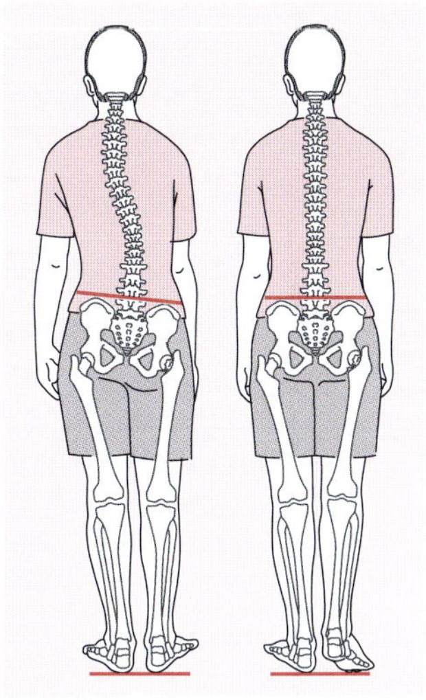

図６ 変形性股関節症による異常姿勢の例（立位）
右変形性股関節症による脚長差のために骨盤が右に傾き，脊柱側彎症が生じているため，右の踵を浮かせ前足部中心で支えて骨盤を水平に保とうとしている．

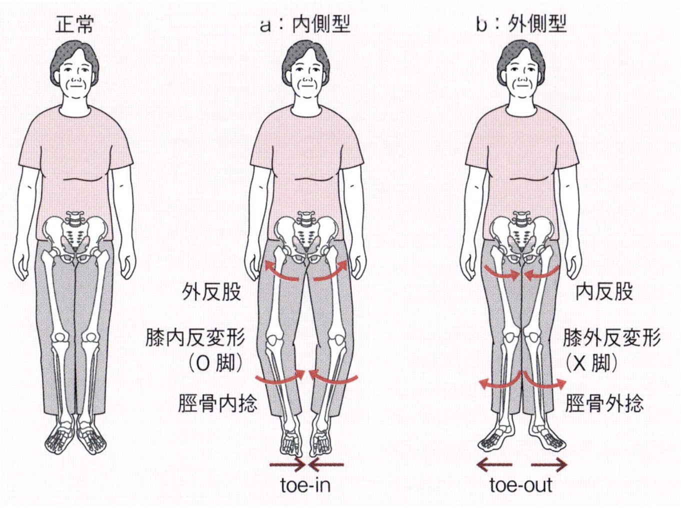

図７ 変形性膝関節症による異常姿勢の例（立位）

を代償するように患側は踵を浮かせて前足部中心で支えて骨盤をなるべく水平にし，立位をとる（**図 6**，Lecture 14 参照）．

b. 変形性膝関節症

変形性膝関節症は内側型と外側型に分けられる．内側型の特徴は，外反股，膝内反変形（O 脚），脛骨内捻，toe-in であり（**図 7a**），外側型の特徴は，内反股，膝外反変形（X 脚），脛骨外捻，toe-out である（**図 7b**，Lecture 14 参照）．

（2）神経系の障害によるもの

一部の神経筋疾患では特異的な立位姿勢を呈する．その特徴について簡潔に示す．

a. 痙性片麻痺

脳血管障害後の片麻痺患者においては，麻痺側上下肢に痙縮がみられる場合に典型的な姿勢を呈し，これをウェルニッケ・マン肢位という（**図 8**）．上に非麻痺側下肢で体重を支え，重心線も非麻痺側寄りとなっている．麻痺側肩甲上腕関節は内転・内旋位，前腕回内位，肘関節と手関節および手指は屈曲位，下肢は股関節外旋位，膝関節伸展位，足関節内反尖足位となる（Lecture 8 参照）．

b. パーキンソニズム

パーキンソン病の典型的な姿勢を呈する．抗重力伸展活動が不十分であり，全体的に屈曲姿勢で重心線は前方へ寄ることが多い．頭部は前方へ突き出すようにしており，体幹は屈曲位となり，肘関節，手関節，手指，股関節，膝関節はやや屈曲位，足趾も屈曲位をとる（Lecture 11 参照）．

c. 小脳性運動失調

小脳に病巣がある運動失調患者にみられる典型的な姿勢を呈する．両足の間隔を開けることで支持基底面を広げ，両膝関節は伸展位から過伸展位，体幹は軽度前傾位となり，その結果，重心線は膝関節の前を通り，膝関節をロッキングするようにはたらいている．上肢は外転させ，バランスの崩れに対応しようとする（Lecture 12 参照）．

d. 痙直型四肢麻痺

脳性麻痺の痙直型四肢麻痺がみられる場合に典型的な姿勢を呈する（**図 9**）．重心線は麻痺の軽い側へ寄ることが多い．頭部および体幹は軽度前傾位となり，上肢は肩

MEMO
● toe-in
内輪（うちわ）．つま先を内側に向けた状態．
● toe-out
外輪（そとわ）．つま先を外側に向けた状態．

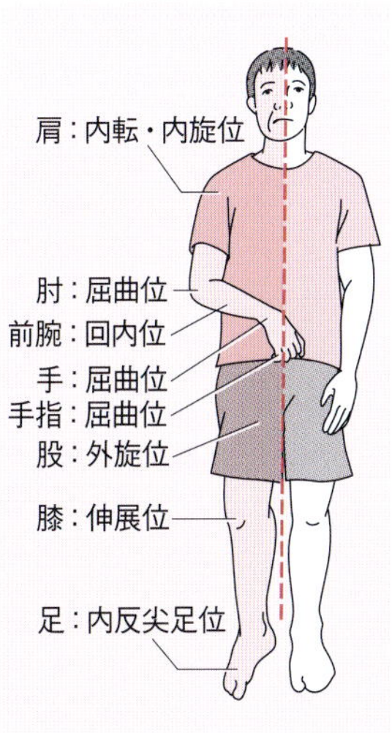

図８ ウェルニッケ・マン肢位

甲上腕関節屈曲・外転・内旋位，肘関節軽度屈曲位，前腕回内位で，下肢は股関節屈曲・内転・内旋位，膝関節屈曲位，足関節内反尖足位となる（Lecture 13 参照）．

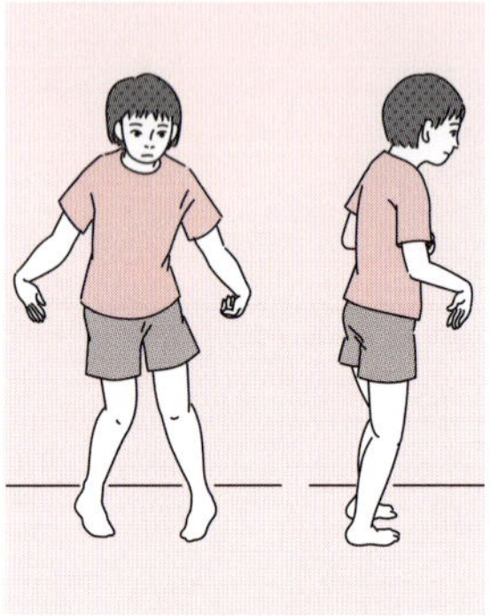

図９　痙直型四肢麻痺による異常姿勢の例（立位）

LECTURE 4

MEMO
頭頸部・両上肢・体幹（head, arms, and trunk）を合わせた上体をHATと呼ぶ．

MEMO
脊椎の生理的彎曲
脊椎は座位においては頸椎で前彎，胸椎で後彎，腰椎で若干前彎していて，矢状面でみるとＳ字カーブを描いている．

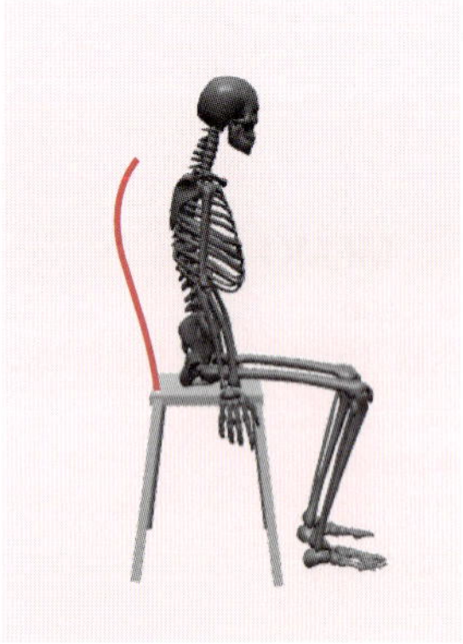

図 10　最適な座位

4. 座位

1）重心と支持基底面の関係

座位は立位と比べて支持基底面が広く，主に殿部に体重がかかっている，エネルギー消費も少ない姿勢である．頭頸部・両上肢・体幹（HAT）の重さが全身の重さの67.8％を占めており（**巻末資料 表 1**），HAT へ重心が寄っていく．そのため，重心線が支持基底面の辺縁付近に落ちやすいような座位では，両上肢の支持や体幹の前傾によって姿勢の安定性を獲得できることとなる．

2）最適な座位

座位では，体幹・頭部の支持を力学的・生理学的に良好に保てることが重要である．脊椎の生理的彎曲を保ちつつ，座面に重心線を落とし，疲労を最小に抑える姿勢で，立ち上がり動作に移行する際の重心移動距離の短い姿勢がよい．骨盤を後傾させないよう正中位からやや前傾位で保ち，頸部・体幹を正中位で左右均等に支えるように保持し，両足部は後方に軽く引いて全足底面が接地している肢位がよい（**図 10**）．

3）それぞれの座位と不良姿勢

（1）長座位

長座位は膝伸展位の状態の座位（**図 11a**）である．支持基底面が広いものの重心線が支持基底面の後方に位置するため，股関節屈曲（膝伸展位）の可動域を必要とし，体幹前傾・頭部屈曲して保持する．膝立て座位（**図 11b**）と比べると，股関節屈曲（膝伸展位）の可動域が確保されていれば，上肢の支持がなくても比較的保持しやすい姿勢である．股関節屈曲（膝伸展位）の可動域に制限がある場合は，両上肢で支持するか，膝立て座位のほうが保持しやすい．

膝立て座位では長座位よりも重心が後上方に位置するため，両上肢で両下肢を抱えるようにすれば安定する．

（2）端座位・背もたれなしの椅子座位

端座位はベッドの端などで両下腿を下ろした座位で（**図 12a**），背もたれのない椅子座位と同様の肢位である．重心線が体幹・頸部の前方を通るため，体幹・頸部の伸筋群をはたらかせて姿勢を維持する．伸筋群のはたらきを減少させると骨盤が後傾し，体幹が屈曲するため，重心が後方へ偏位する（**図 12b**）．頸部・体幹を屈曲させた座位を続けると，伸筋群のはたらきを減らせるものの，脊椎の彎曲を崩すために疲れやすく，背部痛を生じたり，上肢の痺れを誘発したりすることもある．伸筋群を強くはたらかせると骨盤が前傾し，腰部の前彎が強まるため，重心が若干前方へ偏位する（**図 12c**）．

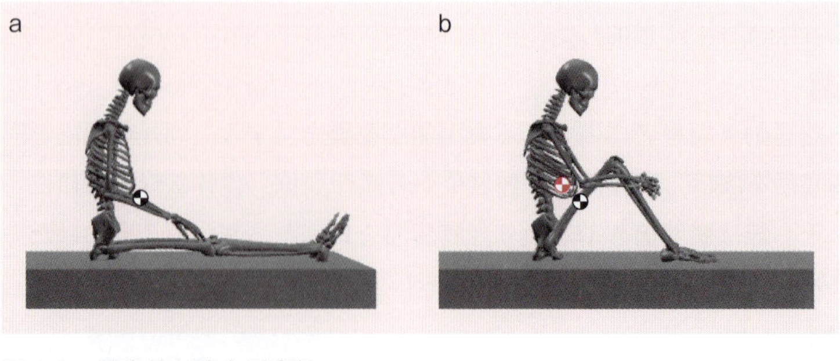

図 11　長座位と膝立て座位
a：長座位　b：膝立て座位
◐は長座位のときの重心，◐は膝立て座位のときの重心．

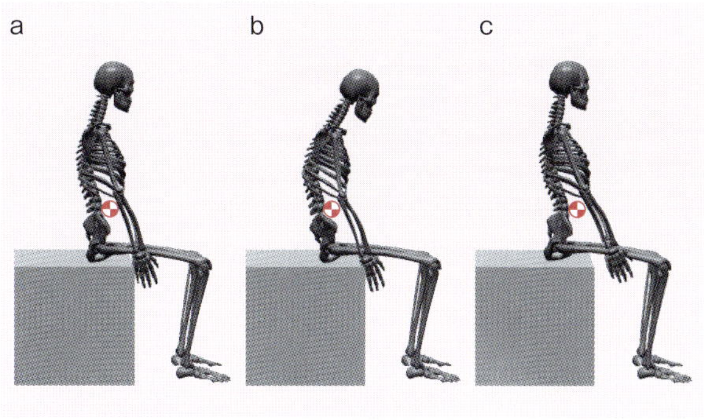

図 12　端座位・背もたれなしの椅子座位
a：通常　b：体幹・頸部伸筋群が屈曲して前傾した例　c：体幹・頸部伸筋群が強く伸展して緊張している例

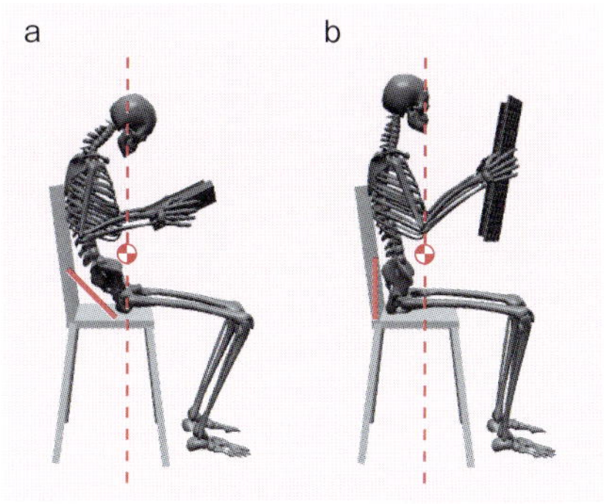

図 13　背もたれありの椅子座位
a：骨盤が後ろに倒れて背中が丸まり，重心線が坐骨上にある例　b：骨盤はしっかり起きて背中はまっすぐで，重心線が坐骨より前を通る例　━は骨盤の傾斜を示す．

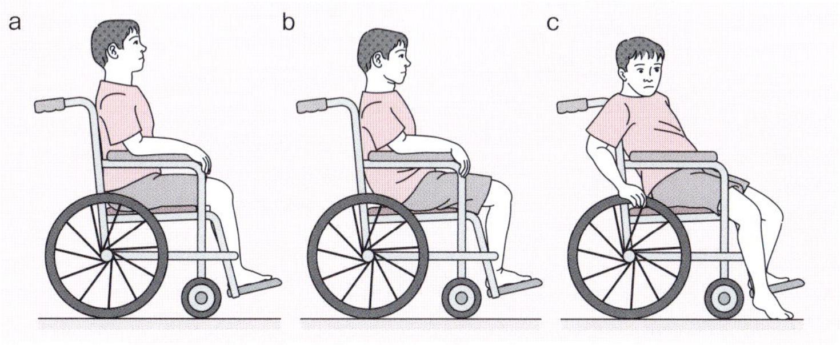

図 14　車椅子座位
a：安定した例　b：異常姿勢の例（仙骨座り）　c：下肢駆動による異常姿勢の例

(3) 背もたれありの椅子座位

椅子座位は椅子に座った姿勢である．椅子の種類にもよるが，ここでは背もたれのついた椅子での座位で説明する．端座位と同様に重心線が体幹・頸部の前方を通るため，体幹・頸部の伸筋群をはたらかせて姿勢を保持するが，背もたれに寄りかかっても座位保持が可能である．

さらに背もたれに寄りかかって骨盤を後傾させ，体幹を屈曲させれば，脊柱起立筋群のはたらきを少なくして座位を保持できるものの，重心線が坐骨上あるいはその後方を通り，尾骨から坐骨で支えるために疲れやすい姿勢となる（**図 13a**）．

一方，脊柱起立筋群をはたらかせて背もたれにそれほど寄りかからないようにすると，重心線が坐骨よりも前を通り，脊椎が伸展位となるため，疲れにくい姿勢となる（**図 13b**）．

MEMO
椅子座位での疲労に配慮するためには，作業する対象物を高くして視線が極端に下がらないように配置する．

(4) 車椅子座位

車椅子は座面も背もたれも布製で，座面が後方へ傾いている（**図 14a**）．したがって，車椅子座位は背もたれに寄りかかった姿勢となりやすく，しかも，崩れやすく不良姿勢となりやすい（**図 14b**）．また，車椅子を下肢で駆動する場合に背もたれに寄りかかったり，座面が高すぎて足底面を接地させるために殿部を前方へずらしてしまったりして，駆動するに従ってさらに殿部が前へずれて不良姿勢となりやすい（**図 14c**）．

4）異常姿勢の原因と特徴

座位の異常姿勢は，骨・関節の変形や関節可動域制限といった運動器の障害によるものと，神経系の障害によるものがある．

(1) 運動器の障害によるもの

運動器の障害では，脊椎の過度な後彎や側彎や関節可動域制限によって，座位の異常姿勢をきたす．

LECTURE 4

MEMO
ショイエルマン（Sheuermann）病
若年者にみられる脊椎楔状変形による後彎を呈する疾患.

MEMO
疼痛性側彎
腰痛が強い際，痛みを有する側の筋緊張により反対側凸の側彎が生じるが，痛みが消失すると側彎も消失する．下図は腰椎椎間板ヘルニアによる痛み発生時の側彎で，左側の痛み，左下肢の筋力低下，痺れなどが認められ，右凸の側彎症を呈している.

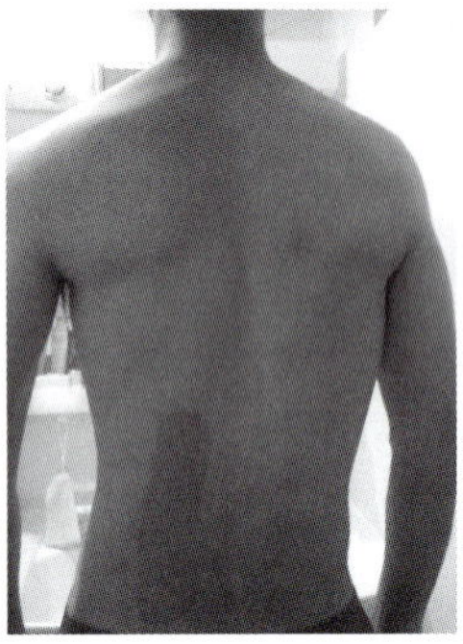

MEMO
特発性側彎症
全側彎症の70％を占め，その90％が思春期に発症する．原因は不明である.

MEMO
デュシェンヌ型筋ジストロフィー（Duchenne muscular dystrophy：DMD）
幼児期から始まる筋力低下，動揺性歩行，登攀性起立，仮性肥大を特徴とする．10歳ごろから座位中心の生活となることに伴い，同時期から側彎症を認めるようになり，進行する.

a．脊椎の後彎・側彎

脊椎の変形には，矢状面で後方へ過度な彎曲がみられる後彎と，前額面で彎曲がみられる側彎がある．矯正可能かどうかによって，可塑性を有する機能性（非構築性）と，可塑性に乏しい構築性に分類される．また，原因によって，原発性，続発性，症候性などに分類される.

後彎症は，胸椎後彎の角度が極端に大きくなったり，腰椎の前彎が失われて後彎になったりした状態であり，円背もしくは亀背ともいう．後彎症のなかでも不良姿勢によるものは可塑性を有し，背臥位で矯正可能である．構築性後彎症は，骨粗鬆症による椎体の骨折（Lecture 7参照），脊椎カリエス，ショイエルマン病などの脊椎の変形，椎体形成・分節の障害である先天性後彎症，脊椎炎など，さまざまな原因によって生じる．加齢に伴う後彎では，進行すると座位における体幹の重心が後方へ偏位する（**図15**）ので，立ち上がり動作では体幹の前傾を大きくする必要がある.

側彎症は前額面において脊椎が左右に彎曲し，椎体が垂直な体軸に対して傾き，彎曲の凸側後方へ回旋した状態である．機能性側彎症は不良肢位や骨盤の傾きによるもの，痛みによるもの（疼痛性側彎）などがある．構築性側彎症の原因もさまざまであり，特発性側彎症，先天性側彎症，症候性側彎症，神経原性側彎症，筋原性側彎症（特にデュシェンヌ型筋ジストロフィー），そのほかマルファン症候群などの結合組織の異常に伴った側彎症などがある.

b．関節可動域制限によるもの

股関節の屈曲制限によって骨盤を後傾させて体幹を屈曲し，さらに座面に浅く腰かけたり（**図16a**），座面の制限側へ寄ったりした座位となる（**図16b，c**）.

（2）神経系の障害によるもの

一部の神経筋疾患では特異的な座位を呈する．その特徴について簡潔に示す.

a．痙性片麻痺

脳血管障害後の片麻痺患者は，正中位から非麻痺側へ偏位した座位となる（**図17**）．pusher現象のみられる片麻痺患者では，逆に麻痺側へ傾いた座位をとる（Lecture 8，9参照）.

b．パーキンソニズム

抗重力伸展活動が乏しく体幹が屈曲するために後彎した姿勢となり，重心は後方へ寄ることが多い（Lecture 11参照）.

c．頸髄損傷

完全麻痺であれば，体幹・骨盤・下肢の筋のはたらきは得られない．したがって，骨盤を後傾させて両坐骨と尾骨で3点支持を行い，骨性ロッキングおよび各靱帯の緊

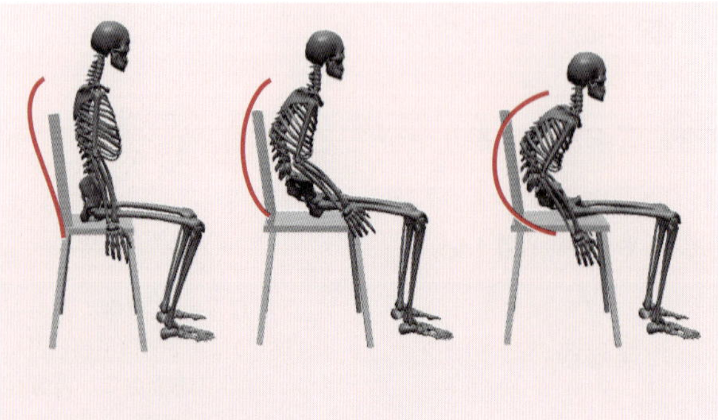

図15　脊柱後彎の座位への影響

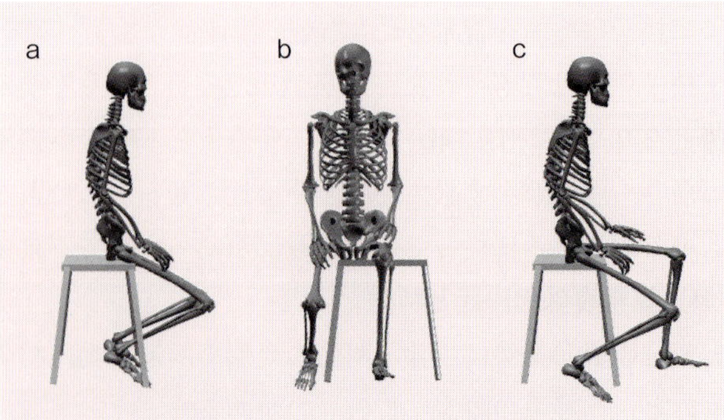

図16　関節可動域制限による座位の異常姿勢
aは両側股関節屈曲制限の代償として，骨盤を後傾させるとともに体幹を屈曲させている．b，cは右股関節屈曲制限．bは座面の右（制限側）に寄って座り，股関節の屈曲を減らしている.

張によって体幹の屈曲限界位を利用した座位を保持するので，脊椎は後彎位となる（Lecture 10 参照）．

d. 痙直型四肢麻痺

脳性麻痺の痙直型四肢麻痺がみられる場合，椅子座位では骨盤後傾位，体幹屈曲位となり，股関節は内転・内旋位となることが多い．床上では割り座や膝立て座位をとり，筋緊張から骨盤は後傾し，体幹屈曲位を呈する（Lecture 13 参照）．

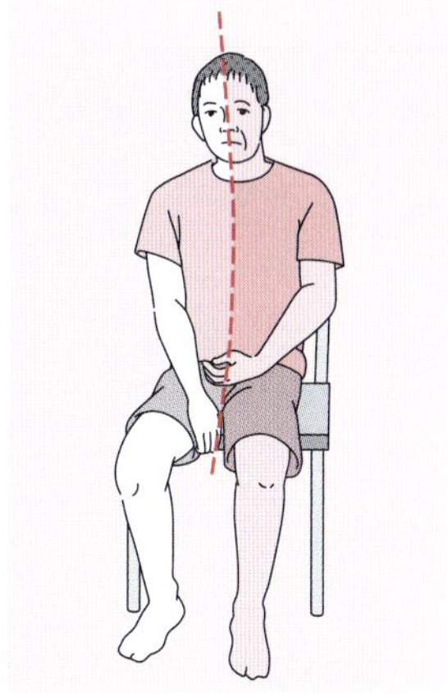

図 17 痙性片麻痺による非麻痺側へ偏位した座位

5. 臥位

1）重心と支持基底面の関係

（1）背臥位

背臥位は，身体の背面を下にした，いわゆる仰向けで寝た体位である．他の姿勢と比べて支持基底面が広く，重心位置も低いことから最も安定した姿勢であり，最もエネルギー消費が少ない．姿勢保持に力を要さず，四肢が自由に動かせる．

（2）腹臥位

腹臥位は，腹部を下にし，顔を横向きまたはうつむきにした，いわゆるうつ伏せの体位である．背臥位と同様に支持基底面が広く，重心位置も低いので安定した姿勢であるが，気道を確保するために頭部の位置を調整したり，腹部の下に上肢を巻き込まないよう調整したりできる能力や，姿勢調整が必要となる．また，股関節の伸展制限がある場合には，姿勢保持やその継続が難しい．

（3）側臥位

側臥位は，側腹部を下にした，いわゆる横向きの体位である．背臥位や腹臥位と比べて支持基底面が小さく，重心が若干高くなる．支持基底面を広げるために下になった方の上肢を前へ出したり，両下肢を屈曲したりすると安定性が増す（**図 18**）．

2）保持

臥位では支持基底面が広く，重心が低いために安定性を確保できるものの，長時間保持し続けると支持基底面のなかで体圧のかかりやすい部位において痛みが生じたり，褥瘡を形成したりするため，数時間ごとに体位を変える必要がある．

MEMO

褥瘡

一般には床ずれと呼ばれている，圧迫による皮膚の潰瘍である．長期にわたって同じ姿勢で過ごすことで，特定の部位に一定以上の圧力が持続的に加わり血行が不全となり，周辺組織に壊死を起こしてしまう．

3）異常姿勢とその特徴

（1）運動器の障害によるもの

運動器の障害では，脊椎の過度な後彎や関節可動域制限によって，臥位の異常姿勢をきたす．

a. 脊椎の後彎

脊椎の過度な後彎では背臥位や腹臥位をとることが難しい．側臥位が最も安定する（**図 19**）．

b. 関節可動域制限によるもの

股関節の伸展制限によって腹臥位をとることが難しいが，伸展制限が－20° 程度までであれば，枕などを腹部にあてたうえで短時間の保持ができる（**図 20**）．

（2）神経系の障害によるもの

一部の神経筋疾患では特異的な臥位を呈する．その特徴について簡潔に示す．

a. 痙性片麻痺

脳血管障害後の片麻痺患者では，麻痺側上下肢および体幹の筋緊張低下によって，麻痺側が非麻痺側よりも下に下がって臥位を保持する．たとえば背臥位では，麻痺側の肩甲帯や骨盤帯が重力方向へ下がり，麻痺側下肢は外旋して足尖が外下方へ下がった姿勢をとる（**図 21**）．

MEMO

痙性片麻痺の例

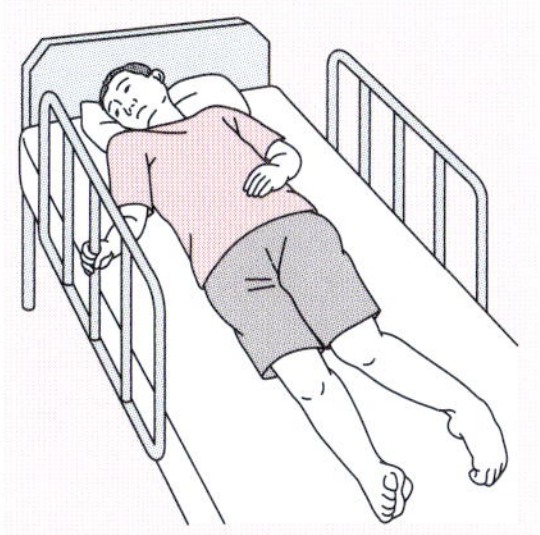

pusher 現象や麻痺側の身体認知機能の低下が認められる場合には，支持基底面の広い背臥位であっても非麻痺側の過剰なはたらきを示す．非麻痺側で支持面を過剰に押しつけたり，非麻痺側上肢であらゆるものにつかまろうとしたりする（Lecture 8 参照）．

LECTURE 4

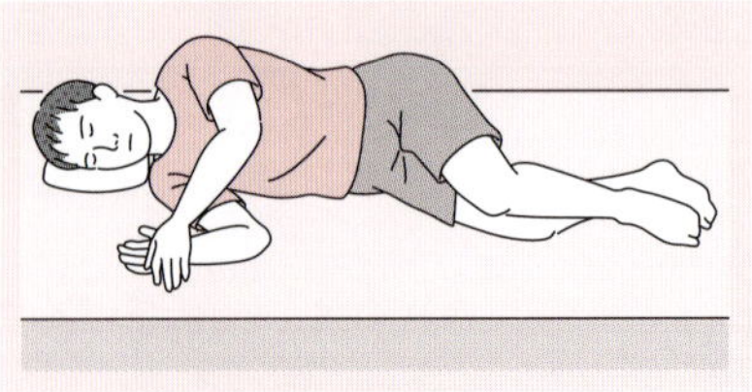

図 18　両下肢を屈曲した側臥位

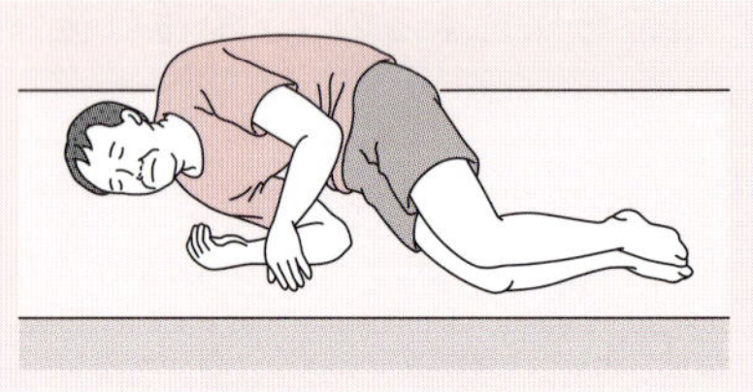

図 19　円背のある人の側臥位

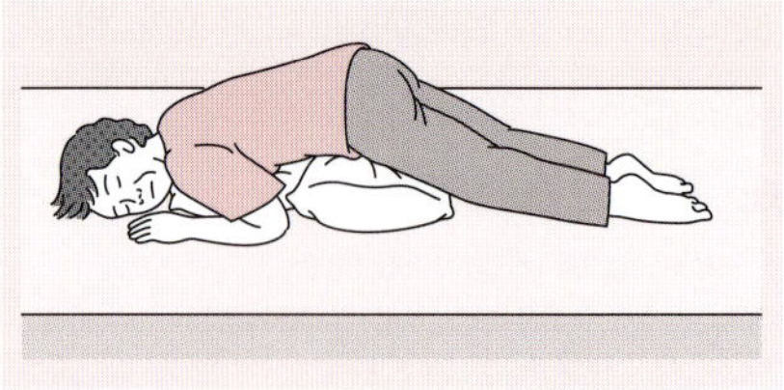

図 20　枕などを腹部に当てた腹臥位

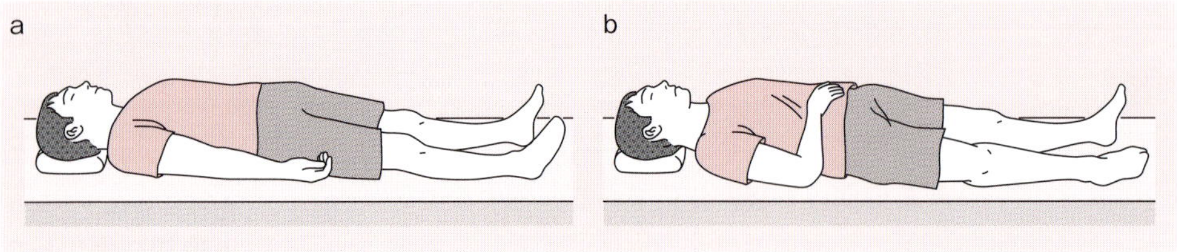

図 21　背臥位
a：健常者　b：片麻痺患者

LECTURE 4

MEMO
脊髄損傷者（T_4）の例

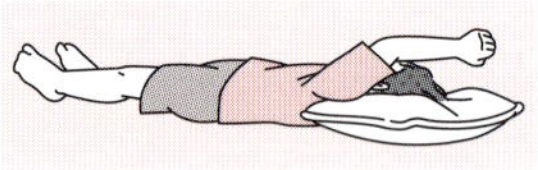

両上肢を挙上することで，肩甲帯をベッドに押しつけている．

b. パーキンソニズム

固縮や抗重力伸展活動の乏しさから屈曲位をとることが多いため，体幹や股関節の伸展制限が認められた場合には枕やクッションなどをあてる必要が出てくる．また，固縮によって体幹の回旋が困難となり，背臥位からの姿勢変換に難渋することもある（Lecture 11 参照）．

c. 脊髄損傷

対麻痺を有する場合，損傷部位を境に支持面からの反力を感じられない．そのため，非麻痺領域を支持面に押しつけるような姿勢をとる．その結果，両上肢を挙上・肩甲帯を後退させて，非麻痺領域を押しつけるようにして背臥位をとる（Lecture 10 参照）．

d. 脳性麻痺

脳性麻痺では筋緊張の過緊張あるいは低緊張や，不随意運動がみとめられ，原始反射の影響を受ける場合もあるため，非対称性の臥位姿勢をとることが多い（Lecture 13 参照）．最も安定している背臥位であっても，両手を正中で合わせることや，下肢を重力に抗して持ち上げることが困難なこともある．

6. 分析

姿勢の分析では左右の高さ，あるいは麻痺領域と非麻痺領域における違いを分析する．また，筋緊張の異常や脊柱の変形，麻痺領域の認知低下，近位の関節可動域制限の影響を考慮して姿勢の分析を行う．

■引用文献

1）Palmer CE. Studies of the center of gravity in human body. *Child Development* 1944；15：99-163.
2）太田裕造．身体重心に関する研究―身体重心の年齢変位と体格体型との関係．福岡教育大学紀要 2004：(53)；61-68.
3）臼井永男．重心動揺の発達的変化．理学療法科学 1995；10（3）：167-173.
4）Drillis R, et al. Body Segment Parameters. New York：Office of Vocational Rehabilitation；1966. Report No.1166-03.
5）平沢彌一郎．日本人の直立能力について．人類誌 1979；87（2）：81-92.

Step up

重心動揺計とアライメントからみた立位の個人差の考察

1）立位の個人差

一般に，安静基本立位では矢状面において，重心線は，乳様突起，肩峰，大転子，膝関節中心の前方（膝蓋骨後面），外果の 2～5cm 前を通過しているとされている．しかし，成人の足長は 22～27cm 程度と考えると，外果の 2～5cm 前という 3cm の幅は足長の 15%程度を占めるために小さいとはいえず，バリエーションを有している．立位では支持基底面が足底面のみであるため，その上に位置している体幹や頭部の位置関係によって，この重心の前後位置のバリエーションが生じている．そこで，重心動揺計（ツイングラビコーダ G-6100，アニマ）を用いて，重心動揺計測結果と矢状面からの姿勢観察から，立位の個人差について考察する．

2）重心動揺の計測

計測前に被検者の左の肩峰，股関節中心付近（大転子と上前腸骨棘を結んだ線分の大転子寄りに 1/3 の部位），膝関節中心，外果，第 5 中足骨骨頭の計 5 か所に反射マーカを貼付する．足長を計測し，重心動揺を計測するプレートの中央に足部前後中心が位置するよう調節して足部を載せ，ロンベルグ肢位をとる．

計測は開眼した状態で 1 分間，20Hz で計測した．なお，重心動揺計は足底圧の垂直分力を計測することにより，プレート上の圧作用点を計測しているが，本計測ではロンベルグ肢位で静止立位を計測しているため，動揺が大きくない場合には重心のプレート上への投影点とプレート上の圧作用点は近似しているものと考える．

3）矢状面からの姿勢の観察

重心動揺の計測と同時に，矢状面の身体の位置関係を左側からデジタルカメラでフラッシュを用いて撮影した．

4）結果

本計測における 4 人の被検者について，立位の観察結果と位置偏位図を図 1～4 に示す．それぞれ左に示した矢状面における立位において，━━は外果を通る鉛直線，━━は外果と肩峰を結ぶ線を示している．また，右に示した位置偏位図は，重心動揺計のプレートに対する重心動揺軌跡の絶対位置を示している．図中の基準範囲とは，時田らによる男女別の同年代の値[1]を参照しており，前後中心，左右中心の平均値 ± 2 × 標準偏差の範囲を示している．なお，図 1～4 の位置偏位図の足のイラストは各被検者の足長を反映していない．

比較のため，重心動揺計のデータより 1 分間の前後中心の平均値（以下，前後中心）を使用した．さらに足長の値と前後中心の値から，足長を 100%としたときの，踵から前後中心までの位置（前後重心位置，%）を求めて，表 1 を作成した．

5）考察

重心動揺計測の結果には個人差がみられ（表 1），動揺の前後中心が基準範囲の前方

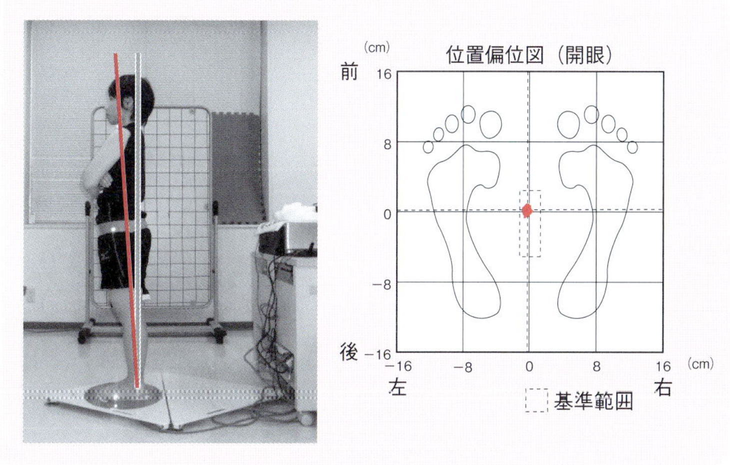

図 1　ケース①：骨盤を前方へ出して立位を保持している（前型立位）

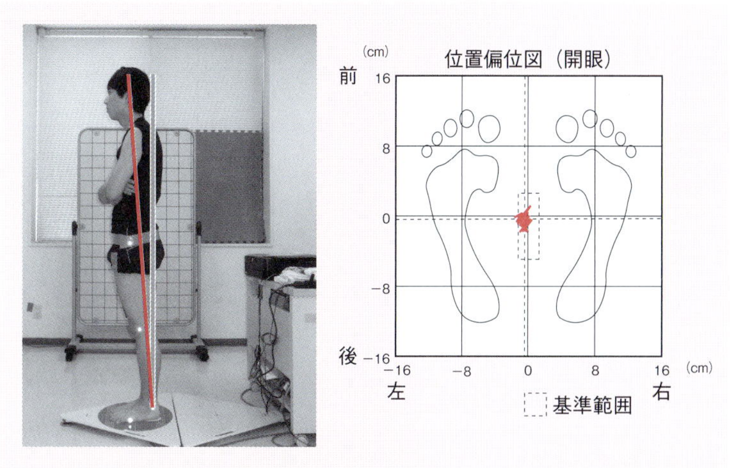

図 2　ケース②：骨盤を前方へ，腰椎前彎・体幹上部後彎させて立位を保持しており，頭部が前方に位置している（前型立位）

寄りの被検者（以下，前型），後方寄りの被検者（以下，後ろ型）に分かれた．前型と後ろ型では立位姿勢そのものに違いがみられた．

(1) 前型立位

重心動揺計測の結果で，動揺の前後中心がプレートの中央（足長の中央，前後重心位置では50％）付近に位置していた．ケース①では，足部から頭部にかけて前傾姿勢をとっている（図1）．ケース②では，骨盤が前傾し，胸椎の後彎と頭部の前方突出がみられ，体幹前屈位となっている（図2）．

(2) 後ろ型立位

重心動揺計測の結果で，動揺の前後中心がプレートの中央付近より2〜3cm程度後方（足長の踵より35〜40％）に位置しており，平沢の結果（講義の**図4**）[2]と比べても前後重心位置が後方に位置していた．ケース③（図3）およびケース④（図4）では，胸椎が伸展し，足部から頭部にかけて直立に近い姿勢をとっていた．とくに，ケース④は，矢状面の重心線である肩峰，大転子（マーカは股関節中心）が外果上にのるようなアライメントになっていた．

(3) まとめ

ケース①にみられる全体の前傾，ケース②にみられる骨盤の前傾や胸椎の後彎および頭部の前方突出，ケース①，③，④にみられる胸椎の伸展などによって，重心線が前後に変化している（表1）．このように，健常者の立位といっても，固有のアライメントによって個人差が認められた（図5）．

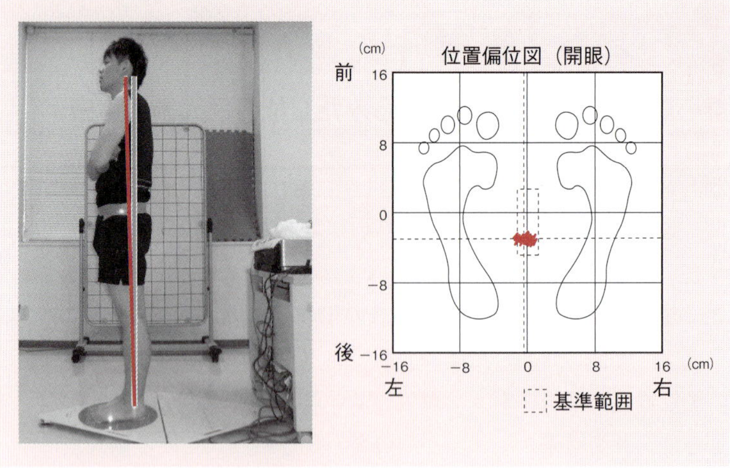

図3　ケース③：骨盤を前に出し，腰椎を前彎させて後方へ反るように立位を保持している（後ろ型立位）

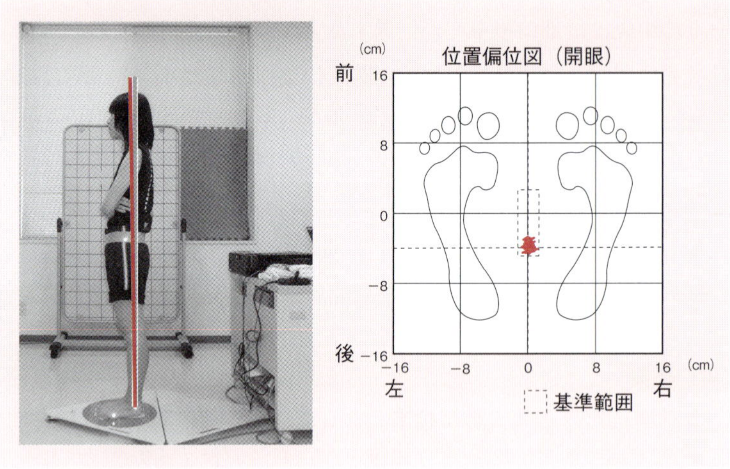

図4　ケース④：前後中心が後方に位置しており，重心線がほぼ外果のあたりに落ちている（後ろ型立位）

表1　重心の前後位置

重心の前後位置	前型		後ろ型	
	ケース①	ケース②	ケース③	ケース④
重心動揺計の前後中心（cm）	0.25	− 0.4	− 3.05	− 3.53
足長(100％)に対する踵からの重心位置（％）	51	48	38	35

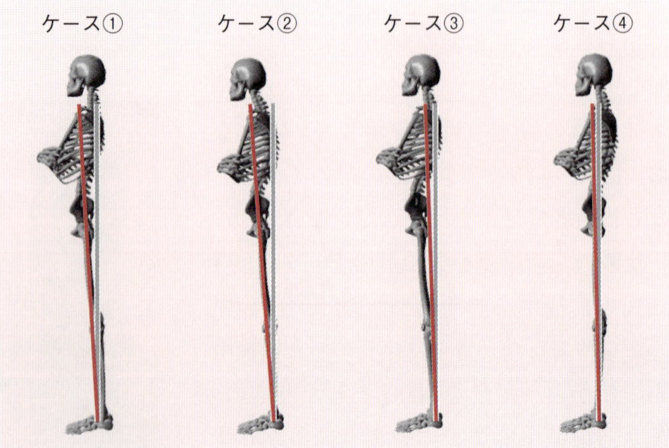

図5　ケース①〜④の比較

■引用文献

1）時田　喬ほか．直立検査．時田　喬ほか（編）．神経耳科学．東京：金原出版；1985．pp12-24.

2）平沢彌一郎．日本人の直立能力について．人類誌 1979；87（2）81-92.

LECTURE 5

正常動作（1）
起き上がり動作，寝返り動作と床からの立ち上がり動作

到達目標

・重心，支持基底面，回転モーメントなどの視点から正常動作の力学的メカニズムを理解する．
・正常動作の難易度を理解する．
・正常動作にはバリエーションがあることと，そのなかのいくつかのパターンの特徴や違いを理解する．

この講義を理解するために

この講義と次の講義では，正常動作のしくみを学びます．動作のメカニズムは，力学の知識を用いて説明することができます．力学の基礎を基本動作に結びつけて理解していきましょう．

ゆっくりとした動作では，重心線と支持基底面の位置関係が動作の安定性に影響します．支持基底面を広げる，動作の速度を速める，重り負荷によって重心の位置を変えたり動作の勢いを増やしたりする，支持する部位を増やすなど，さまざまな要因によって動作の難易度や負担感，必要な筋力などに変化をもたらします．ここで提示した動作パターンを実際に体験して比較し，動作のメカニズムを学んでいきます．

起き上がり動作，寝返り動作，および床からの立ち上がり動作を学ぶにあたり，生体力学の以下の項目をあらためて学習しておきましょう．

□ 重心，重心線，支持基底面について復習しておく（Lecture 2 参照）．
□ 運動量，回転モーメント，姿勢保持のしくみ，リバースアクションついて整理しておく（Lecture 3 参照）．

講義を終えて確認すること

□ 起き上がり動作，寝返り動作において，重心線と支持基底面の関係，重り負荷が重心に及ぼす影響や回転モーメント，運動量といった視点から動作のしくみを理解できた．
□ 起き上がり動作，床からの立ち上がり動作の難易度について理解できた．

1. 動作分析の基礎を学ぶ目的

動作は，力学的原理を用いて説明することができる．異なる動作の違いについて比較し，力学的メカニズムを考慮して，動作の難易度や，動作が可能となる条件について整理しておく必要がある．比較的ゆっくりと行われる動作では，動作の安定性を考慮するとき，重心線と支持基底面の関係でとらえるようにする．さらに，重心線や支持基底面に影響を及ぼすような要因を加えて動作を体感し，そのメカニズムを理解することが重要である．

速い動作では，運動量を考慮し，その速度や重り負荷といった運動量に影響を及ぼすような要因を加えて動作を行ってみる．

この講義で学ぶべきポイントを**図 1** にまとめた．それぞれの動作パターンを実際に自分の身体で体感し，比較しながら，動作のメカニズムについて学ぶ．

2. 起き上がり動作

起き上がり動作は背臥位から開始し，長座位で終了する動作である．したがって，支持基底面は減少し，重心は上・足部方向へ移動する動作である．

1）背臥位から上肢の支えを用いずにまっすぐ起き上がるパターン

このパターンでは，①背臥位から，②まず頸部を屈曲して頭部を持ち上げ，つぎに上部体幹を屈曲して頭部と上部体幹を持ち上げ，さらに③下部体幹も含めて屈曲し上半身を持ち上げて起き上がり，④長座位になる（**図 2**）．このとき，頭頸部から骨盤帯に向かって順に屈曲して，上体を丸めるようにして起き上がる．動作の開始肢位は背臥位で，完了肢位は長座位であるため，動作に伴って支持基底面が大きく減少していくことと，重力に逆らう動作パターンであることが特徴である．

背臥位における重心線は第 2 仙椎のやや前にあるが，起き上がり動作を完了するこ

起き上がり動作（sitting up）

MEMO
起き上がり動作は起座動作ともいう．

試してみよう
起き上がり動作の際に，検査者が被検者の両足踵の下に手を入れておき，踵の重さの変化を確認する．検査者は踵の重みの減少を実感できたであろうか．被検者は，両下肢をまっすぐ伸ばすことでその重みを利用して下肢のほうへ回転させるようにして起き上がっている（Lecture 3 参照）．さらに，両下肢を伸展するための大腿四頭筋の筋収縮を触診したり，重心をより遠位へもっていくための足関節底屈運動を観察したりしてみよう．

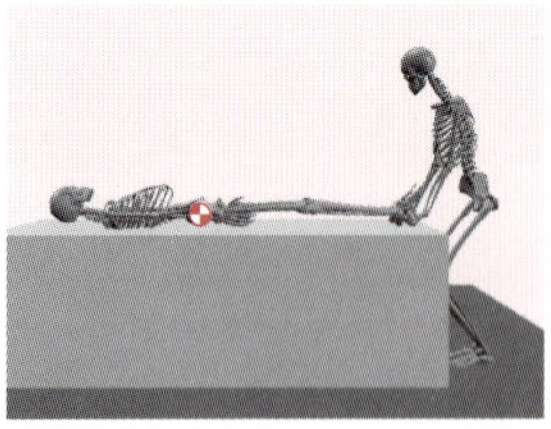

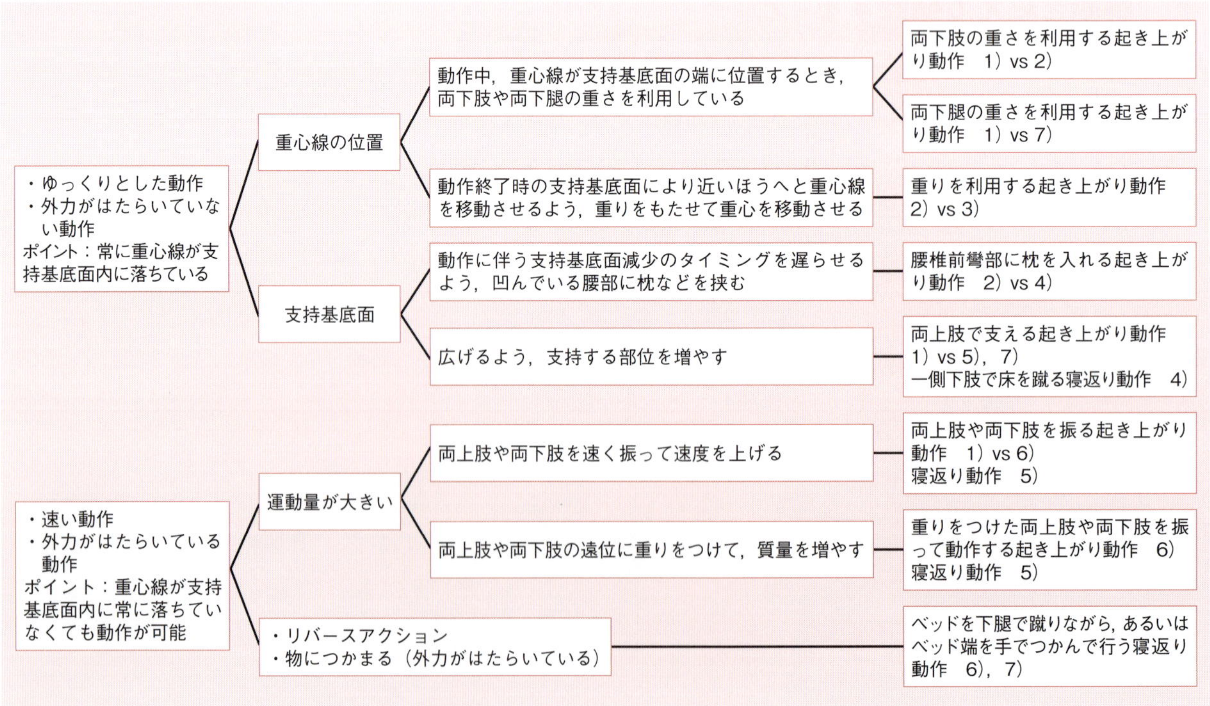

図 1　起き上がり動作と寝返り動作における動作安定のポイント
右端の列の数字は，本文中の見出しに対応している．vs と記したそれぞれの動作パターンは，特に比較して学ぶとよい．

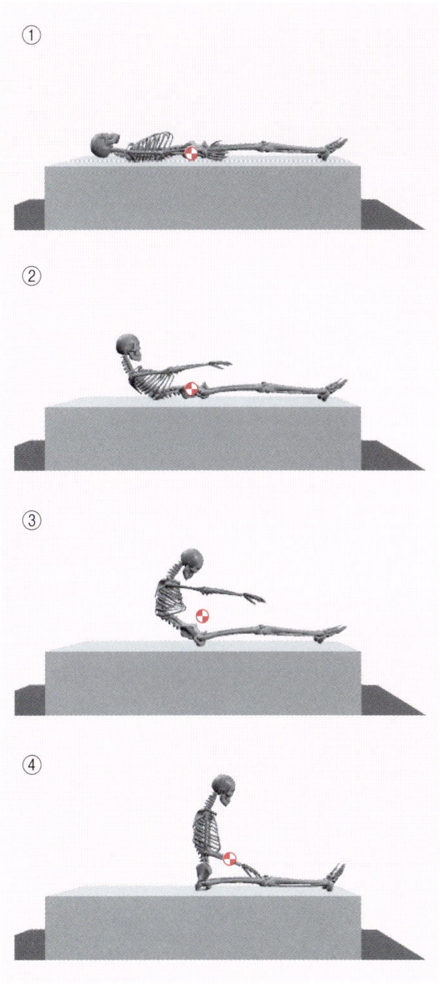

図２ 背臥位から上肢の支えを用いずにまっすぐ起き上がるパターン

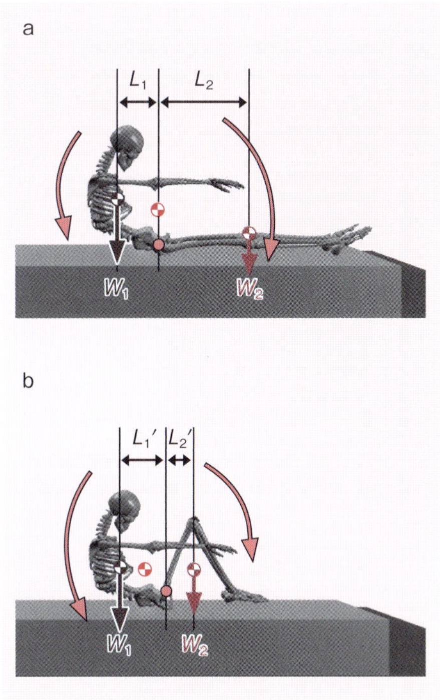

図３ 膝立て臥位から上肢の支えを用いずにまっすぐ起き上がるパターン

●：回転の中心（股関節中心，大腿骨大転子付近） ➡：回転モーメント
◐：身体全体の質量中心 ◐：上体（頭頸部＋両上肢＋体幹）の質量中心 ◐：両下肢の質量中心

LECTURE 5

ろには坐骨結節よりも足部側に移動させておく必要がある．特に③のタイミングで支持基底面が急速に減少するため，重心線が支持基底面の端になりやすい．そこで，下肢の重みを利用すべく，股関節屈筋，膝関節伸筋，さらには足関節底屈筋をはたらかせて，下肢全体の重心をできるだけ足部方向に移動させている．また，腰部を屈曲し，骨盤を後傾させて，支持基底面の減少するタイミングを遅らせている．

2）膝立て臥位から上肢の支えを用いずにまっすぐ起き上がるパターン

1）の動作（**図２**）と比較する．**図３a** では両下肢の重みを利用して起き上がっているが，**図３b** のように膝立て位とすると足部方向への重心移動が効果的に行えないことを示す．

股関節を支点として，上体の重みによる回転モーメント（反時計回り）と下肢の重みによる回転モーメント（時計回り）を比較した場合に，**図３a** のように L_2 が L_1 と比べて十分に大きければ

図３a $L_1 \times W_1 < L_2 \times W_2$ ……………(1)

となり，下肢の重みを利用して股関節を中心に上体を起こすことが可能になる．

図３b では**図３a** と比べて下肢の重みを十分に利用できず，重心線が股関節よりも上体側に落ちている．また，上体の重みを利用した回転モーメント（反時計回り）と下肢の重みを利用した回転モーメント（時計回り）を比較した場合，

図３b $L_1' \times W_1 > L_2' \times W_2$ ……………(2)

となり，上体のモーメントのほうが大きくなり，反時計回りに回転しやすくなるた

MEMO

W_1 と W_2 のおよその値

上体（頭頸部＋両上肢＋体幹）の重さと，両下肢の重さを**巻末資料 表１**を用いて説明する．全身を１（＝100%）とすると，頭頸部・両上肢・体幹の重さの合計（W_1：**巻末資料 表１**，HAT）は 0.678，両下肢の重さの合計（W_2：一側下肢×２）は 0.322 であり，W_1：W_2 の重さの比はおよそ２：１となる．式(2)にこの値をあてはめると，両下肢側のアームの長さ L_2' が体幹側のアームの長さ L_1' の２倍以上ないと反時計回りに回転してしまうので，**図３b** の肢位では反時計回り，つまり，上体側に回転することになる．

MEMO

図３b において介助者に足元を十分な力で押さえてもらった場合には，反時計回りに回転しないが，この場合には被検者と介助者の合成した重心線と，合成した支持基底面で考える．

試してみよう
図2〜6の動作を実際に行い，動作の行いやすさ，支持基底面の大きさと重心線との関係などを比較してみよう．

LECTURE 5

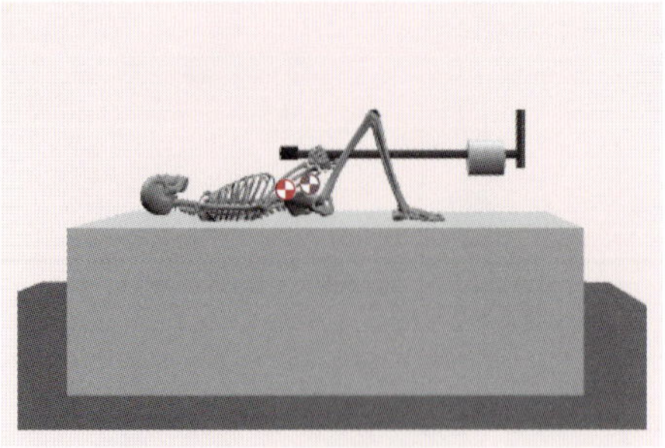

図4　膝立て臥位から手で持った杖の先に重りを負荷してまっすぐ起き上がるパターン
◐：身体全体の質量中心（重りなし）　◐：杖と重りを持ったときの合成重心

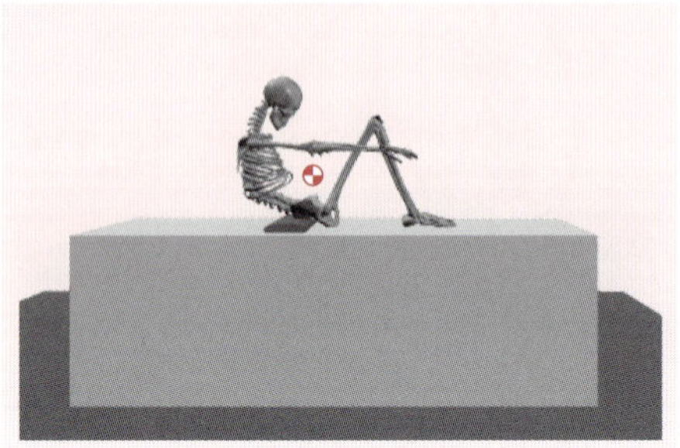

図5　膝立て臥位の腰部に枕などを入れてまっすぐ起き上がるパターン

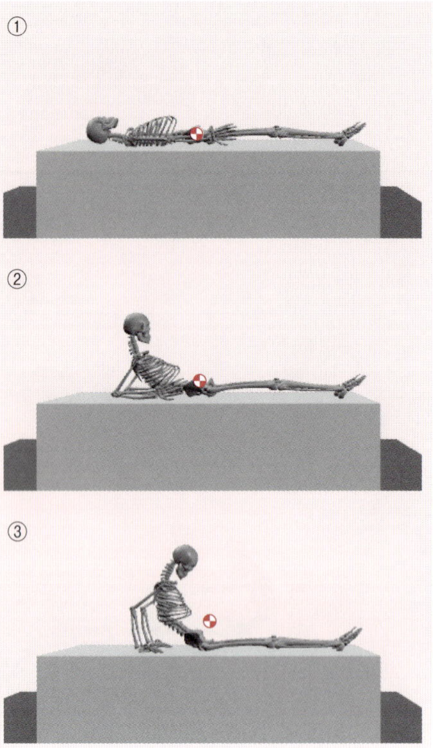

図6　背臥位から後方に手をついて上肢で支えてまっすぐ起き上がるパターン

め，起き上がり動作が困難となる．

3）膝立て臥位から手で持った杖の先に重りを負荷してまっすぐ起き上がるパターン

膝立て臥位で足部方向へ手で杖を持ち，そこに重りを下げて起き上がる（**図4**）．一見，重り負荷のために動作に支障をきたすように思われる．両上肢で重りつき杖をしっかり支える必要があるが，回転モーメントでみると**図3b**と比べて起き上がり動作がたやすくなる．これは重りとの合成重心（◐）を考えると，重りがないとき（◐）に比べて足部方向へ移動するので，股関節周りの回転を考えた場合には，重り負荷が反時計回りの回転を抑制するよう作用する．このように，重りなどで合成重心の位置を最終肢位の支持基底面の方向へ移動させることによって，支持基底面内に重心線を落としやすくなり，動作が行いやすくなる．

MEMO
ベッド柵やベッド柵にとりつけた紐などにつかまって起き上がる場合は，固定されたものによる外力がはたらいているため，重心線と支持基底面の関係を考えるのは適切ではない．もし，動作の途中で紐が切れた場合には，後方へ倒れやすく，その場合には重心線が支持基底面の後方に残っていることがわかる．

4）膝立て臥位の腰部に枕などを入れてまっすぐ起き上がるパターン

膝立て臥位のまま，腰部（前彎部）にクッションや枕などを入れて，**図3b**と同様に起き上がる（**図5**）．**図3b**と比べて起き上がりやすくなる．これは支持基底面の減少していくタイミング（**図2**③）を遅らせることができるためである．

5）背臥位から後方に手をついて上肢で支えてまっすぐ起き上がるパターン

図3aと比べてたやすく動作が行える．これは背臥位から後方に手をつくことで支持基底面が広がり，重心線が常に支持基底面内に収まったまま動作が行えることと，上肢の支持によって体幹の屈曲を補助しているためである（**図6**）．

6）背臥位から挙上した両上肢/両下肢を振り下ろしながら起き上がるパターン

背臥位から両上肢あるいは両下肢を一度挙上し，それを振り下ろしながら起き上がる（**図7**）．これは振り下ろす勢い，つまり，運動量を利用して動作を行っている．

MEMO
運動量＝速度×質量

したがって，振り下ろす速さを速める，あるいは，遠位に重りをつけて重さを増し，慣性モーメント（Lecture 3参照）を増やせば，その作用はより効果的になる．

両上肢の場合，振り下ろした両上肢の近位部に，腕の慣性モーメントによる張力が

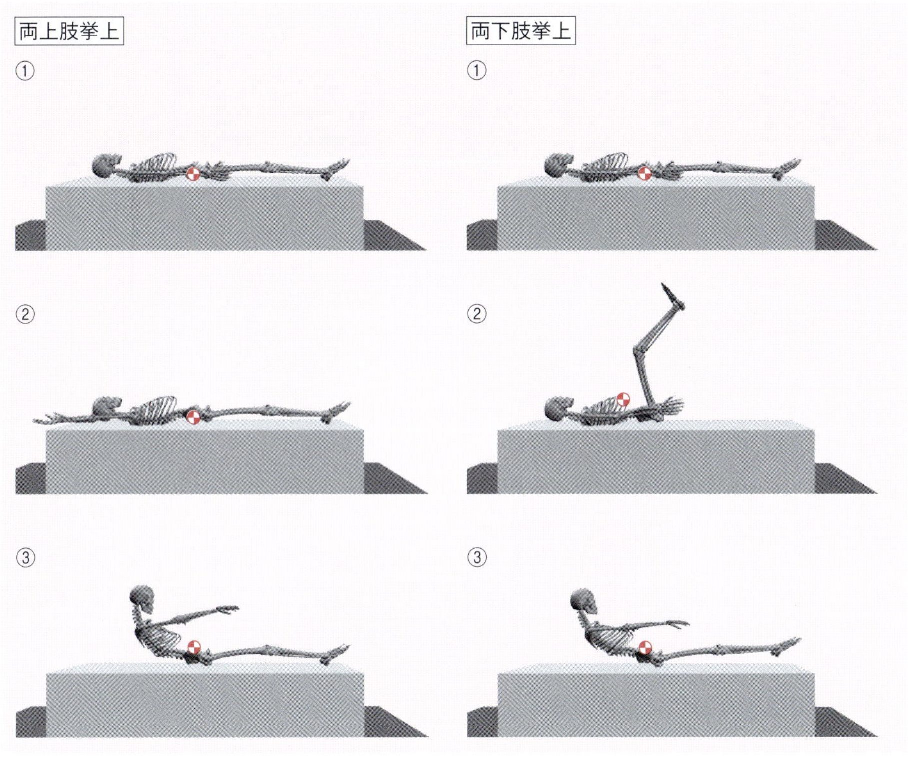

図 7　背臥位から両上肢あるいは両下肢を一度挙上し，それを振り下ろしながら起き上がるパターン

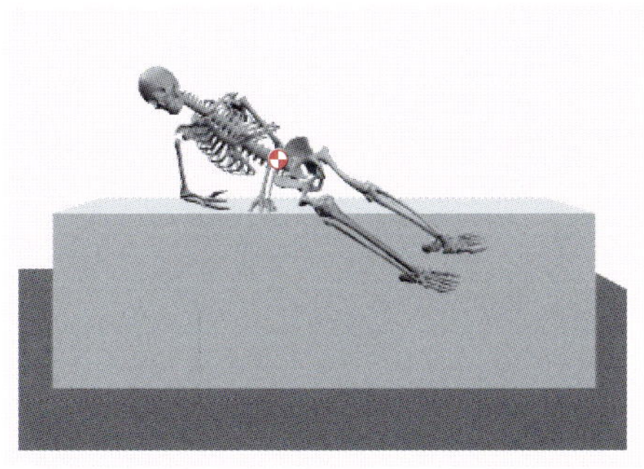

図 8　背臥位から側臥位を経て下腿をベッド端から下ろし上肢で支えながら起き上がるパターン

発生し，上半身を前方に引っ張る力となる．重りをつけたり，振り下ろす速さを速めたりすると，その張力がより大きくなることが感じられる．

両下肢の場合，両上肢と比べて質量が大きいため，より効果的である．両下肢を振り下ろす動作の後半では，股関節の屈筋をはたらかせて股関節軽度屈曲位を保っている．両下肢を振り下ろしたときに，股関節屈筋の張力によって上体が前方に回転するためのモーメントをつくり出している．したがって，両下肢を振り下ろす速さを速める，あるいは下肢遠位部に重りをつければ，その作用は大きくなるが，股関節屈筋をより強くはたらかせないと，両踵を床面に打ちつけてしまうことになる．

運動量の大きい動作，つまり両下肢を振り下ろす勢いで起き上がるパターンでは，股関節を中心に回転する勢いを利用しているため，重心線が支持基底面に入っていなくても行える．

7）側臥位を経て下腿をベッド端から下ろし，上肢で支えながら起き上がるパターン

背臥位から側臥位となり，両下腿をベッド端から下ろし，上肢で支えながら起き上がる（**図 8**）．上肢で支えることができ，さらに両下腿の重みを利用できる．介助を

試してみよう

両上肢あるいは両下肢を振り下ろして起き上がるとき，振り下ろす速度を変えて比べてみよう．また，両上肢あるいは両下肢の遠位に 1～2kg の重錘バンドを装着して動作を行い，重錘バンドのないときと比べてみよう．

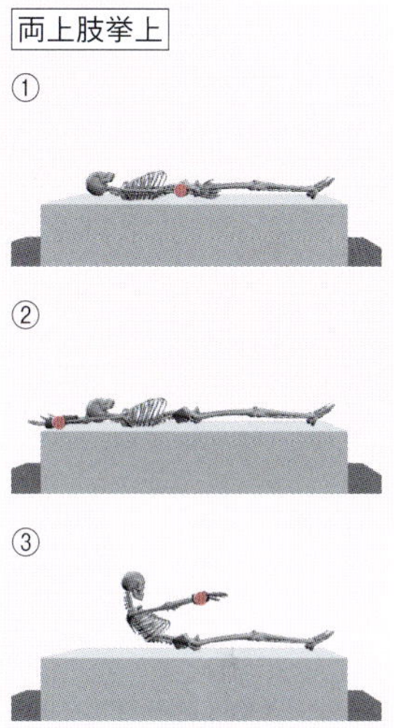

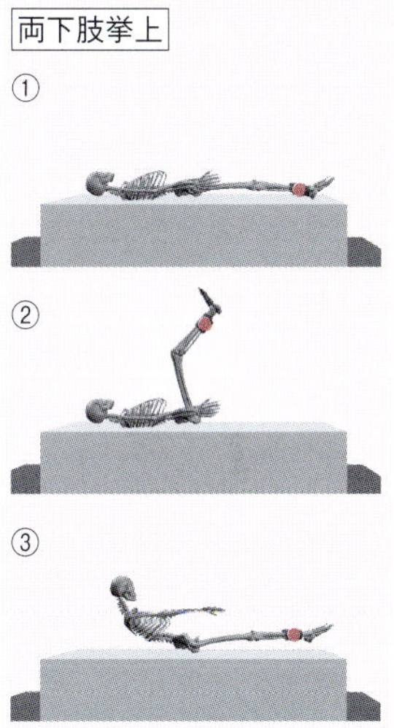

MEMO

姿勢におけるさまざまな表現

姿勢を表すときに，支えている肢の部位を入れて表現することもある．四つ這い位の場合は crawl on one's hands and knees，肘立て位（肘立ち位）を経た起き上がり動作の場合は sit up on elbow と表現される．このように本来は「動詞 ＋ on ～」を用いるべきだが，この一部の「on ～；～で支えている状態」として表すことがある．例として，肘で支持している状態，肘立て位を on elbow，手掌面で支持している状態を on hand，図 8 のような状態を on elbow と呼ぶ（正確には sit up on elbow）．

要する場合，介助をする側，受ける側の双方にとって行いやすいパターンである．背臥位から側臥位へは寝返り動作を参照されたい．

3. 寝返り動作

背臥位から開始し，側臥位あるいは腹臥位で終了する．動作に伴って支持基底面が減少し，側臥位で重心がやや高くなる．

寝返り動作には，以下に述べるようないくつかの動作パターンがある．

寝返り動作（turning over in bed）

1）上肢から寝返るパターン

上肢を挙上し，寝返る方向へ両上肢を倒しながら寝返る（**図9**）．両上肢から寝返るほうへ倒して肩甲帯を先に回旋させ，続いて体幹が回旋し，最後に骨盤帯の回旋とともに寝返る方向と反対の下肢を持ち上げて側臥位となる．重心線が寝返る側の支持基底面内に入ると，寝返る方向と反対側の下肢を持ち上げることができる（**図9**）．

LECTURE 5

2）下肢から寝返るパターン

寝返る方向と反対側の下肢を挙上し，寝返る側へ倒し，次いで体幹を回旋して寝返る（**図10**）．上肢から寝返るパターンと比べて上肢よりも重い下肢の重さを利用できるので，重心の移動がたやすい．

3）膝立て臥位を経て寝返るパターン

このパターンは，両下肢の重みを利用でき，また，両膝を立てた肢位とすることで膝と肩甲帯を持って動作を誘導できるため，介助しやすい方法である．体幹の筋緊張が亢進していて体幹の回旋を促したいときには，肩甲帯に先行して骨盤帯を回旋させればよい．肩甲帯を床上につけたまま骨盤帯から両下肢までを膝立て位の状態で回旋すれば，本人が視覚的に確認しやすく，動作の誘導が行いやすい（**図11a**）．逆に，脊柱の安定性に問題があって体幹の回旋を制限したい場合にも，肩甲帯と骨盤帯から両下肢までを同時に寝返る方向へ倒せばよく，やはり本人が視覚的にも確認しやすいので，有効な動作パターンである（**図11b**）．

試してみよう

全介助下で寝返るとき，両膝立て位を経て行うパターンと，そうでないパターンの，介助量を比較してみよう．介助という観点では身体の一部をしっかり保持できることも介助量軽減のポイントとなる．

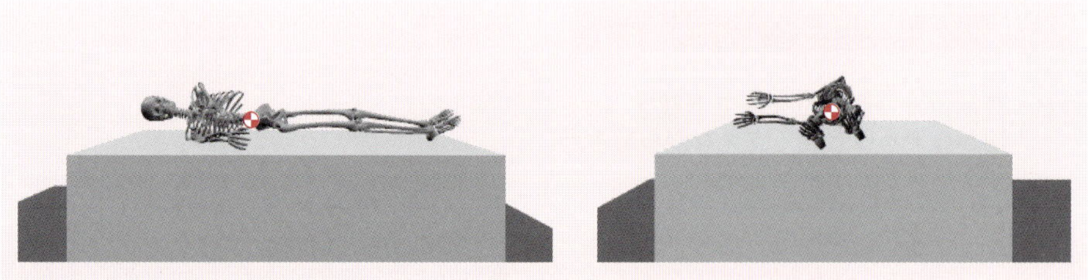

図9　上肢から寝返るパターン

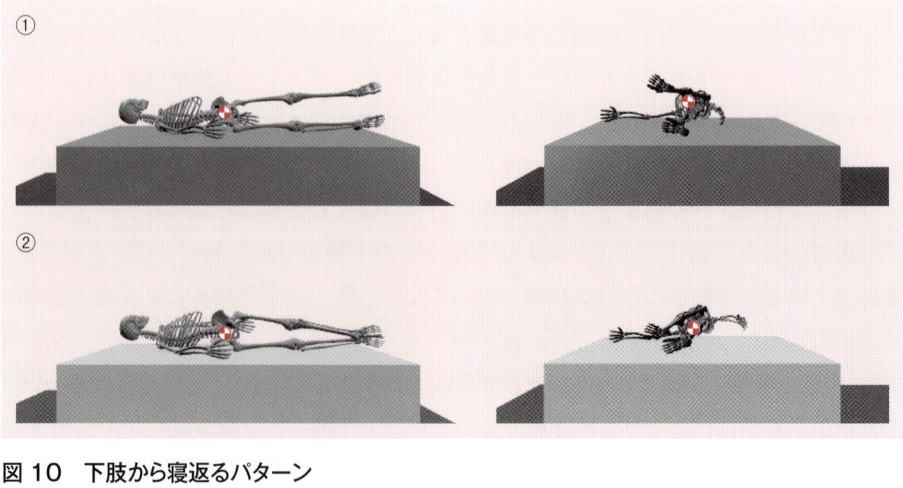

図10　下肢から寝返るパターン

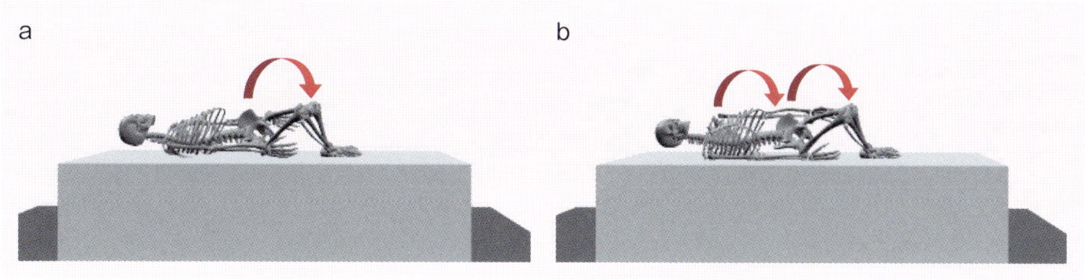

図 11　膝立て臥位を経て寝返るパターン
a：体幹の回旋を促して寝返るパターン　b：体幹の回旋を抑制して寝返るパターン

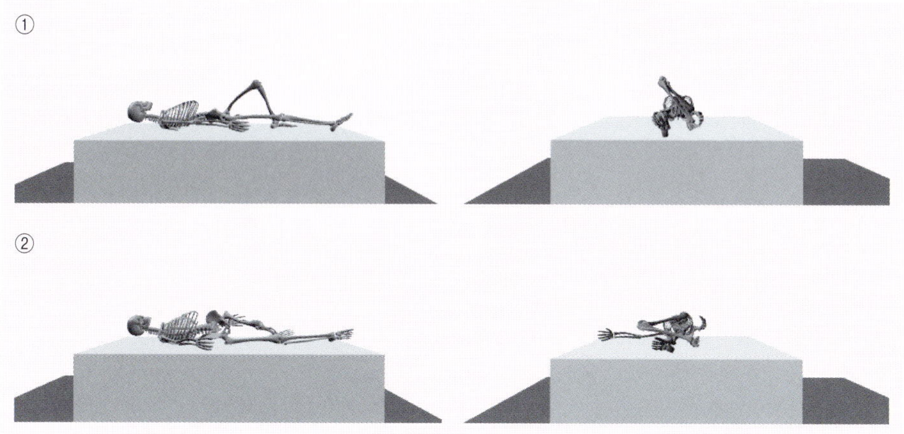

図 12　寝返る側と反対の下肢を片膝立て位にして床を蹴って寝返るパターン

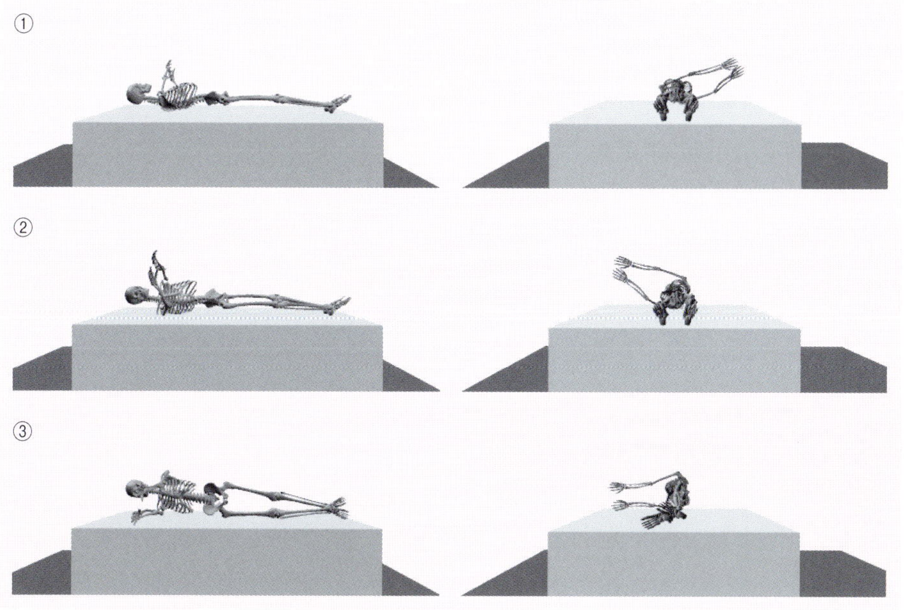

図 13　両上肢を横に振って寝返るパターン

4）寝返る側と反対の下肢を片膝立て位にして床を蹴って寝返るパターン

寝返る方向と反対側の下肢を片膝立て位にし，床面を蹴りながら寝返る（**図 12**）．膝立て位側の足部まで支持基底面が広がるため，重心線が常に支持基底面内に収まっていて，安定した動作パターンになる．

5）両上肢を横に振って寝返るパターン

両上肢を挙上し，寝返る方向と反対側へ一度倒してから寝返る側へ振り，その勢いを使って寝返る（**図 13**）．上肢の角運動量を寝返る力に変換している．両上肢を振る

MEMO

図 11a は体幹の回旋を促す例である．パーキンソニズムによる体幹の固縮を有する例では，体幹の回旋を促して寝返り動作を行う（Lecture 11 参照）．図 11b は体幹の回旋を抑制する例である．脊柱の圧迫骨折，脊柱術後などの不安定性を有する場合は，回旋を抑制して寝返り動作を行う．

MEMO

両上肢を横に振って運動量を利用して寝返り動作を行う例には，脊髄損傷による対麻痺や四肢麻痺がある（Lecture 10 参照）．両上肢を振るのみでは動作が困難な場合，両上肢の遠位部に重りを装着したり，寝返りの途中の肢位となる半背臥位（Lecture 4 参照）からの動作練習をしたりする．

試してみよう

両上肢を横に振る速度を変えて比べてみよう．また，両上肢の遠位に 1～2kg の重錘バンドを装着して動作を行い，重りのないときと比べてみよう．

MEMO

寝返り動作におけるリバースアクション

股関節では，のように内旋・内転・伸展方向へ力を入れることでのように下腿で床を蹴って，のように体幹を回転させる．

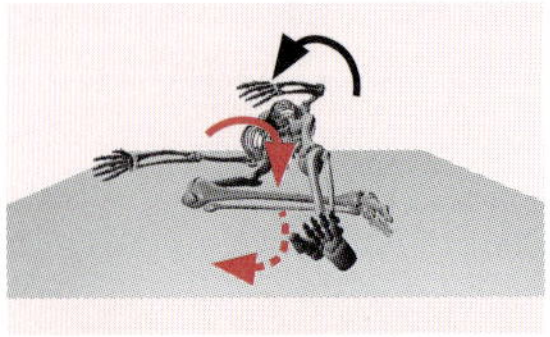

肩関節では，のように水平内転方向へ力を入れて，のように体幹を回転させる．

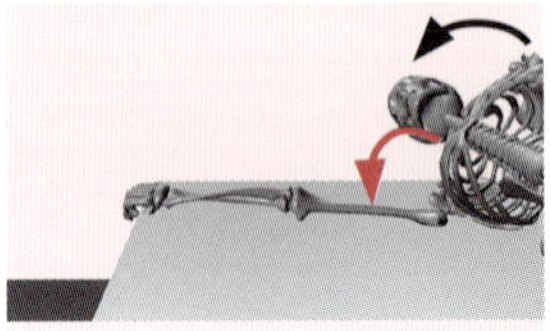

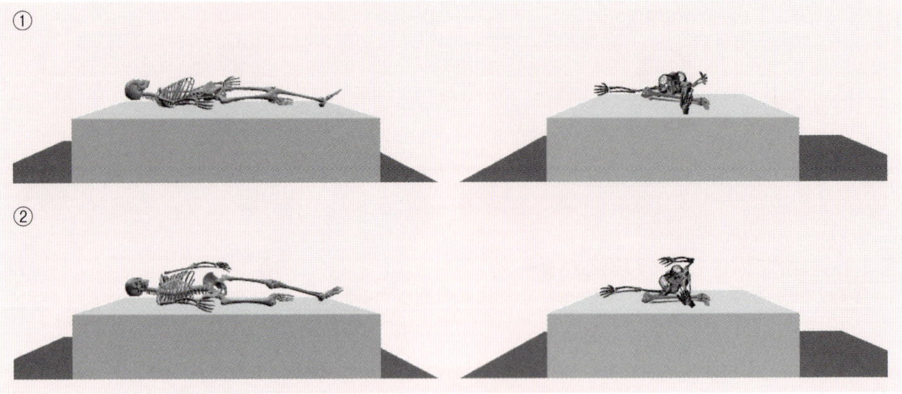

図 14　寝返る側の下肢の外側面で床を蹴って寝返るパターン

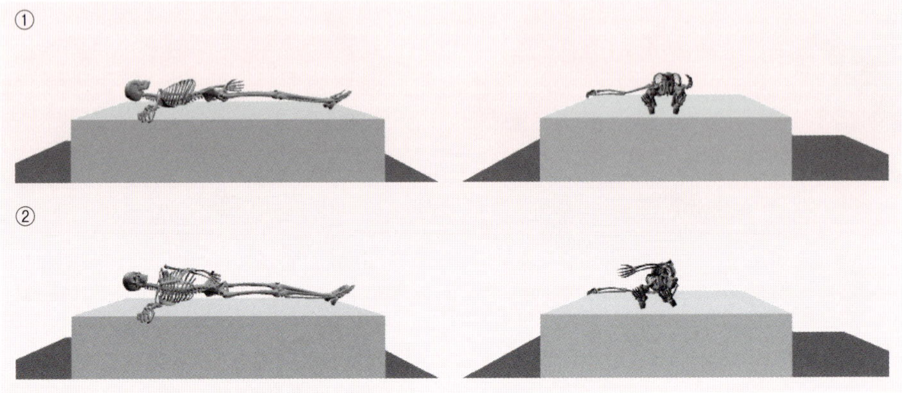

図 15　ベッド端をつかんで寝返るパターン

速さを速める，あるいは，上肢遠位に重りをつけて上肢の重さを増し，慣性モーメントを増やせば，その作用はより効果的になる．

6）寝返る側の下肢の外側面で床を蹴って寝返るパターン

寝返る方向と同側の下肢を屈曲し，股関節を外旋させて反対側の下肢の下に入れ，その下肢の外側面で床を蹴って寝返る（**図 14**）．蹴っている下肢では股関節内旋，内転，伸展方向へ力を発揮しているが，遠位の体節（ここでは寝返る側の下肢）が床面に固定されて，近位の体節（ここでは体幹）が近づいて寝返っているので，リバースアクション（Lecture 3 参照）を利用した動作パターンである．

7）ベッド端をつかんで寝返るパターン

寝返る方向と同側の上肢を水平外転し，ベッド端をつかんで寝返る（**図 15**）．つかんでいる上肢では，肩甲上腕関節水平内転方向へ力を発揮しているが，遠位の体節（ここではベッド端をつかんでいる上肢）がベッド端に固定されて，近位の体節（ここでは体幹）が近づいて寝返っているので，リバースアクションを利用した動作パターンである．

8）側臥位から腹臥位へ寝返るパターン

側臥位から腹臥位へ寝返る場合，重心の高さが低くなっていき，重力に従う．しかし，側臥位で下側となっている上肢が，動作中に身体の下敷きにならないよう，肩甲上腕関節を大きく屈曲するか，体幹を伸展させて上肢を体幹の下から抜くように動かす必要がある．また，腹臥位を保つためには股関節の伸展制限がなく，呼吸の気道を確保するために頭頸部の位置を調節する筋力を必要とする．

4. 床からの立ち上がり動作

立ち上がり動作（Standing up）

背臥位から開始し，立位で終了する．動作に伴って支持基底面が減少し，重心の上方への移動が最も大きい動作である．

多くの動作パターンがあり，動作の難易度もさまざまである．支持基底面の面積が広い→狭い，支持している肢の数が多い→少ない，支持物（椅子の座面，台，座卓など）に手をついて支える→上肢で支えない，などによって動作の難易度が易→難へと変化する．また，運動発達の側面からみると，容易な立ち上がりパターンから獲得をしていく．

以下に述べる，1）のパターンは1歳，2）のパターンは3歳，3）のパターンは6歳で可能な動作パターンといわれている[1]．このパターン以外にも多くのバリエーションがある．

1）腹臥位，四つ這い位，高這い位を経て立位となるパターン （図16a）[1]

背臥位から寝返って腹臥位となり，四つ這い位，高這い位を経て立ち上がる．高這い位まで四肢で支えているために，動作の大半で支持基底面が広い動作パターンといえる．

この動作の四つ這い位から，台につかまって立ち上がるパターンもあり，この場合は生後10か月で可能な動作パターンといわれている．さらに台につかまれば，重心を上へ移動させていく過程で両上肢の支持を利用できるため，他の動作と比べて最も少ない筋力で可能である．

試してみよう

台に両上肢をついて支えて立ち上がったときと，台につかまらないで立ち上がったときの両下肢の負担感を比較しよう．

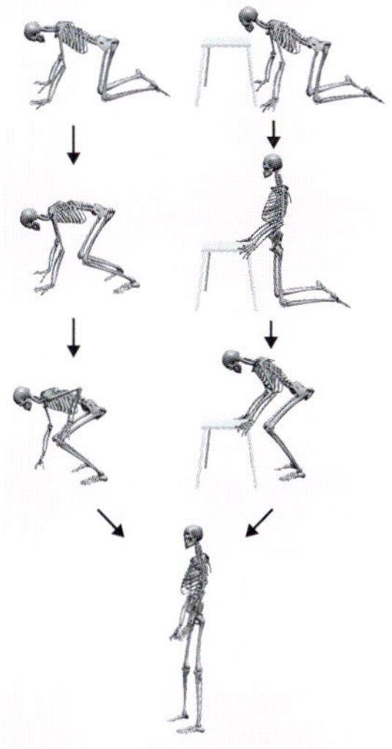

LECTURE 5

2）片肘立て位，四つ這い位，片膝立ち位を経て立位となるパターン （図16b）[1]

背臥位から片肘立て位を経て起き上がり，四つ這い位，片膝立ち位を経て立ち上がる．片膝立ち位で支持基底面が減るため，1）のパターンと比べてバランス能力を要する動作パターンである．

3）長座位，しゃがみ位を経て立位となるパターン （図16c）[1]

背臥位から長座位となり，しゃがみ位から立ち上がる．しゃがみ位以降で支持基底面が両足底面のみになり，しゃがみ位から立位まで重心の上方への移動が大きく，筋力を要する動作パターンである．

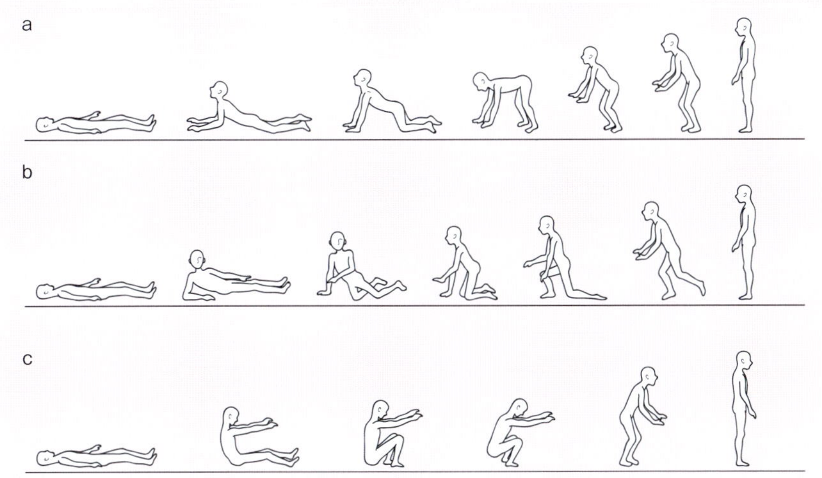

（中村隆一．臨床運動学，第3版．医歯薬出版；2002．pp32-44 [1]）

図16 背臥位から立位になる動作に用いられる3通りの動作パターン
aは1歳，bは3歳，cは6歳になれば可能である．

■参考文献
1） 中村隆一．臨床運動学，第3版．東京：医歯薬出版；2002．pp32-44.

Step up

1. 片麻痺患者の起き上がり動作

左片麻痺（ブルンストロームステージ上肢Ⅳ，下肢Ⅴ，感覚脱失）の男性の起き上がり動作の分析例を示す．

背臥位より頸部，上部体幹を屈曲しながら非麻痺側肘立て位を経て起き上がり，長座位となる．このとき，両下肢が挙上し，その重みを利用しながら起き上がり動作を行っている（図1）．支持基底面が減るタイミング（講義の図2の③，図1の⑥と⑦）では努力を要し，麻痺側下肢が内転してくる．また，麻痺側上肢を無視しており，後方へ置いていかれている．

2. 片麻痺患者の床からの立ち上がり動作

右片麻痺（ブルンストロームステージ上肢Ⅲ，下肢Ⅳ）の女性である．講義の床からの立ち上がり動作の2）のパターンに準じた動作だが，片麻痺のために四つ這い位がとれないので，長座位，非麻痺側支持による片膝立ち位，高這い位を経て立ち上がっている（図2）．麻痺側下肢を立てた状態で，非麻痺側上肢の支持によって体重支持が行えれば可能な動作パターンである．

片麻痺の場合，片膝立ち位を経て立位となるパターンが最も困難であり，麻痺の程度や感覚鈍麻が重度の場合は，座卓などの支持物を利用して立ち上がるとよい．

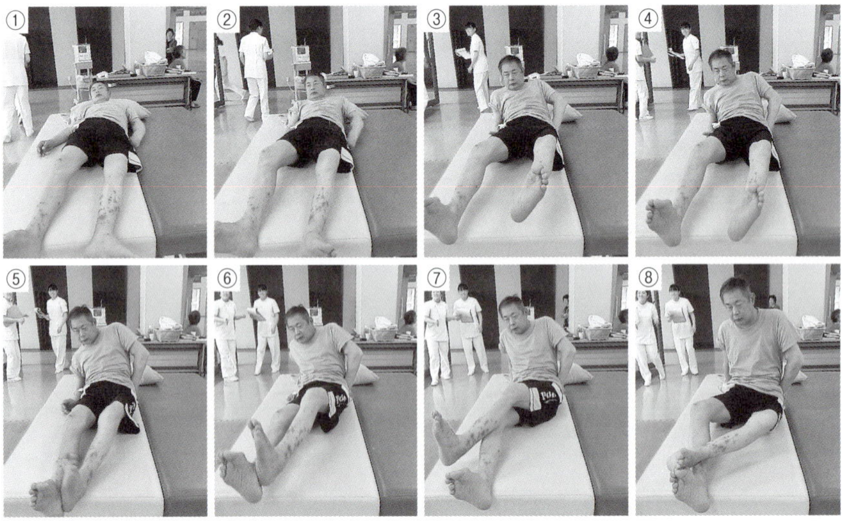

図1　片麻痺患者の起き上がり動作

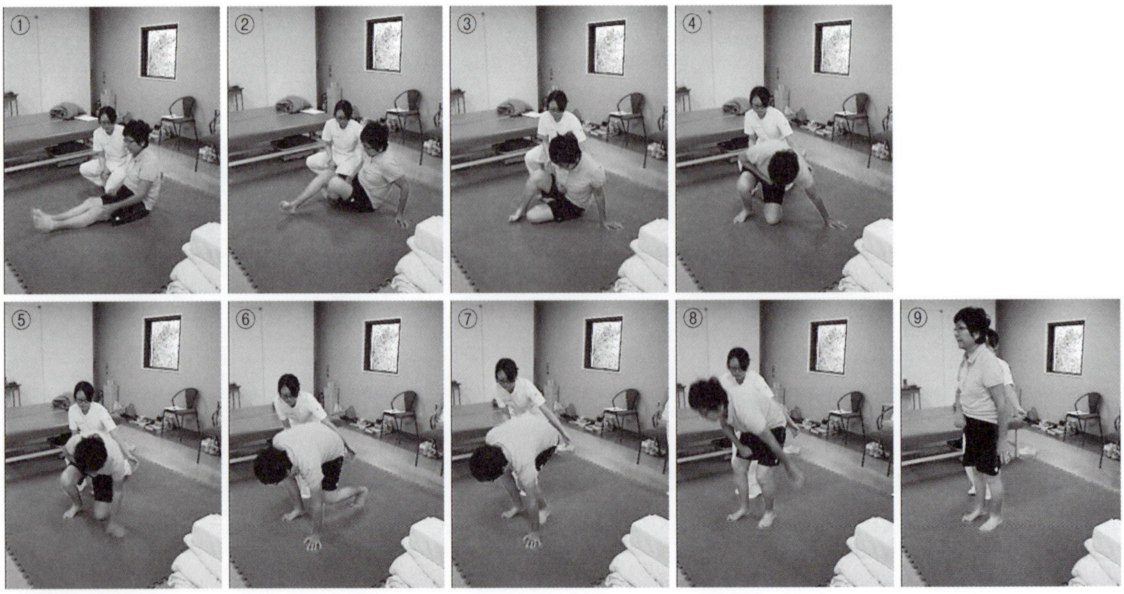

図2　片麻痺患者の床からの立ち上がり動作

LECTURE 6 正常動作（2）
椅子からの立ち上がり動作，歩行

到達目標

・椅子からの立ち上がり動作と歩行のしくみを力学的視点から理解する．
・椅子からの立ち上がり動作と歩行分析の評価のポイントを理解する．

この講義を理解するために

この講義では，前の講義に続いて，正常動作のしくみを学びます．動作のメカニズムは，力学の知識を用いて説明することができます．力学の基礎を基本動作に結びつけて理解していきましょう．

ゆっくりとした動作では，重心線と支持基底面の位置関係が動作の安定性に影響します．支持基底面を広げる，動作の速度を上げる，重り負荷によって重心の位置を変えたり動作の勢いを増やしたりする，支持する部位を増やすなど，さまざまな要因によって動作の難易度や負担感，必要な筋力などに変化をもたらします．ここで提示した動作パターンを実際に体験して比較し，動作のメカニズムを学んでいきます．

椅子からの立ち上がり動作，歩行を学ぶにあたり，生体力学の以下の項目をあらためて学習しておきましょう．

□ 動作分析に必要な重心，重力，床反力，床反力作用点，支持基底面，関節モーメントについて復習しておく（Lecture 2，3 参照）．
□ 重心と床反力作用点の動きについて復習しておく（Lecture 2 参照）．
□ 歩行の距離・時間因子とその標準値について確認しておく（『運動学』参照）．
□ 歩行周期について確認しておく（『運動学』参照）．
□ 歩行の重心移動，下肢関節角度，床反力，筋活動について整理しておく（『運動学』参照）．

講義を終えて確認すること

□ 椅子からの立ち上がり動作の特徴を支持基底面，重心線，運動量などの観点から理解できた．
□ 歩行周期，歩行の距離・時間因子を理解できた．
□ 歩行速度が距離・時間因子，床反力，下肢関節角度，下肢関節モーメントに与える影響について理解できた．
□ 歩行時のロッカー機能について理解できた．
□ 歩行時の膝関節と足関節の屈伸角度，肩甲帯と骨盤帯の回旋角度の関係について理解できた．
□ 距離・時間因子を計測して歩行速度，歩幅，歩行率を求めることができた．

講義

1. 椅子からの立ち上がり動作

MEMO
立ち上がり動作は，起立動作ともいい，立ち上がり動作の逆の動作は，座り込み動作または着座動作（sitting down）という．

立ち上がり動作は，体幹が前傾していく（**図1**①～②），座面から殿部が離れる（**図1**③），下肢，体幹が上方へ向かって伸展する（**図1**④～⑤）という段階を経て行われる．立ち上がり動作の速度や足部の位置，上肢の支持の有無などによって難易度が変わってくる．

この講義で学ぶべきポイントを**図2**にまとめた．各動作パターンを比較しながら，そのメカニズムについて学ぶ．

1）ゆっくりとした立ち上がり動作

ゆっくりと立ち上がる動作において，重心線と支持基底面の関係に注目すると，**図1**③の離殿時に支持基底面が減少するため，**図1**①～②でまず重心を前方へ移動させて，**図1**③の支持基底面内に重心線が収まるようにしてから離殿している．

重心の軌跡を観察すると，立ち上がり動作は前方移動と上方移動から成り立っている．重心が前方移動するときは股関節を中心に体幹が前方へ回転し，**図1**③の離殿

試してみよう
2人一組になって1人が立ち上がり動作を行い，図1の①～②で体幹が前傾できないよう，もう1人が額を前から指で強く押さえてみよう．体幹の前傾を阻害したとき，立ち上がり動作が行えるだろうか．重心線が両足部内の支持基底面に移動できないと，離殿が難しいことがわかるだろう．

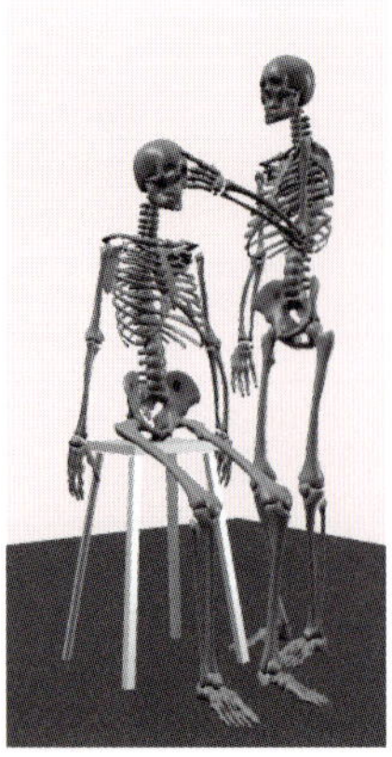

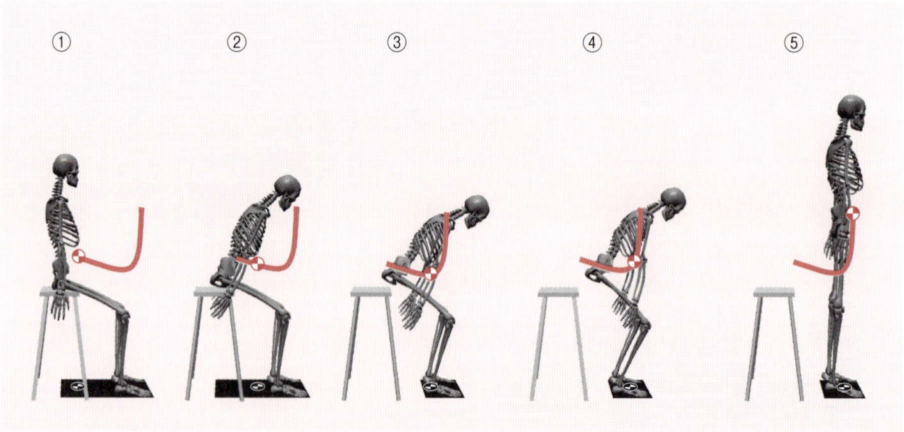

図1　椅子からの立ち上がり動作
●：重心，◐：重心の床への投影点，━：重心の経路．足もとの黒い面は支持基底面．

立ち上がり動作	体幹の前傾	動作終了時の支持基底面内まで重心を前方へ移動させる	通常の立ち上がり動作 vs 体幹の前傾を止めたときの立ち上がり動作
	立ち上がり動作の速度	運動量＝運動の勢いによって体幹の前傾角度が変わる	通常の立ち上がり動作 vs 速い立ち上がり動作
	重心線と支持基底面	足部の位置によって動作終了時の支持基底面までの距離が変わる	足部前方の立ち上がり動作 vs 足部後方の立ち上がり動作
		体幹の伸展制限（屈曲位）によって体幹部分の重心が後方へ移動し，動作終了時の支持基底面までの距離が大きくなる	体幹正中位からの立ち上がり動作 vs 体幹屈曲位からの立ち上がり動作
	座面の高さ	座面が低くなると体幹の前傾，下腿の前傾が強まる	座面の高さ　40cm vs 20cm

図2　立ち上がり動作における学習のポイント
vsと記した各動作は，特に比較して学ぶとよい．

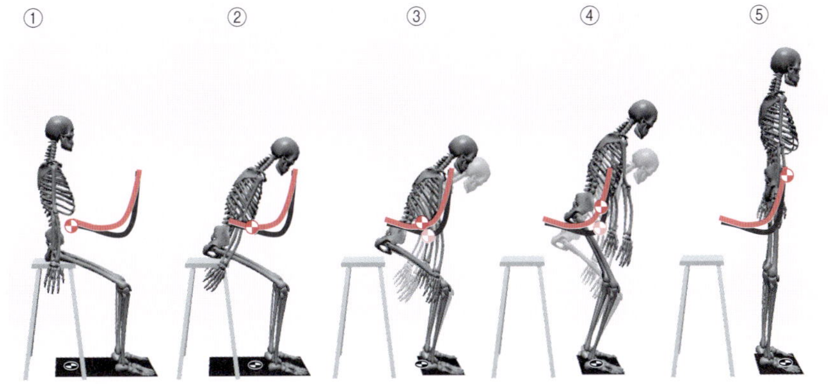

図３ 立ち上がり速度の違いによる重心の軌跡の比較
━━：通常の動作，━━：速い動作．薄い像は通常の動作で，濃い像は速い動作である．足もとの黒い面は支持基底面．

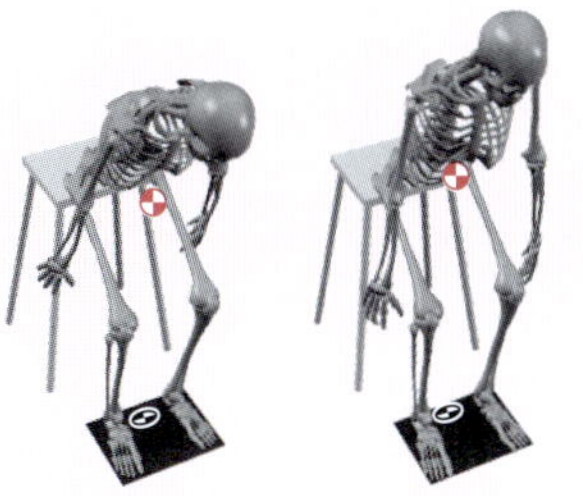

図４ 立ち上がり速度の違いによる重心線の位置の比較

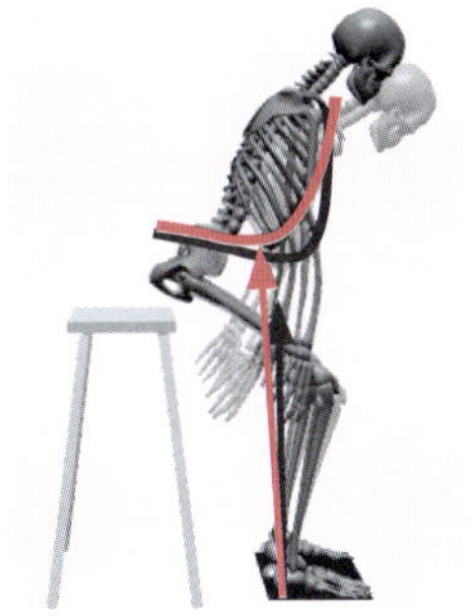

図５ 立ち上がり速度の違いによる床反力ベクトルの比較
➡：通常の動作の床反力ベクトル，➡：速い動作の床反力ベクトル．薄い像は通常の動作で，濃い像は速い動作である．

後は，足関節を中心に全身が前方へ回転しながら下肢と体幹を伸展していく．

安定した立ち上がり動作を遂行するためには，重心線をスムーズに前方へ移動し，支持基底面内に入ったらそこに留まり，体幹と下肢を連動して伸展させる必要があり，なかでも図１③の相が最も難しい．自力での立ち上がり動作が困難で介助をする場合には，この重心の軌跡をイメージして介助するとよい．

2）速い立ち上がり動作

通常の立ち上がり動作と比較し，矢状面の動きを観察する（図３）．通常の立ち上がり動作のとき（図３━━）に比べて，速い立ち上がり動作のとき（図３━━）のほうが重心の軌跡の曲線が浅くなる．すなわち，速い立ち上がり動作では体幹の前傾が少ないまま立ち上がっている．

特に，座面から殿部が離れた瞬間の重心線と支持基底面（図４の床の黒い面）の関係をみると，通常の立ち上がり動作では重心線が内果付近まで前方に移動しているが，速い立ち上がり動作では支持基底面の後ろ端までの移動となっている．速い立ち上がり動作では，重心線が支持基底面の端にのった状態であっても転倒しない．それは，足関節を中心にして前に回転する勢い，つまり運動量が大きいために，転倒することなく立ち上がることができるからである．そして，勢いを使うことで体幹の前傾角度が抑えられ，重心の軌跡の曲線が浅くなる．一方で速く立ち上がったほうが床反力が大きくなっていることから下肢の筋力を要する（図５）．

3）足部の位置を変えた立ち上がり動作

足部の位置を変えると，離殿時以降の支持基底面となる両足部の位置が移動する．足部を前方に出すと，立ち上がり動作開始時の重心の位置から支持基底面上までの距離が増えるため，前方への重心移動を多くする必要がある（図６a）．そのために体幹

試してみよう

２人一組になって１人が立ち上がり動作を行い，通常に立ち上がったときと速く立ち上がったときの，図３の③で体幹が最大に前傾したときの角度を簡単に比較してみよう．立ち上がっている人の額が最も前に移動した位置をもう１人が手で示すように保持しておくと，どちらのほうが体幹をより大きく前傾したかが実感できる．

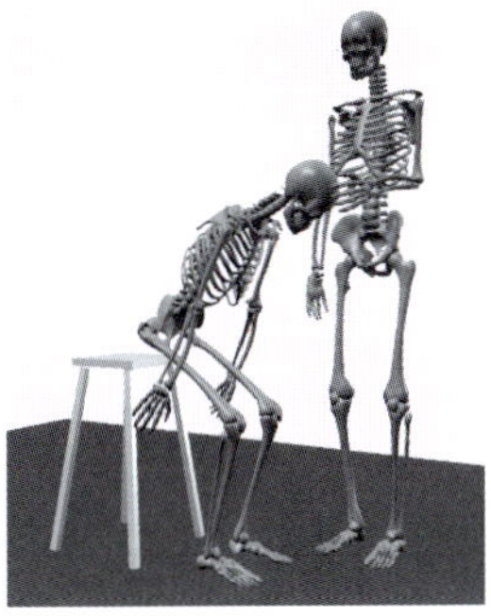

試してみよう

２人一組になって１人が立ち上がり動作を行い，足部を前にして立ち上がったときと足部を後ろに引いて立ち上がったときの，体幹が最大に前傾した状態の角度を簡単に比較してみよう．立ち上がっている人の額が最も前に移動した位置をもう１人が手で示すように保持しておくと，どちらのほうが体幹をより大きく前傾したかが実感できる．

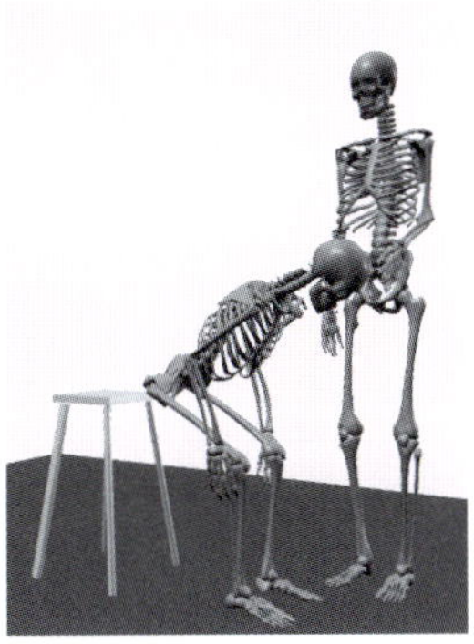

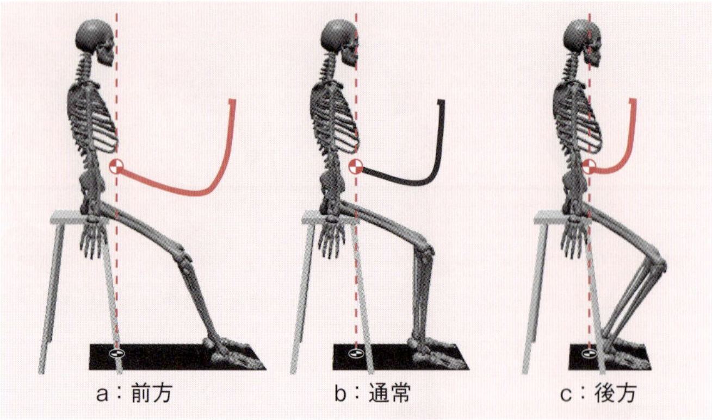

図６　足部の位置の違いによる重心の軌跡の比較（立ち上がる前）

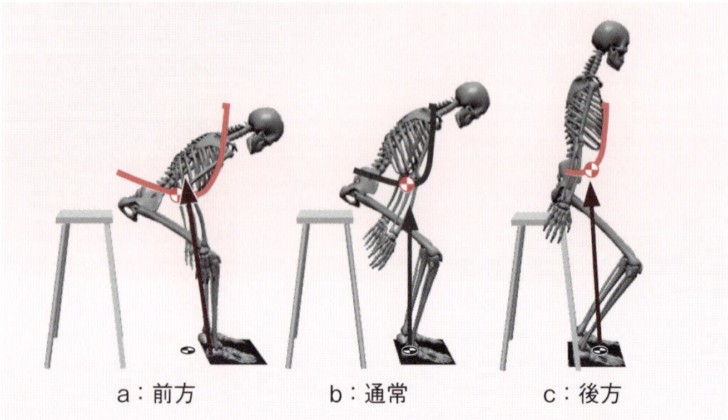

図７　足部の位置の違いによる重心の軌跡の比較（離殿時）

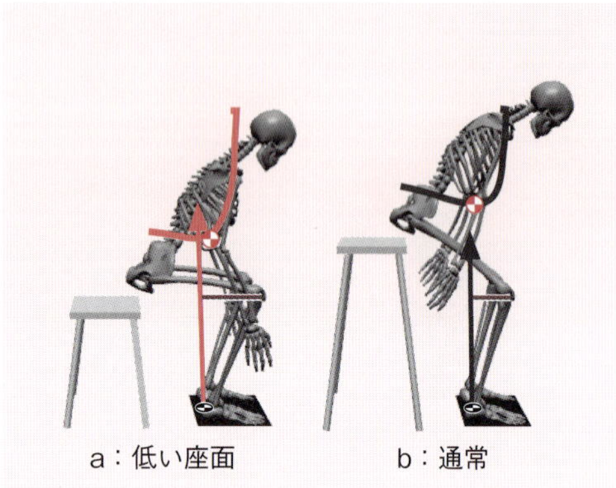

図８　座面の高さの違いによる重心の軌跡の比較
――：モーメントアーム

LECTURE 6

試してみよう
２人一組になって１人が立ち上がり動作を行い，40cm 前後の座面から立ち上がったときと 20cm 前後の座面から立ち上がったときの，体幹および下腿が最大に前傾した状態の角度を簡単に比較してみよう．立ち上がっている人の額が最も前に移動した位置をもう１人が手で示すように保持しておくと，どちらのほうが体幹をより大きく前傾したかが実感できる．さらに，同様の方法で膝が最も前に移動した状態の位置を比較し，下腿の前傾を比較してみよう．

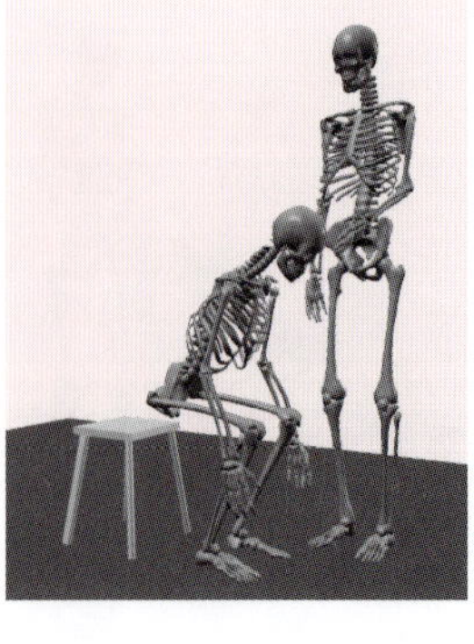

の前傾を大きく行い，足部に重心線を落とすまで勢いをつけて重心移動を行う必要があり，速度を速めて体幹を前傾する．座面から殿部が離れたとき（**図 7a**），重心線は支持基底面に収まっていないが，回転の勢いがついているために動作を遂行できる．このときの床反力ベクトルは大きく，股関節からの距離も大きいので，股関節周りの伸展筋力を必要とする動作であることがわかる．

逆に，足部を後方に引くと，立ち上がり始めの重心の位置から支持基底面上までの距離が減るため，前方への重心移動が少なくてすむ（**図 6c**）．そのため，座面から殿部が離れたとき（**図 7c**），前方への重心移動は少なくてすみ，体幹の前傾も少ない．また，股関節から床反力ベクトルまでの距離も小さいので，股関節周りの筋力も少なくてすむ．

以上のことから，立ち上がり動作は足部の位置を後方へ引くことで支持基底面内に重心線を収めやすく，筋力も少なくてすむので，楽に行える．洋式トイレの便座からの立ち上がりでは，両下肢をやや外転させれば足部を後方へ引くことができる．

4）座面の高さを低くした立ち上がり動作

座面の高さを低くした場合，重心の上方移動の距離が大きくなり，かつ，動作の前半において股関節，膝関節の屈曲角度が大きくなる．重心の上方移動が大きくなるので，下肢，体幹が上方へ向かって伸展する相（**図１**③～⑤）の床反力ベクトルが大きくなり，膝関節の屈曲角度が大きくなることで床反力と膝関節中心へのモーメントアームが大きくなるために，大きな膝関節伸展モーメントが必要になる（**図 8a**）．

座面の高さは高いほうが立ち上がり動作は楽に行える．浴室などの椅子は高いものを選んだほうが立ち上がりやすい．

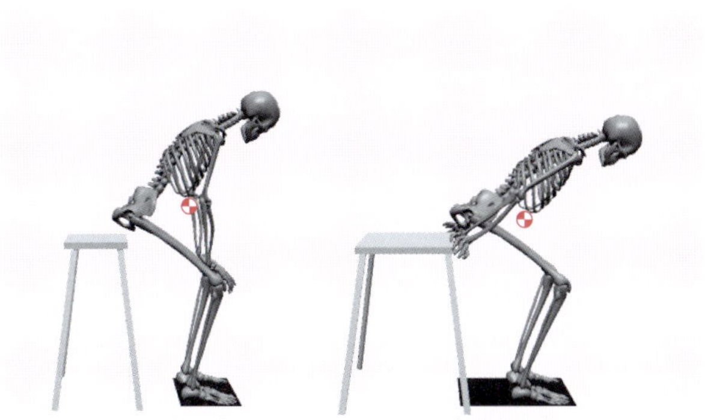

a：大腿部を押す　　b：座面部を押す

図 9　上肢で大腿部や座面を押しながらの立ち上がり動作

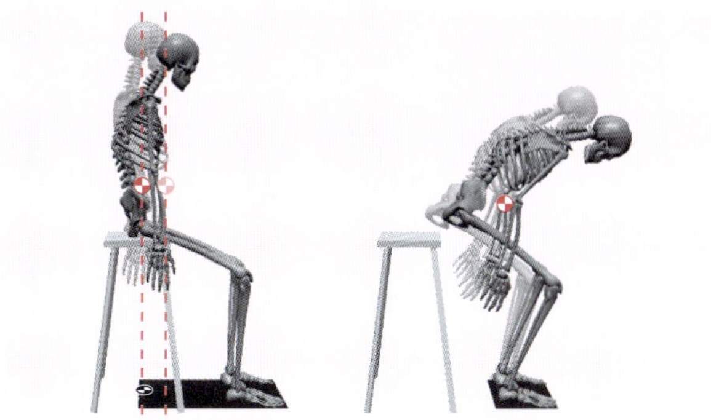

a：立ち上がる前　　b：立ち上がり時

図 10　通常位と体幹屈曲位の立ち上がり動作の比較
通常の立ち上がり動作：薄い像，体幹屈曲位の立ち上がり動作：濃い像．◐：通常の重心，◐：体幹屈曲位の重心．

5）上肢の支持を使った立ち上がり動作

（1）上肢で大腿部や座面を押しながら立ち上がるパターン

上肢で大腿部を押しながら立ち上がると，体幹の伸展筋を助ける作用をするが（**図 9a**），押した大腿部から下方へ力が加わるため，膝関節，足関節周りの負担が増える場合がある．

また，座面を両上肢で押しながら立ち上がれば，支持基底面が減るタイミングを遅らせることができるので，重心線を支持基底面に落としやすくなる（**図 9b**）．一方で，上肢で座面を押すために，体幹の前傾が強まるため，体幹の伸展筋力を要する．

（2）手すりや平行棒につかまって立ち上がるパターン

重心線が支持基底面内に落ちていなくても動作が可能となる．また上肢で手すりを引っ張ることで，下肢，体幹の伸展筋力を助ける作用をする．立ち上がり動作において，安定して重心線を常に支持基底面に収められないような場合は，手すりが必要となる．

座面が低い場合には手すりなどにつかまるか，上肢で座面や大腿部を押して立ち上がると，立ち上がりやすくなる．

6）体幹を屈曲位にしたままの立ち上がり動作

体幹屈曲位であると体幹の重心が後方へ偏位し，身体重心も後方へ偏位するため，重心線と支持基底面までの距離が大きくなり，重心の前方移動が増える（**図 10a**）．また，座面から殿部が離れるときには，体幹をより強く前傾させる必要がある（**図 10b**）．

2. 歩行

歩行は最も高度に自動化した運動であり，ある一定のパターンの反復によって構成されている．これらのパターンは，全身の筋骨格系の共同したはたらきによって行われており，中枢神経系の協調したはたらき，感覚のフィードバック，正常な筋骨格系などによって成し遂げられる．

1）歩行周期分類

一歩行周期は，観察している側の下肢の踵が接地してから，次に同じ側の踵が接地するまでであり，大きく立脚期/立脚相（60%）と遊脚期/遊脚相（40%）に分かれている．この歩行周期の分類は，従来，理学療法士・作業療法士教育において用いられてきた分類と，国際的に使用されているランチョロスアミーゴ方式（**表 1**）がよく知られている．従来式分類とランチョロスアミーゴ方式の対応を**表 2** に示した．

図 11 はランチョロスアミーゴ方式における，右下肢を観察肢としたときの歩行周期分類を示す．

MEMO

アームレストの効果

アームレストをプッシュアップすることで重心が図 9b よりも高い位置まで両上肢で支えることができるので，支持基底面が減るタイミングを遅らせるとともに両上肢で両下肢の伸展を補助することができる．

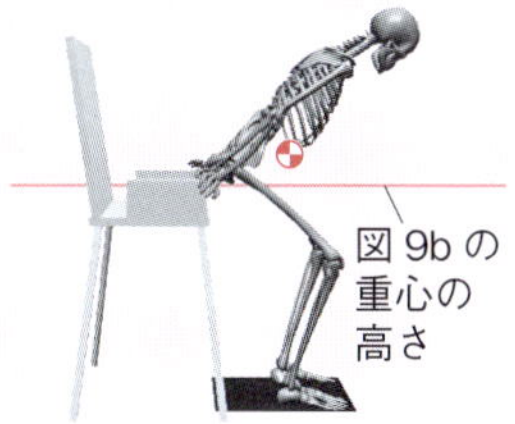

試してみよう

2 人一組になって 1 人が立ち上がり動作を行い，体幹正中位から立ち上がったときと体幹屈曲位から立ち上がったときの，図 1 の③で体幹が最大に前傾した状態の角度を簡単に比較してみよう．立ち上がっている人の額が最も前に移動した位置をもう 1 人が手で示すように保持しておくと，どちらのほうが体幹をより大きく前傾したかが実感できる．円背のある高齢者では，体幹を大きく前傾する必要があることがわかるだろう．

歩行（walking）

立脚期（stance）
立脚相（stance phase）
遊脚期（swing）
遊脚相（swing phase）

ランチョロスアミーゴ（Rancho Los Amigo）方式

LECTURE 6

表 1　ランチョロスアミーゴ方式歩行周期分類の定義

分類		定義	特有の役割
立脚期	初期接地	足部が地面に接地する時点	・衝撃吸収の準備
	荷重応答期	初期接地から反対側下肢が地面から離れるまでの期間	・衝撃吸収 ・荷重を支えつつ安定性を保証 ・前方への動きの保持
	立脚中期	反対側下肢が地面から離れたときから観察側下肢の踵が地面から離れるまでの期間	・支持している足の前足部の上まで身体を運ぶこと ・脚と体幹の安定性の確保
	立脚終期	観察側下肢の踵が地面から離れたときから反対側下肢の初期接地までの期間	・支持足の直上を越えて体を前に運ぶこと
	前遊脚期	反対側下肢の初期接地から観察側下肢の足趾が地面から離れるまでの期間	・遊脚期の準備
遊脚期	遊脚初期	足趾が地面から離れてから観察側足部が反対側の立脚下肢を通過するまでの期間	・床から足が離れること ・足を前に運ぶこと
	遊脚中期	観察側足部が反対側の立脚下肢を通過してから観察側下腿が地面に対して垂直になるまでの期間	・脚を引き続き前へ運ぶこと ・足と床の十分なクリアランスの確保
	遊脚終期	観察側下腿が地面に対して垂直になってから初期接地までの期間	・脚を前に運ぶことの終了 ・初期接地の準備

表 2　従来式とランチョロスアミーゴ方式の対応

従来式			ランチョロスアミーゴ方式					
			時期		期間		接床状態による分類	機能的分類
	反対下肢	観察下肢	反対下肢	観察下肢	観察下肢	割合		
立脚相（60%）		踵接地 足底接地		① 初期接地 →	（初期接地）	（0%）	立脚期（60%）	荷重受け継ぎ
					荷重応答期	12%		
	足趾離地	立脚中期 踵離地	② 脚離地 →		立脚中期	19%		単脚支持
				③ 踵離地 →	立脚終期	19%		
	踵接地 足底接地	足趾離地	④ 初期接地 →	⑤ 脚離地 →	前遊脚期	12%		
遊脚相（40%）	立脚中期	加速期			遊脚初期	13%	遊脚期（40%）	遊脚肢の振り出し
	踵離地	遊脚中期	⑥ 両側の下腿が矢状面で交差した瞬間 →		遊脚中期	12%		
		減速期	⑦ 観察肢の下腿が床に対し直角になった瞬間 →		遊脚終期	13%		
		踵接地		⑧ 初期接地 →	（初期接地）	（0%）		

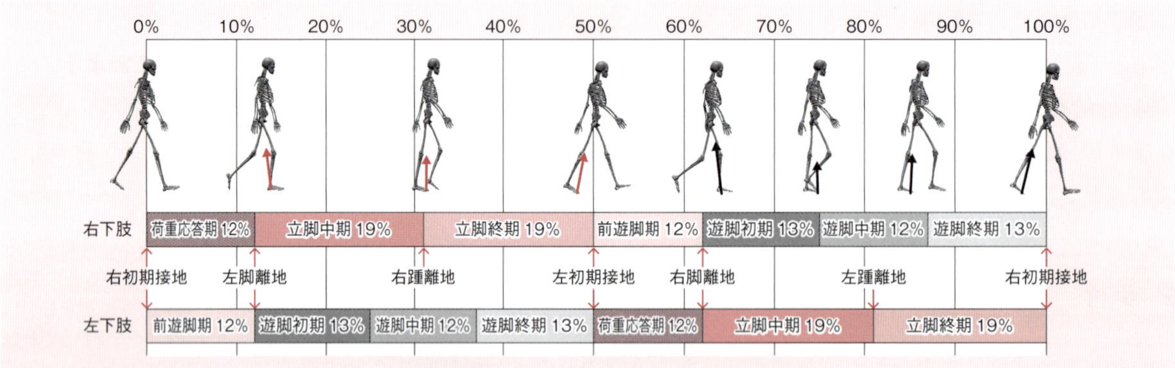

図 11　ランチョロスアミーゴ方式による歩行周期分類（観察下肢を右下肢としたとき）
→：右足の床反力ベクトル，→：左足の床反力ベクトル．

初期接地（IC initial contact）
荷重応答期（LR loading response）
立脚中期（MSt mid stance）
立脚終期（TSt terminal stance）
前遊脚期（PSw preswing）
遊脚初期（ISw initial swing）
遊脚中期（MSw mid swing）
遊脚終期（TSw terminal swing）

2）重心と床反力作用点の動き

歩行時の重心の動きは矢状面でみると，一歩行周期において小さな振幅で 2 回上下する（**図 12**）．両脚支持期（初期接地から反対側の脚離地まで）では重心の高さが低く，立脚中期では高い．加えて，水平面では支持脚側に寄りながら，左右への小さな振幅がみられる（**図 13**）．快適な歩行速度における重心の振り幅は，上下約 5cm，左右約 3cm といわれ，歩行速度の増大に伴って上下の振り幅は増大する．

また，歩行時の COP は足部の踵中央から始まり，足底のやや外側を通って小指球に至り，そこから母趾球へ向かってから，母趾と示趾のあいだ付近を抜けるような軌跡となる．

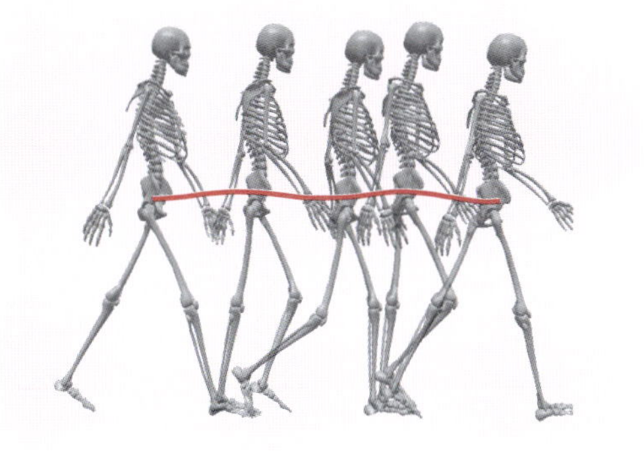

図 12 一歩行周期における重心の推移（矢状面）

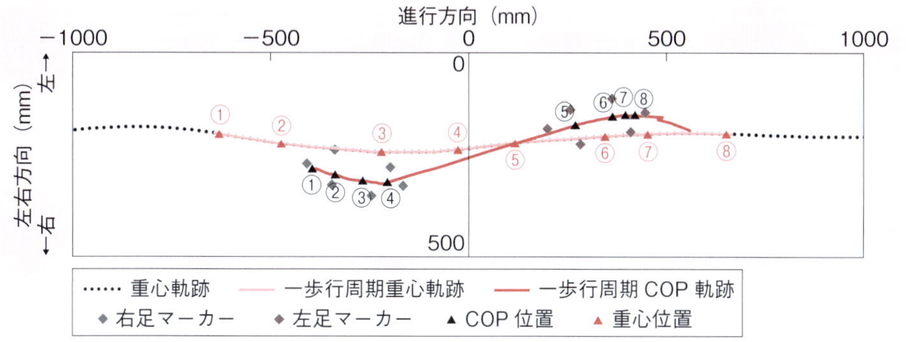

図 13 一歩行周期重心軌跡
歩行周期の表示は，①初期接地，②反対側脚離地，③踵離地，④反対側初期接地，⑤脚離地，⑥遊脚初期の終わり，⑦遊脚中期の終わり，⑧初期接地とする．

3）重心線と支持基底面の関係

重心線と支持基底面の関係については，単脚支持期には，支持基底面である支持脚の足底面に重心線は落ちていない．両脚支持期のわずかな時間のみ，両足で囲まれた狭い支持基底面に重心線が落ちている．

4）床反力

図 14 に歩行時の床反力垂直分力を，**図 15** に歩行時の各分力を示す．どちらも縦軸は床反力の大きさを体重で正規化したものである．

床反力垂直分力は，立脚中期および立脚終期における 2 つの最大値と，そのあいだの谷をもつ，二峰性の値を示す（**図 14a**）．体重の 100％に達するまでが荷重応答期に相当，二峰性のピークののちに体重の 100％を切った後が前遊脚期に相当し，これらは両脚支持期となる．この 2 つの期間に挟まれているのが単脚支持期で，立脚中期と立脚終期が立脚側の踵離地で区分され，おおよそ床反力垂直分力の最小値の頃になる．このように，床反力垂直分力のデータから，荷重の程度で期間を区切っているランチョロスアミーゴ方式の歩行周期の時期を把握することができる．

なお，ここでは下肢関節角度や下肢関節モーメントを歩行の時期と照合してみていくために，床反力垂直分力の 2 つの最大値と，そのあいだの最小値を時系列に I 期，II 期，III 期とした（**図 14b**）．

歩行時の床反力前後分力は，立脚期前半に後ろ向き（−）の値を，立脚期後半に前向き（+）の値を示す（**図 15b**）．左右分力は，初期接地の衝撃を除き，常に内向きの値を示す．**図 15c** では右を + としているため，左立脚期で右向き（+），右立脚期で左向き（−）の値をとっている．

5）下肢関節角度

歩行時下肢関節角度の推移を**図 16** に示す．股関節は下肢を振り子のように前後へ

ここがポイント！
歩行速度が重心の軌跡に及ぼす影響
重心の上下動については歩行速度の増加に伴って振り幅が大きくなるが，左右の動きについては何ら傾向はみられない．

MEMO
歩行時足底圧分布と COP の軌跡
下図は左足の足底圧分布のデータを拡大したもので，色が濃いほど圧力がかかっている．踵および第 2 中足趾節関節あたりの圧が高いことと，土ふまずの部分が床に接していないことがわかる．

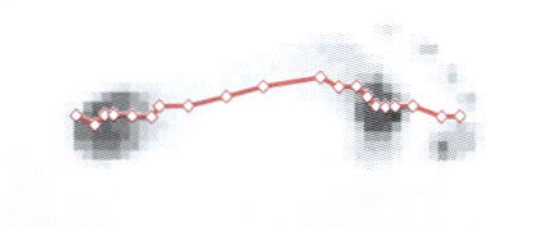

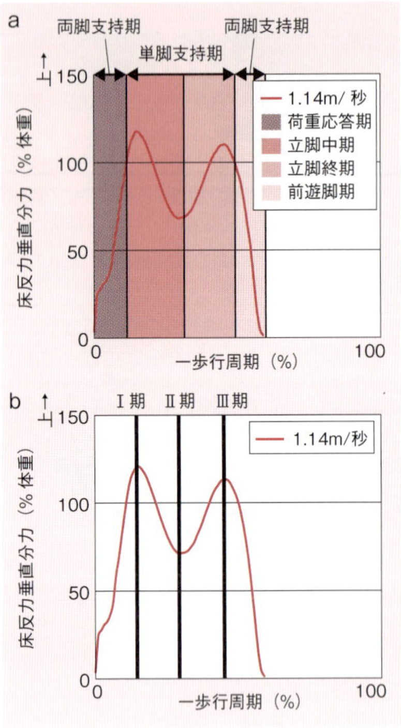

図 14　歩行時の床反力垂直分力
a：歩行周期の時期による区分　b：床反力垂直分力の 2 つの最大値およびそのあいだの最小値による区分

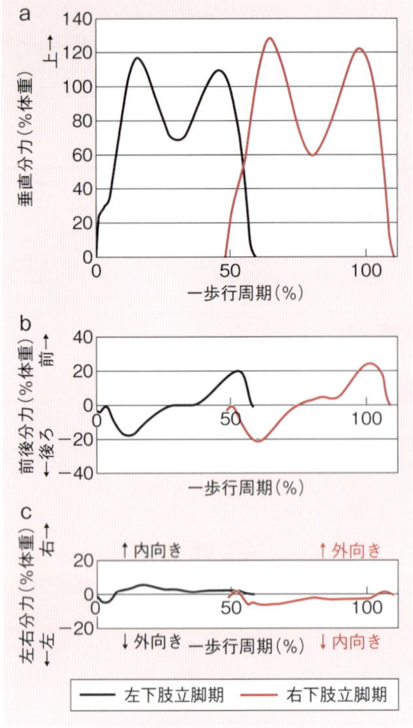

図 15　歩行時の床反力波形
a：床反力垂直分力　b：床反力前後分力
c：床反力左右分力

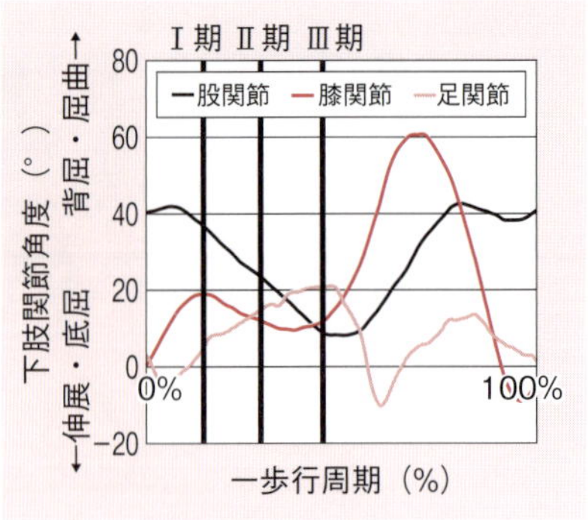

図 16　歩行時の下肢関節角度

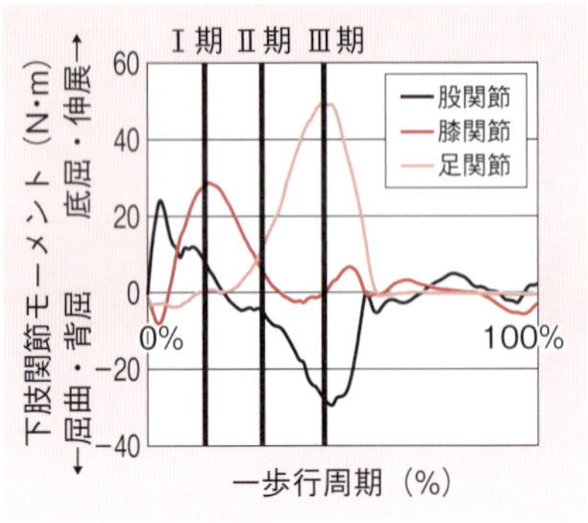

図 17　歩行時の下肢関節モーメント

運ぶので屈曲位から伸展位，再び屈曲位へと推移する．膝関節は伸展位で初期接地後，軽度屈曲した状態で体重を支え，遊脚期で下肢を前へ振り出すために大きく屈曲した後，初期接地に向けて伸展するので 2 回屈伸する（二重膝作用）．足関節は軽度背屈位で初期接地した後に足底面を接地するべく底屈し，体重を支えながら下腿を前方へ傾けるので相対的に背屈し，足趾で踏み返しながら床を蹴るために底屈，遊脚のために背屈するので 2 回底背屈する．

二重膝作用（double knee action）

MEMO

歩行時の下肢が発揮している力を直接計測することはできないので，関節周りの外力と筋張力がちょうどつり合っていると考え，床反力ベクトルから関節中心までのアームの長さと床反力ベクトルの大きさによって関節モーメントを求める．

たとえば，足関節底屈筋の筋張力を求めるとき，足関節底屈筋の筋張力による足関節周りの内部モーメントと，床反力による足関節周りの外部モーメントがつり合っていると考える．すると，右足関節底屈モーメントは

右床反力ベクトルの大きさ×右足関節中心から床反力作用線へのアームの長さ

でおおよそ求めることができる．

ここがポイント！

内部モーメントと外部モーメント

このテキストでは，床反力が関節に作用する力を外部モーメント，それにつり合うように発揮されている筋張力によるモーメントを内部モーメントとし，ことわりがない限り，内部モーメントについて説明している．

6）下肢関節モーメント

歩行時下肢関節モーメントは，静止時であれば筋張力とアームの長さの積で表すことができる．動作時では重力による影響，慣性力による影響，隣接する体節の動きの影響，外力による影響などを考慮して求める．

歩行時の立脚期において初期接地の衝撃を吸収し，体重を支持しながら足部の COP を円滑に前へ進めるという役割を果たすために発揮した筋のはたらきが，下肢の関節モーメントに反映している．つまり，体重を支えながら重心を前方に動かすための関節モーメントがはたらいている．

歩行時の下肢関節モーメントでは，足関節，膝関節，股関節の順で大きな値となる（**図 17**）．特に足関節では反対側の初期接地時，つまり両脚支持期に入る前（**図 17**，Ⅲ期）に最大値となり，足関節が前方への推進力としてはたらいていることがわかる．

（1）足関節モーメント

足関節では，初期接地の衝撃を吸収し，足部を中心に下腿を前方へ回転させながら床を蹴っている．初期接地で床反力ベクトルは足関節のやや後方を通り，床反力は足関節を底屈させる方向にはたらく．それに対して，足関節は背屈筋を遠心性収縮させてゆっくりと足底を接地させるようにはたらく．単脚支持となって以降，床反力ベクトルは足関節から前方へ離れていき，足関節を背屈させる方向にはたらく．足関節はこの時期に背屈しながら，遠心性に足関節の底屈筋を収縮させ，下腿をスムーズに前傾させて COP を前方へ移動させる．踵離地以降，足関節は底屈していき，足関節底

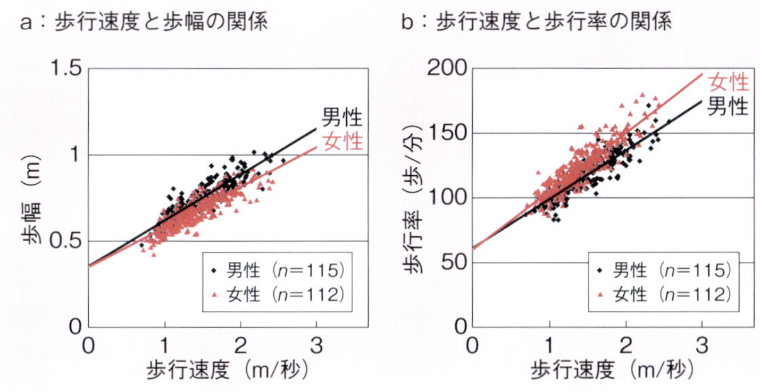

図 18 歩行速度が歩幅と歩行率に及ぼす影響

若年健常者を対象に，歩行速度と歩幅，歩行率の関係を示す．

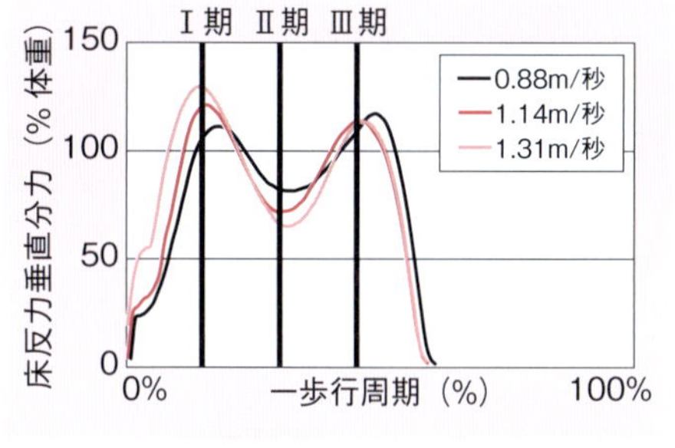

図 19 歩行速度が床反力垂直分力に及ぼす影響

2 つの最大値と，そのあいだの最低値の現れる時期を，順にⅠ期，Ⅱ期，Ⅲ期とする．ここでは 1.14m/秒における時期を示す．

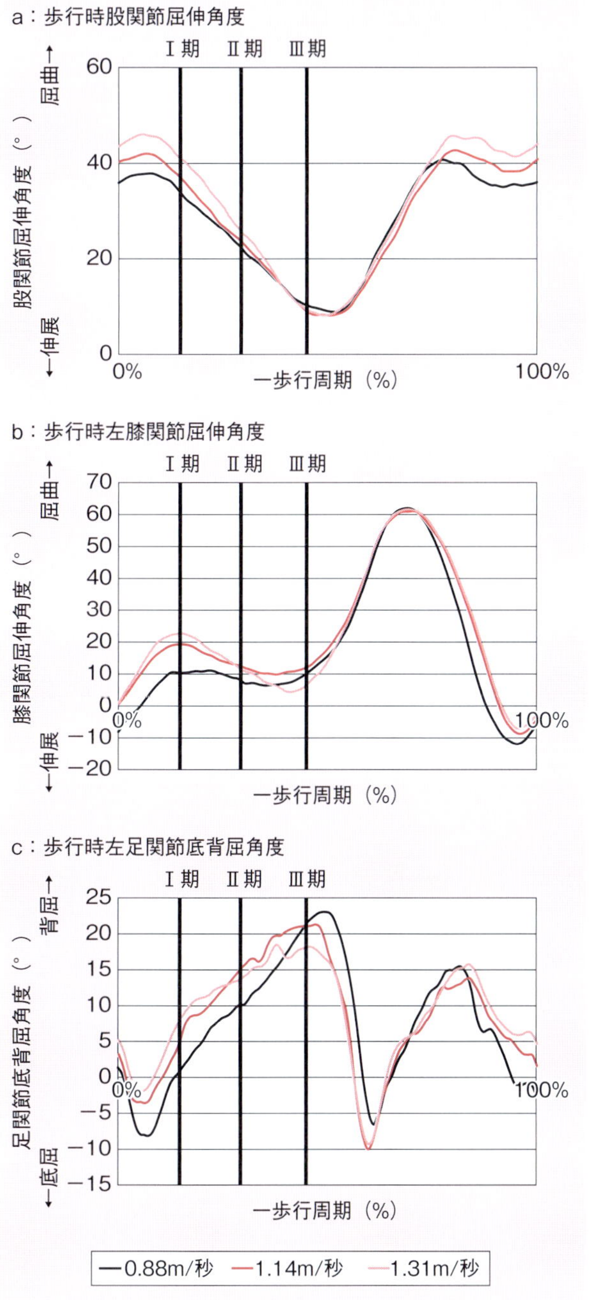

図 20 歩行速度が股関節・膝関節屈伸角度，足関節底背屈角度に及ぼす影響

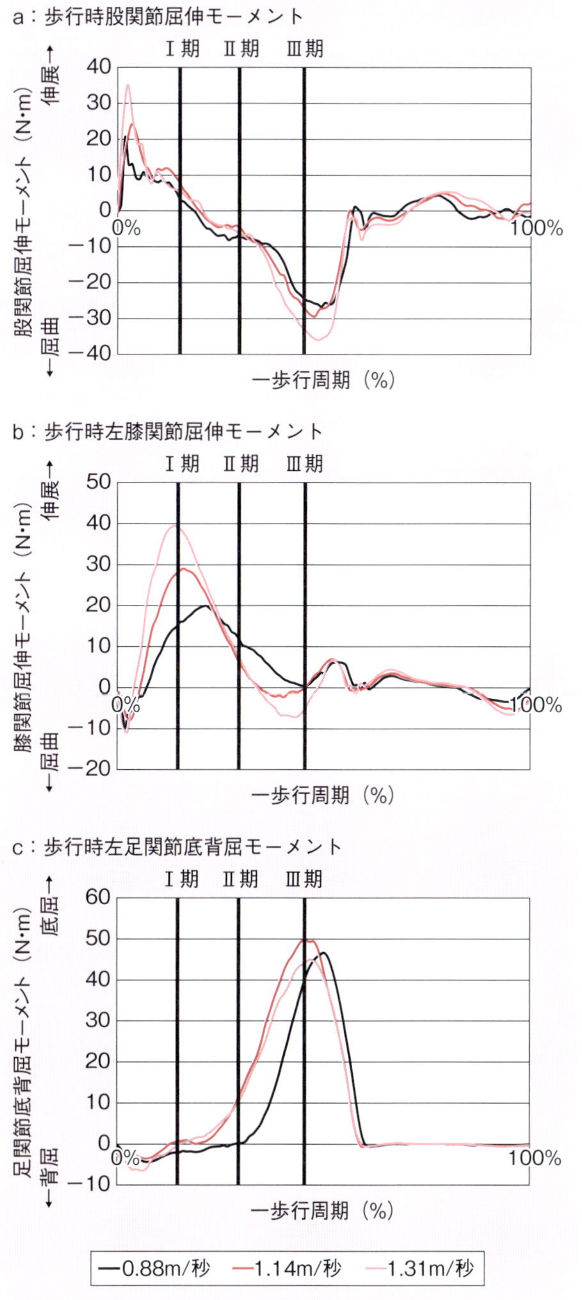

図 21 歩行速度が股関節・膝関節屈伸モーメント，足関節底背屈モーメントに及ぼす影響

LECTURE 6

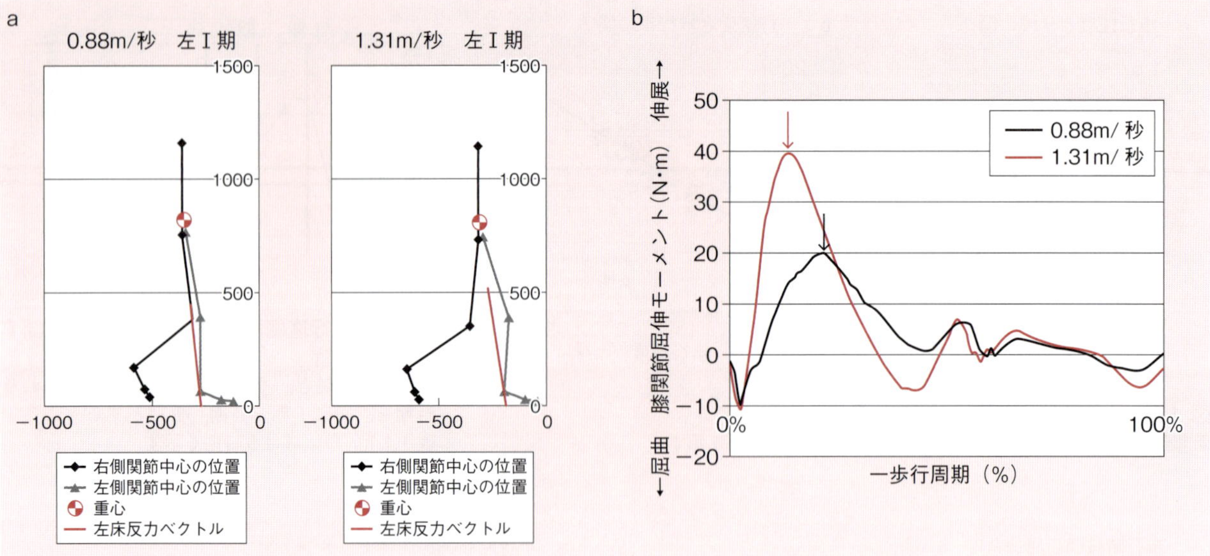

図 22　歩行速度が及ぼす影響

a：下肢関節中心および床反力ベクトルの位置関係．歩行速度の増加に伴って膝の屈曲角度，床反力ベクトルの大きさが増加し，かつ膝関節と床反力ベクトルの距離が増大するために，膝関節伸展筋力を要することがわかる．b：左膝関節屈伸モーメント．歩行速度によってⅠ期（↓，↓）の膝関節伸展モーメントに差が生じる．

屈筋を求心性収縮させ，床を蹴るようにはたらく．反対側の初期接地以降急速に底屈モーメントが減り，遊脚の準備に入る．

(2) 膝関節モーメント

膝関節では，初期接地から反対側の脚離地までの衝撃吸収と体重負荷に対応するために，膝を 15～20° 曲げて体重を支えている．このとき，床反力ベクトルは膝関節のやや後方を通り，膝関節を曲げる方向にはたらく．それに対して，膝関節は膝折れを起こさないように伸展筋群を収縮させ，膝軽度屈曲位のまま支えるようにはたらく．その後は，床反力ベクトルが膝関節中心の前方移動を追いかけるように動き，膝関節中心付近を通るので，関節モーメントは小さな値をとる．

(3) 股関節モーメント

荷重応答期に床反力ベクトルは，股関節の前を通り，股関節に対して屈曲方向にはたらき，体幹が前に倒れないように股関節では伸筋群がはたらく．一方で，反対側の股関節では前遊脚期を迎えており，このときに床反力ベクトルは股関節の後方を通り，股関節に対して伸展方向にはたらいており，股関節は屈筋群がはたらいている．つまり，この両脚支持期に前に出しているほうの股関節では伸筋群をはたらかせ，後ろに残っているほうの股関節では屈筋群をはたらかせて重い体幹を直立位に保つようにはたらいている．

7）歩行速度が歩行のパラメータに及ぼす影響

歩行のパラメータは歩行速度の影響を受ける．歩行速度の増加に伴い，歩幅，歩行率（ケイデンス）ともに増加を示すが，歩幅では男性で，歩行率では女性でその傾向が強まる（**図 18**）．

床反力においては，垂直分力で影響が顕著にみられる．歩行速度の増加に伴い，Ⅰ期の値は増加し，Ⅱ期の値は減少する．つまり，床反力の値の変動が増加する（**図 19**）．この変動の増加は，重心の加速度の影響を受けている（Lecture 2 参照）．

下肢関節角度は，歩行速度の増加に伴い屈伸・底背屈角度が増大し（**図 20**，特にⅠ期），下肢関節モーメントも増大する（**図 21**）．歩行速度によって特に変化するⅠ期の時期の，下肢関節中心および床反力ベクトルの位置関係（**図 22a**）をみると，歩行速度の増加に伴って膝関節の屈曲が強まり，膝関節と床反力ベクトルの距離が離れ

MEMO

歩幅（step length）は 1 歩の距離で，通常は身長の約 45％である．歩行率（cadence）は単位時間内の歩数をいう．

ていくため，I 期の膝関節伸展モーメントが増加することがわかる（**図 22b**）．

以上のことから，歩行速度の増加に伴って，I 期の下肢関節屈伸角度および床反力ベクトルの大きさが増加し，膝関節と床反力ベクトルの距離が大きくなるために，この時期により大きな膝関節伸展筋力が必要となることがわかる．

8）歩行時のロッカー機能

図 23 の右足部に着目してみると，足部を中心に右下肢が前方へ回転していることがわかる．これは踵の形状と足関節，足趾の動きによって行われている．

荷重応答期には踵を中心とした回転（踵ロッカー），立脚中期には足関節を中心とした回転（足関節ロッカー），立脚終期以降は中足趾節間関節を中心とした回転（前足部ロッカー）が生じている．

9）各部位の運動の連鎖

歩行時の膝関節と足関節における矢状面の動きには密接な関係がある．膝関節が伸展するとき足関節は背屈し，逆に膝関節が屈曲するとき足関節は底屈する（**図 24**）．この両者の動きは，重心の上下動の振幅を減少させる．

また，骨盤帯と肩甲帯における水平面の動きにも密接な関係がある．たとえば，左初期接地では左骨盤が前へ，右骨盤が後ろへいくように回旋する．肩甲帯はこれと反対方向へ回旋する（**図 25**）．歩行時の骨盤帯の回旋は，振り出した下肢の骨盤が前へ行くことで効率のよい振り出しを行う効果をもつ．このときの肩甲帯は骨盤帯と反対方向へ回旋し，上肢の腕振りを加えることで，全身の垂直軸周りの角運動量を減少させる作用をしている．

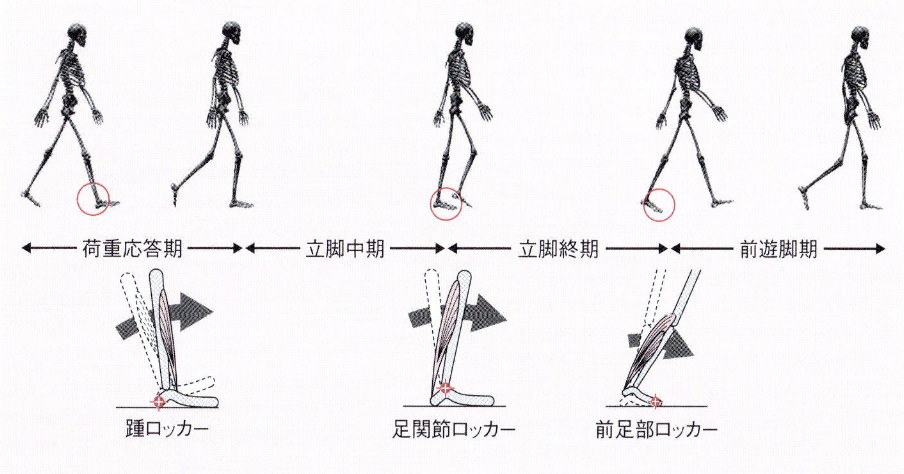

図 23　歩行時のロッカー機能

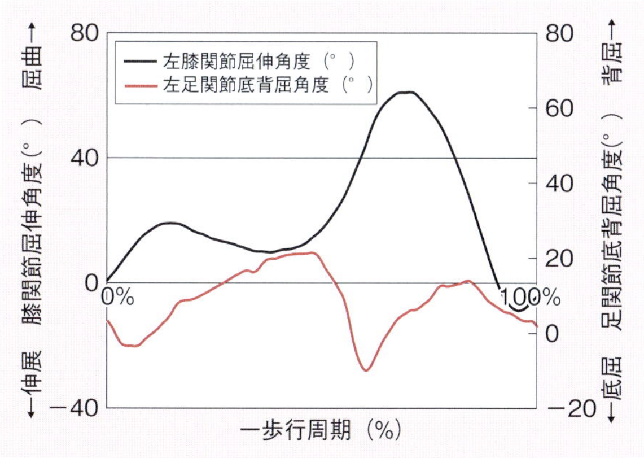

図 24　歩行時の膝関節角度と足関節角度の関係

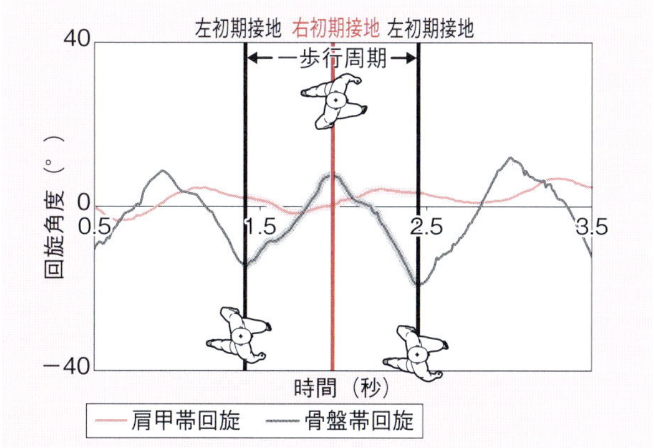

図 25　歩行時の骨盤帯と肩甲帯の回旋角度の関係

MEMO
ロッカー（rocker）
揺り木馬や揺り椅子（rocking chair）の下部についている揺り軸，揺り子の意味．

踵ロッカー（heel rocker）
足関節ロッカー（ankle rocker）
前足部ロッカー（forefoot rocker）

MEMO
ロッカー機能不全の例
●足部の切断
ショパール切断，リスフラン切断，中足骨切断，足趾切断などによるもの
●脚長差による足尖部接地
靴の形状によるもの：ハイヒール，厚底のもの（たいてい，靴底が船底になっている，Step up 参照）

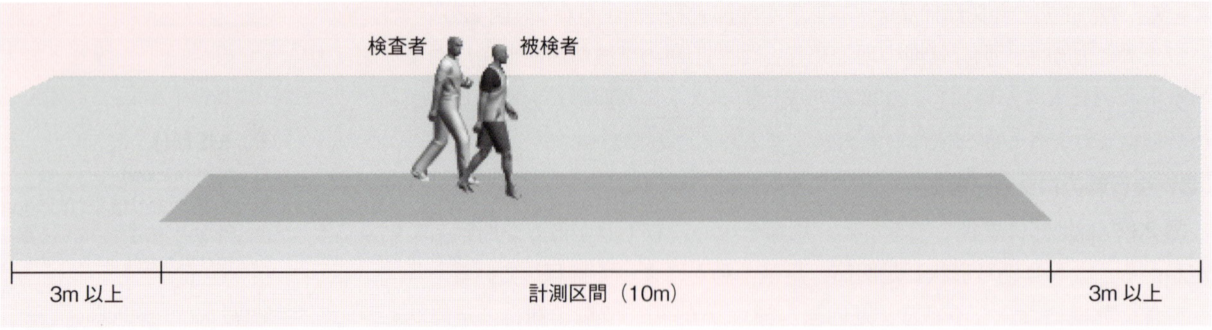

図 26　10m 歩行の実施法

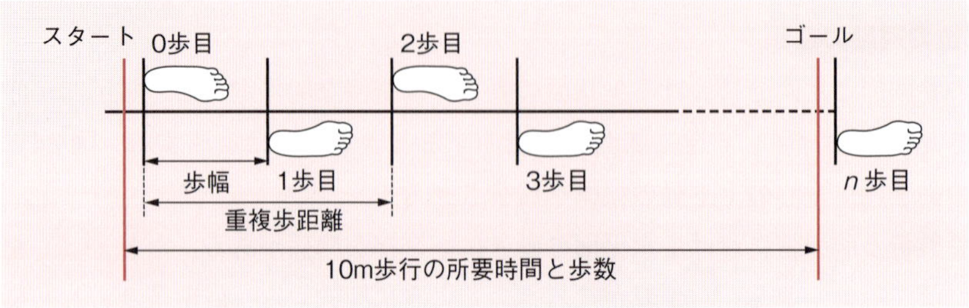

図 27　10 m歩行の所要時間と歩数による歩幅の算出

LECTURE 6

MEMO

歩容（gait）

姿勢と四肢の運動形態を意味し，歩行と走行に分けられる．歩様ともいう．

MEMO

歩容認証

個別的歩容の特徴を利用し，歩行時のアライメントや動きの特徴を解析して個人を認証する技術をいう．

MEMO

歩行の測定には，速さを一定に保つ以外は制限のない自由歩行（free walk），普段の好みの速度による自然歩行（natural walk, preferred walk）のほかに，遅い（緩やかな）歩行速度（slow walking speed），最大歩行速度（maximum walking speed, fastest walk）を用いて行われる．

10）歩行評価のチェックポイント

まず，疾患によって生じる特徴的な歩容の有無と，それ以外の個別的歩容の特徴をつかむようにする．また，運動麻痺を有する場合には，運動麻痺の程度や装具，歩行補助具の有無，義足の場合には切断の高さや義足の種類，用いた継ぎ手によって歩容が変化するので，これらを確認し，歩行の評価を行う．歩行周期分類の，どの時期に，どのような問題が生じているのかを評価する．

（1）歩行速度，歩行率，歩幅など

10m 歩行で評価する．歩き始め，および歩き終わるときには，大きな加速と減速を伴うため，10m 歩行の前 3m 以上手前から歩き始め，10m 歩行の後 3m 以上を歩いてから歩行をやめてもらうようにする（**図 26**）．

10m 歩行における所要時間から歩行速度を算出し，歩数から歩幅を算出する（**図 27**）．

速度（m/秒）＝ 10（m）÷所要時間（秒）

歩幅（m）＝ 10（m）÷歩数

なお，**巻末資料 表 4** に，参照値として用いることのできる健常者の歩行周期変数をまとめた．

（2）異常歩行

Observational Gait Instructor Group（O.G.I.G）の歩行分析シート（**歩行分析チェック表 表 1**）を参考にし，異常歩行を評価する．

病態から特徴的な歩容がみられていないか確認する．本書では障害別に特徴的にみられる歩行の分析シートを巻末にまとめた（**歩行分析チェック表 表 2～9**）．

（3）歩行補助具・補装具による変化

問題点の仮説を立てたら，歩行補助具や補装具によってその問題を制御し，改善がみられるか検証する．

■**参考文献**

1）中村隆一．臨床運動学，第 3 版．東京：医歯薬出版；2002．pp32-44.
2）Kirsten Götz-Neumann．月城慶一（訳）．観察による歩行分析．東京：医学書院；2005.
3）山本澄子ほか．基礎バイオメカニクス．東京：医歯薬出版；2010.

Step up

ロッカー機能不全とそのメカニズム

ロッカー機能不全の例と，そのメカニズムについて示す．なお，歩行の各時期については，床反力垂直分力の2つの最大値と，そのあいだの最小値を示す時期を，時系列順にⅠ期，Ⅱ期，Ⅲ期とした（講義の図 14b 参照）．

1）ハイヒールによって踵・足関節・前足部ロッカー機能の利用が少ない例

ケース①，ケース②ともに 19 歳，女性．ハイヒールの形状（図 1）による違いを示す．計測には，三次元動作解析装置（Vicon 460：Vicon Motion Systems）および床反力計（AMTI JAPAN）を用いた．

（1）ハイヒール歩行①

ヒールの高さは 9cm（図 1 ①）．膝関節モーメントにおいては特にⅠ期で大きな差を示している（図 2）．床反力ベクトルと膝関節中心の距離をみると（図 3），Ⅰ期では裸足よりもハイヒールで距離が大きくなっているために，膝関節伸展モーメントが大きくなったと考えられる．

足関節底屈モーメントにおいては，特にⅢ期で大きな差を示している（図 4）．ハイヒールでは，常に足関節中心の近くを床反力ベクトルが通っているために，踵・足関節ロッカー機能がはたらきにくく，前足部ロッカーは裸足よりもそのはたらきが小さくなっていた．同様に，床反力ベクトルと足関節中心の距離をみると，裸足と比べてハイヒールでは特にⅢ期の距離が小さくなっており，足関節底屈モーメントが裸足と比べて小さくなったと考えられる（図 3）．

（2）ハイヒール歩行②

ヒールの高さは 8cm．前足部の足底に 2cm の補高があり，実質の前足部と踵の高さの差は 6cm．靴底が船底型になっている．アンクルストラップを有し，ヒールの支持面が①と比べてやや広い（図 1 ②）．

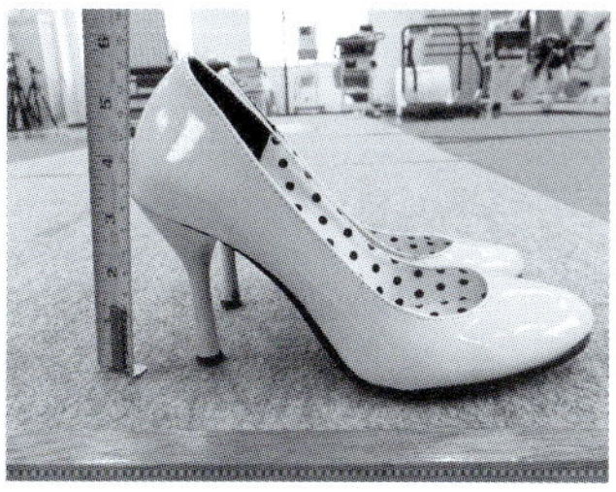

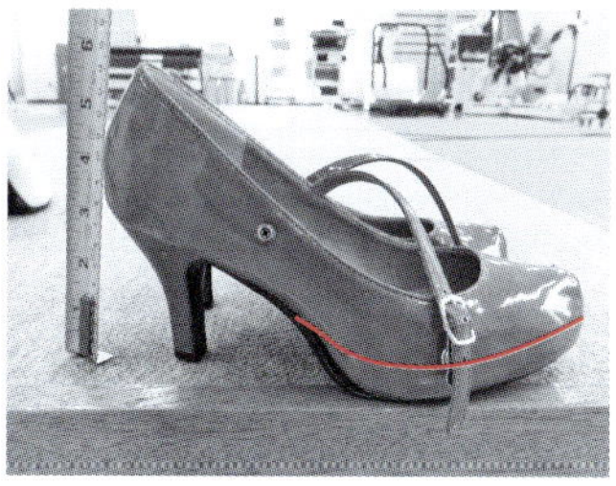

①ヒール高 9cm　②ヒール高 8cm，前足部補高 2cm

図 1　ハイヒールの形状

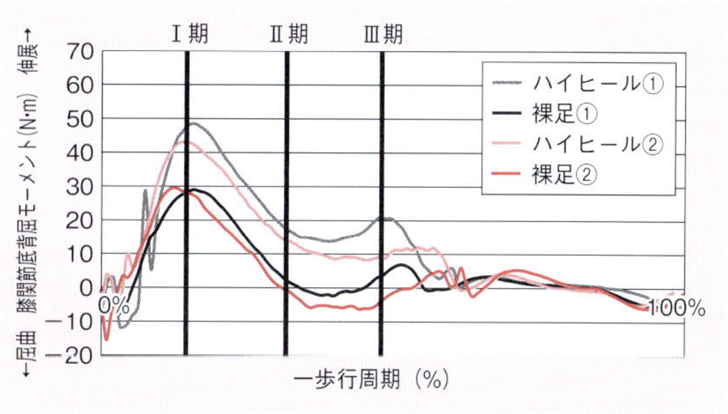

図 2　膝関節モーメントのハイヒールの形状による比較

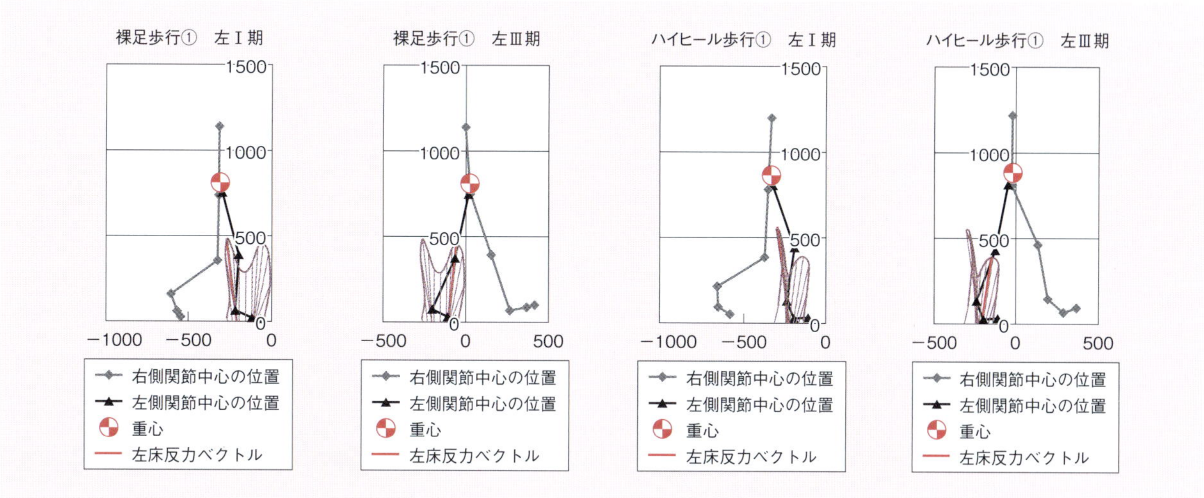

図 3　裸足歩行とハイヒール歩行の比較（ケース①）

膝関節伸展モーメントは①と同様であった．足関節底屈モーメントでは，①のハイヒールと比べて足関節が背屈しているため，足関節中心と床反力ベクトルの距離が裸足と大きな違いなく推移している（図5）．床反力ベクトルの形状から，踵ロッカーははたらきにくいものの，足関節・前足部ロッカーは裸足と同様にはたらいていることがわかる．

以上のことから，ハイヒールによってⅠ期の膝関節伸展モーメントは増大するが，足関節底屈モーメントについては靴の形状によって異なることがわかった．

2）片麻痺による足関節ロッカー機能不全の例

片麻痺では，麻痺側の随意性低下による歩行障害をきたす．錐体路徴候として痙縮が認められるが，特に下肢では屈曲・背屈筋と比べて，伸展・底屈筋の緊張が強まり，伸展・底屈筋＞屈曲・背屈筋というアンバランスな筋緊張の状態を呈する．

片麻痺患者の歩行では，麻痺側の荷重応答期において足関節底屈筋の痙縮により下腿が後傾し，反張膝を呈することがある（図6）．

図7は右に優位な両片麻痺患者（ブルンストロームステージは右：上肢Ⅲ，手指Ⅳ，下肢Ⅲ，左：上肢，手指，下肢すべてⅥ）の症例である．右初期接地後まもなく反張膝を呈している．そのため，運動の連鎖で麻痺側体幹が後方へ引かれている．立脚中期における足関節ロッカーの機能がはたらきにくく，立脚終期において下腿が前傾していかないことと，麻痺側体幹が後方へ回旋していることで，前遊脚期の荷重が減る時期に麻痺側下肢が外旋していく．

このように，筋緊張の屈筋側と伸筋側のアンバランスによって，足関節ロッカーがはたらきにくくなる．

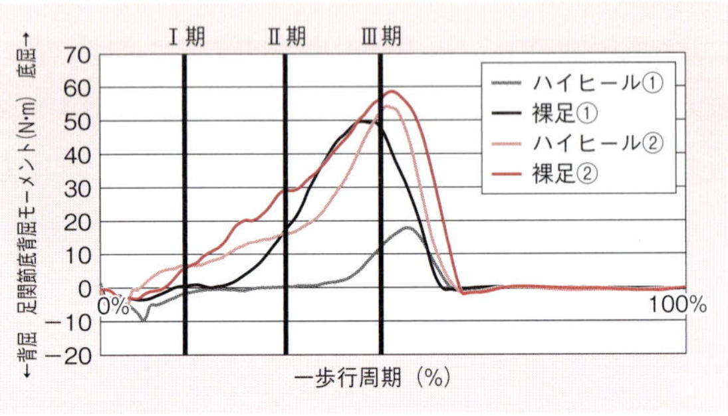

図4　足関節モーメントのハイヒールの形状による比較

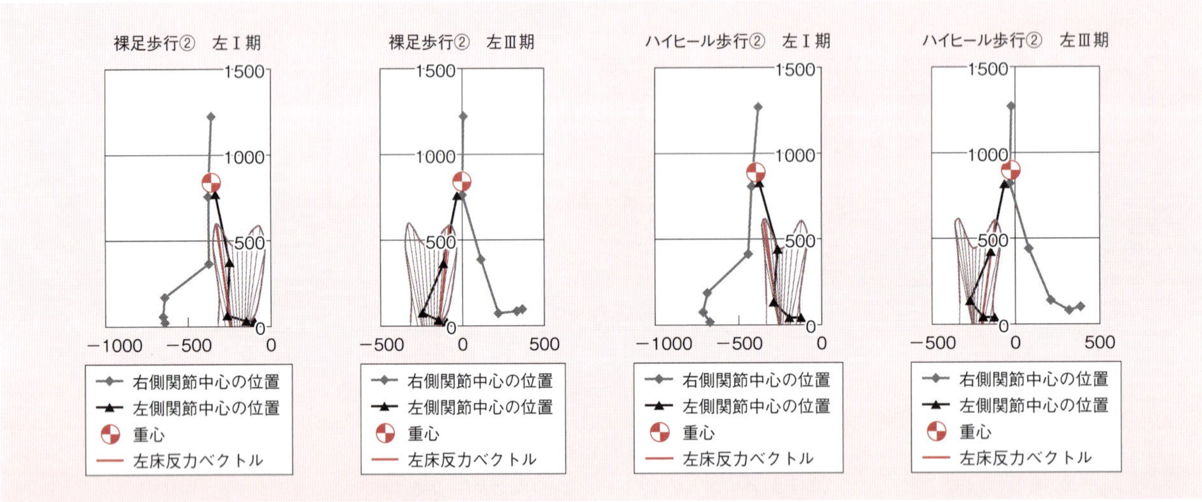

図5　裸足歩行とハイヒール歩行の比較（ケース②）

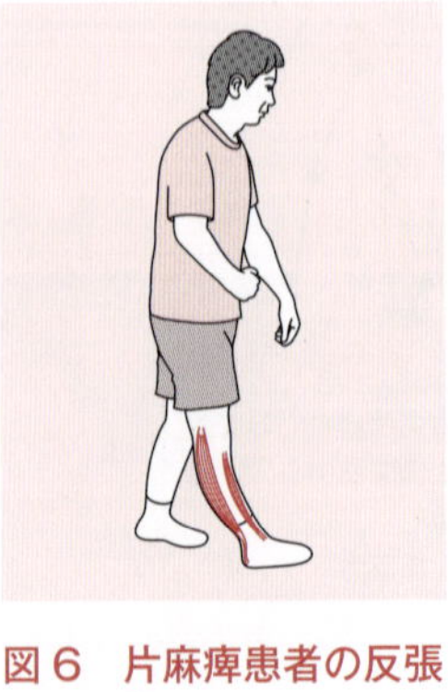

図6　片麻痺患者の反張膝

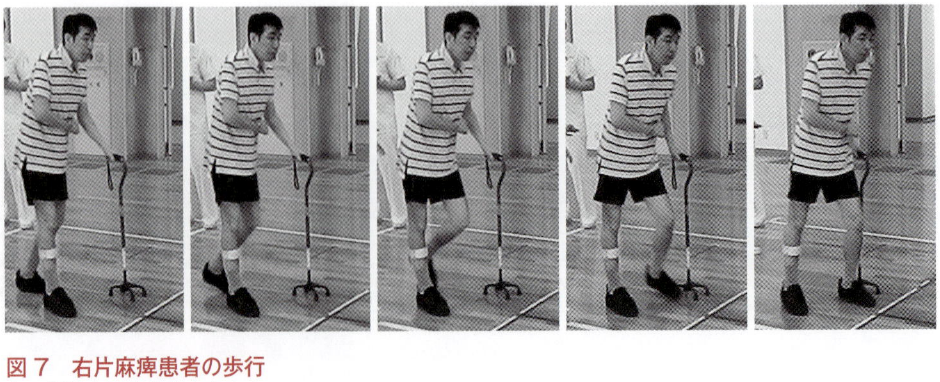

図7　右片麻痺患者の歩行
右に優位な両片麻痺を有する．

LECTURE 7

高齢者の姿勢・動作の特徴と分析

到達目標

・高齢期における心身の特徴を理解する.
・高齢者の運動機能の特徴を理解する.
・高齢者の姿勢と動作の特徴を理解する.

この講義を理解するために

この講義では，高齢者の姿勢・動作の特徴と分析について学びます．そのためには，まず高齢期における運動機能の変化について理解することが大切です．老化を背景として高齢期の心身にどのような特徴があり，それによって各運動機能にどのような変化が起こるのかを学びます．姿勢・動作については，理学療法や作業療法場面で分析することが多い立位姿勢，起き上がり動作，立ち上がり動作，歩行動作における特徴について学びます．

高齢者の姿勢・動作の特徴と分析を学ぶにあたり，以下の項目をあらかじめ確認・整理しておきましょう．

□ 骨格筋の構造と機能を復習しておく．
□ 立位姿勢の姿勢制御について復習しておく．
□ 起居動作の動作特性を復習しておく．
□ 正常歩行の特性を復習しておく．

講義を終えて確認すること

□ 老化，廃用症候群，老年症候群について理解できた．
□ 高齢者の運動機能の特徴を理解できた．
□ 高齢者の立位姿勢の特徴を理解できた．
□ 高齢者の起居動作の特徴を理解できた．
□ 高齢者の歩行動作の特徴を理解できた．

講義

1. 高齢期における心身の特徴

高齢者の姿勢や動作を理解するにあたって，これらに影響を及ぼす高齢期に特有な要因についておさえておくことが必要である．高齢者の姿勢や動作は，単なる加齢に伴う退行性変化だけではなく，日常の活動性低下による廃用性変化の影響も受けている．

1）老化

老化とは，成熟期以降に起こるものであり，加齢に伴って個体の諸機能が低下していく状態と定義される．ストレイラーは老化の特徴として次の4つをあげている．

①普遍性：誰にでも起こるものである．

②内在性：あらかじめ遺伝的にプログラムされたものである．

③進行性：時間とともに進行し，不可逆的である．

④有害性：生体の生命維持にとって有害なものである．

老化は生理的老化と病的老化に分けられる．生理的老化とは，加齢による生理的な機能低下を指し，誰にでも必ず起こる．一方，病的老化とは，種々の疾患や環境因子によるストレスが加わって生理的老化が著しく加速し，病的状態を引き起こすことであり，誰にでも必ず起こるとは限らない．しかし，生理的老化と病的老化とのあいだに明瞭な境界はない．

2）廃用症候群

廃用症候群とは，安静状態が長期間続くことで起こる二次的な心身のさまざまな機能低下をいう．廃用症候群は年齢にかかわらず発生する．高齢者では老化に伴い日常の活動性が低下し，その結果として廃用症候群を生じてしまうことが少なくない．また，廃用症候群を生じてしまうとその進行も早く，それがきっかけで寝たきり状態に至ってしまうこともある．

3）老年症候群

老年症候群とは，「原因はさまざまであるが，放置するとQOLやADLを阻害する高齢者に多くみられる一連の症候」をいう[1]．老年症候群に含まれる症候は多数あるが，以下のように大きく3つに分類することができる（**図1**）[1]．

①主に急性疾患に付随する症候で，若年者と発生頻度は同様であるが対処方法に工夫が必要なもの．

②主に慢性疾患に付随する症候で，前期高齢者から徐々に増加するもの．

③後期高齢者から急増する症候で，ADLの低下と密接な関連があり，要介護状態の原因になりやすいもの．

老年症候群は，老化を背景として多くの原因が複合的に関連し合って発生する（**図2**）[2]．

2. 高齢者の運動機能

老化に伴い，高齢者の運動機能は低下する．その低下の速度や開始時期は各運動要素によって異なる．また，人によっても一様ではなく，日常生活の活動性低下や疾患が加わることで，運動機能の低下はさらに影響を受ける．そのため，高齢者の運動機能は若年者に比べて個人差の大きいことが特徴の一つとされている．ここでは，高齢者における筋機能，全身持久力，バランス能力の特徴をとりあげる．

1）筋機能

（1）筋量

骨格筋の筋量は成熟期以降，加齢に伴い減少していく．これをサルコペニアとい

MEMO
加齢（エイジング）
生まれてから死ぬまでの年を重ねていく時間経過をさす．

ストレイラー（Strehler）

MEMO
生理的老化と病的老化の例
たとえば，加齢に伴う骨量の減少は生理的老化であるが，骨粗鬆症は病的老化にあたる．

MEMO
廃用症候群の症状
筋萎縮，骨萎縮，関節拘縮，褥瘡，起立性低血圧，心機能低下，呼吸機能低下，便秘，食欲不振，失禁，尿路感染，知的活動低下など．

MEMO
サルコペニア（sarcopenia）
サルコペニアとは，ギリシア語で「肉」を表すsarx（sarco）と，「喪失」を意味するpeniaを組み合わせた造語である．広義にはすべての原因による筋肉量減少，筋力低下，身体機能低下を指し，狭義には加齢による筋肉量減少を指す．広義の意味でのサルコペニアは，その原因から加齢のみが原因の一次性サルコペニアと，その他の原因（活動，栄養，疾患）による二次性サルコペニアに分類される．また，サルコペニアの程度は筋肉量減少，筋力低下，身体機能低下の3つの観点から，筋肉量減少のみの前サルコペニア，筋肉量減少に筋力低下もしくは身体機能低下のいずれかがあてはまるサルコペニア，すべてがあてはまる重症サルコペニアの3段階に分類される．

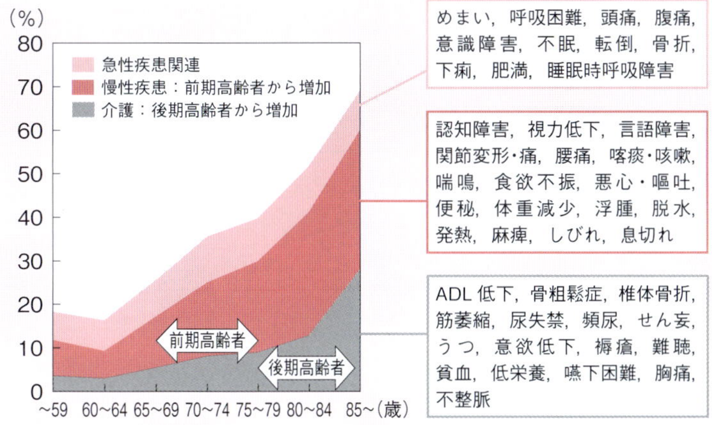

（神崎恒一．臨床栄養 2011；119（7）：750-754[1]）

図 1　3 つの老年症候群

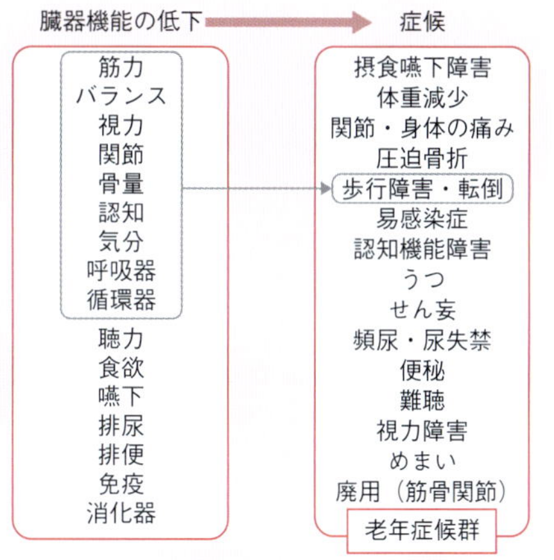

（神崎恒一．日本臨床 2013:71（6）:974-979[2] より作成）

図 2　加齢に伴う臓器の機能低下と老年症候群

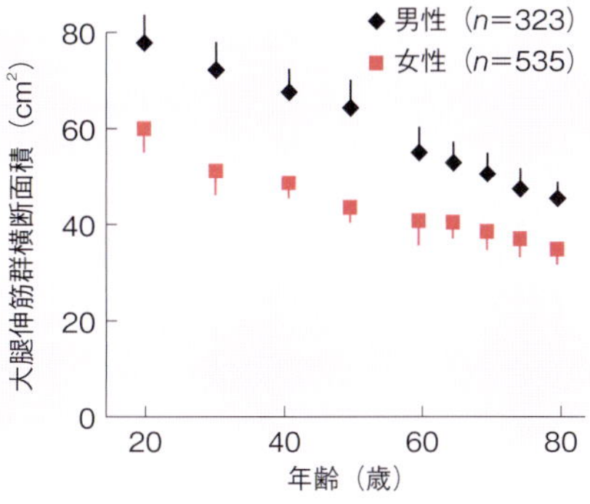

（田辺　解ほか．診断と治療 2010；98（11）：1779-1784[3]）

図 3　加齢に伴う筋横断面積の変化

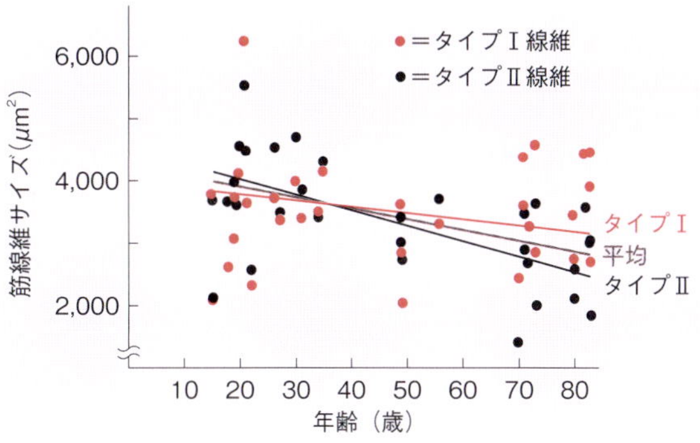

（Lexell J, et al. *J Neurol Sci* 1988；84：275-294[4]）

図 4　筋線維タイプ別にみた筋線維サイズの加齢変化

う．MRI で大腿四頭筋の筋横断面積を測定した調査によると，筋横断面積は 80 歳代では 30 歳代に比べて約 30% 減少することが報告されている（**図 3**）[3]．この加齢に伴う骨格筋の筋量減少は，筋線維サイズの萎縮と筋線維数の減少によるものであり，遅筋線維に比べて速筋線維優位に生じる（**図 4**）[4]．

（2）筋力

筋力は加齢とともに低下する．一般に，筋力低下は 30 歳ごろから始まり，50 歳以降で加速し，80 歳代になると約 30～40% 低下する．また，加齢による上肢と下肢の筋力変化を比較すると，上肢に比べて下肢で筋力低下の程度が大きいことがわかる（**図 5**）[3]．

2）全身持久力

全身持久力の評価指標である最大酸素摂取量は，若年者に比べて高齢者で減少する（**図 6**）[5]．この最大酸素摂取量の減少は，加齢に伴う心拍出量の低下と筋量の減少によるものとされている．

3）バランス能力

加齢に伴い立位姿勢バランスは低下する．これは，立位姿勢バランスに関与する筋骨格系，神経系，感覚系の退行性変化に起因する．

（1）静的立位姿勢バランス

片脚立位保持時間は 60 歳を過ぎると急激に減少する[6]．また，片脚立位保持時間の減少は，開眼よりも閉眼時で顕著に現れる（**表 1**）[6]．

MEMO

静的立位姿勢バランスと動的立位姿勢バランス

力学的観点からいうと，静的立位姿勢バランスとは，静的立位姿勢時の身体重心を支持基底面内のある一定位置に維持することをいう．動的立位姿勢バランスとは，随意的あるいは不意な外力などによって移動した立位姿勢時の身体重心を支持基底面内に維持することをいう．

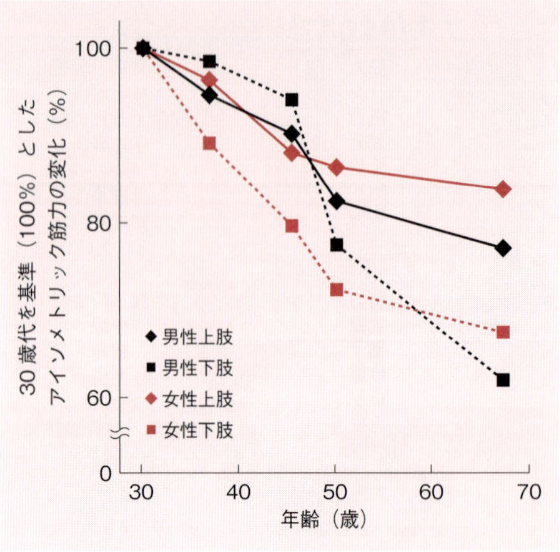

（田辺　解ほか．診断と治療 2010；98（11）：1779-1784[3]）

図5　身体部位別にみた筋力の加齢変化

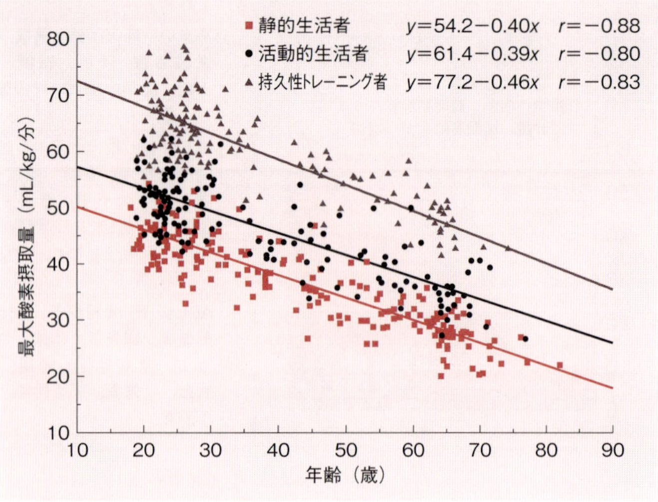

（Wilson TM, et al. *Am J Physiol Heart Circ Physiol* 2000；278：H829-H834[5]）

図6　最大酸素摂取量の加齢変化

表1　片脚立位保持時間*の加齢変化

年代（歳）	開眼/閉眼	平均値（標準偏差）（秒）	30秒未満の割合（%）
20～29	開眼	30.0	0
	閉眼	28.8（2.3）	25
30～39	開眼	30.0	0
	閉眼	27.8（5.0）	23
40～49	開眼	29.7（1.3）	6
	閉眼	24.2（8.4）	24
50～59	開眼	29.4（2.9）	6
	閉眼	21.0（9.5）	57
60～69	開眼	22.5（8.6）	57
	閉眼	10.2（8.6）	90
70～79	開眼	14.2（9.3）	90
	閉眼	4.3（3.0）	100

*測定時間は30秒間で実施．

（Bohannon RW, et al. *Phys Ther* 1984；64：1067-1070[6] より作成）

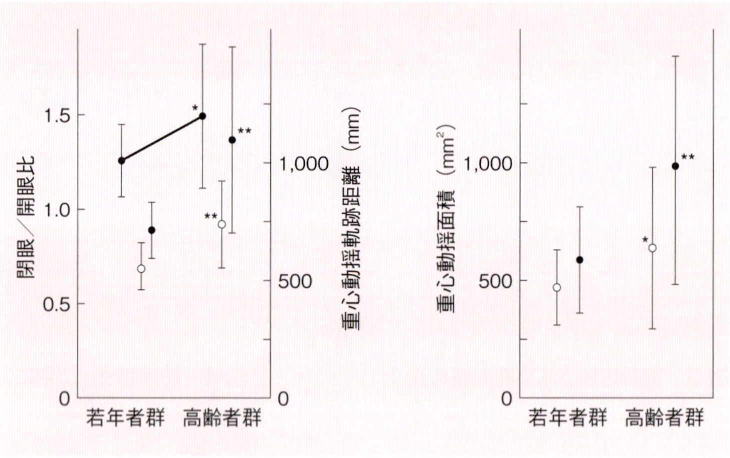

○は開眼時の値，●は閉眼時の値を，エラーバーは標準偏差を表す．
*$p < 0.05$，**$p < 0.01$

（後藤昭信ほか．*Equilibrium Res* 1989；48（2）：138-143[7]）

図7　重心動揺の加齢変化

重心動揺（body sway）

MEMO
閉眼/開眼比は，平衡機能における視覚依存度を示す指標である．

静止立位時の重心動揺は，加齢とともにその軌跡長や面積が増加する[7]．また，加齢による重心動揺の影響は，開眼に比べて閉眼時で大きくなる（**図7**）[7]．しかし，若年者と高齢者で比較したときに観察されるこれらの重心動揺の差はわずかなものであるとの見解もある[8]．

（2）動的立位姿勢バランス

安静立位から随意的に前後方向へ重心移動できる範囲は，加齢に伴い減少する．小野ら[9]は若年者と高齢者の随意的な重心移動距離を比較し，高齢者でみられる重心移動距離の減少は，前方移動よりも後方移動で著しいことを報告している．このことから，高齢者では後方への姿勢制御がより難しくなることが考えられる．

姿勢制御（postural control）
足関節戦略（ankle strategy）
股関節戦略（hip strategy）

不意な外乱刺激に対する姿勢制御では，高齢者は足関節戦略よりも股関節戦略を用いて姿勢を制御する傾向にある．その際の筋応答を調べると，高齢者において，①足関節周囲筋の潜時が長い，②遠位筋よりも近位筋の活動が先行する，③主動筋と拮抗筋を同時に活動させる，といった特徴が観察される（**図8**）[10]．この理由として，高齢者では足関節周囲筋の筋力低下により足関節を中心とした姿勢制御が困難になるた

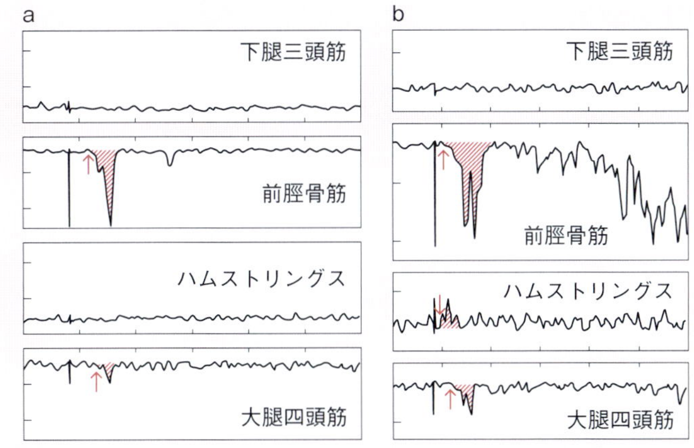

（Manchester D, et al. *J Gerontol A Bio Sci Med Sci* 1989；44（4）：M118-M127[10] より作成）

図８　外乱刺激（後方への身体動揺）に対する若年者と高齢者の筋応答パターンの比較

↑は筋応答の開始を示す．若年者で観察される正常な筋応答パターンは，a のように前脛骨筋→大腿四頭筋の順に筋活動が出現する．しかし高齢者では，姿勢制御に用いる運動戦略の違いから，b のように前脛骨筋→大腿四頭筋の筋活動に先行して，身体後面にある大腿の筋群（ハムストリングス）の筋活動が出現する筋応答パターンが観察されることがある．

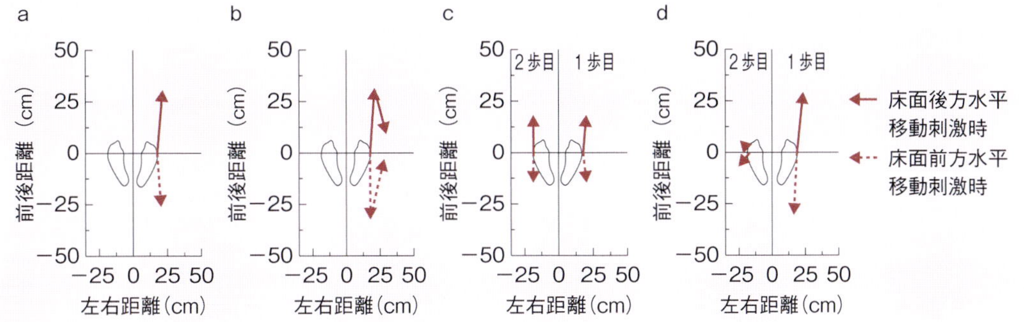

（McIlroy WE, et al. *J Gerontol A Bio Sci Med Sci* 1996；51（6）：M289-M296[11] より作成）

図９　外乱刺激に対するステッピング反応のパターン

1 歩のみのステッピングとは最初の 1 歩の踏み出しで姿勢を立て直したパターン（a）をいい，複数歩のステッピング（b〜d）とは姿勢を立て直すのに複数歩の踏み出しを要したパターンをいう．複数歩のステッピングはさらに 2 歩目の踏み出し側とその方向に基づいて，1 歩目と同側の下肢を踏み出す同側下肢のステッピング（b），反対側の下肢を 1 歩目と同じ方向に踏み出す対側下肢同方向のステッピング（c），反対側の下肢を 1 歩目と逆方向に踏み出す対側下肢逆方向のステッピング（d）の 3 つのパターンに分類される．

表２　外乱刺激に対するステッピング反応のパターンの発現頻度

ステッピング反応のパターン／発現頻度*（%）		1 歩のみのステッピング	複数歩のステッピング		
			同側下肢のステッピング	対側下肢同方向のステッピング	対側下肢逆方向のステッピング
床面前方水平移動刺激	若年者群	80	4	16	0
	高齢者群	30	23	42	3
床面後方水平移動刺激	若年者群	48	13	22	17
	高齢者群	29	44	15	12

*発現頻度の算出方法は，若年者群では合計 25 試行（被検者 5 人× 5 試行），高齢者群では合計 45 試行（被検者 9 人× 5 試行）に対する割合として，それぞれ算出している．

（McIlroy WE, et al. *J Gerontol A Bio Sci Med Sci* 1996；51（6）：M289-M296[11] より作成）

め，股関節を中心とした姿勢制御を用いるようになると考えられている．

また，新たな支持基底面を形成して姿勢を制御するステッピング戦略についても，若年者と高齢者とのあいだに違いがみられる．若年者は不意な外乱刺激に対して 1 歩のステッピングで姿勢を制御できるが，高齢者では複数歩のステッピングを要することや，それらのステッピングは姿勢の側方安定性を保持するために外側に踏み出されることが報告されている（**図 9，表 2**）[11]．

MEMO

ステッピング戦略（stepping strategy）は，踏み出し戦略ともいう．

LECTURE 7

3. 高齢者の姿勢，動作

1）立位姿勢

高齢者における立位姿勢の特徴的な所見として，脊柱支持組織の変化による脊柱の後彎とそれに伴う代償性変化があげられる．

仲田ら[12]は，高齢者の立位姿勢を立位側面写真とX線像の脊椎変化より，伸展型，S字型，屈曲型，手膝上型の4つのタイプに分類している（**図10**）．このうち，高齢者の20～40％は屈曲型をとることが報告されている．

①伸展型（**図10a**）：背部が一直線になり後方へ反ったものをいう．従来の平背，凹背にあたる．X線像では，腰椎椎間板変性の所見が比較的多く認められる．

②S字型（**図10b**）：胸椎後彎と腰椎前彎が強調されたものをいう．従来の凹円背にあたる．X線像では，胸椎圧迫骨折の所見が多く認められる．

③屈曲型（**図10c**）：背部全体は後彎し円背となり，頭部が前方に出たものをいう．従来の円背，全後彎，亀背にあたる．X線像では，胸椎圧迫骨折に加え腰椎椎間板変性の所見が多く認められる．

④手膝上型（**図10d**）：背部の変化は屈曲型に似ているが，手を膝の上に置いたものをいう．X線像では，胸椎圧迫骨折に加えさらに著しい腰椎椎間板変性の所見が認められる．

脊柱変化により体幹の前傾が進行すると，骨盤や下肢関節で代償し立位姿勢を保つようになる．すなわち体幹の前傾が進むと，代償的に骨盤を後傾し脊柱を起こそうとする．この骨盤の代償がさらに股関節を伸展，膝関節を屈曲，足関節を背屈させる．膝関節屈曲による代償は25～30°が限界で，これを超えると手を膝の上に置く手膝上型になると考えられている．

このような高齢者の立位姿勢は，重心線が足圧中心に対して後方へ偏位するため，後方へ転倒しやすい状態にある．

2）起き上がり動作

高齢者の起き上がり動作における運動パターンを分析した研究によると，若年者とのあいだで運動パターンに相違が認められることが報告されている．金子ら[14]は若年者と高齢者を対象に起き上がり動作の所要時間と運動パターンを調べ，高齢者の起き上がり動作の特徴として，①動作時間が延長する，②体幹屈曲位で両下肢を挙上させ，体幹を回旋させずに両殿部を軸に体幹と両下肢が対称的な位置を保ちながら側方移動し，端座位に移行する，③上肢でベッド上あるいはベッド端をつかんで押しなが

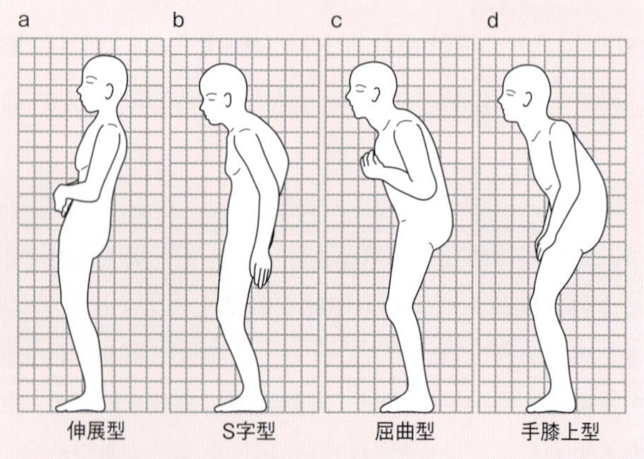

図10　高齢者における立位姿勢の分類

MEMO
姿勢の分類についてはスタッフェル（Staffel）の分類やワイルズ（Wiles）の分類がよく知られている．スタッフェルの分類では脊椎の彎曲度から姿勢を正常姿勢，平背，凹背，円背，凹円背の5型に分類している．

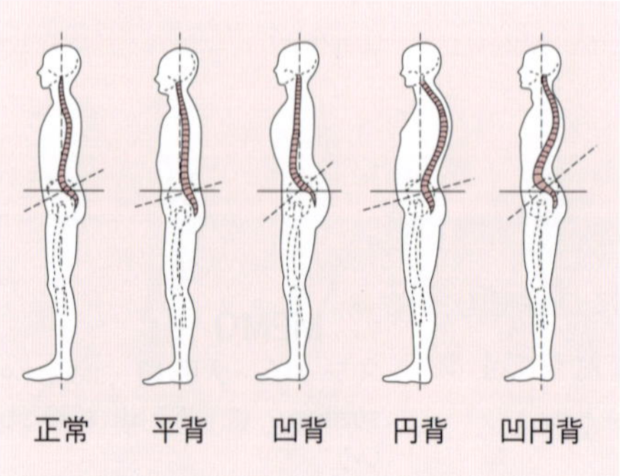

（渡辺英夫〈編著〉．リハビリテーション診療必携，第3版．医歯薬出版；2007．p82[13]）

LECTURE 7

ら起き上がる，④運動パターンのバリエーションが減少することをあげている（**図11**）．また，これらの動作パターンを選択する主な要因として，加齢に伴う腹筋や股関節屈筋の筋力低下をあげている．

3）椅子からの立ち上がり動作

日常生活において頻繁に行われる椅子からの立ち上がり動作は，高齢になるにつれて難易度が増す．一般的に，高齢者における立ち上がり動作の特徴としては，動作時間の延長，殿部離床時における体幹前傾角度の増加と身体重心－支持基底面間距離の減少があげられる．

高齢者における立ち上がり動作の運動戦略を調べた研究[15]によると，動作に用いた運動戦略は，①体幹をすばやく前傾させて身体重心を前方に加速させて立ち上がる運動量戦略，②殿部離床前に，殿部を前方にずらしたり体幹を大きく前傾させたりする，あるいは足部を後方に引くことによって身体重心を足部で形成される支持基底面内に入れてから立ち上がる安定戦略，③両者の側面を併せもつ混合戦略の3つに分類できると報告されている（**図12**）．このうち，健康な高齢者は若年者と同様に運動量戦略を用いた立ち上がり方をすることが多いが，機能障害を有する高齢者では他の運動戦略を用いる傾向にある．特に，このような高齢者では椅子の座面が低くなると混

運動量戦略（momentum transfer strategy）
安定戦略（stabilization strategy）
混合戦略（combined strategy）

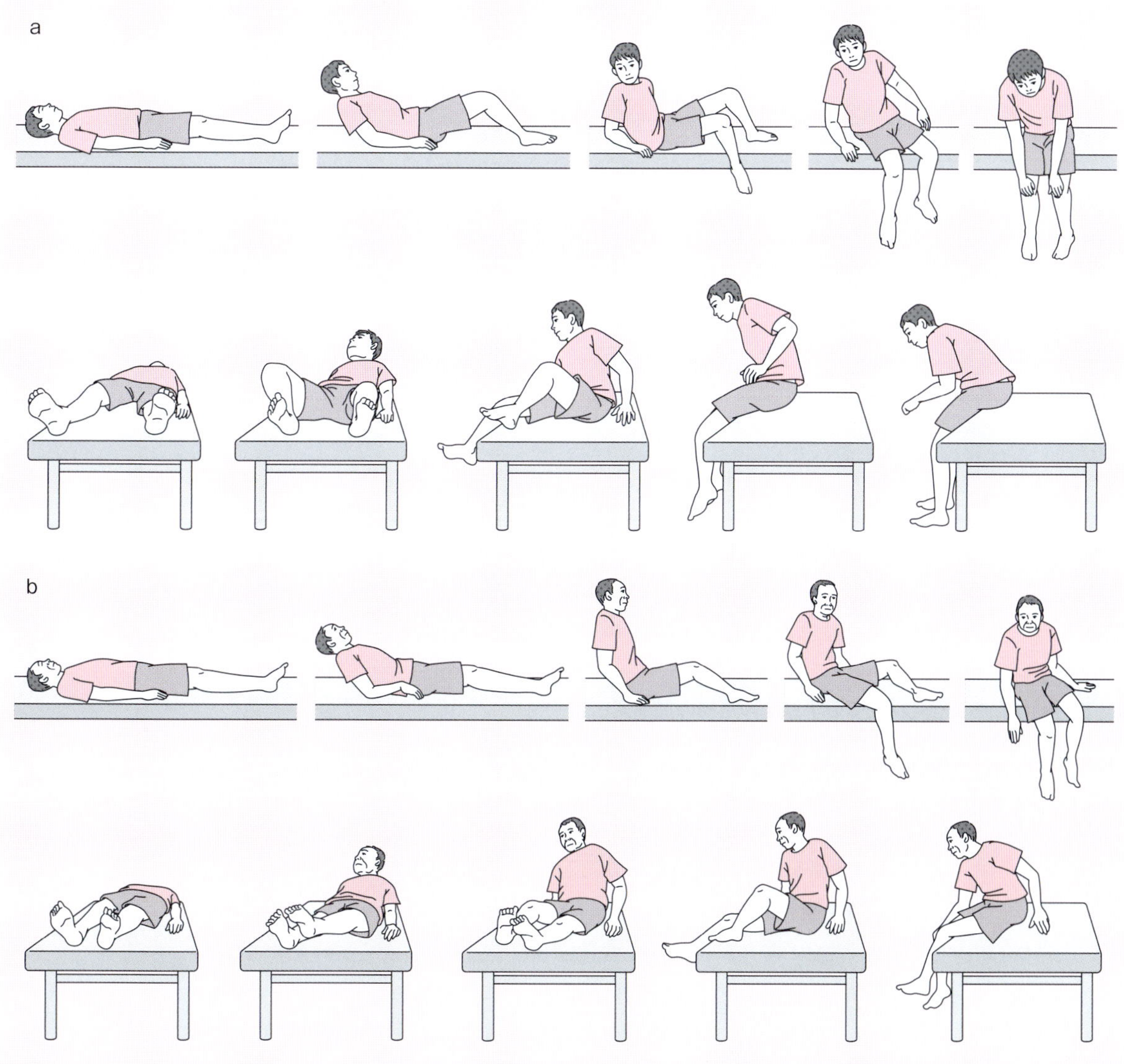

（金子純一朗ほか．総合リハ 2003；31（5）：473-479[14] より作成）

図11 若年者と高齢者における起き上がり動作パターンの比較
a：若年者 b：高齢者

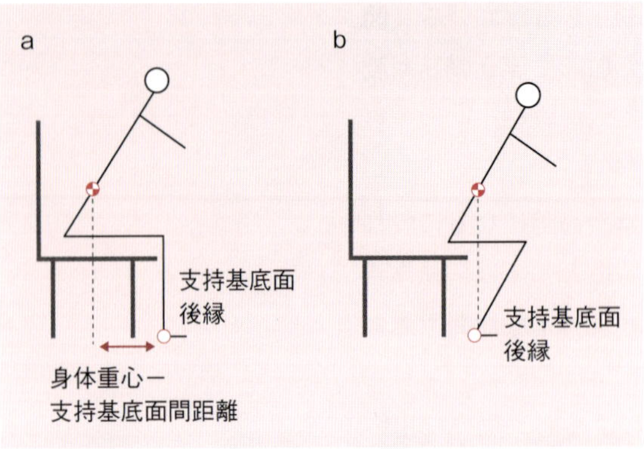

（Hughes MA, et al. *Clin Biomech* 1994；9（3）：187-192[15]）

図 12　立ち上がり動作における運動戦略
a：運動量戦略　b：安定戦略

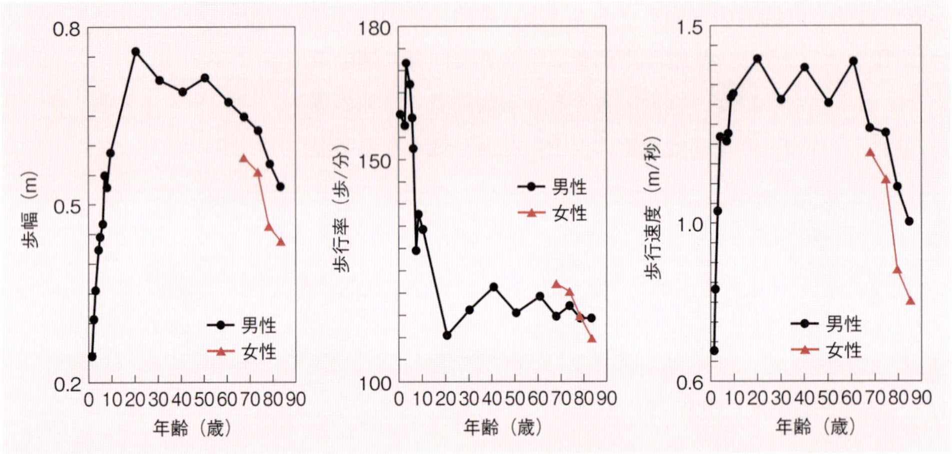

（山崎信寿〈編〉．足の事典．朝倉書店；1999．p118[16]）

図 13　歩幅，歩行率，歩行速度の加齢変化

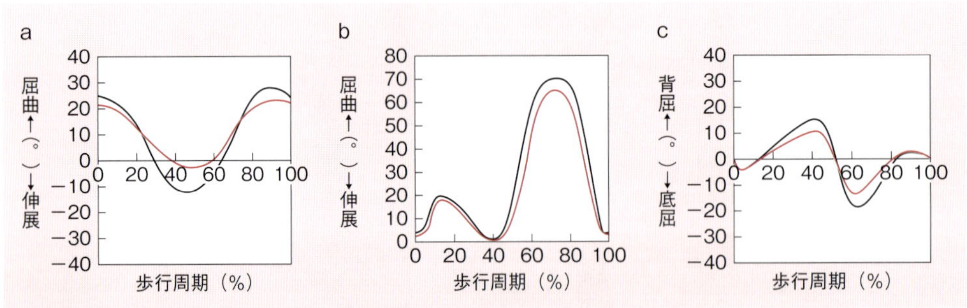

（芳賀信彦．*Modern Physician* 2010；30（4）：478-480[17]）

図 14　歩行動作における矢状面での下肢関節運動の加齢変化
a：股関節　b：膝関節　c：足関節
――は健常若年者，――は健常高齢者を示す．

合戦略を用いた立ち上がり方をすることが報告されている．

4）歩行動作

加齢に伴う歩行動作の変化は 60～70 歳以降から現れ始める．

高齢者における歩行動作の距離・時間因子の特徴として，歩幅（あるいは重複歩距離）の減少，一歩行周期に占める遊脚期の減少と両脚支持期の増大，歩行速度の低下があげられる．一般的に，歩行速度は歩幅と歩行率（ケイデンス）によって規定される．歩行率については加齢による影響が小さいことから，高齢者にみられる歩行速度の低下は主として歩幅の減少に起因するとされている（**図 13**）[16]．

運動学的因子では，体幹前傾位，骨盤回旋の減少，身体重心の上下移動減少，矢状面における下肢関節運動の減少，上肢の振りの減少などがあげられる．下肢関節運動に関しては，股関節屈曲・伸展運動の減少，前遊脚期での足関節底屈の減少（蹴り出し時の足関節パワーの減少）が観察される（**図 14**）[17]．

加齢に伴う歩行の変化は多くの要因によってもたらされる．たとえば，加齢による関節可動域や筋力，感覚機能，バランス機能などの低下である．また，認知機能の低下も歩行動作に影響を及ぼすことが考えられる．高齢期に特有な疾患，すなわち変形性関節症や骨粗鬆症などの骨関節障害，糖尿病による末梢神経障害，脳血管障害やパーキンソン病といった神経障害，抑うつなどの精神疾患などによっても影響される．さらには，単に歩行速度の影響であることも考えられる．したがって，高齢者の歩行を分析するにあたっては，これらの点を踏まえて解釈していく必要がある．

■引用文献

1) 神崎恒一．老年症候群とは．臨床栄養 2011；119（7）：750-754.
2) 神崎恒一．虚弱と老年症候群．日本臨床 2013；71（6）：974-979.
3) 田辺　解ほか．筋肉，筋量，筋力．診断と治療 2010；98（11）：1779-1784.
4) Lexell J, et al. What is the cause of the ageing atrophy? Total number, size and proportion of different fiber types studied in whole vastus lateralis muscle from 15- to 83-year-old men. *J Neurol Sci* 1988；84：275-294.
5) Wilson TM, et al. Meta-analysis of the age-associated decline in maximal aerobic capacity in men：relation to training status. *Am J Physiol Heart Circ Physiol* 2000；278：H829-H834.
6) Bohannon RW, et al. Decrease in timed balance test scores with aging. *Phys Ther* 1984；64：1067-1070.
7) 後藤昭信ほか．高齢者の直立時重心動揺の特徴について―身体動揺の研究 第 27 報―. *Equilibrium Res* 1989；48（2）：138-143.
8) Wolfson L, et al. A dynamic posturography study of balance in healthy elderly. *Neurology* 1992；42：2069-2075.
9) 小野　晃ほか．静的・動的姿勢制御能の若年者と高齢者の比較．日本生理人類学会誌 1999；4（4）：7-13.
10) Manchester D, et al. Visual, vestibular and somatosensory contributions to balance control in the older adult. *J Gerontol A Bio Sci Med Sci* 1989；44（4）：M118-M127.
11) McIlroy WE, et al. Age-related changes in compensatory stepping in response to unpredictable perturbations. *J Gerontol A Bio Sci Med Sci* 1996；51（6）：M289-M296.
12) 仲田和正．高齢者の姿勢．医学のあゆみ 2011；236（5）：482-486.
13) 渡辺英夫（編著）．四肢・体幹の変形．リハビリテーション診療必携，第 3 版．東京：医歯薬出版；2007．p82.
14) 金子純一朗ほか．起き上がり動作における運動パターン分類の検討―若年者と高齢者の比較．総合リハ 2003；31（5）：473-479.
15) Hughes MA, et al. Chair rise strategies in the elderly. *Clin Biomech* 1994；9（3）：187-192.
16) 山崎信寿（編）．足の事典．東京：朝倉書店；1999．p118.
17) 芳賀信彦．歩容からみた高齢者の特徴．*Modern Physician* 2010；30（4）：478-480.

■参考文献

1) 大内尉義（編）．標準理学療法学・作業療法学 専門基礎分野 老年学，第 4 版．東京：医学書院；2014．pp7-13.
2) 栢下　淳，若林秀隆（編著）．リハビリテーションに役立つ栄養学の基礎．東京：医歯薬出版；2014．pp85-91.
3) 市橋則明（編）．高齢者の機能障害に対する運動療法．東京：文光堂；2014．pp1-14.
4) 武田　功（監訳）．ブルンストローム臨床運動学．東京：医歯薬出版；2013．p517.

Step up

1. フレイル

日本老年医学会[1]によると，フレイル（frailty）とは「高齢期に生理的予備能が低下することでストレスに対する脆弱性が亢進し，生活機能障害，要介護状態，死亡などの転帰に陥りやすい状態を指し，身体的問題のみならず，精神・心理的問題，社会的問題を含む概念」としている．フレイルの評価の基本として広く用いられているフリード（Fried）ら[2]の定義では，①体重減少，②疲労感，③筋力の低下，④歩行速度の低下，⑤活動レベルの低下の5項目をフレイルの評価項目としており，このうち3つ以上当てはまるとフレイル，1つまたは2つ当てはまればプレフレイル，当てはまる項目がなければノンフレイルの3段階で判定する．

なお，これまで frailty の日本語訳として「虚弱」を使用してきたが，frailty がもつ本来の意味を十分に表現できているとは言いがたいことから，日本老年医学会では「フレイル」を使用することを提唱している[1]．

2. 高齢者の運動機能評価

高齢者の運動機能を測定する方法はさまざまだが，ここではフィールド場面で用いられる測定方法について紹介し，各テストの年代別参照値を**巻末資料 表5**に示す．

1）筋力評価

筋力評価には，全身的な筋力を反映するといわれる握力測定がよく用いられる．しかし，移動能力との関連や加齢に伴う筋力低下が上肢に比べて下肢で大きいことを踏まえると，脚筋力を測定することも重要である．脚筋力としては，膝関節90°屈曲位での等尺性膝伸展筋力が測定される．また，フィールドテストとして，椅子からの立ち上がり動作を一定回数（または一定時間）反復し，その所要時間（または回数）を測定する立ち座りテストも用いられる．

2）全身持久力評価

全身持久力の指標としては最大酸素摂取量が一般的であるが，高齢者の場合には安全性と簡便性の観点から，1周30m以上の周回路または50m以上の折り返し直線路に5m間隔で目印を置き，その歩行路上を普段歩く速さで6分間歩いたときの移動距離を測定する6分間歩行テストで評価することが多い．6分間歩行テストと最大酸素摂取量のあいだには高い相関があることが確認されている．

3）バランス能力評価

静的立位姿勢バランスの評価には片脚立位保持時間の測定がよく実施される．片脚立位保持時間は，一側の足を床から持ち上げて支持脚で立位をどのくらいの時間保持できるかを，通常60秒間を上限に設定して行う．

動的立位姿勢バランスの評価に用いられるファンクショナルリーチは，両足を自然に開いて直立し一側の上肢を90°挙上させて，足を動かさずに挙上している上肢を最大限前方に伸ばした距離を測定する．

4）移動能力評価

移動能力の評価としては，歩行速度の測定や Timed Up & Go テストがよく実施される．

歩行速度の測定は，10mの歩行路上を歩いたときの一定区間（3m地点から8m地点まで）の所要時間を計測し，「いつもの歩く速さで歩く」通常歩行速度と，「できるだけ速く歩く」最大歩行速度の評価を行う．

Timed Up & Go テストは，立ち上がり，歩行，方向転換の動作を組み合わせた移動能力を評価するもので，椅子座位から立ち上がり，3m先にある目印まで歩いて方向転換して戻り，再び椅子に座るまでの所要時間を測定する．

また，高齢者の歩行異常性から転倒リスクを同定する修正歩行異常性尺度（Modified Gait Abnormality Rating Scale：GARS-M）が開発されている．この尺度は，高齢者の歩行動態をビデオで撮影し，撮影した動画をその後に観察しながら歩行の異常性を評価するものである．GARS-M の原版と日本語版を**巻末資料 表6**として掲載する．なお，GARS-M の転倒リスクのカットオフ値は9点で，9点以上で転倒リスクが高いと判定される[3]．

LECTURE 7

■引用文献

1）日本老年医学会．フレイルに関する日本老年医学会からのステートメント．http//www.jpn-geriat-soc.or.jp
2）Fried LP, et al. Frailty in older adults：Evidence for a phenotype. *J Gerontol Med Sci* 2001；56A（3）：M146-M156.
3）VanSwearingen JM, et al. Assessing recurrent fall risk of community-dwelling, frail older veterans using specific tests of mobility and physical performance test of function. *J Gerontol Med* Sci 1998；53（6）：M457-M464.

LECTURE 8 脳血管障害後片麻痺の姿勢・動作の特徴と分析

到達目標

・脳血管障害後片麻痺の病態把握と，それに即した姿勢異常を評価できる．
・脳血管障害後片麻痺患者の静的バランス，動的バランスを観察でき，記述できる．
・脳血管障害後片麻痺患者の姿勢や動作の分析を行い，その記述ができる．
・姿勢や動作の分析後，表れた現象に関して，原因となる問題点を推測できる．
・装具や自助具の適応や効果の判定に役立てられる．

この講義を理解するために

この講義では脳血管障害発症後，主に片麻痺を生じたケースについて，姿勢異常や起居移動動作の異常について分析できるようにします．脳血管障害の後遺症で表れる神経学的所見に基づいて，姿勢や動作の異常を把握し，基本的動作（理念型）からの逸脱を表現できるようにします．姿勢保持のアライメント異常を分析することも大切ですが，その姿勢が保持できず崩壊する情報から，原因の把握，問題点を抽出することも必要です．

実際の評価の前に，以下の項目をあらかじめ学習しておきましょう．

□ 脳血管障害の損傷部位と典型的な神経症状を把握しておく．
□ 動作に影響する低次脳機能（運動麻痺，感覚障害，筋緊張異常）を把握する．
□ 動作に影響する高次脳機能（遂行機能障害，注意障害，空間定位障害）を把握する．
□ 基本的動作（理念型）を把握し，評価のハンドリング技術を身につける．

講義を終えて確認すること

□ 脳血管障害後片麻痺患者の姿勢異常を把握できた．
□ 脳血管障害後片麻痺患者の静的バランス，動的バランスを観察し，記述できた．
□ 脳血管障害後片麻痺患者の姿勢や動作の分析を行い，その記述ができた．
□ 姿勢や動作分析後，表れた現象に関して，原因となる問題点を推論できた．
□ 装具や自助具の適応や効果の判定が可能になった．

講義

1. 脳血管障害の病態

MEMO
脳血管障害（cerebral vascular disorder：CVD）とは，脳梗塞と脳出血，くも膜下出血に代表される，脳循環の障害によって引き起こされる疾病の総称である．

脳血管障害の病態は意識障害をはじめ，運動麻痺や感覚障害，協調運動障害，高次脳機能障害など，さまざまな神経症状を呈する[1]．

動作の基本でもある姿勢制御の中枢を担う脳の損傷は，姿勢・運動制御システムすべてに関与し，運動系（運動麻痺，緊張，関節障害など），感覚系（体性感覚障害，視覚異常など），認知・知覚系（身体定位障害，遂行機能障害，左半側無視など）など，姿勢制御各因子に影響する[2]．

2. 片麻痺患者にみられる姿勢異常

脳血管障害後の片麻痺患者の典型的姿勢異常というと，肩甲帯の後退と挙上，肩甲上腕関節の屈曲・内転・内旋位，肘関節屈曲位，前腕回内位，手関節・手指関節屈曲位（**図 1a**）で，麻痺側の下肢は，股関節の屈曲・外転・外旋位，膝関節伸展位，足関節底屈位など非対称性アライメントということになる．ただし，これらの非対称性アライメントは慢性期の中等度運動麻痺に多いだけで，発症早期には多くみられない現象であり，他の姿勢でも起こるとは限らない（**図 1b**）．

片麻痺患者の姿勢異常を表現する場合，前記した多様化する姿勢制御システムの阻害要因や発症からの期間，環境とその変化，疲労や痛みなど，多くの相互関係を考慮しなければならない．よって，患者それぞれに各姿勢バランスや動作を評価し，介入することになる[3]．

LECTURE 8

3. 片麻痺患者の姿勢バランスの評価

姿勢バランス（postural balance）
静的バランス（static balance）
動的バランス（dynamic balance）

姿勢バランスは，静的バランスと動的バランスに分けられ，片麻痺患者の場合，この2点について転倒防止など安全性を確保したうえで，十分に観察し，触れて評価する[4]．麻痺側から介入した場合，非麻痺側，前や後ろからもアプローチする．外乱刺激や感覚遮断など視覚，体性感覚，前庭感覚を意識した環境変化への対応，支持基底面を考慮した随意運動も観察する．また，治療操作を加えその反応をみて，再現性や耐久性，心理的変化なども観察する．

脳血管障害後の片麻痺の場合，pusher 現象（Step up 参照），半側無視（Lecture 9 参照）や運動失調（Lecture 12 参照）といった疾患の特性を把握することが重要である．

1）静的バランス

静的バランス（静止姿勢保持）の評価は，前額面，矢状面，水平面の把握から行

ウェルニッケ・マン（Wernicke-Mann）肢位

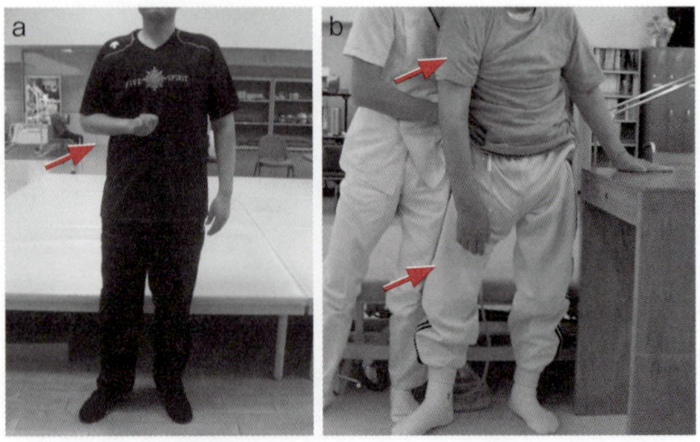

図 1　片麻痺患者の姿勢異常の例
a：慢性期の右片麻痺患者の例．右肘関節屈曲位や手関節・手指屈曲位をとり筋緊張も亢進していて，典型的とみられる姿勢異常（ウェルニッケ・マン肢位）を呈する
b：急性期の右片麻痺患者の例．右上下肢は全般的に筋緊張低下を呈している

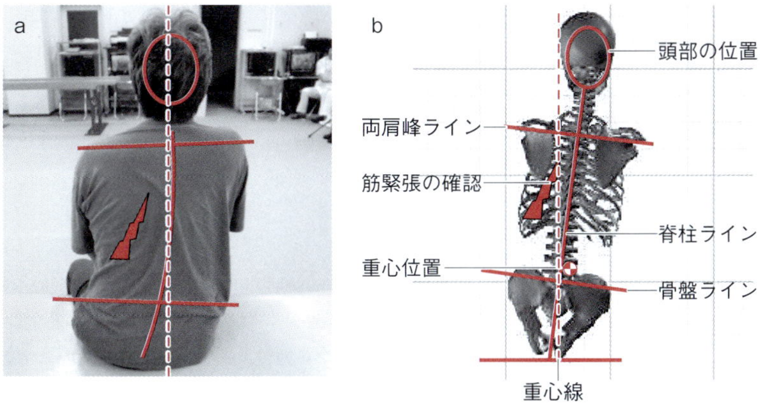

図2 座位姿勢のみかた（左片麻痺患者の例，前額後面）
a：重心は右に偏位しており，両肩峰の結線は左にやや傾いている
b：左肩周囲筋の筋緊張は低めで，肩甲骨は下方回旋している．骨盤帯のラインとの関係性から，脊柱の右凸の代償性側彎も考えられる

い，支持基底面と重心線，重心の高さ，床面とのグリップ力，床反力などの関係をみる．最初に，視線がどこを向いているか観察したあと，前額面を例にとると，頭部（脊柱），両側肩甲帯，骨盤帯の相対的位置関係をライン上でみて，その後四肢の位置関係をみる（**図2**）．

理学療法士・作業療法士が目で観察するがそれだけでは不十分なので，触診して三次元的にアライメントおよび重心位置を推測する．両側肩甲帯や骨盤帯などに触れる際には外的刺激にならないよう留意し，触診して，筋張力，筋緊張，姿勢緊張，脊柱アライメントなどを把握する．姿勢保持の安定度は空間的・時間的に把握し，特に姿勢崩壊の情報は有効な場合が多いため，どの方向，どの関節から崩れるのか，瞬時か，ゆっくり倒れるかなどをみておく．

2）動的バランス

動的バランスには，平衡速動反応と先行随伴性（予測性）姿勢調節（APA，予期的姿勢調節，Lecture 1参照）がある．平衡速動反応とは，ある姿勢を保持しているとき，種々の外力に対して姿勢を保持しようとする自動反応であり，外乱負荷応答ともとらえられる．APAとは，身体重心の移動を伴うような意図的運動時，意識されている身体部位の運動に先行して生じる姿勢変化であり，随意運動中のバランス機能ともとらえられる．支持基底面内で行われるものと，支持基底面が移動して行われるものとに分けられる[5]．

（1）平衡速動反応

両側肩甲帯，骨盤帯に水平方向からの外力を理学療法士・作業療法士が加え反応をみる（**図3**）．前後左右から外力を加える．はじめは弱い力から加え，応答をみながら強くしていく．その際，姿勢保持機構の戦略観察を行う．たとえば，立位における足関節戦略，股関節戦略，踏み出し戦略などである．このように重心変化に伴う四肢や体幹の自動運動を細かく観察する．また静止姿勢保持と同様，姿勢の崩れを空間的・時間的に把握しておく．

なお，立ち直り反応，保護反応などは，出現の有無よりもむしろ，起こるタイミングや反応の大きさなどをみる．

（2）先行随伴性（予測性）姿勢調節

身体重心の位置変化，四肢・体幹の支持力を観察する（**図4**）．姿勢の崩れを空間的・時間的に把握し，何度か繰り返したときの再現性もみる．

LECTURE 8

先行随伴性（予測性）姿勢調節（APA：anticipatory postural adjustments）

ここがポイント！
平衡速動反応では，片麻痺患者に多い股関節外転・伸展筋弱化による骨盤傾斜，麻痺側の骨盤後退を観察する．また，立位では膝折れや足部の内反尖足など接地異常の観察を行う．上肢は麻痺側の肩甲帯や肘の支持性を観察する．

ここがポイント！
APAでは，空間保持している四肢の観察も大切だが，それを支える側の四肢・体幹もしっかり観察するようにする．四つ這い位にて右下肢を上げた場合，対角にある左上肢と体幹を中心に支持性を観察する．

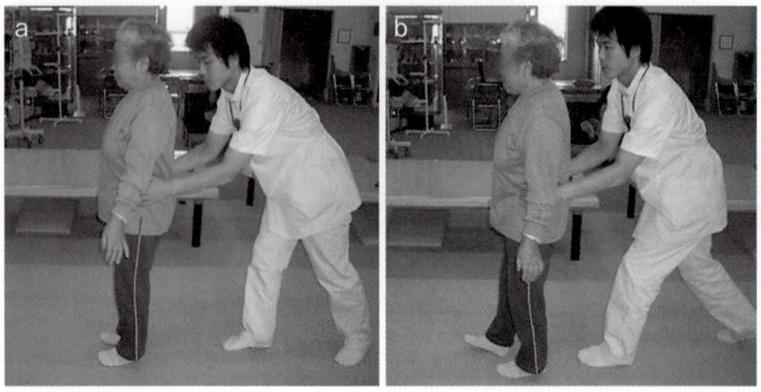

図3　平衡速動反応（立位バランス，右視床梗塞による右片麻痺例）
骨盤帯を後方に引く外乱負荷．足関節背屈がすでに出現していて（a），わずかな刺激で踏み直り反応が出現している（b）．重心後方偏位の可能性がうかがえる．

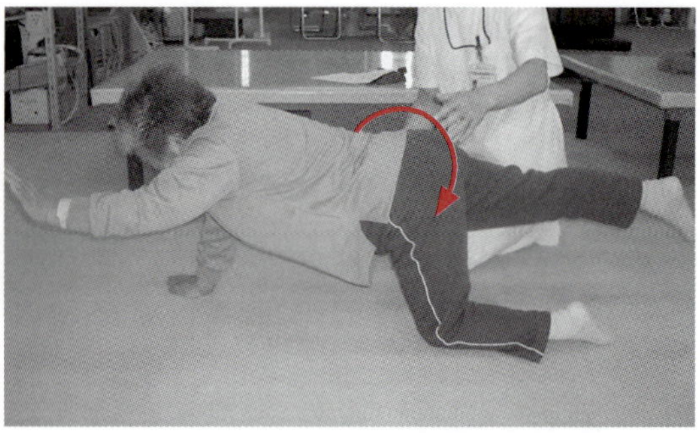

図4　先行随伴性（予測性）姿勢調節（四つ這い位バランス）
支持している右肘や左股関節周囲を観察する．左股関節の支持性が若干弱く，体幹がやや左回旋している．

4. 片麻痺患者の動作分析

1）動作分析のポイント

①前項の基本的動作（理念型）に基づいて実行させることにより，詳細な分析を施行できる．

②実際に動作に入れば，観察と触れた感覚から「方向（視線）」「移動の範囲」「タイミング」「加速・スピード」を調整していく[5]．

③椅子座位からの立ち上がり動作を例にとると，「動作時，非麻痺側方向に過剰に偏位していないか，上部体幹の移動範囲が少なくないか，前方から上方への重心移動切り替え時のタイミングが早すぎないか，動作速度が顕著に性急ではないか」などをみる．

④麻痺側肢に注目するだけでなく，非麻痺側肢や体幹の非麻痺側面の動きに最も重点的に注目する．

⑤何度か繰り返し再現性をみる（ばらつきの把握）．

⑥動作ができない場合も介助して実行し，その反応を観察し問題点を探る．

⑦最終的に耐久性や環境変化に対する適応性をみる．

2）動作分析の実際

（1）背臥位から非麻痺側への側臥位に至る寝返り動作

a．片麻痺患者に多い異常パターン

a）頸部の屈曲回旋時，屈曲が不足しすぐに頸部を伸展させるパターン

頸部の屈曲に問題がある場合，下部体幹筋（腹筋群）や股関節の筋力が低下する場合などに，頸部を伸展させてしまう．

b）上部体幹屈曲回旋時，屈曲が不足しすぐに体幹を伸展させるパターン

頸部の屈曲に問題がある場合，体幹屈曲や股関節の筋力が低下する場合などに，体幹を伸展させてしまう．

c）麻痺側肩甲帯が十分回旋してこないパターン

共同運動パターン異常で麻痺側肩甲帯の後退が起こっている場合や，回旋筋に問題がある場合などに，体幹回旋不足が生じる．

d）上部体幹屈曲回旋時，軸回旋が起こらず，両側とも一塊になって行うパターン

多くはパーキンソニズムや腰部痛などが原因で，上部体幹の屈曲や回旋を行う際に，両側とも一塊になってしまう．

e）非麻痺側への寝返りで麻痺側上肢を忘れるパターン

肩甲帯が後退しやすいのに加えて，重度感覚障害や半側無視で忘れて寝返り動作ができないことなどによって，麻痺側上肢を忘れてしまう．

気をつけよう!
寝返り動作は非麻痺側への実行困難が多い．麻痺側骨盤帯の後退が原因とみられているが，床面（ベッドマット）に接触している非麻痺側部分の問題もある．非麻痺側への寝返りは，非麻痺側体幹部分が歩行でいえば立脚期にあたる．ここをうまく負荷応答させ，重心を背側中央から側胸部に移動できるように介入する．

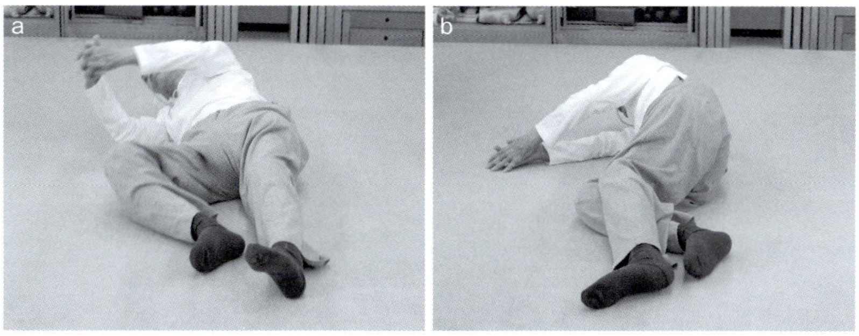

図５　左片麻痺患者の寝返り動作例

b. 記載例（左片麻痺患者；**図5**）

背臥位から非麻痺側への側臥位に至る寝返り動作では，最初に右への視線と頸部屈曲右回旋が出現する．その後，上部体幹の右屈曲回旋を行うが，左肩甲帯が後退ぎみで体幹が十分に右回旋せず，そのため非麻痺側の股関節を屈曲し，回旋を容易にさせる．上体が起きると同時に左股関節の共同運動障害と足関節内反が出現する（**図5a**）．全般的な動作速度は速く，終了間際の制動も少ない（**図5b**）．ときおり，左上肢を離して左手を忘れることも認められる．

【推論】

左半身運動麻痺，全般的な筋力不足が考えられ，上肢は肩甲帯の後退するレベルである．下肢随意性低下も認められる．動作速度が速く雑なので，注意機能障害か感覚障害（深部感覚障害）の存在も疑う．左手を忘れるときもあるので，左半側無視も考えられる．回転途中から非麻痺側の股関節屈曲を利用しているので，体幹筋や股関節屈筋群の弱化も考えられる．一塊様だとパーキンソニズムも考えられるが，動作速度が速く雑なのでその可能性は低い．

（2）背臥位から非麻痺側の片肘立ち位を経て座位に至る起き上がり動作

a. 片麻痺患者に多い異常パターン

a）頸部の屈曲回旋時，屈曲が不足しすぐに頸部を伸展させるパターン

頸部の屈曲に問題がある場合，下部体幹筋（腹筋群）や股関節の筋力が低下する場合などに，頸部を伸展させてしまう．なお，動き始めの頸部回旋と屈曲のタイミングのズレがある場合，遂行機能障害といった行為の障害があることも念頭に置くとよい．

b）上部体幹屈曲回旋時，体幹回旋が不足し，むしろ体幹回旋が反対の麻痺側方向に向いて起き上がってくるパターン

体幹回旋屈曲や股関節筋力低下などのために，体幹回旋が反対の麻痺側方向に向いて起き上がってしまう．感覚障害や半側無視の影響もあるため，ベッドのへりや柵に近づきすぎても起こる．また，まっすぐ起き上がるパターンになるため運動負荷が多く，麻痺側上肢を忘れてしまうこともある．

c）麻痺側下肢の屈曲共同運動出現パターン

運動麻痺の影響ではあるが，深部感覚障害，非麻痺側を含めた筋力低下が起こって屈曲共同運動が出現してしまう．他の原因としては，協調運動障害なども考えられる．

d）片肘立ち位から起き上がるとき，前方への体重移動が不足するパターン

重心後方偏位などのために，前方への体重移動が不足する．前頭葉損傷，正常圧水頭症の場合に多くみられる．

b. 記載例（左片麻痺患者；**図6**）

背臥位から片手支持を経て非麻痺側の片肘立ち位への起き上がり動作では，最初に背臥位から片肘立ち位になるが，体幹の右回旋が不十分であり，左肩甲帯が後退ぎみ

気をつけよう!

開始のポジショニングでベッドのへりと体側の間合いをとる．近すぎると発達学的に難易度が高い，まっすぐ起き上がるパターンになりやすく，股関節屈曲筋群の弱化例には，十分体幹回旋が行えるスペースを確保する必要がある．そのため患者には事前に，麻痺側方向への背臥位移動を教える．初めてのときは，肩関節外転45°でちょうど手がへりに届く位置が推奨される．

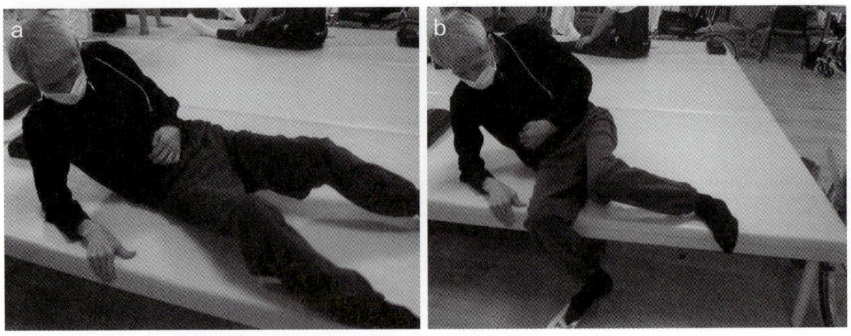

図6　左片麻痺患者の起き上がり動作例

となっている（**図6a**）．また，まっすぐ起き上がるパターンに近いかたちで起き上がるため，股関節の共同運動障害もみられる．そこから，両下肢を垂らして端座位になろうとするが，左下肢を忘れていてうまく下ろせない．そこで，強引に下ろそうと上体に力が入り，左上肢の屈曲共同運動障害が顕在化してきている（**図6b**）．加えて，まだ座位にならないうちに運動靴を履こうとする，といった注意機能障害も見受けられる．

【推論】

左半身運動麻痺は上下肢とも中等度の障害が予想される．体幹回旋の不足は，左半身の感覚障害と左半側無視があると推測される．事実，左下肢の忘れが認められる．また，体幹回旋が不十分なうちに前方への移動を行っている可能性があり，その場合には持続性注意機能障害（注意持続困難）や選択性注意機能障害も念頭におく．これらは，起き上がり動作が終了しないうちに靴を履こうとしていることからも推測できる．股関節屈筋群の筋力が必要になるため，この例では非麻痺側の共同運動障害が出現しているが，体幹回旋不足がなければ生じない可能性がある．

(3) 椅子からの立ち上がり動作

体幹が前傾し重心が前方に移動する「第1相」，殿部が離れ重心が上方に移動する「第2相」，膝・股関節・体幹が伸展する「第3相」に分けて考える．

a. 片麻痺患者に多い異常パターン

a) 第1相で重心の前方移動時，非麻痺側・麻痺側に偏るパターン

感覚障害や痛みのために，麻痺側下肢筋力低下の代償などが起こり，非麻痺側に偏ってしまう．麻痺側に偏る場合には pusher 現象（Step up 参照）が原因となっている可能性が高い．

b) 第1相で重心の前方移動が不十分となり，立ち上がれずに後方へ勢いよく座り込んでしまうパターン

重心後方偏位が原因となって，後方へ勢いよく座り込んでしまうことが考えられる．

c) 第1相から第2相への切り替えが早すぎるパターン

重心後方偏位や筋力低下が生じていて，それを補うために，第1相から第2相へと早すぎる切り替えを行っている可能性がある．

d) 第1相から第2相への切り替えが遅すぎるもしくは起こらないパターン

運動前野や補足運動野，帯状皮質運動野など高次運動野の障害のために，第1相から第2相への切り替えが遅すぎたり起こらなかったりする場合，前頭葉症状が考えられる．前頭葉はもちろん，小脳や尾状核，視床の損傷などでも多くみられる．

e) 第3相で麻痺側の股関節内転と足内反を生じるパターン

第3相で麻痺側の股関節内転と足内反を生じてしまう場合には，運動麻痺と左右均等荷重の障害が原因となっていることが考えられる．

MEMO
注意機能の諸相は，持続性・選択性・分配性の3つに大別できる．持続性・選択性の注意機能障害は非優位半球損傷で多く出現するが，分配性は前頭皮質などの損傷で出現し，実行機能の一部とされる．

気をつけよう!
初対面では，理学療法士・作業療法士の両手および大腿，骨盤帯，側胸部ではさみ込むようにし，一緒に立つようにして非麻痺側の動きをコントロールする．特に前方移動から上方移動への切り替えのタイミングと左右荷重の偏りを評価する．

MEMO
高次運動野は，外界情報から運動を開始･実行する「運動前野」や自発運動や動作の依存性確保などを行う「補足運動野」，動作の発現とモニタリングを行う「帯状皮質運動野」がある．

MEMO
大脳皮質－大脳基底核ループに代表されるように，脳内はニューラルネットワークで構成されている．視床や尾状核の損傷で前頭皮質の症状がみられる背外側前頭皮質ループなどの例がある．

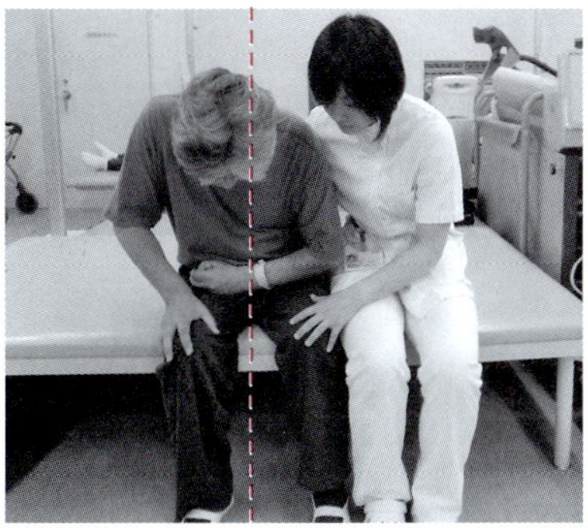

第１相～第２相

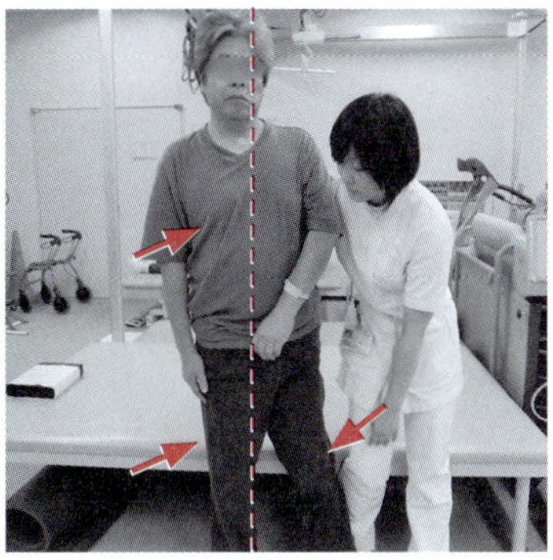

第２相～第３相

図７　左片麻痺患者の立ち上がり動作例
----は重心線，➡は筋緊張異常を示す．

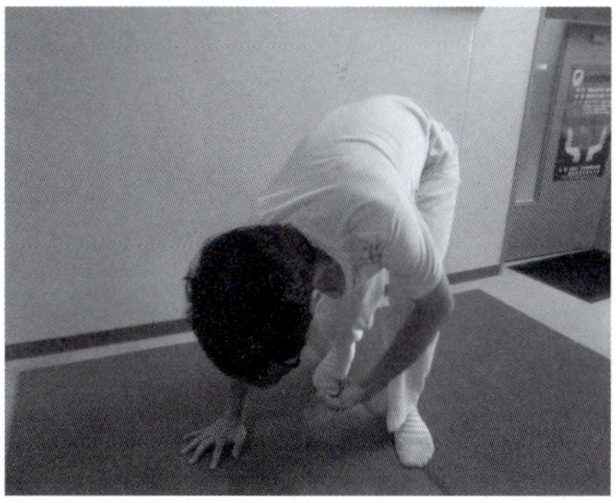

図８　左片麻痺患者の床からの立ち上がり動作例
高這い位からは股関節を屈曲しステップするのは至難の業である．非麻痺側（右）下肢でも前方への振り出しは不十分になる．

f）全般を通じ前後の体幹動揺を生じるパターン

全般を通じ前後の体幹動揺を生じている場合には，小脳虫部損傷に起因する体幹失調を疑う．

g）座り込み動作でみられる異常パターン

尻もちをつくように座り込む場合，膝伸展筋群の筋力低下のほか，注意障害，感覚障害の影響も考えられる．

b．記載例（左片麻痺患者；**図７**）

椅子からの立ち上がり動作において，第１相では正中に重心線が移動している．しかし，前方への移動が若干不足している．第２相から，重心線が非麻痺側に偏り，体幹の左回旋（左肩甲帯，骨盤帯の後退）もわずかに生じている．第３相をみると右半身は過荷重と代償により筋緊張が高まっていて，左上肢は屈曲共同運動障害が出現している．左下肢は股関節外旋位で低緊張である．

【推論】

左半身運動麻痺は上下肢とも中等度の障害が予想される．右への重心偏位は，左運動麻痺の代償ではあるが，感覚障害と左半側無視傾向があり，適切な荷重を学習していない可能性があると推測される．

（4）床からの立ち上がり動作

運動麻痺が中等度以上の場合，高這い位を経由して行うことが多い．これについて典型的片麻痺患者に多くみられるパターンを述べる．一般的に片麻痺患者は，３点支持の変則四つ這い位（麻痺側上肢支持なし，麻痺側下肢を立てた形）から，次の過程は非麻痺側下肢を前に出して高這い位になる．このとき足部を十分前に出せず着床することが多い（**図８**）．

（5）車椅子・ベッド間の移乗

移乗には大きく６つのプロセスがある．①適切に接近する（ベッドと車椅子の角度を非麻痺側に20～30°程度にする），②ブレーキとフットレストを操作する，③良好な開始肢位に設定する「ⓐ浅くかける，ⓑ体幹の前額面での垂直性を確認する，ⓒ足底接地位置を設定する」，④立つ，⑤ターンする，⑥座る，である（**図９**）．特に①，③ではほとんどの成否が決まる．

片麻痺患者に多い異常パターン

a）ブレーキやフットレストをかけ忘れるパターン

ブレーキやフットレストをかけ忘れてしまう場合には，半側無視に起因している可能性が高い．

MEMO
非麻痺側下肢を前方にうまく振り出せない場合，理学療法士・作業療法士の指示としては，非麻痺側下肢を出した後，一度非麻痺側に身体を少し回転させて向きを変え（図８参照）行うようにすると，両下肢がそろうようになる．

移乗（transferring）
車椅子（wheel-chair）

LECTURE 8

①適切に接近する

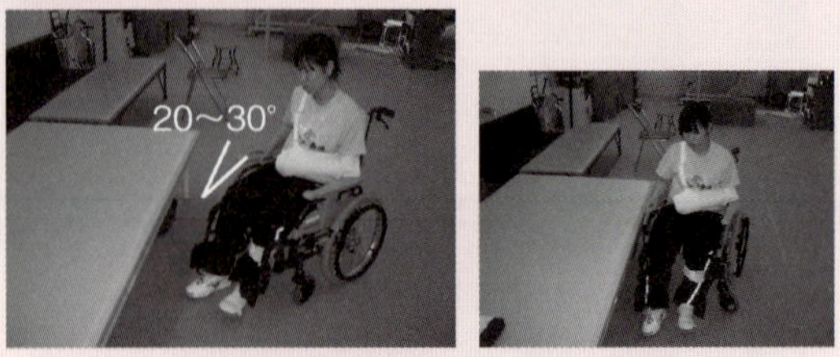

・ベッドへの移乗は非麻痺側につけるのが原則である.
・車椅子とベッドの角度は，非麻痺側に20～30°にする.
・右図のように，なるべく近づけて移動距離を少なくすることもある.

②ブレーキとフットレストを操作する

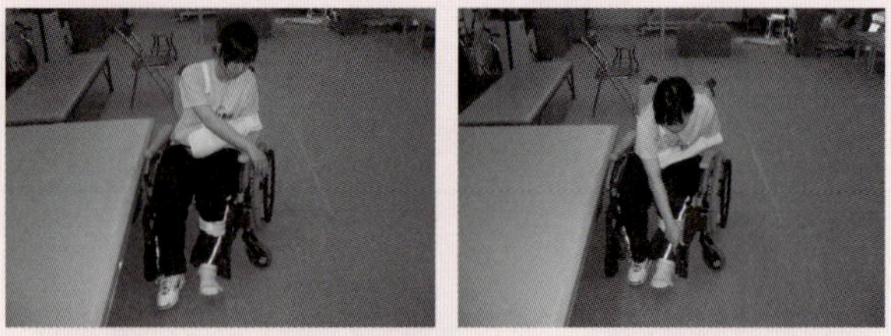

・左図はブレーキの操作，右図はフットレストの操作.
・麻痺側のブレーキに届かない場合は，エクステンションブレーキに変更することを検討する.

③良好な開始肢位に設定する

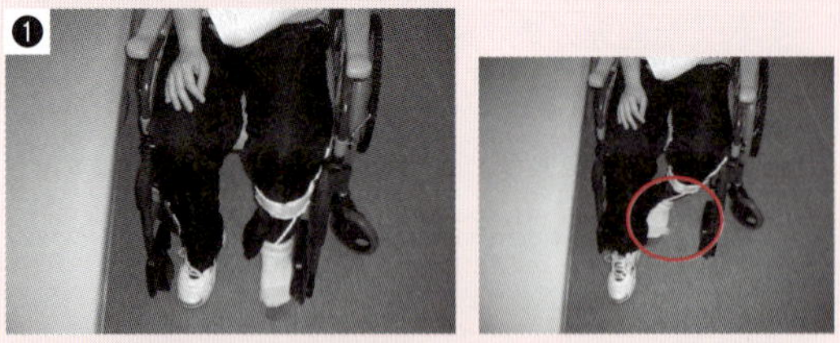

❶足の設置位置を確認する
・足底全面が接地するよう設定する.
・麻痺側が少し前方かつ外側に設定することが勧められる.
・感覚障害や半側無視があったり，筋緊張が高かったりすると，麻痺側下肢足部が右図の丸印のように過度に後方へ引かれるケースが多い.

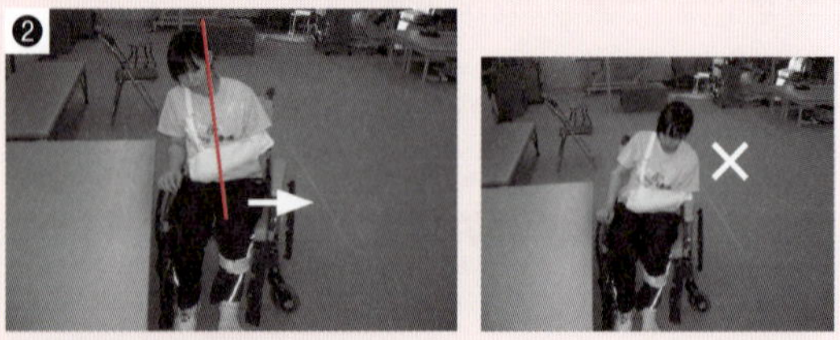

❷体幹垂直を確認する
・前額面での体幹垂直性を確認する．やや非麻痺側よりにするとよい.
・矢印のように，座面をいったん患側に寄せることも必要である.
・右は，よくない例.

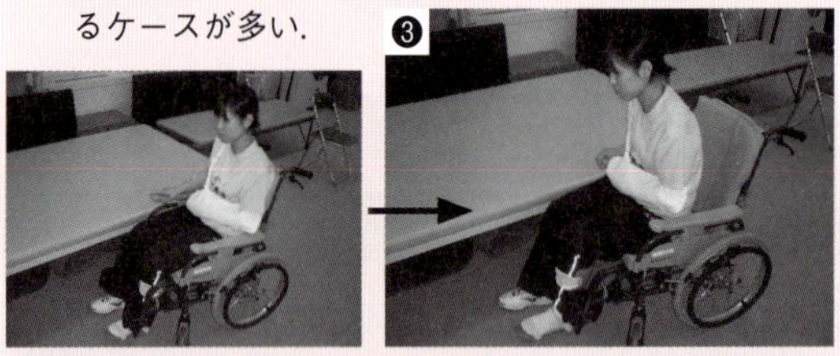

❸腰を浅くかける
・立ち上がりやすいよう，座面の前方へと移動する.

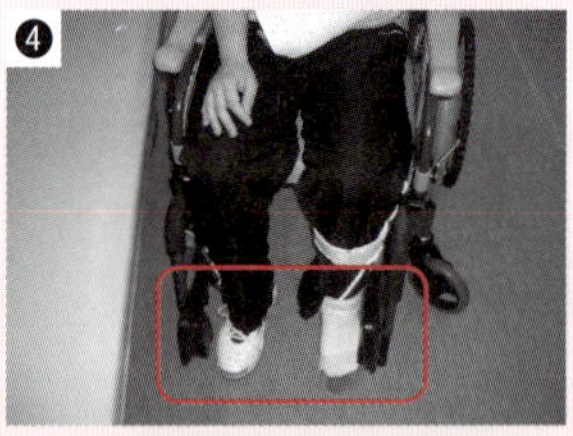

❹もう一度足の位置を確認する
・立つ前に足部の位置を再確認する.

④立つ

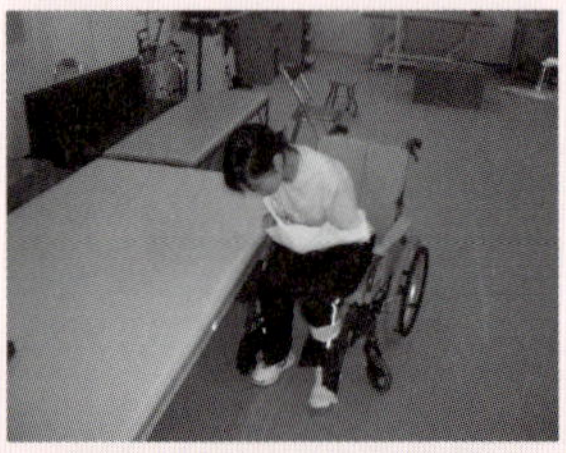

・体重を前方へ移動して立ち上がる.
・非麻痺側の手は，柵がなければアームレストもしくはベッドを支持する.

⑤ターン（回転）する

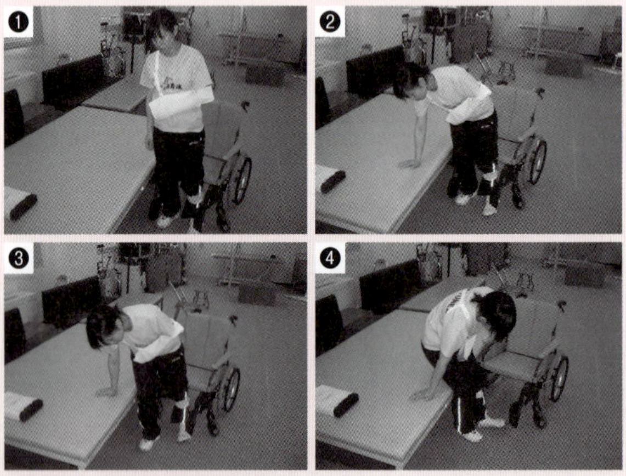

・数歩ステップしながら，非麻痺側の足を軸にしてターンする.

⑥座る

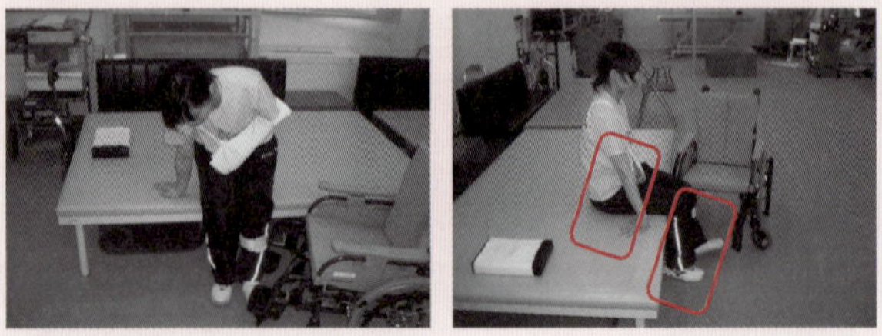

・十分に回ったことを確認してから座り込む.
・座った後は，座面や下肢の位置をもう一度確認する.

図９　車椅子からベッドへの移乗
動作が自立している左片麻痺患者の例.

b）体幹が麻痺側に傾斜するパターン

体幹が麻痺側に傾斜してしまう場合には，pusher 現象が原因となっていることが考えられる．

c）下肢が不適切な位置に接地するパターン

麻痺側下肢が内側や後方に接地してしまう場合には，位置覚障害や半側無視などが生じている．非麻痺側を前方に出しすぎる場合には，重心後方偏位の疑いがある．

d）十分なターン完了前に座ったり麻痺側の殿部が十分ベッドにのらなかったりするパターン

十分なターン完了前に座ったり麻痺側の殿部が十分ベッドにのらなかったりする場合には，注意が持続困難となっている．さらに，ペーシング異常や半側無視も考えられる．

e）ターンがなかなかできないパターン

ターンがなかなかできない場合は，パーキンソニズムが原因となっている可能性がある．また，円背もその理由の一つとして考えられる．

（6）歩行

歩行は全体像と一歩行周期について分析する．また，定量的検査（歩行速度や歩行比）や定性的検査，観察による歩行分析の観点からみていく[6]．全体をまとめた片麻痺患者の歩行分析表を掲載する（**歩行分析チェック表 表 2**）．

以下に片麻痺患者の代表的な異常歩行について概説する．

気をつけよう!
現在の歩容が発症前からのものか確かめるため，家族などに確認しておくこと．

a．進行方向の偏位

延髄外側症候群（ワレンベルグ症候群）では，障害側に斜めに突進する（lateropulsion）．一方，左半側無視例では右方向に寄っていく傾向がある．

延髄外側症候群（ワレンベルグ症候群；Wallenberg syndrome）

MEMO
lateropulsion は，背側脊髄小脳路によって伝達される下肢と体幹からの無意識的な固有感覚経路の障害とされる．筋紡錘や腱紡錘の固有受容器の関与が大きく，最近は前庭機能も関与するともいわれている．pusher 現象のメカニズムもこれで説明されている（Step up 参照）．

b．歩幅や歩行率のばらつき

歩幅や歩行率が一定でなくなる．その原因としては，感覚障害や注意持続困難などが考えられる．

c．左右均等荷重不良

運動麻痺や感覚障害，痛みなどにより，下肢への荷重が左右で不均等な状況が起こる．

d．ワイドベース・動揺

運動失調によって崩れたバランスを確保するため，両脚を開き支持基底面を広くとる．また，酩酊様の歩容となる．

e．非麻痺側荷重不足

麻痺側遊脚期で非麻痺側下肢に十分荷重できない．麻痺側に体重を押し返してくる状況となる．

f．上肢スウィング異常

上肢スウィング異常の多くは上肢の屈曲共同運動障害によって起こる．まれに視床損傷で麻痺がないのに異常肢位をとることもある．

g．接地位置不定

多くは感覚障害のために接地位置が不定となり，異常歩行をきたす．

h．パーキンソニズム

小刻み歩行や体前屈位および運動減少がみられる．一般的には後方への突進現象が多くみられるが，脳血管障害後の片麻痺では前方への突進現象は少なく，生じる前に転倒などが起こる．

i．視線異常/身体の向き

視線は足下に集中しすぎる．左半側無視例では右を見ているが，代償で身体の向きが時計の 10 時の方向を向くことも多い．

LECTURE 8

MEMO

パストリトラクト（past retract）
大腿の前方への動きの直後に起こる後戻りの動き．ターミナルスウィング（遊脚終期）で観察される．

MEMO

階段に関する語句

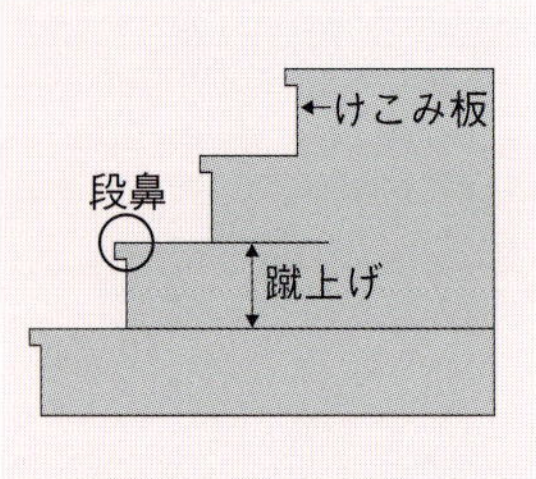

脳卒中片麻痺の装具▶『装具学』Lecture 11 参照

MEMO

杖のうち，支える点が 1 点のものを cane，身体で触れて支える点が 2 点以上のものを crutch として使い分ける．なお，歩行器は walker である．

MEMO

ヘミウォーカー（hemiwalker）

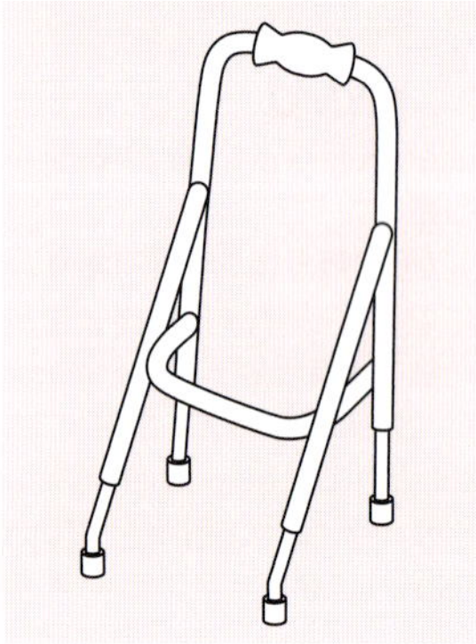

多点杖の 1 つで，手による 1 点支持．フレーム式で支持基底面が広い．

LECTURE 8

j. その他

分回し歩行は下肢振り出し不良など，股関節屈曲が不十分なときに生じる代償で，遊脚期で下肢が円を描くように回す歩容をいう．また，「骨盤の持ち上げ」の代償や体幹側屈「反対側下肢の伸び上がり（つま先立ち）」を生じさせて振り出しを補うこともある．パストリトラクトは，深部感覚障害と前方への推進不足のため，遊脚中期まで勢いよく前方に振り出すものの，接地の段階で手前についてしまうものである．支持期での異常では，股関節伸展・外転が不十分なときに生じやすいトレンデレンブルク徴候（Lecture 14 参照）/麻痺側骨盤帯後退がよくみられる．このほか，反張膝（膝伸展筋力低下を背景に，足関節底屈筋緊張亢進，深部感覚障害，股関節伸展不足で生じる），足関節内反，足趾屈曲などさまざまな歩容を呈する．

(7) 台昇降

一般的に運動麻痺が存在するケースは，非麻痺側から昇り，麻痺側から降りるとされている．感覚障害や半側無視を呈する患者の場合，非麻痺側下肢を上げたあと麻痺側下肢を乗せてそろえようとするとき，台にぶつかることが非常に多い．段差（蹴上げ）にもよるが，麻痺が軽度であれば，麻痺側下肢から昇ってみて可能かどうか確かめてみる．降りる際，麻痺側下肢内転が強くなる場合，横向きに降りることもある．

(8) 階段昇降

一般的に，運動麻痺が中等度以上のケースは 2 足 1 段の形式をとる．非麻痺側から昇り，麻痺側から降りるとされている．しかし段差（蹴上げ）が大きい場合，安定した手すりがあるという条件で，非麻痺側下肢から降りることもある．股関節内転の共同運動パターンが出現し，目標点に接地できず苦労する例があるためである．これはバスのステップでもよくみられる．また，横向きに降りたり，段数が少ないときは後ろ向きに降りたりすることもある．昇りでは運動麻痺が強い場合，段鼻に足尖をつまずかせるため，けこみ板から足部を少し離すよう指示する．

5. 装具・装置などの物品の使用・操作

補装具や杖などの使用は回復過程の時期を考慮して行う．ほぼゴールに近く ADL 上の補助手段やエネルギー効率目的なのか，あるいは発症早期の長下肢装具使用など改善中の介入治療の手段なのか，その目的によって判断する[6]．

支持・安定性を考えるか，移動性を高めるかでも選択が変わる．歩行時のヘミウォーカーはバランス不良の安定性に寄与するが，支持基底面の拡大により移動効率は落ちる．また，誤った使い方により非麻痺側に十分荷重できず，麻痺側下肢がステップできない場面に直面することもある．

■引用文献

1） 髙見彰淑，潮見泰蔵（編）．脳・神経系リハビリテーション．東京：羊土社；2012．pp20-34．
2） 髙見彰淑．脳卒中による姿勢異常に対する理学療法．理学療法 2007；24（1）：188-195．
3） 髙見彰淑．脳卒中片麻痺の動作障害に対する理学療法アプローチ―非麻痺側上下肢・体幹を主眼に置いた介入方法―．理学療法 2010；27（1）：79-84．
4） 髙見彰淑．脳卒中片麻痺によるバランス障害の評価と理学療法．理学療法 2012；29（4）：389-397．
5） 千田富義ほか．リハ実践テクニック―脳卒中．東京：メジカルビュー社；2006．pp112-140．
6） 髙見彰淑．片麻痺歩行障害の理学療法スタンダード．PT ジャーナル 2011；45（10）：869-875．

Step up

pusher 現象を呈する患者の特徴

pusher 現象（pushing）は，姿勢空間定位の障害で，重心後方偏位などとともに脳血管障害後の現象としては比較的多くみられる．一般的に，運動麻痺を呈する場合，代償で非麻痺側へ重心を偏位させ座位などの安定性をはかる（講義の**図 2** 参照）が，重力を検知する機能の障害と視覚情報処理の問題などで麻痺側に傾斜していくものとされる．ここでは，歩行時非麻痺側に荷重しづらいケースも含め概説する．

1）pusher 現象の徴候

pusher 現象の徴候として，座位や立位あるいは背臥位で，身体軸が麻痺側へ傾斜してしまう（図 1a）．また，非麻痺側上下肢で 床や座面を押すことによって，麻痺側への姿勢崩壊を生じ，傾斜した姿勢を介助にて正中に修正しようとしても，それに抵抗を示す（図 1b）．さらに，歩行や片脚立位保持，非麻痺側リーチ動作といった非麻痺側への荷重が必要な動作で，十分な荷重をかけられない状態となる．重度下肢麻痺で歩行する際には，非麻痺側荷重での代償運動を起こせない．

なお，pusher syndrome という言葉は最近使わなくなり，「pusher 現象」「contraversive pushing」と表記するようになっている．

2）責任病巣と出現率

pusher 現象の責任病巣はまだ厳密には特定されていないが，体性感覚情報を修飾し姿勢制御を行う頭頂葉の下頭頂小葉，皮質下白質などに関連する部位で起こると考えられている．加えて，前出の lateropulsion の関与が疑われている．特に，感覚情報の入力器官である視床後外側部が最有力とされ，ほかに，島後部，中心後回，中心前回，内包など多岐にわたる．また，重力（荷重）の情報は視床から頭頂連合野に伝えられるため，それに関連するニューラルネットワークに損傷をきたして pusher 現象が生じていると考えられる．内臓の位置感覚との関係も注目される．

pusher 現象の出現率は，脳血管障害の急性期で 10％程度といわれ，右半球損傷に多く確認され麻痺側の半側無視と合併することが多いが，左半球損傷も少なくない．

3）垂直判断と感覚検査

pusher 現象の徴候として一般的な身体姿勢垂直判断に加え，垂直棒，鏡などの視覚代償が効くかどうか，視覚性垂直判断を確認する．触覚や深部感覚の検査も実行しておく．

4）pusher 現象の評価

（1）姿勢分析・動作分析

静的な姿勢バランスの分析として，重心偏位，立ち直り，筋緊張の片側性などを確認する．一般的に座位の足底接地で行うが，非接地でも観察する．動的なバランス分析としては，外乱負荷応答や，リーチ動作などにおける予期的姿勢調節を確認する．動的バランスを評価すると左右差が生じる．また，姿勢反射のタイミングを評価すると，麻痺側は遅延して出現し，非麻痺側は早期に出現する．非麻痺側に外乱刺激を加えた際の筋緊張異常も観察する．

動作分析としては，座位の患者の非麻痺側に座して非麻痺側上肢を操作し，筋緊張が緩和するか反応をみる（図

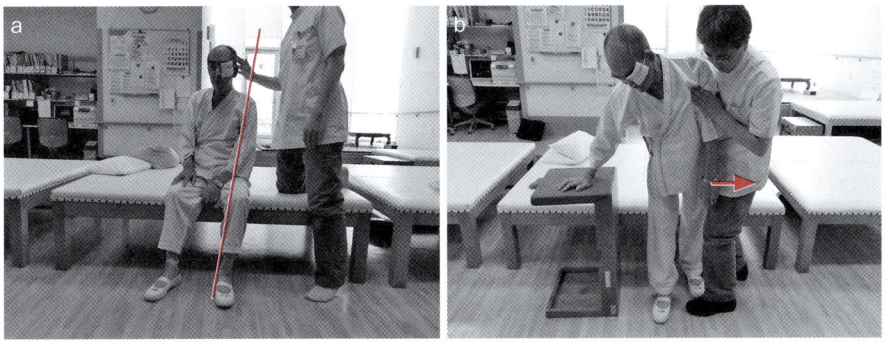

図 1　pusher 現象を示した例（右半球損傷例）

LECTURE 8

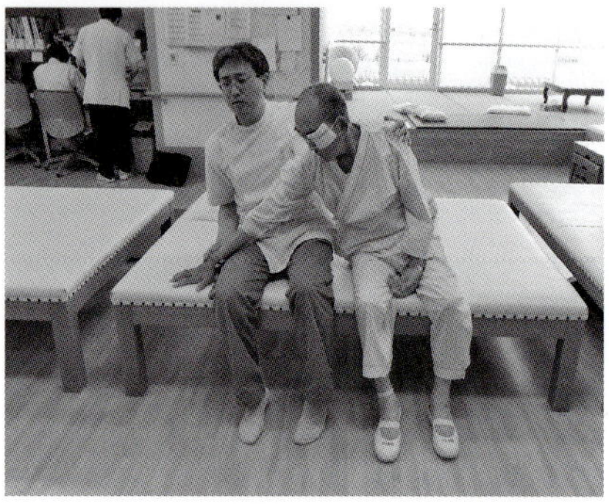

図2　姿勢評価例（1）
非麻痺側から上肢や体幹を操作し，修正が可能か反応をみる．無理に麻痺側から押すよりは，安心感を与えられる．

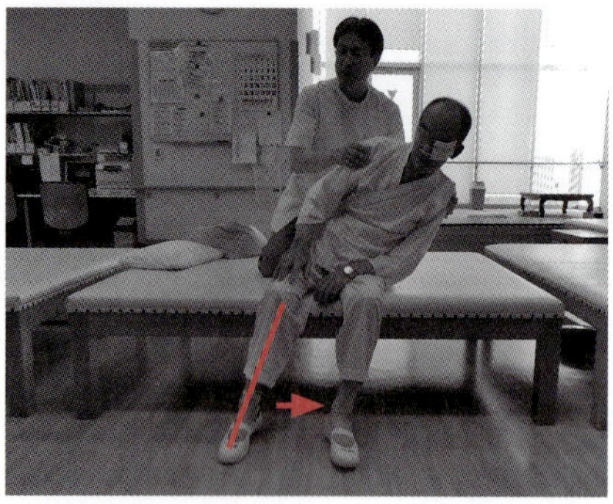

図3　姿勢評価例（2）
意図的に麻痺側に倒して右下肢の外転反応（平衡反応）がどうなるかみる．緊張が緩和され外転反応がおさまった時点で，誤認識（傾斜）している可能性が高い．

2）．また，患者が立位や座位の場合に，どの程度までいくと押し返し抵抗がくるか安定性限界を知る．歩行（歩行介助）も同様に安定性限界を評価すると，過大負荷となりpusher現象が明確化する．そこを見極め非麻痺側に限界まで荷重させる．

座位からの立ち上がり動作では，上肢支持で40cm台からの実施が可能であっても，pushingを生じて立ち上がる場合には，pushingぎみ状態での動作学習をする恐れがある．その疑いがあれば課題の難易度を下げ，適切な荷重で行える高さに変更（50cm台などに変更）して立ち上がり動作を行う．意図的に麻痺側へ傾斜させると緊張が落ちるため，上肢や下肢の肢位を確認する．ここから患者の垂直軸（認識のズレ）を予想する（図3）．

そして，視覚的垂直定位や動作練習などを行い，どれが効果があったか，何を実施すれば修正が効くのかを検証する．壁や支持台，長下肢装具の効果，手すりの位置（あえて高くしたり，低くしたり），人に対する対応など環境変化に対する反応を確認する．

（2）pusher現象評価の注意点

pusher現象は前額面上の麻痺側への重心偏位だが，ほとんどのケースで重心後方偏位を合併していることが多く，同時に介入しなければならないため，併せて前後のバランス評価も行う．また，注意持続困難，分配障害も多く合併するので工夫が必要である．さらに重症度についての評価指標はSCP（clinical rating scale for contraversive pushing）が代表的である．ただし，非麻痺側荷重不良の評価指標はない（『神経障害理学療法学Ｉ』Lecture 14参照）．

LECTURE 9

半側無視を有する脳血管障害後片麻痺の姿勢・動作の特徴と分析

到達目標

・半側無視の病態を理解し，急性期や回復期での機能回復を図ることができる．
・ADL 障害に代償手段も含めて対応することができる．

この講義を理解するために

半側無視は右半球損傷で生じることがほとんどで，さらに複雑な症状を合併します．したがって，半側無視を有すると何を「無視」するのか，半側とは何を指すのか，半側無視を生じる病巣はどこかなどの病態をおさえたうえで，右半球損傷の場合は，半側無視のみならずさまざまな合併症状をとらえることができるようにしましょう．そして半側無視の評価を適切に行い，その結果から重症度を判断できるようにして，結果の解釈をもとに半側無視を有する患者の環境を考えたリハビリテーション計画を立てましょう．

半側無視を有する脳血管障害後片麻痺の姿勢・動作の特徴と分析を学ぶにあたって，以下の項目についてしっかりと学習しておきましょう．

□ 半側無視が生じる，「無視」の意味を理解しておく．
□ 大脳の解剖と生理を復習しておく．
□ 半側無視を検出する評価法を復習しておく．
□ 半側無視における ADL 障害と基本的介入を復習しておく．

講義を終えて確認すること

□ 半側無視の複雑な病態を理解できた．
□ 評価によって半側無視の重症度などを確認したうえで，介入計画を立てることができるようになった．
□ 介入においては，ADL の具体的な障害，代償手段が利用可能かどうかなどを確認し，環境を調整していくことが理解できた．

講義

1. 半側無視の定義

無視は視覚のみならず，触覚や聴覚などの他の感覚様式や運動，表象（イメージ）にも出現する多様な症状である．

半側無視とは，脳損傷と反対側の情報に対して，気づかない，反応がないなどの現象を示す．左半球損傷後に右半側無視を生じることもあるが，右半球損傷後の左半側無視がほとんどで，症状も重篤な場合が多い．半側視空間失認，一側性無視，半側無視などさまざまな呼び方があるが，最も定着した呼び方は半側空間無視（USN）あるいは半側無視である．

半側空間無視（unilateral spatial neglect：USN）
半側無視（unilateral neglect）

ここでは半側無視という呼び方に統一し，右半球損傷後の左半側無視が圧倒的に多いため，左半側無視について主に述べる．

1）半側の定義

半側無視の「半側」は，「中心（正中線）」で区分されている．しかし，空間のみならず，自己身体や対象物，イメージ，運動と，環境や視界や体幹によっても中心は異なる．

アルガンら[1]は空間を，対象者中心，環境中心，物体中心に分類した．対象者中心では，左半側無視の場合，頭部，眼球，体幹の正中線の左方に無視が生じるが，頭部や体幹など姿勢が変化すれば当然正中線が変化するので，対象者の半側は異なってくる．また，患者は左下方に無視を生じやすい傾向にある．環境中心の無視は，環境内の物体の空間配置における無視である．したがって，廊下の左方にある障害物にぶつかるなどはこれにあたる．物体中心の無視では，物体それぞれの左方を無視する．

アルガン（Arguin）
対象者中心（viewer-centered）
環境中心（environment-centered）
物体中心（object-centered）

対象者中心の無視と環境中心の無視はともに現れることが多い．

2）無視の空間

半側無視の左（右）空間について，ロバートソンら[2,3]は空間を，自己身体空間，手の届く範囲の身体周辺空間，手の届かないより遠位の空間に分類した．歯磨きや髪のブラッシング動作などでの無視は自己身体空間における無視，金鎚で釘を打つ動作や自転車や自動車などのハンドル操作，ふきんでテーブルを拭く動作などにおける無視は身体周辺空間の無視であり，車椅子での移動や歩行における無視は遠位空間の無視である．

LECTURE 9

ロバートソン（Robertson）
自己身体空間（personal space）
身体周辺空間（peripersonal space）
遠位空間（extrapersonal space）

ビジアックら[4]がどの空間で無視が多いか，右半球損傷97人に調査したところ，自己身体空間の無視6人，遠位空間の無視35人と，遠位空間の無視が多かった．

ビジアック（Bisiach）

3）半側無視の出現率

脳血管障害後の患者における半側無視の出現率は，右半球損傷者では3～6割，左半球損傷者では15％以下であるといわれている．特に急性期では，脳出血や脳梗塞後の患者の8割以上に半側無視がみられるという[5]．

MEMO
後方病変では，麻痺が生じない半側無視例もある．

4）半側無視を引き起こす病巣

左半側無視を起こしやすい病巣（**図1**）は，右側頭－頭頂－後頭接合部や下頭頂葉であるといわれてきたが，視床や被殻といった大脳基底核，前頭葉，後頭葉，あるいは帯状回などの辺縁系でも生じる．なお，遠位空間における無視は右前頭葉や右上側頭回病変で，自己身体空間の無視は右下頭頂葉の病変で生じる．

調べてみよう
半側無視を引き起こす病巣に関して，各部位を解剖学でもう一度調べておこう．病巣部位と症状，改善の度合いなどを継時的にみておくことは大切である．

2. 半側無視のメカニズム

半側を無視するメカニズムについては，事例が示す無視の現象をすべてとらえてい

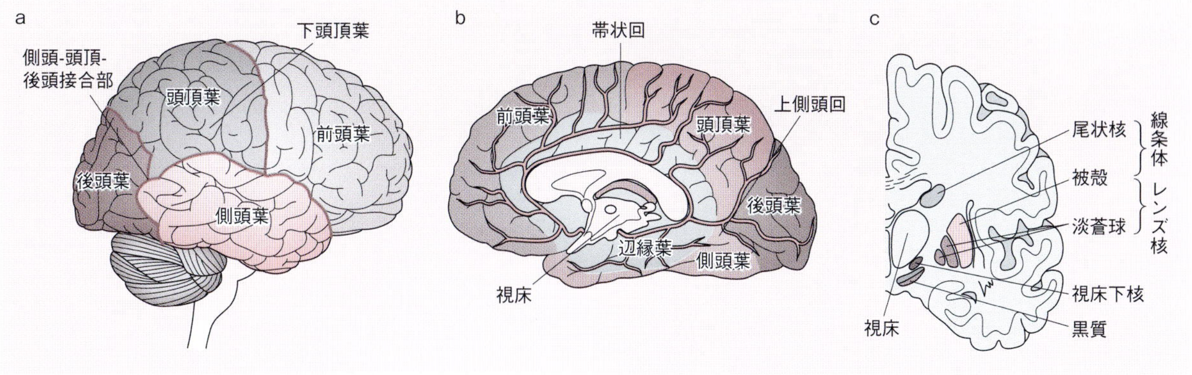

図 1　左半側無視を引き起こす病巣と考えられる大脳の部位
a：右脳外側面　b：右脳矢状断面　c：右脳前額断面

表1　左半側無視に合併する症状

合併する症状	具体例
無視性失読	ページの左側を見落としたり，漢字１文字の偏を見落としたりする
無視性失書	ページの左側の書きはじめの位置が右側にずれたり，漢字の偏を書き落としたりする
聴覚性無視	左側から話しかけられても気づかない
触覚性無視	目隠しをして机の上に置かれた触覚刺激の形をなぞるときに，左側への探索を行わない
病態失認（片麻痺否認，身体の人格化）	右半球損傷者において左片麻痺の存在を否認する．言葉で否認する場合と，言葉では認めるが実際行動で左片麻痺に応じた対応をせず，転倒などが生じることがある
半側身体失認	自らの左半身が存在しないかのように振るまう．左側の腕に衣服の袖を通さなかったり，壁などに左半身をぶつけたりする．さらに左半身に対して特殊なイメージを語ることがあり，自分の左手を「これは狸の手だ」というように，自らに帰属しないかのような発言をすることがある
地誌的障害	地理的な空間関係を心のなかに思い浮かべることができず，病院内や居住地域の地理関係が不正確になる．その結果として道に迷って，リハビリテーション室や洗面所に行くことができない
消去現象	単一刺激を与えられればそれを感知しうるが，両側に同時に刺激を与えると，麻痺側刺激を見落とす現象．視覚，聴覚，触覚いずれでもこの現象が認められている
プロソディ障害（感情認知障害）	発話のメロディのことをプロソディと呼ぶ．右半球損傷者では，しばしば発話のメロディが単調になる．プロソディは発話に感情的要素を加えることができる．発話について「嬉しそうに」とか，「悲しそうに」話すよう要求しても，強弱の変化を与えることはできても，音高に関する変化は得られない
皮肉・冗談が通じない	ことばの表面的な意味しか理解せず，皮肉や冗談に込められた隠された意味に気づかない
運動維持困難	一定の姿位を保つことができない．体性感覚検査の際に目をつぶっておくことができない

るものはなく，方向性注意の障害，知覚性の障害，運動性の障害，意識·注意の障害，脳内表象の障害などさまざまである．病変部位によって異なったメカニズムが半側無視を引き起こしており，病巣の広がりによって複数のメカニズムが複合的に作用して，複雑な無視症状を呈すると考えられる．**表 1** に左半側無視に合併しやすい症状とその内容をまとめた．

ここがポイント!
右半球損傷では，さまざまな症状が合併する．したがって，合併症状も分析する必要がある．

プロソディ障害（aprosodia）
運動維持困難（motor impersistence）

1）方向性注意説

方向性注意は右半球優位である．「方向性」とは，左右への注意の焦点化とターゲットへ注意を向ける機能である．視床などの皮質下病変で生じる半側無視は，脳幹から発する上行性網様体の一側損傷が皮質下病変によって出現し，一側の注意障害をもたらすことが考えられている．

さらにこの方向性注意説では，空間性注意について右半球の優位性が仮定されている（**図 2**）[6]．すなわち，左右の大脳半球は，それぞれ反対側視野に対して空間性注意をはたらかせている．左半球では右視野のみに空間性注意を有しているが，右半球では左右両側視野に対する空間性注意を有している．したがって，左半球損傷後には，右半球により右視野に対する空間性注意を補うことができる．一方，右半球損傷後では，左半球では左視野に対する空間性注意を補うことができずに，左半側無視をもたらすことになる．そのため，右半球損傷の際に，左側空間の無視が多く生じるといわれ

LECTURE 9

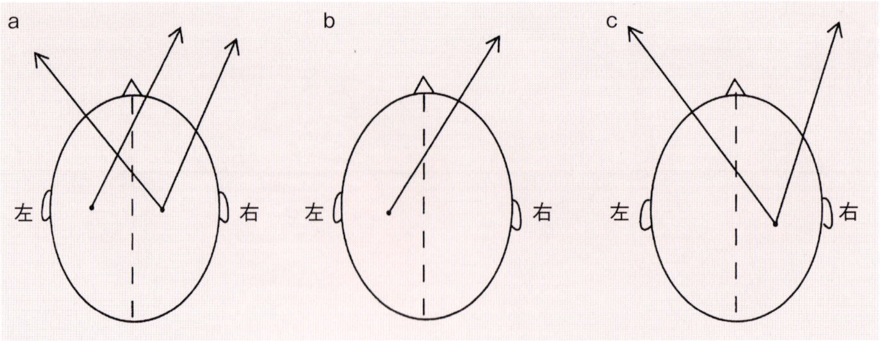

(Swan L. *Phys Ther* 2001：81（9）：1572-1580[6])

図 2　注意の方向性における仮説

脳に病理学的所見のない人は，主に左脳で右側空間を認識しながら，右脳で左右両方の空間を認識している（a）．右脳に障害が生じた場合には，左脳で主に右側空間を認識する（b）．左脳に障害が生じた場合には，右脳で左右両方の空間を認識する（c）．

ている[7]．

2）知覚障害説

知覚性の障害は，知覚的要素の無視である．外空間の知覚的表象をスクリーンとみなすと，左半側無視では，左側のスクリーンが低下しているために無視が生じる．初期の研究では，この「固定性半盲」説が唱えられ，半盲に認知障害が加わって半側無視をもたらすと考えられた．

このような半側の知覚障害の要因が関係する症状に，**表 1** で述べた消去現象があげられる．視覚性の消去現象を例に取り上げると，頭頂葉の損傷でも消去現象は生じるが，視放線の部分損傷でも出現する．前者は注意障害の要因，後者は知覚障害の要因が関与していると考えられる．この場合，知覚障害説では麻痺側の知覚情報が非麻痺側に比べ不足しており，それが消去現象，ひいては半側無視をもたらすと考える．

3）表象障害説

表象障害説は，頭頂側頭葉では，左右大脳半球別に反対側視野の空間表象が成立すると考えられている．この空間表象説を唱えたビジアック[4]は，左半側無視の患者に，ミラノ大聖堂前広場の風景を「ミラノ大聖堂に向かって」見える風景と，「ミラノ大聖堂を背にして」見える風景を，記憶に基づいて描いてもらった．そうすると，最初の絵では「ミラノ大聖堂に向かって左側」を描き落とし，次の絵では「ミラノ大聖堂を背にして左側」を描き落とした．

このように，内的表象を思い浮かべる際に無視が生じているのであれば，重度な無視症状を示すことが考えられる．

4）運動性障害説

運動性の障害では，眼球や非麻痺側の上下肢を，反対側空間へ正中線を越えて意図的に動かすことができない．両大脳半球は反対側へのはたらきかけに関与しており，運動性の障害には，運動性無視，方向性運動低下などを含む．

3. 半側無視の評価

半側無視の評価は，主に行動性無視検査日本版（BIT，**表 2**）や標準高次視知覚検査（VPTA，**表 3**）がある．

BIT（**図 3**）には，通常検査と行動検査があり，**表 2** に内容を示した．それぞれのカットオフ得点以下だと無視を疑う．また，行動検査では，1 つでも異常があれば無視を疑う．

VPTA は視覚の障害をとらえる課題であるため，半側無視だけでなく視覚失認な

MEMO

半盲は視覚障害の一つで，視野障害による場合と視力障害による場合がある．視野障害では視野が半分だけ見えない．視力障害では全盲と弱視の中間の状態となる．ここでいう半盲は，視野障害による同名半盲である．

消去現象（extinction）

MEMO

知覚の一つである視覚は，網膜→視神経→視交叉→外側膝状体→視放線→視覚皮質（視覚野）と伝わっていく．視放線の部分損傷は，この視覚経路の損傷ということになる．

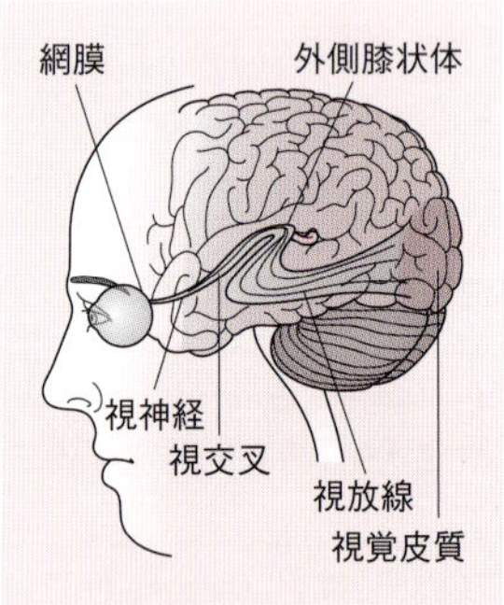

調べてみよう

半側無視の評価

半側無視の病態と合併する症状について学習できたら，次は，半側無視の有無や重症度について調べてみよう．

行動性無視検査（behavioral inattention test：BIT）
標準高次視知覚検査（visual perception test for agnosia：VPTA）

表2　BITの課題構成およびカットオフ得点と最高得点

通常検査		カットオフ/最高点
抹消テスト	線分	34/36
	文字	34/40
	星印	51/54
図形模写テスト	星，立方体，花，3つの幾何学図形のうち1つ	3/4
線分2等分テスト		7/9
描画テスト（蝶）		2/3

行動検査		カットオフ/最高点
写真課題	写真に写っている食べ物，洗面台を言う	6/9
電話課題	提示されたカードの番号に電話をかける	7/9
メニュー課題	メニューを読み上げる	8/9
音読課題	短い記事を読み上げる	8/9
時計課題	カードおよび時計の時刻を読み，カードに提示された時刻を見て時計の針を合わせる（デジタル，アナログ）	7/9
硬貨課題	台紙の上に決められた通りに並べる	8/9
書写課題	提示された住所と文章を書き写す	8/9
地図課題	地図上のひらがなを指示された順にたどる	8/9
トランプ課題	配置されたトランプで，指示されたものを指さす	8/9

表3　VPTAの課題構成

1. 視知覚の基本機能
2. 物体・画像認知
3. 相貌認知
4. 色彩認知
5. シンボル認知
6. 視空間の認知と操作
7. 地誌的見当識

（日本高次脳機能障害学会編）

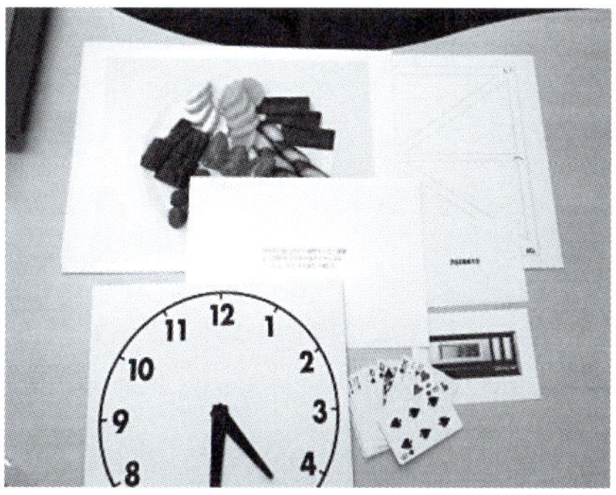

図3　BITの検査図版

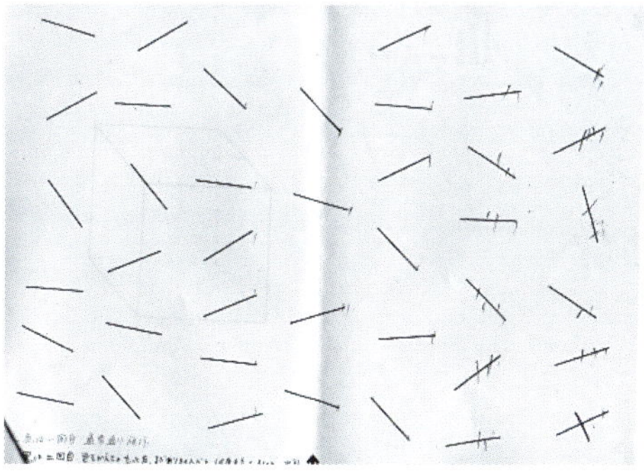

図4　VPTA線分抹消検査の左半側無視例の結果

右の線分の書きすぎがみられる．

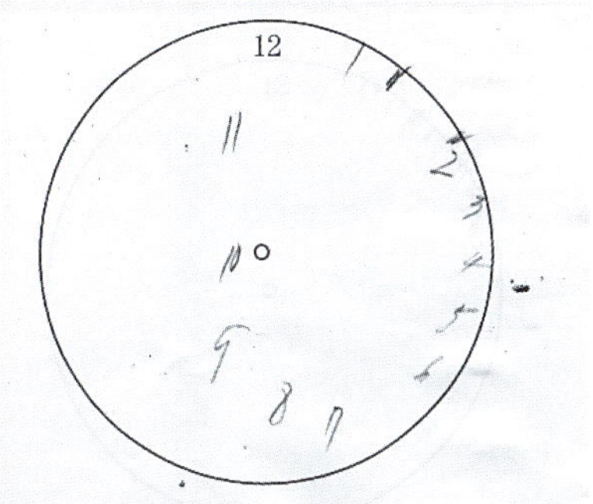

図5　VPTA時計描画の左半側無視例の結果

文字盤はすべて描けているが，右に偏っている．

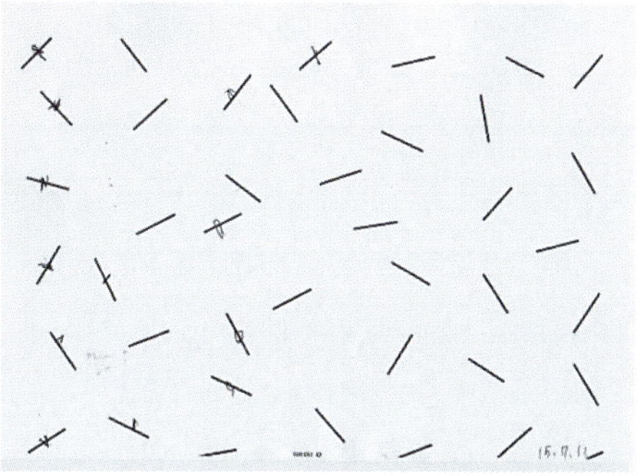

図6　VPTA線分抹消検査の右半側無視例の結果

左の線分の書きすぎがみられる．

MEMO

線分抹消検査（line cancellation test）

検査者は，線が×になるように印をつけることを指示する．

ども検出できる．VPTAで半側無視を検出できる課題は，視知覚の基本機能，視空間の認知と操作，地誌的見当識などである．採点法は誤りを得点とし，即反応で正答0点，遅延反応で正答もしくは一部の誤り1点，無反応および誤答は2点である．

BITもVPTAも標準化されたバッテリーであり，評価結果から重症度や無視が生じる対象が何であるかなどが判断できる．重症例では，線分2等分検査や線分抹消検査で，著しく右側に偏った記載や，一度抹消したものを再度抹消する「書きすぎ」などもみられる（**図4**）．花や人の顔，時計の描画などでは右側のみ描くまたは偏る（**図5**），文章の読みでは改行困難，漢字の偏を見落とすなどもみられる．検査場面で

MEMO
検査上では無視が検出できない場合でも，より広い空間を要するADLでは無視がみられる場合がある．たとえば，歩行中に左側の障害物にぶつかったり，無視がみられないからと車の運転を許可すると，左側のガードレールに車をこすったり，車庫入れで左をぶつけたりする．

マーシャル（Marshall）

ハンフリーズ（Humphreys）

ここがポイント！
左半側無視例は，本質的特徴があると左側に注意を払うことができる．

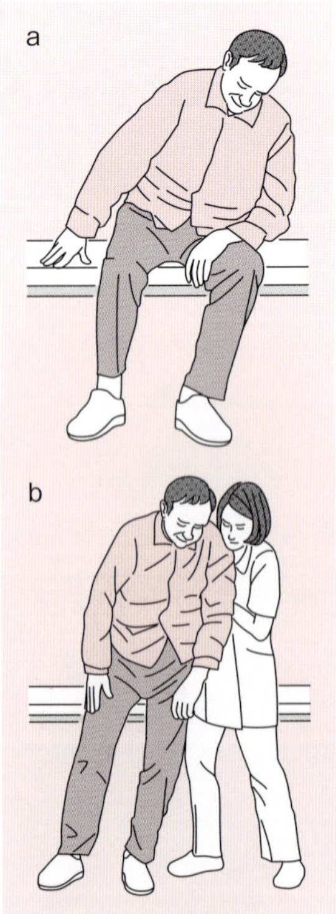

図7 pusher現象の例（左片麻痺）
a：座位 b：立位

はさほど無視が目立たなくても，ADL場面で無視が顕著な例もあるので，軽症例ではADL観察を詳細に行う必要がある．右半側無視例の線分抹消検査を**図6**に示した．

4. 半側無視例の無視側への意識

半側無視例の，見えている（視力に問題ない）のに見えていないという現象は，たいへん不可思議である．マーシャル[8]は左半側無視例に，左側の窓から煙が出ている家とそうでない家の絵を見せて「どちらに住みたいか」と尋ねると，煙が出ていない家を選択した．本人は左半側無視のため絵の左側の煙に気づいていない．この結果は，左側の特徴が意識にのぼっていないにもかかわらず，潜在的に処理されている可能性を示している．

また，ハンフリーズら[9]は左半側無視例に，①有意味な対象，②2対象の合成，③無意味パターンを模写させたところ，有意味な対象で右側に本質的特徴がある場合には左側部分を描き落とすが，左側に本質的特徴がある場合には描き落とさなかったことを述べた．「じょうろ」を模写する例をあげると，左側にある本質的特徴の管の先に小穴の空いた頭部を先に模写し，その後に右側の桶状の水溜めと取っ手を描いた．この結果から，対象を同定するために必要な特徴が右側にあると，注意を右側から逸らすことができないが，本質的特徴が右側になく，左側にあれば，対象を同定するために注意を随意的（意識的）に左側に移動させることが可能であると理解できる．

これらのことから，左半側無視例はたしかに左側を無視するが，それでも左側にも本質的特徴を探索する能力を有していることがわかる．したがって，リハビリテーションを行ううえでは，無視側にも気づきを与え，意識を向けさせる工夫や環境を整える必要がある．

5. 半側無視例の姿勢・動作の特徴

1）座位と立位

座位保持では，非麻痺側に傾いていることが多いが，pusher現象（Lecture 8 Step up参照）のため逆に麻痺側に傾くこともある．pusher現象は，右半球損傷後の左片麻痺患者に多く生じ，非麻痺側で支持面を踏んばって押すため体軸が麻痺側に傾くもので，立位では麻痺側に体軸がずれるため麻痺側で支えきれず，しばしば倒れてしまうため，転倒に気をつけなければならない（**図7**）．

いずれにしても，両側にバランスよく体重をのせる必要があるため，体重計や鏡などの視覚的手段を利用し，修正を加える．姿勢鏡の利用では，正中線に赤い色のビニールテープを貼り，そこに患者の頭部・眼球・頸部の位置を合わせて左右のバランスを確認する．重症例では，背もたれなしの静止保持は困難なので，麻痺側後方に倒れてしまう．そこで，網本[10]は，麻痺側殿部に楔状マットを挿入するとよいと述べている．また，体重の左右へのシフト，体幹・頸部の回旋，眼球運動のコントロールを十分に行う．

麻痺側上肢もおざなりにされている場合が多いので，膝の上に置く，マットの縁をつかむなど，位置の確認を指導する．

急性期は病態認知や麻痺側に対する感覚認識も不十分である．水平垂直知覚の改善，麻痺側の感覚入力，体軸のズレの修正，代償手段などのさまざまな方法でアプローチしていく．

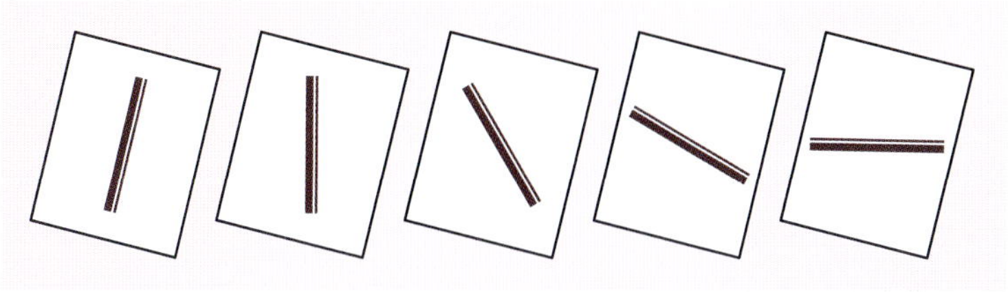

図 8 ロッドフレームテスト
ロッド（棒）が垂直であるかどうかなどを判断する．

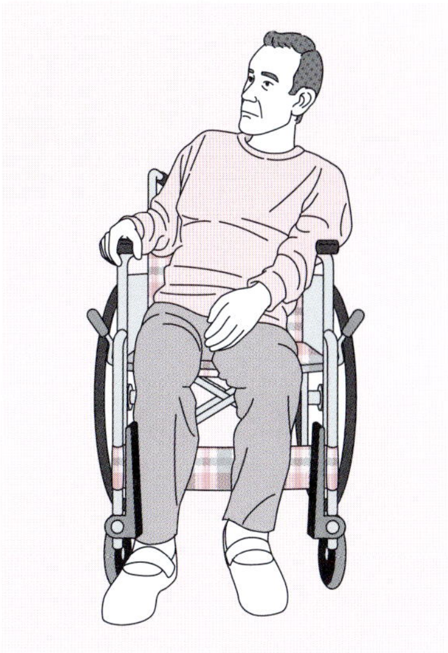

図 9 pusher 現象に加えて右向き徴候がみられる左半側無視例

2）臥位

急性期の場合，患者は半側無視の病識に乏しく病態失認を伴うことが多い．病気になったところはどこかと患者に尋ねると，「どこも悪くありません」「強いていえば胃が痛い」などと答える．したがって，麻痺側に対しても無頓着である．またベッド上では，斜めに寝ていたり，非麻痺側下肢を手すりにかけたりするほか，非麻痺側上下肢の過活動などもみられる．

ベッド上でまっすぐに寝られないことは，水平垂直知覚の異常と関係が深い．「ベッドや天井の線と平行に寝てください」という指示に対し，正しく直せずますます斜めになる．水平垂直知覚は，ロッドフレームテストで確認できる．これは，ロッドがフレームと垂直もしくは水平かどうかなどを判断するもので，半側無視がある場合には水平垂直知覚のズレがみられることが多い（**図 8**）．

ロッドフレームテスト（rod and frame test：RFT，棒ー枠組み検査）

また，臨床場面でも簡便に水平垂直知覚を確認することができる．患者の眼前で紐を提示し，水平もしくは垂直だと思う位置で止めてもらう．水平垂直知覚の問題を有している場合，ベッドと平行に，頭部，身体，下肢のポジショニングを行う．さらに頭部は枕に収まりやすいよう，枕の中央にくぼみがある枕（ドーナツ枕など）にするとよい．

麻痺側の身体感覚が不十分な急性期は，寝返り動作などを怖がる場合がある．体位変換で側臥位になるとき，麻痺側も非麻痺側も体重移動をしっかりと行い，枕などで外部からの感覚入力を行う．そのため，枕は柔らかいものより，そば殻などしっかりしたものがよい．また，寝返り動作の練習は，側臥位では理学療法士・作業療法士が後方に密着して位置し，安心感が得られるようにする．

3）右向き徴候

左半側無視の重症例では，頭部も右に回旋する右向き徴候がみられるため（**図 9**），左側から声をかけると左側ではなくさらに右方を向く．そこで，正中線に視線を向けることから対応を始める．理学療法士・作業療法士は，左方ではなく，正中線より少し右側に位置し，患者が確認することができるところで立ち，声をかける．そして，理学療法士・作業療法士を患者が確認できたことを把握したうえで，徐々に左方へ移動し，患者に目で追ってもらい，しっかりと正中線への注視が確認できてから動作を開始する．この視覚走査（視線の移動）が正確でないまま動作を行うと，見落としや不注意が顕著となる．

右向き徴候（right neck rotation）

LECTURE 9

6. 半側無視例への対応

1）ADL アプローチ

左半側無視例が ADL で頻繁に生じる障害を下記にまとめる.

①顔がよく右を向いている.

②左側にいる人に気づかない.

③左側の食器に手をつけない，食べ残すなど.

④歩行中や車椅子操作時に，左側で接触する.

⑤車椅子の左ブレーキをかけ忘れる.

⑥衣服・靴の脱着時に，左の動作を忘れる（**図 10**）.

⑦着衣時に，左の襟や裾を整えない.

⑧ひげ剃り時に，左を剃り忘れる・雑である.

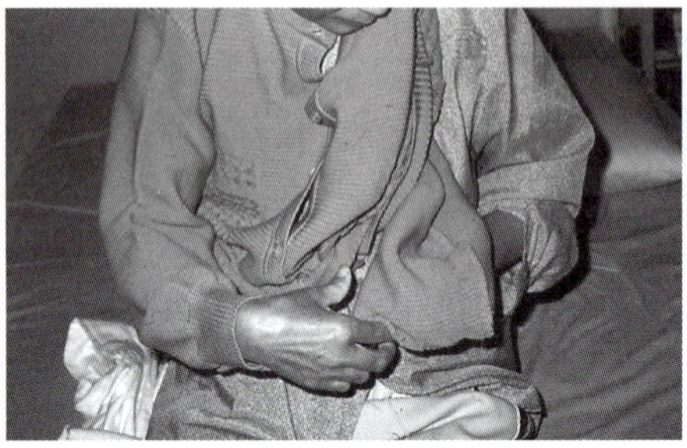

図 10　衣服を着るときの左半側無視例
衣服を着る際に，右袖から先に着て左を着忘れている.

表4　ADL 障害への対応

ADL 障害	工夫の例
①顔がよく右を向いている	・右側の刺激物（例：テレビ）を徐々に左側へ移動させる ・左側からは声をかけない ・体重を徐々に左側に移すようにする ・正中線を確認する
②左側にいる人に気づかない	・車椅子もしくは身体を左に向け，見渡す習慣をつける
③左側の食器に手をつけない，食べ残すなど	・回転式のお盆を使用して注意を促す ・お盆の左側に赤いテープを貼って注意を喚起する ・右側に食器を置くようにする
④歩行中・車椅子操作時に，左側で接触する	・床にラインテープを引いてガイドにする ・家具を目立つ色に変えたりぶつけやすい場所に鈴など音が鳴るものを付けたりして，接触物の右端を認識しやすくする ・車椅子駆動時，接触しそうな場所にスポンジなどを貼っておく
⑤車椅子の左ブレーキをかけ忘れる	・左ブレーキかけを 1，右ブレーキかけを 2，と決めて，「1，2」とリズムに合わせた号令を自分で行う ・左ブレーキの柄を長くしたり色を変えたりして注意を喚起する
⑥衣服・靴の脱着時に，左の動作を忘れる	・色を変えた左袖の衣服・左靴で練習を始める ・麻痺側に輪を通す練習をする ・服を順番に着ることを促す音声ガイドを流す ・服に「左袖」などのラベルを貼る
⑦着衣時に，左の襟や裾を整えない	・鏡を使う
⑧ひげ剃り時に，左を剃り忘れる・雑である	・両手を組んでひげ剃りをはさみ，鏡の前でひげを剃る ・人形を使う
⑨髪を櫛でとくときや歯磨き時に，左の動作を忘れる	・理学療法士・作業療法士が誘導する
⑩文章を読むときに左部分を読み忘れたり，漢字を書くときに偏を書き忘れたりする	・理学療法士・作業療法士が一緒に読む ・指でたどる ・左端に赤い線をアンカリングとして引き，赤い線に着目して読む

⑨髪を櫛でとくときや歯磨き時に，左の動作を忘れる．

⑩文章を読むときに左部分を読み忘れたり，漢字を書くときに偏を書き忘れたりする．

表 4 に，これらの障害に対するアプローチの工夫を示す．

2）代償手段

（1）フレンネルプリズム

ロッシら[11]は，光の屈折を変えることで，対象物の網膜上の位置を偏向することのできるフレンネルプリズムを用いて，半側無視が有意に改善したことを報告した．また，ロセッティら[12]は，2 時間フレンネルプリズムを着用後，無視空間で動作が改善したことを報告した．近年，日本作業療法学会などでもプリズム眼鏡を用いた報告が散見される．

（2）レフトアームアクティベーション

ロバートソンら[2]は，右手を使用することで左半球が活性化されるため，左半側無視に影響することを述べた．また，片麻痺のない左半側無視例では，左手使用により描画成績が改善したことから，左手使用が左半側空間への注意の手がかりになる，つまり左手が知覚のアンカリングとなり，左空間で身体感覚と身体周辺空間を統合させ，障害された身体周辺感覚が活性化すると報告した．

さらに，ロバートソンら[3]は，左半側無視例 21 人に左手首，左下肢や左肩にリストウォッチタイプのデバイスをつけ，動きがないと音が 30 秒間出て，動きが出ると音が止むものをセットしたところ，無視が軽減したことを報告した．これらの実験から，左手使用により左半側無視が改善されるとした．また，この改善は 2 年経っても継続していた．

ロッシ（Rossi）

MEMO
フレンネルプリズムを用いることで，たとえば左視野にあるものを右視野でとらえることができる．

ロセッティ（Rossetti）

MEMO
プリズム眼鏡
レンズにプリズムを組み込んだ眼鏡．光を屈折させることで，左右の視線のズレを補正する．

レフトアームアクティベーション（left arm activation：LAT）

MEMO
アンカリング（anchoring）
「錨を下ろす」という意味だが，左に注意を向けさせるための手がかりのことである．

■引用文献

1）Arguin M, et al. Modulation of the directional attention deficit in visual neglect by hemispatial factors. *Brain Cogn* 1993；22（2）：148-160.
2）Robertson IH, et al. Spatiomotor cueing in unilateral left neglect：three case studies of its therapeutic effects. *J Neurol Neurosurg Psychiatry* 1992；55（9）：799–805.
3）Robertson IH, et al. Spatial Neglect：A Clinical Handbook for Diagnosis and Treatment. London：Psychology Press；1999.
4）Bisiach E, et al. Unilateral neglect：personal and extra-personal. *Neuropsychologia* 1986；24（6）：759-767.
5）前島伸一郎（編）．半側空間無視のリハビリテーション実践マニュアル．*MB Med Reha* 2002；20：8-13.
6）Swan L. Unilateral spatial neglect. *Phys Ther* 2001；81（9）：1572-1580.
7）Weinstraub S, et al. Right cerebral dominance in spatial attention：further evidence based on ipsilateral neglect. *Arch Neurol* 1987；44（6）：621-625.
8）Marshall JC, et al. Blindsight and insight in visuo-spatial neglect. *Nature* 1988；336：766-767.
9）Humphreys GW, et al. Interactive attentional systems and unilateral spatial neglect. Robertson IH, et al. Unilateral Neglect：Clinical and Experimental Studies. Hove：Lawrence Erlbaum Associates；1993. pp137-167.
10）網本　和．pusher 現象例の基礎と臨床．理学療法学 2002；29（3）：75-78.
11）Rossi PW, et al. Fresnel prisms improve visual perception in stroke patients with homonymous hemianopia or unilateral visual neglect. *Neurology* 1990；40（10）：1597-1599.
12）Rossetti Y, et al. Prism adaptation to a rightward optical deviation rehabilitates left hemispatial neglect. *Nature* 1988；395：166-169.

![Step up]

Step up

1. 右半球損傷例のコミュニケーション障害の特徴

臨床場面では,「会話の開始が遅れる」「質問に長らく答えないかと思ったらいきなり話し始める」「話にまとまりがない」「他人の話に割って入る」「話す内容が乏しい」「あうんの呼吸の障害」というように，適切にコミュニケーションが取れない左半側無視例を非常に多く経験する．左半球は言語優位性であるが，右半球における言語機能の役割も近年解明されるようになり，単純な言語理解，特に単語レベルの言語理解が可能であることが明らかになってきた．

これまで，右半球損傷例のコミュニケーションの障害は，プロソディ（発話のメロディやリズム）の障害やユーモアセンスの障害，感情的コミュニケーションの障害，比喩的言語の使用と理解の障害，談話の理解の障害，内省力の低下などについて明らかにされてきた．また，談話の理解の障害は，注意障害に起因することがある．マイヤーズ（Myers）らは，右半球損傷後に生じるコミュニケーションの障害を，認知・コミュニケーション障害と呼んでいる．

2. 認知・コミュニケーション障害

1）認知・コミュニケーション障害の責任病巣

責任病巣についてはまだ明らかではないが，文献上で認知・コミュニケーション障害を示す患者の多くは，中大脳動脈灌流域に大きな病巣をもつ（図 1a）．損傷部位の大小による差は明らかではない．マクドナルド（McDonald）は，談話レベルの障害のいくつかは，両側の背側前頭葉前部損傷例にみられることを述べている（図 1b）．また，プロソディの障害は，前頭葉，側頭葉，頭頂葉の損傷で生じるという（図 1c）．

2）認知・コミュニケーション障害への対応

家族は，患者のこのようなコミュニケーションの障害に対し，違和感を抱いているかもしれない．本人と家族には，右半球損傷後に生じるコミュニケーション障害の特徴を説明する必要がある．

患者には,「答えを急がせない（反応を待つ）」「もう一度尋ねる」「声の調子の変化を示す」「感情の表現が乏しい場合には自分の感情を言葉で表すように伝える」といった対応を行う．また，他人の話に割って入るような場合には，注意障害などにより他者と自分とのコミュニケーションの区別がついていないことがあるので,「今は○○さんと話をしています」ときちんと伝えるようにする．

認知・コミュニケーション障害の存在を知ったうえで，治療にあたることは臨床の場で役立つと思われる．

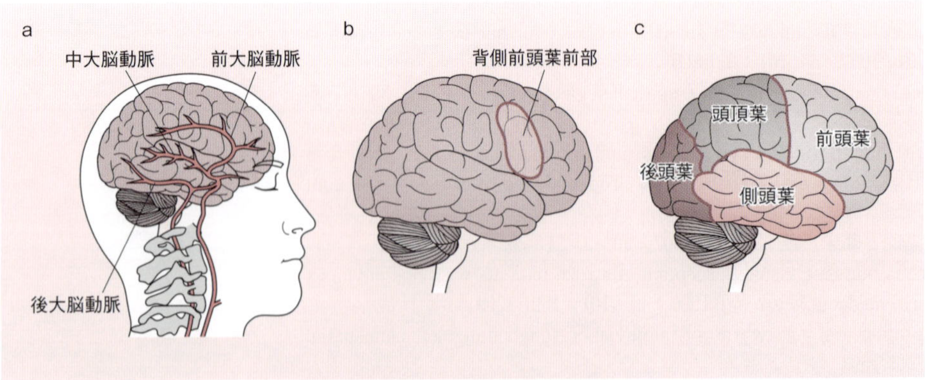

図 1　認知・コミュニケーション障害の責任病巣と考えられる部位
a：右脳大脳動脈　b，c：右大脳半球外側面

■参考文献

1）Myers PS．宮森孝史（監訳）．右半球損傷—認知とコミュニケーションの障害—．東京：協同医書出版社；2007.

LECTURE 10

対麻痺・四肢麻痺の姿勢・動作の特徴と分析

到達目標

・対麻痺・四肢麻痺の病態について理解する.
・頸髄損傷・脊髄損傷者の基本的な姿勢や動作に関して解剖学的，運動学的に理解する.
・頸髄損傷・脊髄損傷者の運動療法を行ううえでの運動学的な基本を理解する.

この講義を理解するために

この講義では，脊髄に何らかの外傷的な損傷を被った患者が，対麻痺・四肢麻痺を抱えながらどのような姿勢や動作を行うことによってADLを再獲得するかを概説します.

脊髄を損傷した場合，損傷した部分よりも下位の四肢や体幹の運動・知覚障害に加えて，呼吸器や循環器系の障害や膀胱直腸障害を生じます．完全麻痺の場合は，損傷部よりも下位の運動・知覚が完全に麻痺・脱失することになります.

対麻痺・四肢麻痺の姿勢と動作の特徴と分析を学ぶにあたって，以下の項目について勉強しておきましょう.

□ 筋肉の神経支配・髄節レベルを復習しておく.
□ 知覚に関しての皮膚節（デルマトーム）高位を復習しておく.
□ 健常者の基本動作について復習しておく.

講義を終えて確認すること

□ 完全麻痺の残存高位と可能な動作について理解できた.
□ 完全麻痺の特徴的な背臥位，座位，長下肢装具装着による立位の姿勢について理解できた.
□ 完全麻痺の寝返りや起き上がりなどの基本動作を行う方法について理解できた.
□ 不全四肢麻痺の歩行について理解できた.

講義

対麻痺（paraplegia）

四肢麻痺（quadriplegia, tetraplegia）

脊髄損傷（spinal cord injury）
頸髄損傷（quadriplegia, cervical cord injury）

MEMO
1950～70 年代は，落下物の下敷きになったり転落したりといった労働災害による胸髄や腰髄の完全麻痺が約 60%を占めた．

MEMO
ASIA（American Spinal Injury Association）
アメリカ脊髄損傷協会および同協会がまとめた脊髄損傷の評価尺度の略称．脊髄損傷の神経学的および機能的分類のための国際基準であり，損傷の完全さについて述べている．

MEMO
主要筋群（key muscle）は運動・感覚障害の標的となる筋で，10 筋節ある．主要知覚点（key sensory point）は運動・感覚障害の標的となる感覚点で，28 皮（膚）節ある（Step up 参照）．

MEMO
ASIA スコアニング・システムでは，主要筋群の検査は MMT に準ずるがすべて背臥位で行う．一つの筋は多髄節により支配されていると考え，ある髄節の主要筋群の筋力が 3（重力に抗しての自動運動）以上で，その一つ上の主要筋群の筋力が 5（最大抵抗に抗しての自動運動）の場合，その髄節を正常と考える．

試してみよう
ASIA の筋力測定方法と知覚検査方法に基づいて学生どうしで検査をしてみよう．

フランケル（Frankel）分類

MEMO
改良フランケル分類
総合せき損センターによる頸髄損傷横断面評価表．フランケル分類の B, C, D 群を予後の違いから細分化している．

ザンコリー（Zancolli）分類
ハイメーカー（Haymaker）
ウッドホール（Woodhall）

LECTURE 10

1. 対麻痺・四肢麻痺の概略

対麻痺とは，両下肢のみの運動麻痺がある状態，つまり，運動中枢から筋線維までのうちのいずれかの障害によって随意運動ができない状態のことをいう．特に胸髄以下の脊髄障害および損傷によるものが多い．四肢麻痺は，頸髄を損傷して両上下肢を動かしたり，痛みや温度などを感じたりすることができなくなってしまう後遺障害である．

脊髄を含む中枢神経系は末梢神経と異なり，一度損傷すると現代の医学でも修復・再生させる決定的治療法はいまだ存在していない．したがって，脊髄損傷のリハビリテーションとは失われた機能を回復させることではない．このレクチャーでは，頸髄損傷（頸損）・脊髄損傷（脊損）のために対麻痺・四肢麻痺を抱えた患者が，どのような姿勢や動作を行うことによって ADL を再獲得するかを概説していく．

2. 頸髄損傷・脊髄損傷の概説

1）発生率

日本の脊髄損傷の発生率[1, 2]は，人口 100 万人あたり年間 40 人程度で，発症年齢は高齢者と若年者の二相性になる．現在では，高齢者の転倒・高所からの転落や，若年者のスポーツや交通事故が中心となり，頸髄損傷が 84％で，33％は完全麻痺で 51％が不全麻痺となっている．また，男性が 90％を占める．

2）神経学的損傷高位の判定

神経学的損傷高位の判定には，まず，ASIA スコアニング・システム（脊髄損傷の神経学的分類基準）を用いて，主要筋群の運動検査と，主要知覚点の感覚検査を行う．そして，左右の運動機能スコアと知覚機能スコアを決め，両側の感覚と運動のレベルが正常な最下位の髄節で，神経学的レベルを決定する．

3）完全麻痺と不全麻痺

完全麻痺は，ヒトでは脊髄の最下位にある仙髄節 S_4～S_5 の運動と知覚が，完全に喪失した状態と定義される．したがって，肛門周囲の知覚と随意的収縮を検査する．ここの運動と知覚が少しでも残存していれば，不全麻痺となる．

麻痺の重症度分類としては，フランケル分類や ASIA 機能評価尺度（**表 1**），改良フランケル分類などを用いる．

4）ザンコリー分類

ADL の予後を考える場合，筋節レベルの評価にザンコリー分類を用いて，残存する高位を考える．アルゼンチンの整形外科医であるザンコリーは，ハイメーカーとウッドホールが 1953 年に発表した頸髄節の神経筋支配図を基に，自身の手術経験から外傷性四肢麻痺患者の分類を細分化し，ザンコリー分類を開発した（**巻末資料 表 7a**）．

C_6 髄節レベル機能残存群の場合，手関節背屈筋の長橈側手根伸筋のみが作用する手関節背屈筋力が弱い C_6A 群と，短橈側手根伸筋も作用する手関節背屈筋力が強い C_6B 群に分類した．さらに C_6B 群は，長・短橈側手根伸筋はともに作用するが円回内筋と橈側手根屈筋は作用しない C_6B_1，円回内筋は作用するが橈側手根屈筋は作用しない C_6B_2，円回内筋と橈側手根屈筋がともに作用する C_6B_3 に細分化した．C_6B_3 では両筋機能に加え，上腕三頭筋の機能が弱いながら加わる．

ザンコリー分類と ADL 自立達成度について**表 2**[3] に示す．

表 1　フランケル分類と ASIA 機能評価尺度

フランケル分類	ASIA 機能評価尺度
A：完全麻痺，運動知覚喪失 神経学的損傷高位以下の運動知覚完全麻痺	A：完全麻痺：仙髄の分節 S_4〜S_5 を含めて運動，感覚機能が消失
B：運動喪失，知覚残存 運動完全麻痺で，知覚のみある程度残存	B：不全麻痺：仙髄の分節 S_4〜S_5 領域を含む神経学的損傷高位より下位に，何らかの感覚機能は残存するが，運動機能は残存していない
C：運動不全，実用性のない筋力残存 神経学的損傷高位以下の筋力は少しあるが，実用性がない	C：不全麻痺：神経学的損傷高位より下位に，何らかの運動機能が残存するが，麻痺域の半数以上の主要筋群の筋力が 3 未満
D：実用性のある運動不全 神経学的損傷高位以下の筋力の実用性がある．補助具の要否にかかわらず歩行可能	D：不全麻痺：神経学的損傷高位より下位の運動機能が残存しており，麻痺域の少なくとも半数の主要筋群の筋力が 3 以上を有する
E：回復 筋力弱化なく，知覚障害なく，括約筋障害なし．反射の異常はあってもよい	E：正常：運動・知覚機能とも正常

表 2　ザンコリー分類とADL自立達成度

機能レベル	人数	寝返り	起き上がり	更衣	前後移乗	横移乗	車椅子	排尿	排便	自動車
C_4	14 人	0%	0%	0%	0%	0%	0%	0%	0%	0%
C_5A	10	0	0	0	0	0	60	0	0	0
C_5B	21	24	10	19	10	0	86	5	0	0
C_6A	16	47	40	60	25	6	94	20	7	9
C_6B_1	15	73	67	73	67	27	100	40	7	14
C_6B_2	19	89	89	89	95	69	100	81	25	41
C_6B_3	24	96	96	100	96	70	100	76	67	35
C_7A	3	100	100	100	100	100	100	100	100	67
C_7B	1	100	100	100	100	0	100	100	0	0
C_8A	6	80	83	80	83	80	100	80	80	40
C_8B	13	92	92	92	92	83	100	92	92	50
全体	142	59	55	60	55	35	84	44	29	23

（大橋正洋．OT ジャーナル 1996；30（9）：705-711[3]）

5）残存機能別の最終獲得機能

完全麻痺の場合，残存する神経学的損傷高位から，姿勢や動作・ADL の目標を設定することができる（**表 2**，**巻末資料 表 7**）．したがって，頸髄損傷と脊髄損傷の残存高位を正しく評価することが重要である．

6）麻痺の予後

フランケルは，1969 年に頸髄損傷者 218 人の麻痺の推移について入院時と退院時のフランケル分類での変化を報告している．入院時 A と判定された 123 人中，退院時も A は 81 人，B が 21 人，C が 10 人，D が 11 人，E が 0 人であった[4]．

脊髄損傷の急性期は，脊髄ショックといわれる状態を生ずる．この時期を過ぎると，損傷髄節レベルは弛緩性麻痺，損傷髄節以下は痙性麻痺を呈する．したがって，患者がどのような時期にいるのかを判断することも，姿勢と動作をみるうえで重要な手掛かりとなる．

3. 背臥位

脊髄損傷者は，麻痺域の感覚入力がなく，非麻痺域の重さしか感じられない．

頸髄損傷者の場合，肩甲帯の筋は作用するため，支持面からの感覚入力を得るよう，副神経支配の僧帽筋や大小菱形筋・三角筋が過剰努力的に作用し，肩甲帯を挙上・後退させてベッドに押しつけ，肘関節屈曲・手関節背屈位の姿勢をとりやすい．肩甲

LECTURE 10

MEMO
脊髄ショック（spinal shock）
横断性の脊髄損傷に伴う神経症状を指し，神経学的損傷高位以下の筋トーヌスの低下する弛緩性麻痺，感覚脱失，尿閉からなる．脊髄反射である深部腱反射，表在反射ともに一過性に消失するが，消失した脊髄反射は数週間後から徐々に回復して筋トーヌスも亢進し，痙性麻痺に移行する．

調べてみよう
弛緩性麻痺と痙性麻痺について理解するために，核上麻痺，核下麻痺について調べよう．

MEMO

副神経は脳神経だが，延髄根と脊髄根をもち，脊髄根の線維は第1から第5または第6頸髄（文献により相違あり）の脊髄の側索から出ている．したがって，上位頸髄損傷の場合，障害をもつ可能性がある．

試してみよう

寝返り動作で，背臥位にて肩甲上腕関節を屈曲し両上肢を持ち上げたときに，両腋下から下の感覚入力がない場合の両上肢の重さと残存部位の重心をどのように感じるか，想像してみよう．

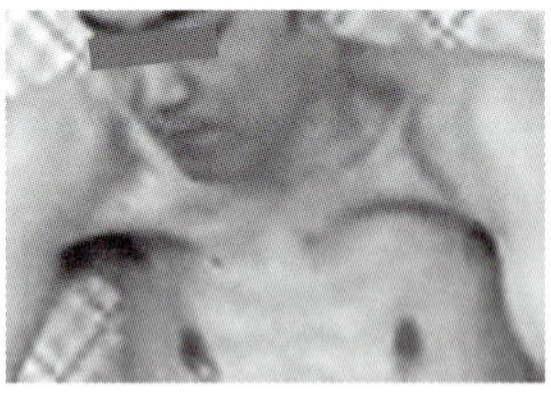

図1　C_6B_2 の大胸筋鎖骨部線維

大胸筋下部線維は萎縮し，上部線維のみ強調される．

上腕関節周囲の機能は弱く，肘関節屈筋群の機能は上位の損傷でも作用するため，肘関節の屈曲拘縮と同時に反作用として上腕骨頭の前方への偏位が生じやすくなる．この姿勢によって，肋椎関節，肩甲胸郭関節，椎間関節の可動域制限が引き起こされ，さらに肩甲帯の後退が加わると，肩甲上腕関節に痛みが生じる．

4. 背臥位からの寝返り動作

寝返り動作は，C_5B で 24％可能，C_6B_2 で 80％以上が可能となる（**表2**）．C_6B_2 では前鋸筋や大胸筋鎖骨部線維が筋力を増し，広背筋の機能が追加される（**図1**）．

C_6B_2 の寝返り動作は，肩甲上腕関節を外旋させ，前腕回外位で肘関節を伸展位に保つと行いやすい．その状態で肩甲上腕関節を屈曲させ，左右に振る動作により，上部体幹から分節的に寝返り動作を下位に伝え，皮膚の張りで骨盤と下肢をもち上げる．筋力が弱く十分な肩甲上腕関節外旋を行えない場合は，動作を完遂できない（**図2**）．

基本的には，頸部を屈曲して肩甲上腕関節をできるだけ床から高い位置にもっていくよう肩甲帯を前方突出させ，回転モーメントを引き出しやすいようにして大きく振る．このレベルでは，下側になった肩甲帯でマットを押しつけることも可能な場合がある．たとえば，**図3**①の姿勢から右側に寝返る場合，右上肢を右側に，肩甲帯の内転と肩甲上腕関節の水平外転で振り上げ，左上肢はマットを肩甲帯の内転と肩甲上腕関節の水平外転で押しつける．**図3**③から左上肢を右側に，肩甲帯の外転と肩甲上腕関節の水平内転で振り下げ，右側の肩甲上腕関節の水平内転で引きつけを行い寝返り動作の完成となる（**図3**⑤）．

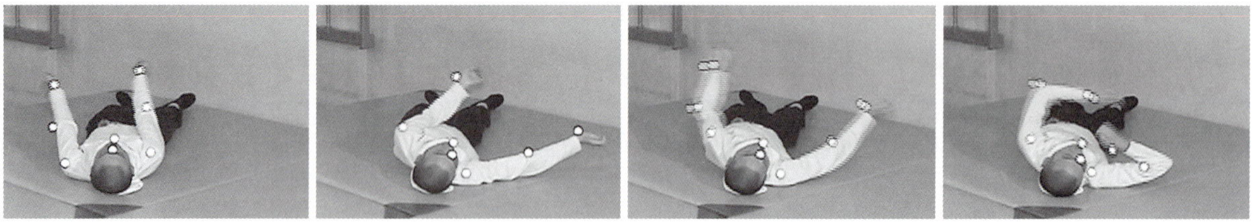

図2　寝返り動作の失敗例

寝返ろうとするが，肘関節をロックしきれずに崩れてくる．

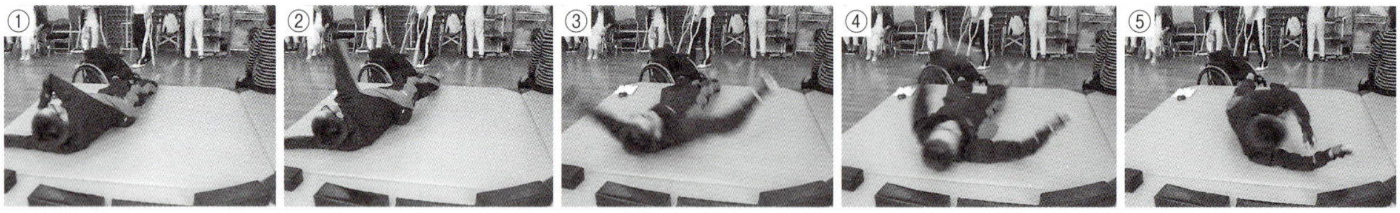

図3　寝返り動作の成功例

右手を振り上げると同時に左手でマットを押しつけることも可能となる．

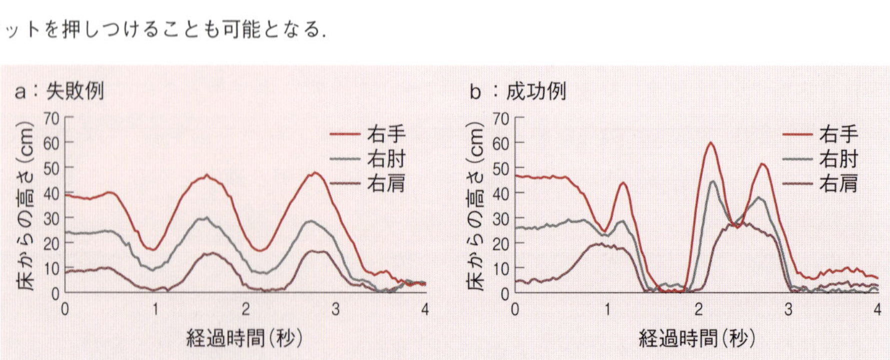

図4　寝返り動作中の手関節と肘関節と肩甲上腕関節のマットからの高さの変化

a は失敗例の失敗までの4秒間の高さの変化，b は成功例の成功までの4秒間の高さの変化である．a では手関節・肘関節・肩甲上腕関節が過剰固定して同時に動作を行うが，b では肩甲上腕関節の動作に，さらに自由度の高い手関節と肘関節の動作が組み合わされる．

C_6B_2の患者の発症初期寝返り動作の練習開始時失敗例（**図2**）と練習後成功例（**図3**）で，右側への寝返り時の右手首（橈骨茎状突起）と肘および肩について床からの高さを測定した（**図4**）．失敗例（**図2，4a**）は手肘肩甲上腕関節が肘関節伸展位を保持するために同時に鉛直方向へ動く過剰固定での動作であったが，成功例（**図3，4b**）は肩よりも先行して腕の動作が生じ，より高く上がることがわかる．

このように過剰固定から抜け出して，それぞれの身体部分が安定性と可動性を獲得し，より自由度の高い動作を導くことが可能となる．

5. 背臥位からの起き上がり動作

頸髄損傷者では，C_5Bから背臥位からの起き上がり動作が10%可能となり，C_6B_2で80%以上可能となる（**表2**）．

健常者の場合，上部体幹からの回旋を伴って起き上がるパターンと，回旋を伴わずまっすぐに前方へ起き上がるパターンがある．しかし，腹直筋はT_7から，股関節屈曲筋はL_2から機能するため，体幹や下肢を利用して起き上がるパターンは不可能となる．

肘関節伸展が不可能なC_6レベルの起き上がり動作を説明する．

1）寝返りを経て起き上がるパターン

寝返りした状態から，進行側（**図5**②では右上肢）の肘関節屈曲と肩甲上腕関節の内転を利用し，上部体幹を下肢に近づける方法や，肘をマットに押しつける方法で，上部体幹を下肢に近づける．後方側（**図5**②では左上肢）の肘関節は，遠心性収縮にて屈曲位で制御する．一方の上肢で下肢を引きつけて，さらに近づける．最後は，両側大胸筋鎖骨部線維による両肩甲上腕関節水平内転動作と三角筋を用いて，肘関節を閉鎖性運動連鎖（CKC，Lecture 14参照）で伸展させて起き上がり，関節最大しまりの位置でロックする（**図5**）．

2）まっすぐ前方へ起き上がるパターン

頸部伸展と肩甲帯の内転を用いて体幹をゆすり，殿部に両上肢を入れる．困難な場合は，ズボンのポケットに入れる．前腕が固定された状態で肘関節を屈曲し，上部体幹を起こす．両肘を後方に引き両側のon elbowsにする．一方の肘に体重を載せ，片側のon elbowからもう一方の上肢を肩甲上腕関節外旋位で振り出し，肘関節を伸展位にロックしてon handにし，今度は片側のon handに重心を移動して，もう片方も外旋伸展位で振り出し起き上がる（**図6**）．

ここがポイント！
寝返りを経て起き上がるとき，ハムストリングスの伸張性が乏しいと，上部体幹を下肢に近づける際に下肢が逃げてしまうことがある．この場合，上部体幹を下肢に近づける途中で，大胸筋と三角筋を用いて肘関節をCKCで伸展させる．しかし肩甲上腕関節周囲筋の筋力が十分にないと難しい．

関節最大しまりの位置（CPP：close-packed position）

MEMO
回旋を伴って起き上がる場合は，ハムストリングスの過剰な伸張が要求される．ハムストリングスの短縮により，下肢後面筋群と背部の筋腱作用で長座位が可能となる症例もあり，過度な伸張は悪影響も与える．

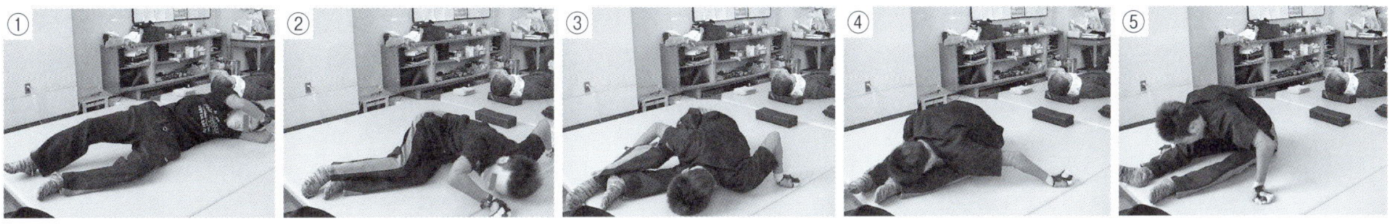

図5　寝返りを経て起き上がるパターン
寝返りした状態から両上肢を利用し，上部体幹を下肢に近づけて起き上がる．

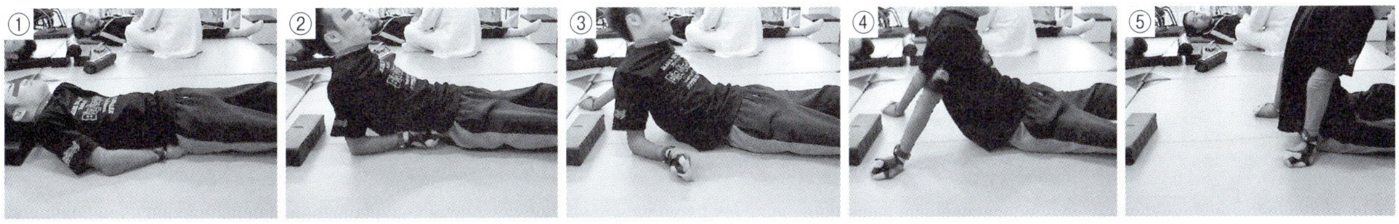

図6　まっすぐ前方へ起き上がるパターン
両上肢を殿部に入れ両肘関節を屈曲させ，片側に体重を移して肩甲上腕関節外旋位で上肢を振り出す．この動作を両側に行い起き上がる．

6. 長座位

長座位は，脊髄損傷者にとって，日常生活を送るうえで重要な姿勢であり，損傷部位によって対応が異なる．

1）頸髄損傷の場合

背部の筋・腱・靱帯の緊張と脊柱の骨性の制限で座位を保持し，骨盤後傾位・胸腰椎後彎・頸部屈曲の円背姿勢で安定する（**図7**）．両上肢の開放性運動連鎖（OKC，Lecture 14 参照）動作時は，頸部伸展と肩甲帯内転および上肢の運動に伴う反作用により体幹のバランスをとるが不良である．

2）胸髄損傷の場合

上部腹筋は T_7 から T_{10}，下部腹筋は T_{11} から T_{12} の支配を受ける．固有背筋は頸神経支配筋が作用し，胸神経支配筋は不完全であるか作用しない．下位損傷では随意的な体幹の伸展が可能となる．しかし安定座位は骨盤後傾位となる．

3）腰髄損傷の場合

T_{12} から腰方形筋が作用する．固有背筋は胸神経支配筋が作用し，腰神経支配筋は不完全であるか作用しない．腸腰筋，大腿四頭筋は L_2 から作用する．骨盤帯は安定する（**図8**）．

7. 長座位でのプッシュアップ

プッシュアップは，C_6B_2 で実用的となり，脊髄損傷者にとって重要な移動手段となる．C_6A，C_6B_1 では下肢引きずり動作が移動の中心となる．

1）C_6 の場合

肘伸展筋は機能しない．手掌を大転子部のやや後方に置き，両肩甲上腕関節外旋・前腕回外位肘伸展位でロックする．三角筋による肩甲上腕関節屈曲の反作用を用いるが弱い．C_6B_2 では広背筋が作用するため，一度肩甲帯を挙上し，広背筋を用いて上腕骨をマット方向に引くとロックしやすい．次に前鋸筋を用いて肩甲帯を外転させ，上肢を前方突出させる．反作用で後方に倒れやすいため，三角筋前部線維で体幹を安定化させ，頸部屈曲し前方へ体重を移動する．したがって，肩甲帯が支点となり前方へ回転し，僧帽筋下部線維と脊柱を介して垂直方向に殿部が持ち上がる（**図9**③，④）．

2）C_7 以下の場合

肘伸展筋が作用し，前鋸筋の機能が向上する．また，広背筋･大胸筋機能が向上し，固有背筋は頸神経・胸神経・腰神経と順次機能が向上する．体幹前面筋もレベルごとに使用可能となる．C_7B では方形回内筋が徐々に作用する．肩甲上腕関節外旋・前腕回外に，方形回内筋による回内のフォースカップルが加わると，手掌による支持基底面が安定しやすい．

上部体幹を前傾し，前鋸筋による前方突出で殿部を持ち上げる．大胸筋は増強し，僧帽筋と前鋸筋のフォースカップルで肩甲骨上方回旋方向の力と，三角筋前部・中部線維による肩甲上腕関節屈曲が増強される．その反作用で，殿部は後方へ回転し挙上する．肩甲帯を支点に頭部がさらに回転し，脊柱を介して殿部を回転挙上する（**図10**）．

3）C_6 と C_7 以下のプッシュアップの比較

C_6 では，肘伸展位後に頸部を屈曲させて相対的に肩甲上腕関節が屈曲位となり前方突出しやすくなる．さらに頸部の屈曲により，肩甲帯支点で殿部が垂直に挙上する．つまり，肩甲帯を中心とした頭部と殿部のつり合いによる動作となる（**図11a**）．

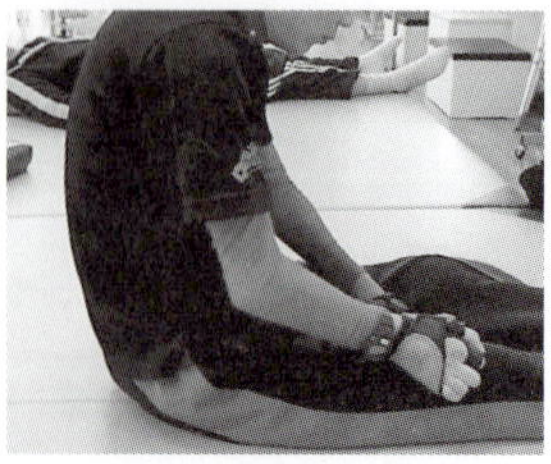

図7　C_6 安静時長座位
背部は骨性の制限で座位を保持する．いわゆる仙骨座り．

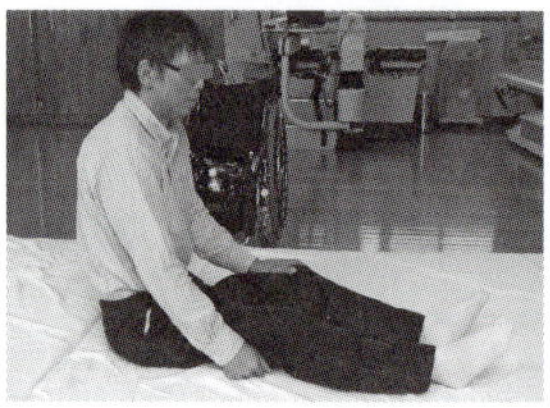

図８　腰髄損傷長座位
腰髄損傷では，より安定した長座位が可能となる．図８は坐骨支持座位．

プッシュアップ（push-up）

ここがポイント！
前鋸筋神経支配と肩甲骨動作

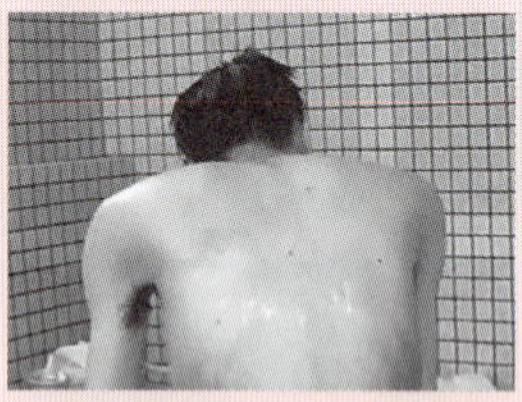

C_6 安静時肩甲帯

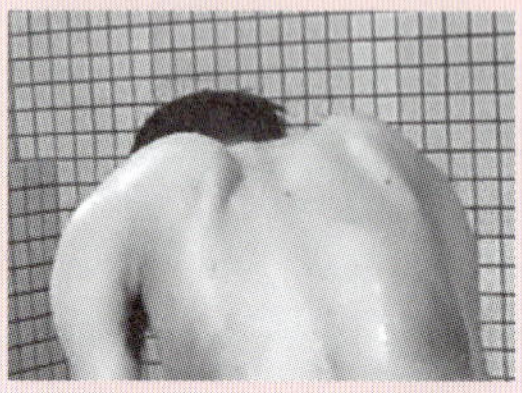

C_6 プッシュアップ時肩甲帯

前鋸筋は第 1-9 肋骨に起始し，上部線維は肩甲骨上角に，中部線維は内側縁，下部線維は下角に停止する．神経支配は，上部線維は C_5，下部線維は C_7 が中心となる．機能は上部線維が前方突出，下部線維が上方回旋である．したがって，C_6 は上方回旋できず前方突出のみとなり，C_7 以下は下部線維がはたらき上方回旋可能で，僧帽筋とのフォースカップルを形成する．この C_6 症例は，C_7 支配の下部線維が不全で翼状肩甲となる．そのため，C_6 症例はあらゆる動作で前方突出動作が行いやすいよう，上部体幹屈曲位頸部屈曲位となる傾向がある．

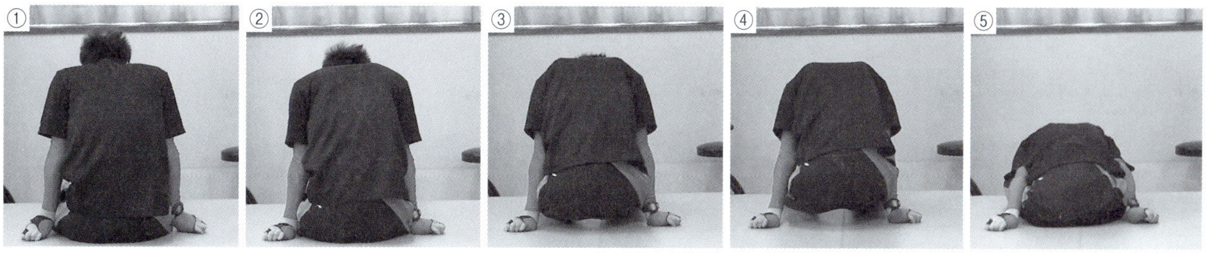

図 9　C_6 のプッシュアップ

両上肢をロックし前方突出し（①，②），肩甲上腕関節を支点として殿部を挙上する（③，④）．⑤のように，大胸筋力が弱く，肘が崩れて倒れやすい．

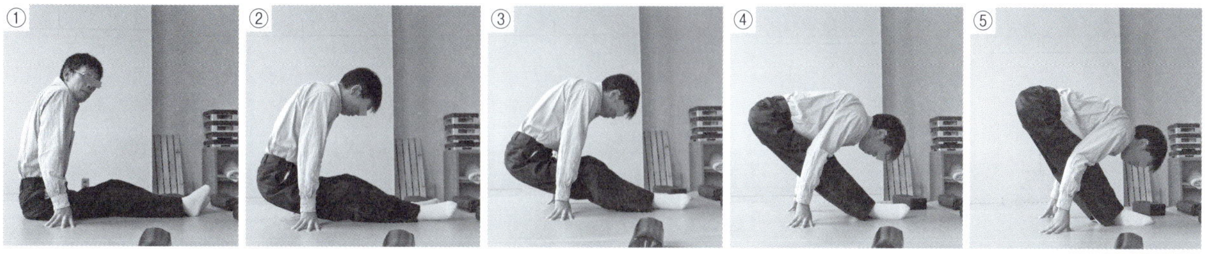

図 10　C_7 以下のプッシュアップ

両上肢を伸展し（①）前方突出で殿部を持ち上げ（②），体幹を前傾し（③）肩甲骨を上方回旋させてさらに殿部を後方に回転し（④），挙上する（⑤）．

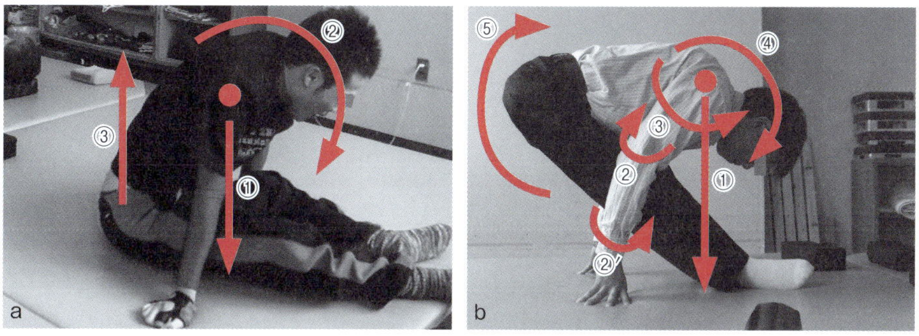

図 11　C_6 と C_7 以下のプッシュアップの比較

a：C_6 のプッシュアップ．①肩甲帯を挙上させ，肩甲上腕関節外旋・前腕回外で肘関節を伸展位にし，体重をかけて保持する．広背筋を使用すると行いやすい．②前鋸筋による前方突出で後方へ倒れないよう体幹を安定させ頸部を屈曲させる．③肩甲帯支点で僧帽筋下部線維と脊柱を介して殿部を垂直方向に挙上させ，殿部と頭部のつり合い動作となる．

b：C_7 以下のプッシュアップ．①前鋸筋の前方突出で殿部を持ち上げ，②②′肩甲上腕関節外旋・前腕回外と方形回内筋によるフォースカップルで支持基底面を安定化させる．③前鋸筋下部線維と僧帽筋のフォースカップルと，三角筋と増強した大胸筋により，肩甲骨を上方回旋して肩甲上腕関節を屈曲させる．④肩甲帯を支点にして頭部を回転させる．⑤脊柱を介し殿部を回転挙上させる．

C_7 以下では，肩甲帯が安定し前方突出の動作をそのまま殿部の挙上に結びつけることができ，肩甲骨上方回旋と肩甲上腕関節屈曲による殿部の後方回転・挙上というプッシュアップとなる（**図 11b**）．固有背筋の機能増加で順次回転角度が増す．

図 9，11a と **図 10，11b** を比較すると，どちらも肘頭は後方を向いているが，C_7 以下の症例では前腕がフォースカップルを生じ回内位にあることがわかる．

8. 移乗

1）車椅子からベッドへの移乗

前方移乗は C_6A で 25%，C_6B_1 で 67%，側方移乗は C_6B_1 で 27%，C_6B_2 で 69% 可能となる．どちらの方法も，ベッドに車椅子を着け一度バックし，キャスターの向きを逆にする．頸髄損傷の場合，マットからの摩擦を得るためグローブを着用する．

LECTURE 10

MEMO

フォースカップル（相互作用）

2 つ以上の筋肉が組み，同時に反対方向の力を生むときに生じる動き．肩甲上腕関節外旋と方形回内筋回内による安定化はフォースカップルの一例である．また，僧帽筋の上部下部線維と前鋸筋下部線維はフォースカップルを形成し，肩甲骨を上方回旋させる．

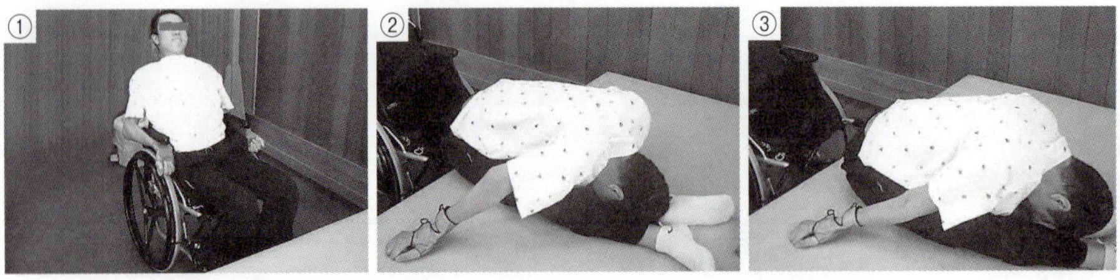

図 12　車椅子からベッドへの移乗（前方移乗，C_6B_2 の場合）
①殿部を前方に出す．②頸部・上部体幹を屈曲させる．③肩甲骨を前方突出させる．

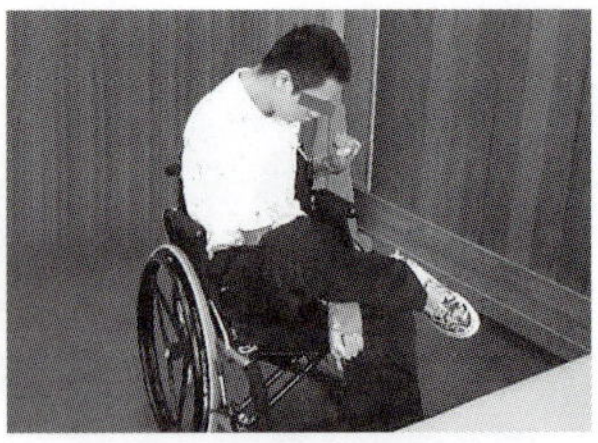

図 13　靴を脱ぐ動作（C_6B_2 の場合）
ベッドにあげた足を内側から持ち上げ，膝に載せる．

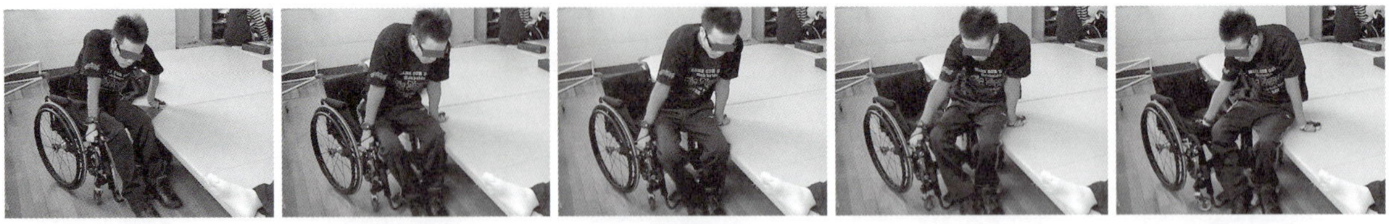

図 14　車椅子からベッドへの移乗（側方移乗，C_6B_2 の場合）
ベッド側の手は殿部が載る幅を空けておく．プッシュアップで移乗する．

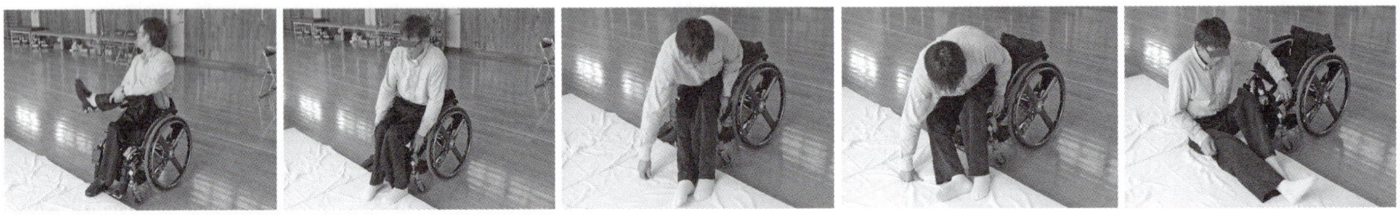

図 15　車椅子から床への移乗（腰髄損傷の場合）
下肢を斜め方向に，フレームパイプの座面部分を握り，もう一方の手をマットに置き降りる．

ここがポイント!
図 12 は C_6B_2 の例であり，上角に付着する C_5 支配の上部線維は動作するが C_6 支配の内側縁線維は不全である．したがって，上部体幹を屈曲させて肩甲骨の前方突出による前方移乗を行いやすい姿勢をとる．また，肘関節の伸展が不可能なため，大胸筋鎖骨部線維と三角筋を用いて閉鎖性運動連鎖を形成し，上腕肩甲関節を内転させることで代償的に肘関節を伸展位にすると同時に，肩甲骨を後方挙上位にする．その姿勢から肩甲骨を前方突出して，前方移乗を行っている（図 12 ②，③）．

試してみよう
図 12 の方法を用いて，マット上で前方に移乗する方法を試してみよう．

(1) 車椅子をマットに対して 30cm ほど離して直角に着けて前方に移乗するパターン

図 12 は C_6B_2 の場合である．一側上肢を車椅子のグリップにかけて体幹を固定し，反対側上肢を膝関節の下から入れ下肢を持ち上げ，マットに載せる．逆の足も同様にし，両上肢をマットに載せ，プッシュアップ動作で移乗する．筋力が十分でない場合，頸部伸展と肩甲帯の内転や上部体幹の回旋で殿部を前方に出すと，座位が安定する（**図 12** ①）．この場合，前方への移乗は体幹前屈，特に頸部と上部体幹を屈曲させて，前鋸筋による前方突出の反作用が前方進行方向となるよう，肩甲骨を後方挙上位にする（**図 12** ②，③）．

靴を脱ぐ場合は，グリップに上肢をかけ，内側から反対側上肢を持ち上げて行う（**図 13**）．ファスナー式の靴を用い，踵に紐をつけると脱ぎやすい．

(2) 車椅子をマットに対して 30°に着けて側方に移乗するパターン

図 14 は C_6B_2 の場合である．肘関節伸展筋が作用しないため，片方上肢をフレームパイプの座面部分に，もう一方の手をベッドにおく．ベッド側上肢の位置は，車椅子とのあいだに自分の殿部が入る幅にする．その後プッシュアップで移乗する．動作中に床で足が滑らないよう靴を履いたまま移乗し，動作後にベッド上で靴を脱ぐ．

2) 車椅子から床への移乗

頸髄損傷者には非常に難しい動作となるが，**図 12** ①の状態から車椅子のアームパイプを両上肢で挟み込み，フットレスト上に殿部が載るように滑り降りる．

図 15 は腰髄損傷者の例である．まずプッシュアップで車椅子前部に移動し，両下肢をできるだけ伸展させて斜め方向へ向ける．片方の手でフレームパイプの座面部分を握り，体幹を前屈させてもう一方をマットにおき，プッシュアップで移乗する．

車椅子への移乗は，この逆の動作で行い，体幹を起こす．

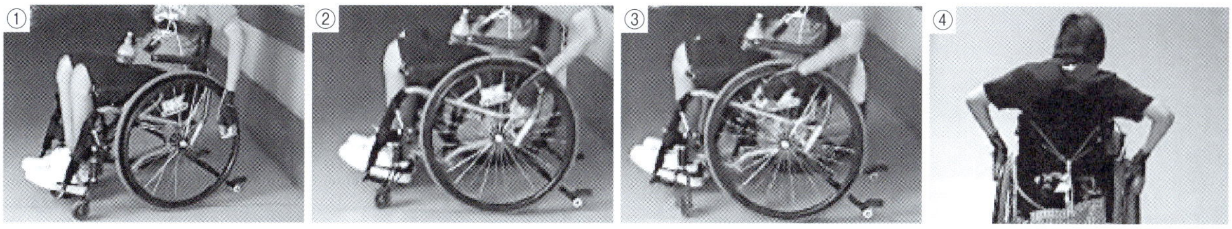

図 16 車椅子駆動（C_5 の場合）
ハンドリム後方から上肢を屈曲する（①〜③）．④のように，内転筋力で手根部を押しつける場合もある．

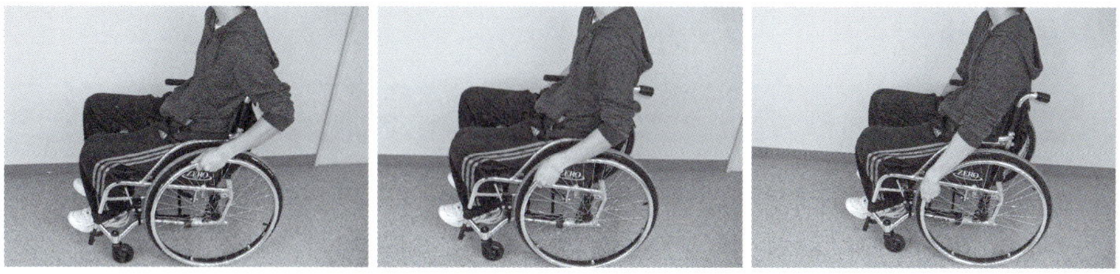

図 17 車椅子駆動（腰髄損傷の場合）

9. 移動

C_4 では電動車椅子，C_5 から車椅子の駆動が可能であり，C_6 よりほぼすべての症例で車椅子での移動が可能となる．上位胸髄損傷から股継手付き交互歩行装具にて歩行可能となり，また両側長下肢装具を用いた小振りもしくは大振り歩行が可能であるが，リハビリテーション室内でないと難しい．T_{12}〜L_1 で腰方形筋が作用し，松葉杖と両側長下肢装具を用いた 4 点歩行が可能であるが，実用性はない．L_3 から短下肢装具での実用歩行となり，L_5 からプラスチック製短下肢装具を用いた歩行が可能となる．

1）上位頸髄損傷者の車椅子駆動

C_5〜C_7 の場合，ハンドリムはゴムなどによるコーティング，滑り止め付きグローブが必要となる．手指屈曲と肘関節伸展は行えないため，上腕三頭筋や三角筋など上肢屈筋群を利用する．ハンドリム後方に手根部を押し当て，上肢を屈曲させて駆動する（**図 16**）．筋力が弱い場合やスロープを登る場合，速度を出す場合には，肩甲上腕関節を外転して内転筋力を用い，外側から手根部をハンドリムに押しつけて駆動する．C_6B_3 で肘の伸展筋を使用することができ，C_8 からハンドリムを握ることが可能となる．以下，順次固有背筋が使用可能となるため，体幹を利用し安定させる．

2）手指屈曲可能で体幹が安定した脊髄損傷者の車椅子駆動

腰髄損傷などで上肢の伸展が可能な場合は，ハンドリムの少し前方を把持し，肘伸展で前方に押し出す（**図 17**）．

3）股継手付き長下肢装具による歩行

下位胸髄損傷者の例を示す．使用した内側股継手付き長下肢装具はプライムウォーク®で，立位で股関節伸展位をとり，脊椎の骨性の可動域制限と足継手の背屈制限があるものの，Y 靱帯の緊張により股関節を安定させた C-posture（**図 18**）という姿勢で立位が可能となる．立ち上がり動作は，両上肢を伸展し，肩甲帯の下制で骨盤帯を前方に押し出して右肩甲帯の下制で左下肢に重心を移し，左立脚期となる（**図 19**）．このとき，重心を前方に移すとベアリングの付いた内側股継手部分が，重力の作用で自動的に遊脚期となった右下肢を前方に振り出す（**図 20**）．

4）不全四肢麻痺の動作・歩行

現在，脊髄損傷の受傷後超早期の治療が進み，不全麻痺の割合が 60% を占める（Step up 参照）．その症状は多様かつ複雑で，中心型が約半数を占め，横断型，片側

MEMO
装具（orthosis）の名称は，その装具が覆う関節の名前で呼ぶ．長下肢装具は，膝関節・足関節・足部を覆うので，knee ankle foot orthosis と呼び KAFO と略す．短下肢装具は ankle-foot orthosis（AFO）である．かつては，両側金属支柱付き長下肢装具を long-leg-brace（LLB），両側金属支柱付き短下肢装具を short-leg-brace（SLB）と呼んだが，現在では基本的に使用しない．

MEMO
内側股継手付き長下肢装具（MSH-KAFO：KAFO with medial single hip joint）
股継手付き長下肢装具には，内側系と外側系がある．内側系は短軸単股継手付き長下肢装具ウォークアバウト™（Polymedic 社製）とスライド式仮想軸付き単股継手付き長下肢装具プライムウォーク®（ティムス社製）がある．外側系は交互歩行装具 ARGO（advanced reciprocating gait orthosis，Hugh Steeper 社製）がある．

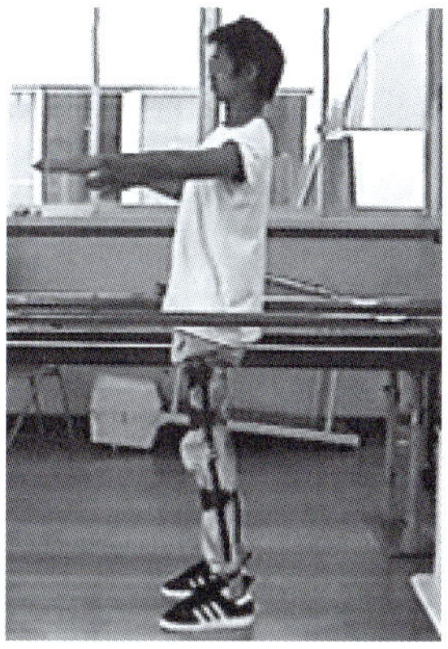

図 18 C-posture

LECTURE 10

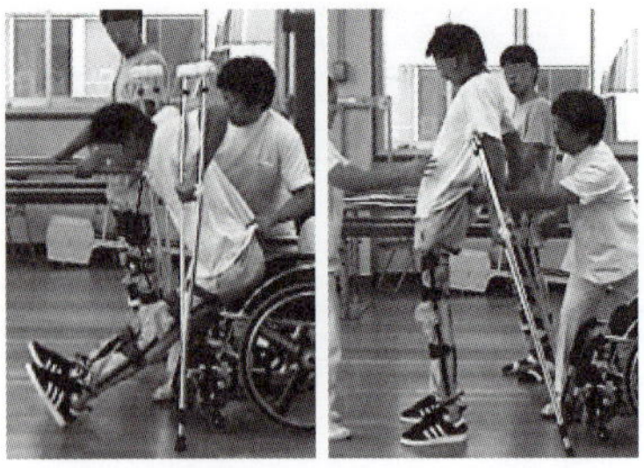

図19　立ち上がり動作（下位胸髄損傷の場合）
両上肢で骨盤帯を押し出す．

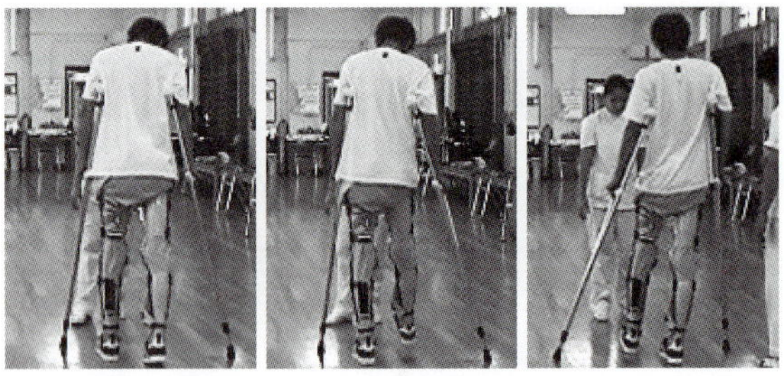

図20　プライムウォーク®を使用した歩行
左右へ体重を移動し，立脚期に前方へ重心を移動して下肢を振り出す．

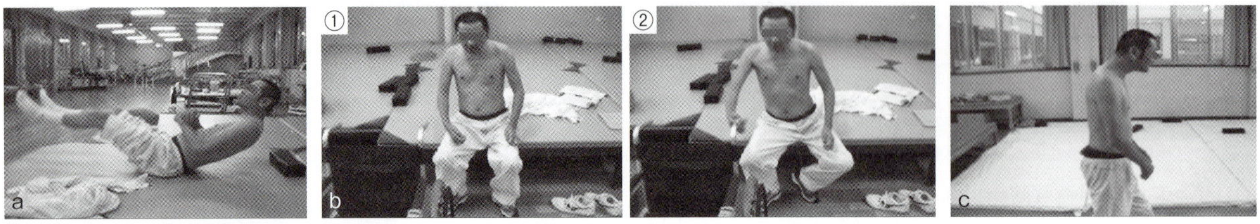

図21　中心型不全麻痺の動作・歩行
上部体幹の過剰固定で動作を行う．a：起き上がり　b：端座位から右へのリーチ動作　c：歩行姿勢

型，前部型，後部型と続く．この講義では，状態がよければ歩行可能な，中心型・片側型・後部型不全麻痺の動作について考える．

(1) 中心型不全麻痺

中心型不全麻痺は，上肢障害が著明で下肢障害は比較的軽度であり，上部体幹背部が非常に硬く両肩をすくめた姿勢となる．起き上がり動作は，回旋動作がないため，下肢を振り下ろす反動を用いる（**図21a**，Lecture 5参照）．リーチ動作は，肩甲帯下制のまま頭頸部・上部体幹を過剰に伸展させて上肢全体を引き上げ（**図21b**①），反対側下肢は早期から外転・外旋させる（**図21b**②）．歩行は，頸部屈曲・頭頸部過伸展で上部体幹を固定し，体幹の回旋がない（**図21c**）．このように，さまざまな動作で過剰努力性のパターンが形成される．

(2) 片側型不全麻痺

片側型不全麻痺は，損傷側に運動麻痺，反対側は軽微な運動麻痺となり，ブラウンセカール型ともいう．**図22**は右片麻痺の症例で，左上肢の挙上は可能だが（**図22a**①），右上肢は挙上できない（**図22a**②）．左片脚立位は過剰努力性となり（**図22b**①），右片脚立位は股関節周囲が右後方へ抜け筋腱作用での片脚立位となる（**図22b**②）．歩行は，左立脚期で体幹伸展の努力性な動作で右足を振り出し（**図22c**①），右立脚期では体幹屈曲して右側後方へ骨盤帯が移動した姿勢で抗重力姿勢を保つ（**図22c**②）．

(3) 後部型不全麻痺

後部型不全麻痺は，運動麻痺は軽微だが，触覚と深部感覚障害を生ずる．後索障害を伴う場合にも，上肢の挙上や手指の動作も巧緻性が保たれていることが多い（**図23a**）．触覚と深部感覚の障害が重度で，視覚的な代償を取り入れ歩行を行う場合がある．**図23**では床や壁の肌理（きめ）を利用して歩行を行っているため，整然としたレイアウトでは歩行可能だが（**図23b**①），レイアウトが乱れると歩行不能となる（**図23b**②）．空間での予測できる規則的な動作では歩行可能だが（**図23c**①），突然視界を遮る視覚的な外乱が生ずると歩容が乱れる（**図23c**②）．

MEMO
不全麻痺の増加
北海道中央労災病院せき損センターの2002〜2006年度の調査では，同センターに入院した脊髄損傷者のうちドクターヘリなどによる受傷日入院が61%，受傷3日以内入院を含めると82%となり，このうち不全麻痺が74%を占める．1955〜1972年度の同センター調査では完全麻痺が71%であった．現在，患者移送の進歩や医療技術の進歩によって，受傷直後から専門的治療を受けることで二次障害を予防することが可能となり，完全麻痺が減少し不全麻痺の増加につながった．

MEMO
脊髄損傷の一次障害と二次障害
脊髄損傷のメカニズムは一次障害と二次障害に分けることができる．一次障害は，事故などでの直接の外力による軸索の断裂や組織の挫滅などによる障害である．二次障害は，一次障害後に生ずる虚血や炎症を中心とした障害で，受傷後から数日かけて進行する．したがって，二次障害を防止するためには，受傷後可及的すみやかに，専門的な医療を行うことが可能な施設への搬入が必要である．

調べてみよう
脊髄の伝導路を調べて，中心型，片側型（ブラウンセカール〔Brown-Séquard〕型），後部型が，なぜこのような病態像となるか考えよう．

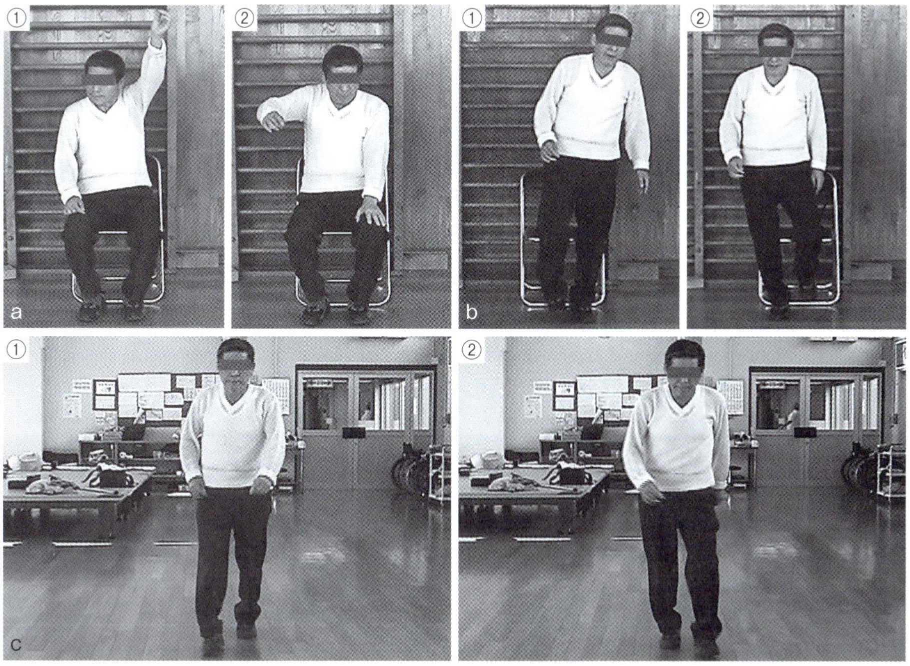

図 22　片側型不全麻痺の動作・歩行
右の片麻痺．a：上肢挙上　b：片脚立位（①の左片脚立位では過剰努力性，②の右片脚立位では右側後方偏位で立位を保つ）　c：歩行

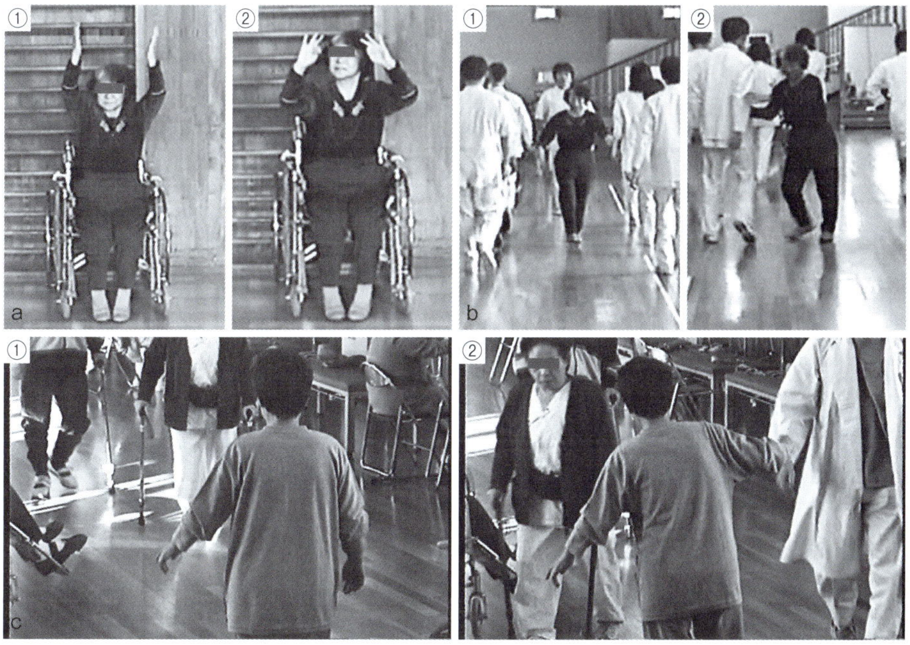

図 23　後部型不全麻痺の動作・歩行
a：上肢挙上　b，c：歩行
上肢の動作は巧緻性が保たれている．視覚的代償を取り入れているため（b①，c①），視覚的な外乱が入ると歩容が乱れる（b②，c②）．

MEMO
北海道中央労災病院せき損センターの 2002〜2006 年度の調査では，同センターに入院した脊髄損傷者の 87%の症例に脊椎の手術が施行されている．同じ調査を遡ると，1955〜1972 年度はわずか 12%で，1970 年代に 40%，1980 年代に 63%と増加の一途をたどり，現在に至る．このように，超早期からの脊椎専門病院への入院と合わせた手術によって，二次障害を防ぎ不全麻痺が増加している．しかしながら，多椎間固定術による回避不能な弊害も存在する．同センターにおける脊髄損傷者の術後体動可動域に関する調査（1994 年）では，保存群と1椎・2椎間固定術後群間では有意差がなかったが，多椎間固定術群では他群より側屈および回旋で有意に劣っていた．

調べてみよう
頭頸部，胸椎，腰椎の屈曲・伸展・回旋・側屈の角度から，脊柱の可動性を調べよう．骨折や脱臼などの骨傷があり不安定な場合，多くは多椎間固定手術を行う．多椎間固定手術では，側屈と回旋の可動性が低下し日常生活動作に影響を及ぼす可能性がある．

LECTURE 10

10. 代償運動

高位の頸髄損傷完全麻痺の場合，重力などを用いた多くの代償運動を利用した動作によって ADL を獲得している．

代償運動（trick motion）

1）C_5 の場合

上腕筋と上腕二頭筋は作用し肘関節屈曲は可能，回内は不可となる．上腕二頭筋は回外筋としてもはたらき，屈曲すると同時に回外も可能である．肘関節屈曲位から上

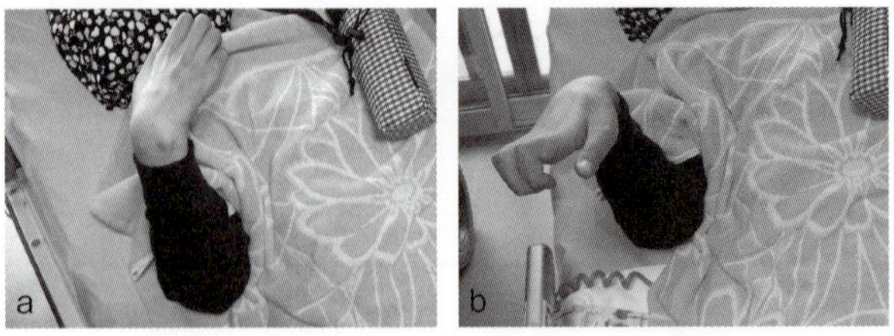

図 24　重力による前腕回旋
a：回外位　b：回内位

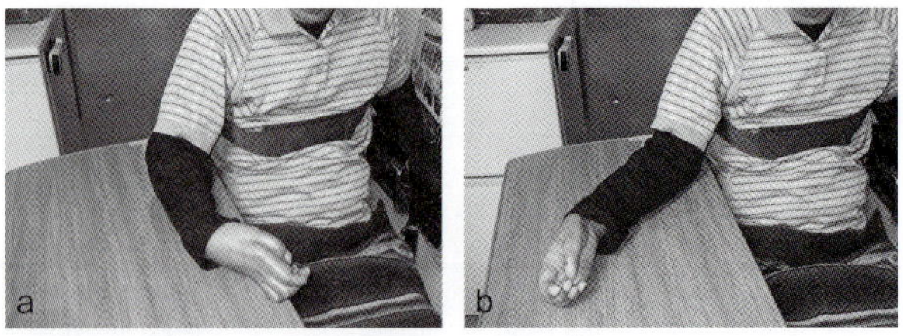

図 25　肩甲上腕関節外旋による肘関節伸展
a：屈曲位　b：伸展位

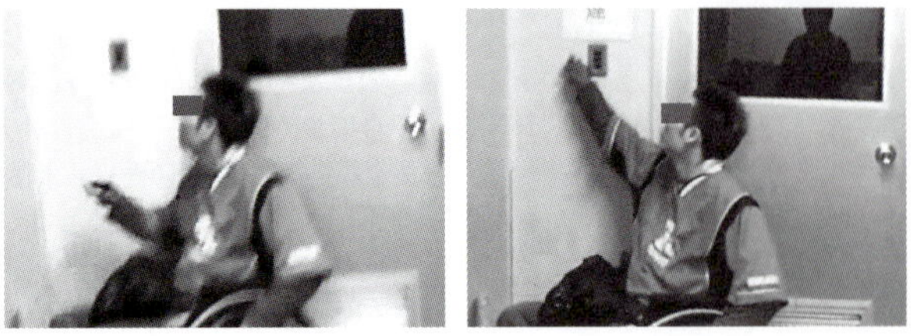

図 26　スイッチの操作（C_6B_2 の場合）

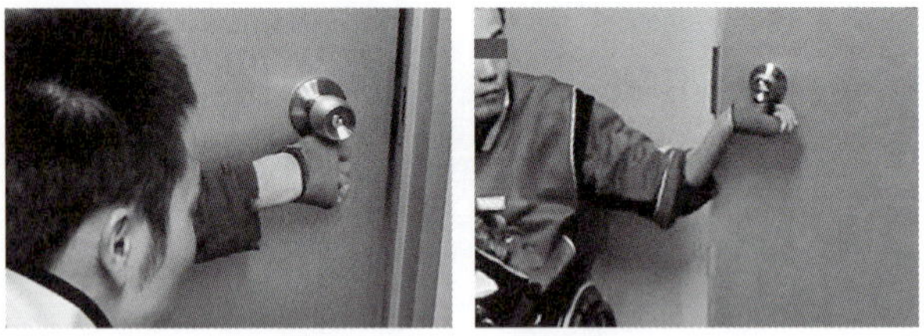

図 27　ドアノブの操作（C_6B_2 の場合）

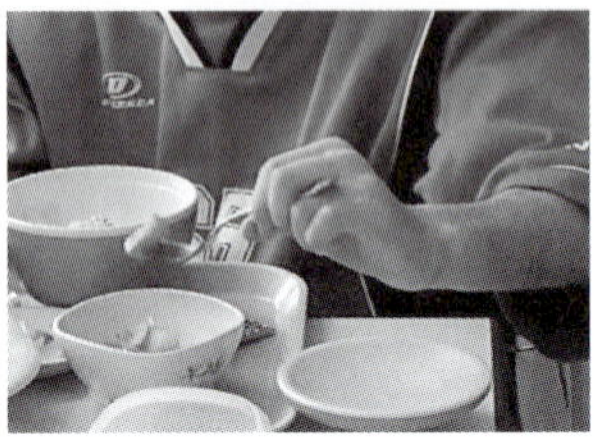

図 28　テノデーシスアクションによる把持

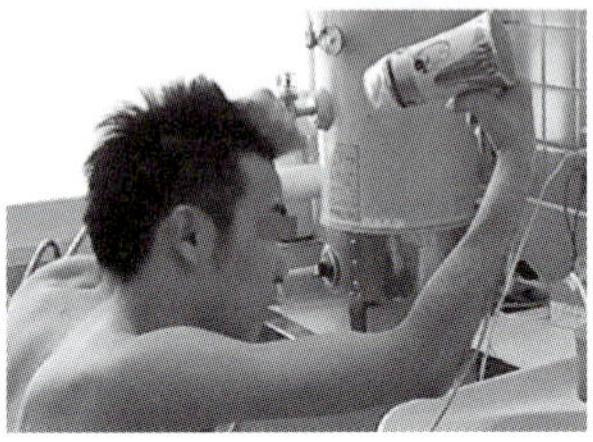

図 29　ドライヤーでの整容

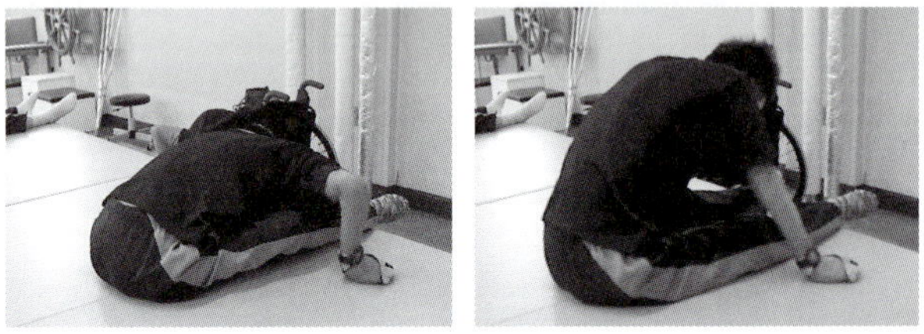

図 30　前屈長座位からの起き上がり動作

腕二頭筋だけ緩めると，重力の作用で回内する（**図 24**）．食事動作などで応用でき，プレート上で肘関節を屈曲回外して食物をすくって口まで運び，重力の作用で再度回内位に戻すことができる．また，肘関節屈曲位から肩甲上腕関節を外旋することで，肘関節伸展が可能となる（**図 25**）．

2）C_6 の場合

肘関節伸展動作に肩の筋力が加わると，肘関節屈曲位で肩甲上腕関節を外旋しながら外転し，肘関節伸展位でロックした状態で挙上でき，壁のスイッチやエレベータのボタンなどの操作が可能となる（**図 26**）．この状態で下から押しつけることができると，ゴム付きグローブの使用でドアノブを操作してドアを開閉することも可能となる（**図 27**）．このレベルでは，テノデーシスアクションによる手指屈筋群の筋腱作用で，コップなどの把持ができる（**図 28**）．これらの動作を組み合わせると，ドライヤーでの整容も可能となる場合がある（**図 29**）．また，前屈長座位から，三角筋と大胸筋鎖骨部線維を利用して肩甲上腕関節を屈曲内転させ，閉鎖性運動連鎖で肘伸展を行い，起き上がることができる（**図 30**）．

調べてみよう
テノデーシスアクションについて調べてみよう．

試してみよう
肩甲上腕関節の動きで，肘を伸展する動作と長座位もしくは椅子座位で体幹前屈し，閉鎖運動連鎖で肘伸展し起き上がる動作を行ってみよう．

■引用文献

1）新宮彦助．脊髄損傷の疫学．総合リハビリテーション 1993；21（9）：738-742.
2）新宮彦助ほか．日本における脊髄損傷疫学調査 第 3 報（1990-1992）．日本パラプレジア医学会雑誌 1995；8：28-29.
3）大橋正洋．頸髄損傷の機能・筋力障害と ADL．OT ジャーナル 1996；30（9）：705-711.
4）Frankel HL, et al. The value of postural reduction in the initial management of closed injuries of the spine with paraplegia and tetraplegia. I. *Paraplegia* 1969；7（3）：179-192.

Step up

1. 不全麻痺

1）不全麻痺例の増加

医学の進歩に伴って緊急手術が可能となり，脊髄損傷の受傷後超早期の治療が進み，不全麻痺の割合は60％を占めている．全国脊髄損傷データベースによる2002～2006年度に初回のリハビリテーション治療を受けた1,129人の脊髄損傷者の調査では，完全四肢麻痺21.5％，完全対麻痺15.1％に対し，不全四肢麻痺49.9％，不全対麻痺13.5％であり，1997～2001年度調査と比較すると高齢化と不全四肢麻痺の増加が顕著であった．北海道中央労災病院せき損センターによる2002～2006年度の同様の調査（190人）では，完全四肢麻痺20.0％，完全対麻痺6.3％，不全四肢麻痺63.2％，不全対麻痺9.5％で，不全四肢麻痺の55.8％，不全対麻痺の83.3％が，方法を問わなければ立位または歩行が可能であった．

2）多様な病態像

脊髄の下行路には，近位筋による歩行や姿勢制御を行う内側運動制御系と，遠位筋による精緻運動を行う外側運動制御系がある．脊髄の前索を通る内側運動制御系は，皮質に起始をもつ前皮質脊髄路と網様体脊髄路，前庭脊髄路，視蓋脊髄路が通る．脊髄の側索を通る外側運動制御系の主力は外側皮質脊髄路である．

脊髄レベルでの筋緊張と歩行の制御は，筋緊張促通系が中脳歩行誘発野から前側索を下行する興奮性網様体脊髄路を介して作用し，筋緊張抑制系は前索を下行する抑制性網様体脊髄路を介して作用し脊髄にある中枢パターン発生器（central pattern generator：CPG）にはたらき，筋緊張と歩行を調節する．また，側索を下行する青斑核脊髄路と縫線核脊髄路も筋緊張促通系としてはたらく．

したがって，不全麻痺では障害部位に伴い多様な病態像が存在する．たとえば，遠位筋の可動性（mobility）はよいものの，近位筋の安定性（stability）が不良な場合には，代償運動として過剰固定がみられることもある．逆に，安定した座位が保たれるものの遠位筋の動きが悪い場合もある．さらに，これらに左右差・前後差が加わり多様な病態像となっている．

2. 固有背筋の神経支配

固有背筋は脊髄神経後枝が支配する筋群である．特に腸肋筋・最長筋は長い帯状筋にみえるが，基本は肋間筋と同様に単分節筋であり，同じ分節の同じ神経が支配する．椎弓間筋，関節突間筋，背側横突間筋，背側肋間筋は，進化の過程で起始部が尾側に移動し，それぞれ，多裂筋系，半棘筋系，最長筋系，腸肋筋系に分化した．そのため，原則として，固有背筋の神経支配は停止部直下の神経髄節となっている．

解剖学のテキストなどを参照しながら最長筋と腸肋筋の筋束を弁別してみると，一見長くみえる最長筋と腸肋筋も，各肋骨や横突起の起始部・停止部を確認できる．頸髄・脊髄損傷の場合，機能が残存する最後尾の後枝が出る分節の，直上の椎体や肋骨に停止する固有背筋の筋束が起始する椎体・肋骨・腸骨まで筋の機能が残存する．残存する後枝の分節が，尾側に1髄節下がるごとに1分節分の筋束が増え，動作に参加する筋量が増加する．

3. 頸髄損傷・脊髄損傷者の将来展望

1）触知覚からのボディイメージ形成

ヒトは，内部の機能だけではなく外界とのかかわりにおいて動作を行っている．能動的に動作を行うことで得られる知覚を使用して物体を認識することを能動的触知覚，またはアクティブタッチ（active touch）と呼ぶ[1]．また，棒などを振ることによって，その振られた対象の長さ，大きさ，そしてその材質までも知覚することが可能である[2]．この，物体を持とう・つかもうという場合に，その性質を知ろうとする手の動きや手から感じ取れそうな感覚を，運動性触知覚，あるいはダイナミックタッチ（dynamic touch）という[3]．ダイナミックタッチによって知覚される振られた物の長さや材質の情報は，慣性テンソルに関連していることが指摘されている[2]．

たとえば，脊髄損傷者が寝返り動作で，上肢を挙上して両上肢を左右に振ったとする．損傷域より下位の知覚は完全に麻痺しているこの患者の主要知覚点は，表1の通りである．両上肢を勢いよく振ることによってのみ寝返

表 1　主要知覚点（key sensory point）

C_2	外後頭隆起	T_1	肘窩内側	L_1	T_{12} と L_2 の中点
C_3	鎖骨上窩	T_2	腋下前端	L_2	T_{12} と L_3 の中点
C_4	肩鎖関節上端	T_3	第 3 肋間	L_3	大腿骨内側上顆
C_5	肘窩外側	T_4	乳頭腺レベル	L_4	内踝
C_6	母指の基節骨背側	T_5	T_4 と T_6 の中間で肋間	L_5	第 3 趾 MP 関節背側
C_7	中指の基節骨背側	T_6	剣状突起	S_1	踵骨外側
C_8	小指の基節骨背側	T_7	T_6 と T_{10} の上 1/4	S_2	膝窩
		T_8	T_6 と T_{10} の中点	S_3	坐骨結節
		T_9	T_6 と T_{10} の下 1/4	S_4～S_5	肛門周囲 1cm 未満
		T_{10}	臍レベル		
		T_{11}	T_{10} と T_{12} の中点		
		T_{12}	鼠径靱帯の中点		

C_3，T_3～T_{12} は鎖骨中線上．
ASIA による key sensory point：T_6 から L_3 の測定部位は，$T_6 \rightarrow T_{10} \rightarrow T_8 \rightarrow T_7 \rightarrow T_9 \rightarrow T_{12} \rightarrow T_{11} \rightarrow L_3 \rightarrow L_2 \rightarrow L_1$ の順に決定するとわかりやすい．

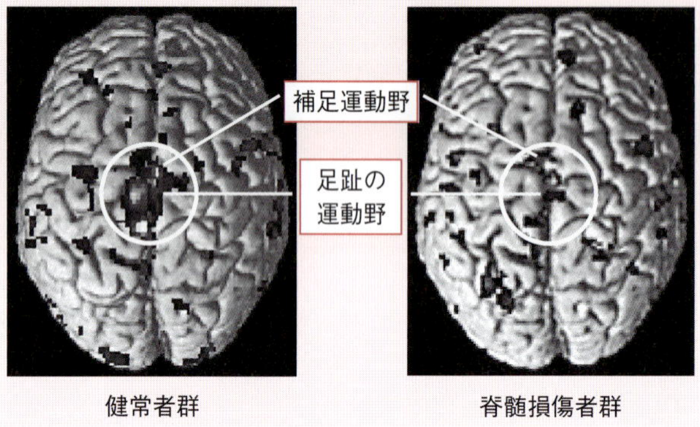

（牧野，生駒 2008）

図 1　「足趾の運動」の比較

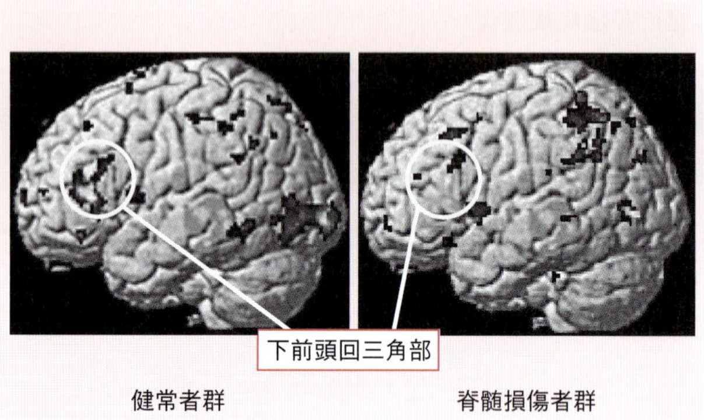

（牧野，生駒 2008）

図 2　動く足趾を「見る」の比較

り動作が可能な高位頸髄損傷者が，両上肢を振ることにより振られた自らの身体は，当初マットとのあいだに自分の動きを保障する安定面を得ることができない．しかし，練習の継続によって，安定面における両上肢を振る動作と，動かない・感じないはずの身体の振られる動作のボディイメージを次第に形成し，寝返り動作が可能となってくる．

LECTURE 10

2）視覚からのボディイメージ形成

筆者らの，健常者と脊髄損傷者の足趾の運動に関する f-MRI 研究では，スクリーン上に映し出された第三者の動く足趾の映像に合わせて自分の足趾を動かすよう指示した場合，完全麻痺の脊髄損傷者群では，補足運動野は反応するものの，運動野の反応は減少していた（図 1）．また，同じく第三者の動く足趾の映像を「見る」課題では，脊髄損傷者群は下前頭回三角部の活動が減少していた（図 2）．この部分は，そのすぐ後ろにある弁蓋部と合わせてブローカの中枢を形成し，弁蓋部はミラーニューロンの一つと考えられている．三角部は，運動学習の初期に必要とされている部分であり，ワーキングメモリーとの関係も指摘されている．弁蓋部と三角部は密接に連絡している．

3）ボディイメージの再獲得

少なくとも，足を動かすことができる健常者群と足を動かすことができない脊髄損傷者群では，足を動かしている同じ映像を見ても，脳内では違う処理を行っている可能性がある．よって，筆者らは，脊髄損傷者の脳に関して構造的変化はないものの，何らかの機能的な変化が生じている可能性があると考える．近い将来脊髄再生手術が行われることが予想され，動かない体幹や下肢のボディイメージの再獲得方法についても検討していく必要がある．

■引用文献

1）Gibson JJ. Observations on active touch. *Psychol Rev* 1962；69（6）：477-491.
2）Turvey MT. Dynamic touch. *Am Psychol* 1996；51（11）：1134-1152.
3）Gibson JJ. The Senses Considered as Perceptual Systems. Oxford：Houghton Mifflin；1966.

LECTURE 11 パーキンソニズムの姿勢・動作の特徴と分析

到達目標

・パーキンソン病の病態と障害像を理解する．
・パーキンソニズムの姿勢および動作の特徴を理解する．
・パーキンソニズムの動作分析の概要を理解し，キーワードを用いた記述方法を知る．
・病期の進行による姿勢および動作の特徴を理解する．

この講義を理解するために

この講義では，パーキンソニズムの姿勢・動作の特徴を理解し，そのキーワードを用いて基本的分析が行えるようになることを目的としています．パーキンソン病の主要症候や運動障害にかかわる代表的な用語の理解が重要になります．

パーキンソニズムの姿勢・動作の特徴と分析を学ぶにあたり，以下の項目をあらかじめ学習しておきましょう．

□ パーキンソン病の病態について復習しておく．
□ パーキンソン病の重症度分類について復習しておく．
□ パーキンソン病の主要症候や運動障害にかかわる用語について復習しておく．

講義を終えて確認すること

□ パーキンソン病の病態と障害像について理解を深められた．
□ パーキンソニズムの姿勢および動作の特徴が理解できた．
□ パーキンソン病の主要症候と動作障害との関連性について理解できた．
□ パーキンソニズムの動作分析に必要な基本的記述内容が整理，理解できた．

講義

MEMO
パーキンソン病（Parkinson disease）
2003年（平成15年）10月より，本疾患に進行性核上性麻痺と大脳皮質基底核変性症を併せたものをパーキンソン病関連疾患としている．
▶『神経障害理学療法学Ⅱ』Lecture 16，19

MEMO
レビー（Lewy）小体
細胞内封入体の一種で，異常な蛋白質の構造物．

MEMO
パーキンソン病における大脳基底核回路の異常
大脳皮質からの出力は大脳基底核内で大きく2つに分かれる．1つめは線条体（被殻）から淡蒼球内節と黒質網様部に対して直接的に連絡し，視床への抑制性投射をさらに抑制する直接路である．2つめは線条体から淡蒼球外節および視床下核を経由し，全体として視床への抑制性投射を強化する間接路である．パーキンソン病では直接路における脱抑制（抑制性投射を逆に抑制する）が低下し抑制強化が増強され，間接路が優位にはたらくことで運動が減少する．
▶『神経障害理学療法学Ⅱ』Lecture 16，19

調べてみよう
パーキンソン病と脳血管性パーキンソニズムとの症状の違い（巻末資料 表9）については国家試験にもよく出題されるため確認しておく．

パーキンソニズム（Parkinsonism）

ホーン・ヤール（Hoehn-Yahr）の重症度分類

覚えよう!
パーキンソン病では安静時振戦（resting tremor）のほかに，最近では姿勢時振戦（一定の姿勢保持で現れる）を呈する例が10%あることが注目されている．国家試験などの基礎知識としては安静時振戦として覚える．

丸薬丸め運動（pill rolling movement）

1. パーキンソン病の概説

パーキンソン病は，①安静時振戦，②筋固縮（筋強剛），③無動・寡動・動作緩慢，④姿勢反射障害を四大徴候とする進行性変性疾患である．病理学的には中脳黒質緻密部のドパミン神経細胞の変性・脱落，レビー小体の多発を特徴とし，生化学的にはドパミン神経細胞の変性によりドパミン産生の減少を招き，その結果線条体でのドパミン含有量の低下を生じる．これらにより，大脳基底核回路では直接路に比べ，間接路が優位にはたらくことになり，特有の運動症状と精神症状が誘発される．疫学的には日本で人口10万人あたり100～150人とされ，発症年齢は50～65歳に多いが，高齢者ほど発病率が増加し，40歳以下で発症するものは若年性パーキンソニズムといわれる．

パーキンソン病およびパーキンソン病に似た症候を示す疾患を総称して，パーキンソニズムあるいはパーキンソン症候群という（**巻末資料 表8**）．パーキンソニズムには，パーキンソン病，脳血管性パーキンソニズム，薬剤性パーキンソニズム，中毒性パーキンソニズム，脳炎後パーキンソニズム，脳腫瘍・正常圧水頭症・頭部外傷によるパーキンソニズム，連合性パーキンソニズムなどが含まれる．

2. 症状

特徴的な運動症状である四大徴候のほか，自律神経症状，精神症状などの非運動性徴候，加えて症状変動，関節可動域制限，痛み，疲労などの二次的な機能障害も動作遂行上の問題点となる．したがって，これらの症状が重症度の進行に伴ってどのような場面で出現し，動作に影響を及ぼしているのか，かつ問題となっているのかについて観察し，ホーン・ヤールの重症度分類など（**巻末資料 表10，11**）で分析を進める．

1）運動症状

（1）四大徴候

a．安静時振戦

主として安静時に手や指にみられ，4～6Hzの規則的なリズムで出現する．手指では丸薬を丸めるように指をすり合わせるため，丸薬丸め運動という．初発症状の60～70%を占め，観察されることの多い症状であるが，動作時は一時的に消失あるいは軽減することが多く，日常生活上の動作を障害することは少ない．ただし，心理的不安や緊張で増強するため，外見上見苦しいことが気になり動作を障害している場合には，状況を把握する．

連合性パーキンソニズムでは，小脳症状としての企図振戦が出現することがあり，この場合には書字・食事・更衣動作などの日常生活活動を障害するため，どのような動作で出現するのかについて着目しておきたい．

b．筋固縮

錐体外路系の障害により出現し，関節を他動的に伸張した際の抵抗感が鉛管を曲げるようなタイプのことを鉛管様固縮，「カクカクとした」歯車を回すようなタイプのことを歯車様固縮という．筋固縮は初期には手関節や肘関節によく認められ，次第に全身へと広がる．四肢では屈筋群や内転筋群により強く，頸部や体幹にも目立つ．

頸部や体幹に強く出現する筋固縮は体軸性固縮という．体軸性固縮によって上部体幹と下部体幹が同時に動き，丸太が転がるように寝返る「丸太様の寝返り・棒状の寝返り」を引き起こす．筋固縮により，四肢および頸部･体幹の円滑な運動が阻害され，手指の巧緻動作についても困難となる．

c. 無動・寡動・動作緩慢（巻末資料 表 12）

厳密にいうと，無動とは動作全体が欠如すること，寡動とは動作の開始に時間を要することを示す．しかし，一つの動作には両者が含まれ，明確な区別は難しい場合も多いため，無動・寡動はほぼ同義語として使われている．さらに動作緩慢とは一つの動作における所要時間がかかることを示す．

無動・寡動・動作緩慢は，次の姿勢反射障害と並んで日常生活活動を低下させる重要な徴候であるため，各基本動作でどのように出現し，問題となっているのかについて，十分な観察と分析が必要となる．

d. 姿勢反射障害（巻末資料 表 12）

バランスを維持する際の姿勢調節が障害されている状態であり，パーキンソン病においては静的姿勢と動的姿勢の双方にわたる症状がみられるため，どちらの姿勢も観察と分析を行う．静的姿勢の障害は立位における特徴的な前屈姿勢として，動的姿勢の障害は立ち直り反応や平衡反応の減弱・消失として出現する．特に早期から障害されるのは立ち直り反応であり，抗重力姿勢維持や寝返りおよび方向転換といった回旋運動を伴う課題の低下がみられやすい．

安定した立位から前方や後方へ押されると容易に突進して転倒しそうになる突進現象や，棒のように倒れてしまう影像現象，座位や立位あるいは歩行時に斜め姿勢となり立ち直ろうとしない「斜め徴候・ピサ徴候」は顕著にみられ，パーキンソン病における転倒の大きな原因となる．

（2）すくみ現象

歩行開始時，方向転換時，目的場所への接近時，視界を遮るような障害物あるいは狭い場所（壁・ドア・家具など）への接近時，精神的緊張時（焦り・不安）などにすくみ足が生じやすい．言語のすくみや開眼失行，上肢のすくみも，広くすくみ現象と考えられ，無動の代表的症状である．すくみ足は突然生じることがあり，転倒の大きな原因となるため，どのような場面で出現するのか，どちらの下肢に出現しやすいのかについて十分に注目したい．

（3）リズム形成障害

反復運動を行うと運動変換のリズムが加速し，それに伴った運動可動域の狭小化を認めることがある．すくみ足や加速歩行，小字症などは，歩行や書字動作における上下肢の反復運動課題を行った結果，運動変換のリズムが加速し，リズム調節が困難となり，それに伴った動作中の運動可動域が徐々に狭くなる現象としてとらえられる．

2）非運動症状

パーキンソン病では，精神症状，認知機能障害，自律神経症状，睡眠障害，嚥下障害などが誘因となり，各基本動作の遂行上の問題となる．精神症状は，抑うつ，幻覚，妄想，不安，精神緩慢，無気力，無感情などが知られている．発症前に明らかな認知症がなくても，病気自体の進行に伴い約 80％のケースで記憶障害などの認知機能障害をきたすことが知られている．また，自律神経症状は，起立性低血圧，脂顔，便秘，頻尿，流涎，多汗などが知られている．さらに，夜間頻回覚醒，レストレスレッグス症候群，レム睡眠行動異常症などの睡眠障害がみられる．加えて，関与する筋群の固縮により，口腔期，咽頭期，食道期の全過程で嚥下障害がみられる．

3）二次的な機能障害

（1）症状変動（巻末資料 表 13）

症状の日内変動を生じる wearing off 現象により，各基本動作，日常生活活動の自立度に影響が及ぶ．したがって，薬効が発現して症状がコントロールされている状態（on）と，薬効がなくなった状態（off）での両者における観察と分析が大切となる．

筋固縮（rigidity）
鉛管様固縮（lead-pipe rigidity）
歯車様固縮（cogwheel rigidity）

MEMO
安静時振戦や筋固縮はローマ字の N 字型あるいは逆 N 字型に進行する．

無動（akinesia）
寡動（hypokinesia）
動作緩慢（bradykinesia）

ここがポイント！
筋固縮と無動の関連性
L-ドパ（L-dopa）によって筋固縮が完全に除去された場合にも無動がみられることから，筋固縮と無動の関連性は低く，独立した徴候とされている．したがって，動作分析の記述に際して，「筋固縮が強いため，無動も著明に出現している」などとするのは適切ではない．

ここがポイント！
無動，寡動，動作緩慢としてよくみられる例
たとえば，ベッドから起き上がり端座位保持までの動作で，片肘立ち位までは動作緩慢の影響によりゆっくりと行うが，片肘立ち位から端座位保持までの途中で急に動作が静止し，無動の状態に陥ってしまうため，一つの動作が完了できないことがある．

MEMO
姿勢反射障害（abnormal postural reflex）はパーキンソン病以外のパーキンソニズムにもみられるが，姿勢異常が目立たない初期の push test（前方から胸部を圧迫）陽性と進行期の斜め徴候（ピサ徴候）は，パーキンソン病に特異的といわれる．

突進現象（pulsion）

MEMO
すくみ足（frozen gait, freezing gait）では，足が地面に張りついたようになり，第一歩が踏み出せない状態（initial hesitation）で，遊脚肢側の足部で床面を律動的に押すような動作がみられる．さらに一度歩き出したかと思うと数歩でまた足をガクガクさせ，床から離れなくなるような歩行障害を示す．

レストレスレッグス症候群
（restless legs syndrome）

MEMO

L-ドパの長期服用による代表的な副作用として，薬効の持続時間は一般的には4時間未満に短縮し，症状の日内変動を生じるwearing off現象があげられる．

ここがポイント!

寝返り動作における体軸内回旋の低下

具体的には頸椎と胸椎の分離した運動，胸椎（胸郭）と腰椎（骨盤帯）の分離した運動，屈曲回旋および伸展回旋などの複合運動の困難性へとつながる．多くの文献に記載してある「丸太様の寝返り・棒状の寝返り」「体軸内回旋の低下」といった状態をしっかり観察し，次の起き上がり動作につながる共通した頸部・体幹の問題としてとらえるとよい．

(2) 関節可動域制限

特徴的な前屈姿勢によって体幹伸展運動が制限されるとともに，回旋運動を伴う運動が困難なために体幹回旋運動が制限され，さらには呼吸筋の固縮から胸郭の可動性の低下が加わり，拘束性換気障害を招く．また，筋固縮や無動，異常姿勢などによって活動の量と質が低下し，関節可動域の最終域までの関節運動が困難となる．長期的に経過するほど関節可動域制限を生じ，歩行や起居動作のほか，姿勢保持の障害にもつながる．

(3) 痛み

前屈姿勢保持や筋固縮の影響により，腰痛を訴えることが多い．パーキンソン病症状に腰痛が加わると，特に起き上がり動作や立ち上がり動作の障害がさらに強まる．

3. パーキンソニズムの姿勢・動作の実際（表1）[1]

1）寝返り動作（図1〜3，表2）

背臥位からの動作開始において頸部の屈曲回旋が不十分で，顎を前方へ突き出したまま頸部・体幹が一塊となる，いわゆる「丸太様の寝返り・棒状の寝返り」を呈し，体軸内回旋の低下・欠如として表現される．これは頸部・体幹の体軸性固縮や筋の伸張性低下，無動・寡動による動作速度の減少および調整困難に加え，長期的な経過による二次的な関節可動域制限および筋力低下あるいは頸部の動きの減弱により，固有受容器の入力減少が主な原因と考えられる．このような回旋運動能力の低下を反映し，パーキンソン病の患者の場合には，他の基本動作に比べ，寝返り動作の難易度が高くなりやすい．

Stage ⅢからⅣになると体軸内回旋の低下を補うために，背臥位から側臥位への相では上側となる上肢で床を押し，その後の側臥位から腹臥位までの相では頸部・体幹の十分な伸展回旋運動が得られないため殿部を挙上し，肘這い位を経由して腹臥位にたどりつき，腹臥位から側臥位の相でも同様の肘這い位経由で戻る．体軸内回旋の低下や屈曲回旋および伸展回旋などの複合運動が困難なために，動作が分解され連続性の欠如をきたす．

表1　パーキンソン病の重症度別基本動作自立度（%）

動作項目	ホーン・ヤールの重症度分類				
	Ⅰ・Ⅱ（11人）	Ⅲ（15人）	Ⅳ（14人）	Ⅴ（10人）	全体（50人）
背臥位からの立ち上がり	100	100	79	10	76
起き上がり（背臥位から長座位）	100	100	71	10	74
寝返り（背臥位から腹臥位）	100	87	57	10	66
椅子からの立ち上がり	100	93	50	0	64
歩行	100	100	43	0	64

（望月　久．理学療法 2007；24（1）：196-202[1]）

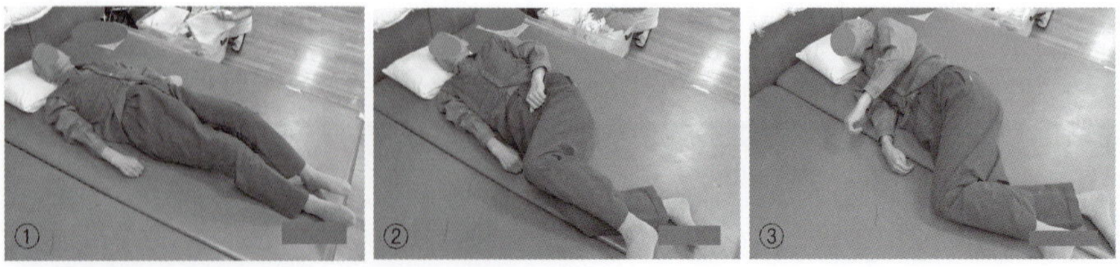

図1　背臥位から右側臥位への寝返り動作（症例1，Stage Ⅳ）

①背臥位．②下肢屈曲運動先行パターン（主に左下肢）を示すが，骨盤帯および体幹への分節的な運動の広がりがない．③頸部右回旋および左肩甲上腕関節屈曲がわずかに生じ，丸太様の寝返り動作となる．

LECTURE 11

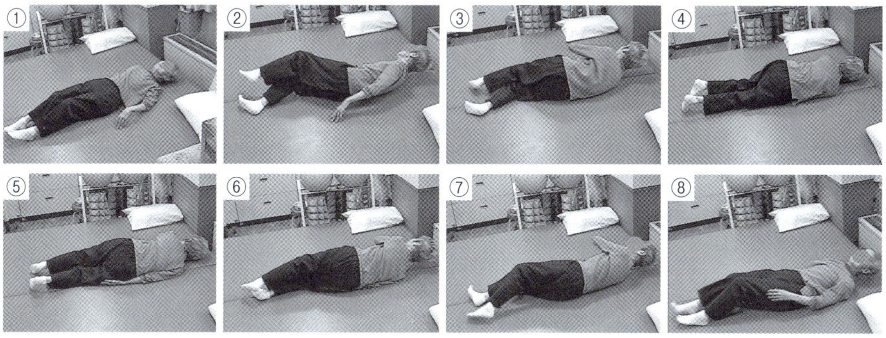

図 2　背臥位から腹臥位（その逆）までの寝返り動作（1）：右方向（症例 2，Stage Ⅳ）
①背臥位．②③下肢屈曲運動先行（ほぼ両下肢）に加え左上肢による床押しパターンを示し，丸太様の寝返り動作となる．④右上肢の入れ替えのための協調的な上下部体幹回旋が不十分なため，左上肢による床押し補助と殿部挙上がわずかに出現．⑤⑥腹臥位から側臥位への回旋運動を左上肢の床押し補助によって行う．⑦⑧左上下肢の回旋方向へのわずかな先行運動がみられるものの，頸部・体幹への分節的な運動の広がりはなく，ほぼ丸太様の寝返り動作となる．

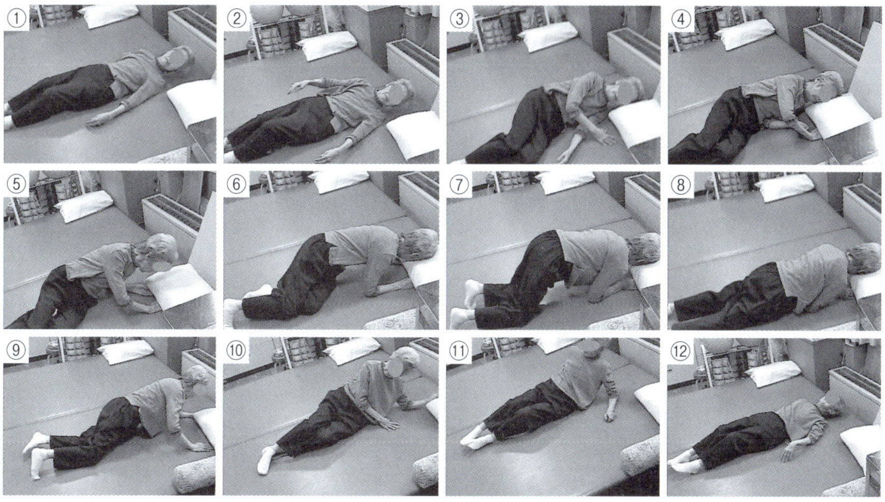

図 3　背臥位から腹臥位（その逆）までの寝返り動作（2）：左方向（症例 2）
①～③右上肢のわずかな先行運動と頸部左回旋に加え両下肢のわずかな屈曲運動により丸太様の寝返り動作となる．④～⑧側臥位から腹臥位への相では，伸展回旋の複合運動ではなく，両上肢の床押し補助＋股関節屈曲動作により，ほぼ見かけ上の回旋で一度肘這い位，そして最終肢位となる．⑨～⑫腹臥位から背臥位への逆パターンの相では，on hands から左上肢への体重移動と床押し動作によって側臥位へ，次いで最終肢位となる．頸部，上肢先行運動あるいは下肢先行運動は欠如し，両上肢による床押し補助と軽度の殿部挙上によって体位を変換している．結果的に頸部・体幹の分節的な運動はなく，ほぼ丸太様の寝返り動作となる．

ここがポイント！
寝返り動作と起き上がり動作の連続性
寝返り動作による体位変換を頭頸部から開始できれば，次の起き上がり動作へ連鎖しやすい．しかし，パーキンソン病患者の場合には，体幹回旋運動が下肢先行パターンからは可能であっても，頭頸部からは開始しにくい．したがって，目標指向的にリーチ活動などを誘導して，動作能力を把握する工夫も必要である．

ここがポイント！
寝返り動作，起き上がり動作における多様性
固縮，関節可動域制限，頸部・体幹筋の伸張性，無動，筋力低下などの左右差によっては，寝返りや起き上がり動作のパターンに違いがみられる．寝返り動作では，不足する頸部・体幹回旋運動を上下肢の運動（床を手で押す・ベッド柵やベッド端をつかむ・床を足で蹴る・足を倒す）で代償するケースが多い．起き上がり動作でも片肘立ち位を経由し，長座位・端座位へ向かうパターン，片肘立ち位から肘這い位を経由して横座り位や正座位に向かうパターンなど，屈曲回旋および側屈運動の程度によって上肢の床押し補助のパターンが変化するため注目して分析するとよい．

LECTURE 11

表 2　寝返り動作のパターン（背臥位から側臥位）

動作パターン	特徴	
①頸部・上肢運動先行パターン 頸部屈曲・回旋に加えて肩甲骨外転・肩関節水平内転による上肢運動の先行がある	上肢 or 下肢 運動先行 （運動は不十分） ↓ 体幹の分節運動への 連鎖なし （体軸内回旋低下） → 寝返り「丸太様」「棒状」	動作に影響を与える主な要因 ①頸部・体幹の体軸性固縮 ②頸部・体幹筋の伸張性低下 ③頸部運動減弱に伴う固有受容器入力減少 ④無動・寡動・動作緩慢 ⑤二次的な機能障害 頸部・体幹屈曲回旋などの ROM 制限および筋力低下，腰痛 ↓ 寝返り「丸太様」「棒状」
②下肢運動先行パターン 股関節・膝関節屈曲位（両側もしくは片側）で床を蹴る，あるいは倒す		
③上肢使用によるパターン 寝返り方向の反対側上肢で床を押す，ベッド柵や端をつかんで引く	①②のパターンにおける体軸内回旋の低下を最初から上肢により代償している → 寝返り「丸太様」「棒状」	寝返り 「丸太様」 「棒状」

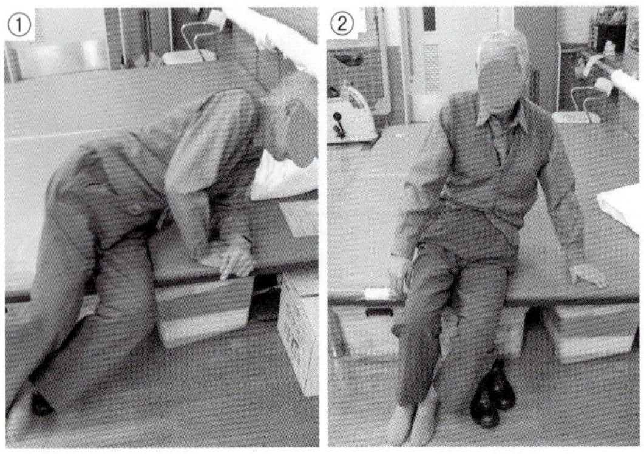

図 4　起き上がり動作（症例 1）
①左片肘立ち位を経由．頸部右側屈・右回旋の運動は少ない．
②端座位の終了肢位．最終的に右への重心移動が不完全で斜めのまま座っている．

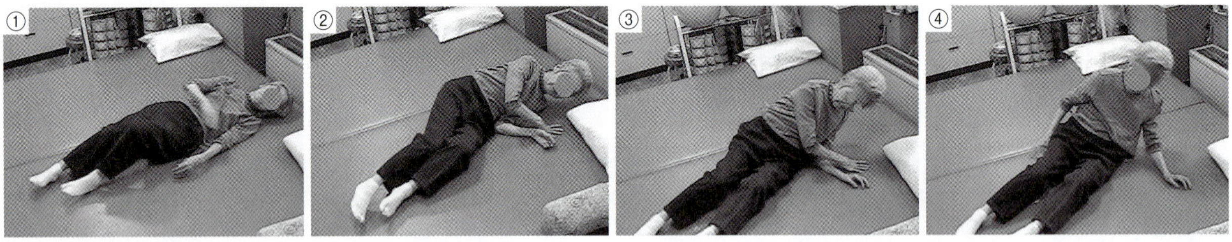

図 5　起き上がり動作（症例 2）
①②背臥位から側臥位へ丸太様の寝返りを行い，次の片肘立ち位への準備をする．下肢屈曲運動先行パターン（主に左下肢；健常者では右下肢もしくは右上肢先行）を示すが，右下肢の屈曲運動は遅れ，身体の左回旋運動の助けになりにくい．片肘立ち位へ向かって，頸部・体幹を起こす準備のため右上肢を体幹前面に置き，床押し動作を行おうとしている．③④両上肢による床押し補助を伴いながら，頸部・体幹を引き起こすが，回旋や側屈運動は少なく，片肘立ち位をつくっている支持基底面も狭い（左上肢や体幹の固縮により適切な前腕支持をつくれないだけでなく，その環境に適応するべく意識的に右上肢の床押し補助を行いやすい位置で左片肘立ち位を行う．そのような動作パターンが習慣化されてしまっている）．

2）起き上がり動作（図 4，5）

（1）起き上がり動作のパターン

側臥位を経由する起き上がり動作は，広い支持基底面をもつ安定した背臥位から，頸部・体幹の屈筋群を尾側方向へ連鎖して活動させ，重力に抗抵しての姿勢変換を複数の運動を組み合わせて行う．そのため，寝返り動作と同様に難易度の高い動作の一つとされ，側臥位を経由することからも共通する問題が多い．パーキンソン病で典型的な問題を示すのは，この側臥位から片肘立ち位を経由するパターンであり，特に重症度が進行する Stage Ⅲ からⅣにかけて顕著となる．ただし，頸部・体幹前面筋群の活動が残存している場合には，両上肢を体幹後方に置き，床押し動作を行って直線的に長座位へ向かうケース，また Stage Ⅱ までの初期には上肢の補助を使わずに直線的に起き上がるケースもみられる．

（2）背臥位から片肘立ち位まで

片肘立ち位に到達するまでの相では，寝返り動作でみられた体軸内回旋の低下や屈曲回旋などの複合運動が困難なために，前腕支持で新たにつくられる支持基底面上に適切な速度を保って重心線を移動させることが難しい．つまり，前腕支持をしている方向へ頸部・体幹を屈曲回旋することが不十分となり，重心線が後方（背側）へ残りやすくなる．このような場合には，動作の途中から，あるいは最初から上側となる上肢で体幹後方の床を押し，重心線を前方（腹側）へ移動するための操作を行う．

（3）片肘立ち位から長座位・端座位まで

次の片肘立ち位から長座位までの相では，これまでとは反対方向の頸部・体幹の回旋運動への切り替えと柔軟な側屈運動，さらに前相からの連続的な下部体幹および下肢カウンターウェイト（Lecture 2，5 参照）の活性化を必要とするが，これらが困難となりやすい．そのため上側となる上肢と前腕支持側の上肢を活用し，体幹前方の

ここがポイント!
側臥位および片肘立ち位を経由する起き上がり動作
重力に抗した頸部，体幹の屈曲回旋運動が低下する一方で，動作開始初期から両側の腰部脊柱起立筋群が過剰に活動するため体幹が棒状化し，尾側方向への重心線の移動が困難となる．また，片肘立ち側の上肢筋力，特に肩甲上腕関節水平外転筋，肘関節伸展筋の活動が低下していると，上側上肢の補助も必要となり，結果的に両上肢による床押し動作が行われる．

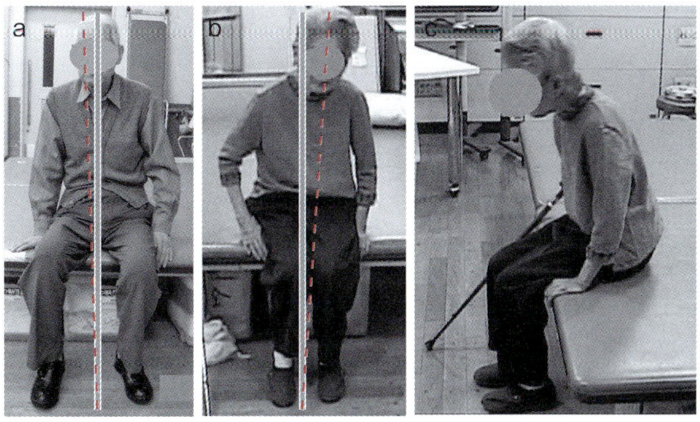

図6　端座位（aは症例1，b，cは症例2）
━━は鉛直線，- - -は重心線．
a：右への重心偏位．
b，c：左への重心偏位，軽度前屈姿勢，頸部左側屈，左肩甲帯下制，右肘関節屈曲位．

床を押すことで終了肢位まで到達する．さらに動作途中で静止したり，複数回やり直したりするケースもよくみられる．

こうした場合には，頸部・体幹の屈曲回旋および側屈運動の減少に加え，分節的な体幹運動が欠如し，体幹を棒状化している．したがって，頸部・体幹の運動に比べ上肢の抗重力伸展活動に依存して，重心線を尾側方向へ移動している．終了肢位である長座位や端座位では，最終的な重心線の移動が完了しないまま斜めに座っていることがあり（**図4**②，**図5**④），姿勢反射障害，無動，筋固縮などの影響も大きい．

3）端座位

全体的に抗重力伸展活動が不十分であることから，矢状面において頸部伸展かつ前方への突出，脊柱後彎，骨盤後傾，体幹前屈，前額面において頭頸部・体幹の側方傾斜や肘関節屈曲位などの左右非対称性がみられる．筋固縮の左右差に加え，Stage Ⅳ以降になると姿勢反射障害もさらに重症化するため，非対称性が顕著となりやすく，一側への重心偏位を認める（**図6**）．後方や上方に視線を移すことで体幹伸展や回旋運動の能力を，上肢リーチ動作によって体幹側屈運動と股関節支持機能および下肢カウンターウェイトの程度を把握できる．体幹側屈運動が困難なのは，脊柱起立筋群の活動性や伸張性の左右差，関節可動域の問題に起因している．

4）立ち上がり動作

開始肢位において両足部の支持基底面が狭い，つまり閉脚傾向にある．しかも，重心を前方へ移動させるために必要な体幹の前傾動作や膝関節前方移動が減少し，重心線が後方へ残った状態で上方への伸展相に入りやすい．したがって，離殿動作に失敗することが多く，終了肢位においても後方へ倒れやすい．こうした場合には，両手で座面を押し，前方への重心移動を補っている．前方への重心移動が不足する原因は，体幹の前傾に際して上部胸椎のみの屈曲運動が多く，骨盤は後傾位のままとなっていることや，下腿三頭筋の伸張性低下により十分な下腿前傾が生じないことが考えられる．床からの立ち上がり動作においても両足部が閉脚し，終了肢位で後方へ倒れやすい．

5）座り込み動作

体幹の前傾動作や膝関節前方移動が減少した状態のまま，膝関節屈曲動作に入り，下方への重心移動が生じやすい．したがって，前方への重心移動が不十分なまま，殿部を後方に引き，尻もちをつくようなパターンとなりやすい．特にStage Ⅳでは，動作の途中で無動・動作緩慢により，動作が停止し，そのまま重力の影響を受け，ドスンと座り込むことがある．特に高齢者のパーキンソン病では，脊椎圧迫骨折を招く危険性があるため，注意を要する動作である．

6）立位（図7）

座位同様に抗重力伸展活動が相対的に不十分であることから，前屈姿勢と呼ばれる姿勢をとる（**図7a**）．矢状面においては，頸部伸展かつ前方への突出，胸腰椎後彎，骨盤後傾，肘関節屈曲位，手関節掌屈位，手指MP関節屈曲・尺屈位，PIPおよび

ここがポイント！
端座位
進行期でなければ静的座位は比較的安定しているが，ジスキネジア（不随意運動）が著明な場合には傾斜が強くなり，重心動揺が大きくなるケースもある．進行期において身体が斜めに傾斜して立ち直ろうとしない状態であれば「斜め徴候あるいはピサ徴候」という用語で表現するとよい．立位でも同様である．

ここがポイント！
端座位でのバランス能力と姿勢・動作との関連性をみるには，端座位で前後および左右へ傾斜する際の平衡反応を観察する．重心移動範囲の狭小化や頭頸部・体幹・上下肢の反応の低下を確認し，立位での反応や他の動作における頸部・体幹運動との関連性を考えてみる．

ここがポイント！
臨床場面での前屈姿勢に関して，①後彎がほとんどなく，腰部から前傾しているタイプ，②頸椎のみ伸展し，他は軽度後彎しているタイプ，③全体的に軽度あるいは重度後彎しているタイプ，④頸椎過伸展（前方へ突出）し，腰部中等度屈曲あるいは重度屈曲しているタイプなどさまざまである．文献の典型例のみを参考にするだけでなく，実際のケースをしっかり観察して検証する．

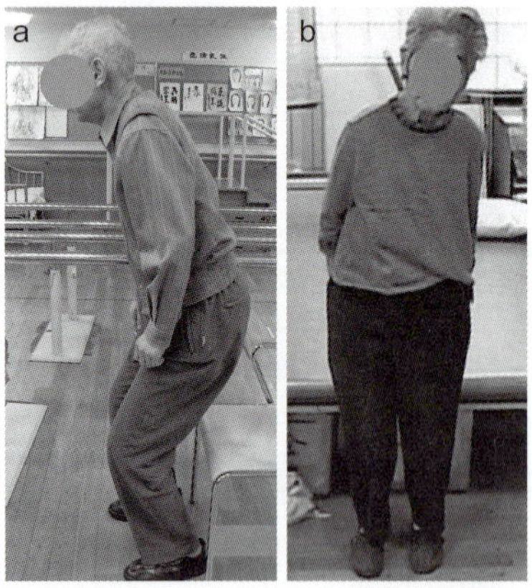

図7　立位（aは症例1，bは症例2）
a：前屈姿勢，頸椎過伸展，腰部中等度屈曲タイプ．
b：斜め徴候（軽度左），軽度前屈姿勢，足部支持基底面狭小タイプ．

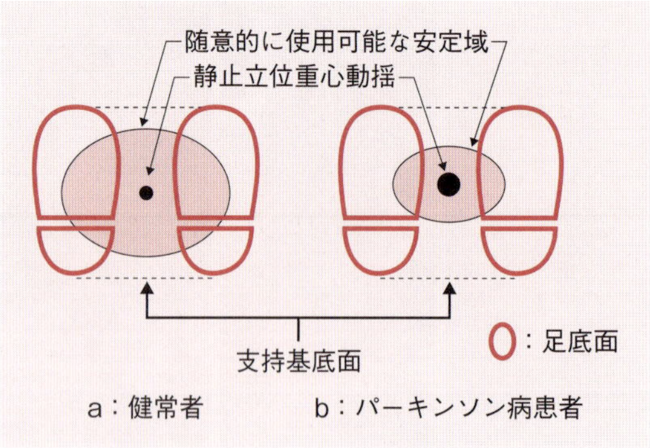

図8　健常者とパーキンソン病患者の立位バランス
a：健常者は，静止立位重心動揺範囲が小さく，随意的に使用可能な領域である安定域が大きい．したがって，バランス能力は良好である．
b：パーキンソン病患者は，静止立位重心動揺範囲が健常者よりやや大きいか変わらず（極端に増えない），随意的に使用可能な領域である安定域がかなり小さい（姿勢反射障害や無動のため）．したがって，バランス能力は低下する．

DIP関節伸展（まれに屈曲）位，股関節および膝関節屈曲位，足関節底屈位，足趾屈曲位を呈する．前額面においては，頭頸部・体幹の側方傾斜，いわゆる斜め徴候（**図7b**）や肩甲上腕関節内転・内旋，前腕回内位をとりやすく，左右非対称性を示し，狭い支持基底面のもとで保持している．このような典型的な前屈姿勢は，姿勢反射障害をはじめ，筋固縮，無動が複雑に影響し合って起こる．さらにパーキンソン病の重心線は健常者より後方へ偏位しているとされ，転倒を回避するように代償的に前屈変化を引き起こすという考え方もある[3]．

パーキンソン病の患者は，閉脚ぎみに狭い支持基底面のもとで立っていることが多い．立位保持能力としては，狭いながらもこのような一定の支持基底面では比較的良好であるが，能動的な重心移動や外乱刺激によって，ひとたび重心線が支持基底面から外れると安定域へ復位させることが困難であるという特徴をもつ[4]（**図8**）．そのため突進現象や加速歩行が生じるといえる．

MEMO
加速歩行（festinating gait）
遊脚肢により前方へ新たな支持基底面をつくっても，そのなかへ連続的に重心線を落とすことができずに加速していく現象としてとらえられる．

7）歩行（歩行分析チェック表 表3）

（1）パーキンソン病患者の歩行の特徴（図9）

立位時の典型的な前屈姿勢が継続し，歩行時には増強しやすい．第一歩が踏み出せないすくみ足，歩幅の狭い小刻み歩行，加速すると調整が難しい加速歩行が出現する．歩行周期全般にわたり，腕振りの減少や欠如あるいはリズム低下といった上肢スイング異常，肩甲帯・骨盤帯の回旋低下がみられやすい．遊脚期では，股関節・膝関節屈曲および足関節背屈可動域低下を示し，歩隔は狭小化している．

（2）小刻み歩行

小刻み歩行は，歩幅を自動的に調節することが困難なためにみられ，歩行率の増加で代償する．小刻み歩行が進行してすり足歩行になっている場合には，初期接地における踵からの接地は不明瞭となり全足底接地に近く，立脚終期から前遊脚期にかけての蹴り出し力は低下する．このような場合，前脛骨筋と下腿三頭筋は同時に活動し足関節が固定化され，下肢全体の可動性は著明に減少する．

（3）すくみ足の程度と二重課題遂行能力の確認

すくみ足やリズム形成障害への対処法として，視覚的刺激および聴覚的刺激は重要である．具体的には，床に引いた目印の線や床の模様，あるいはL字型に細工した杖先（**図10**）といった視覚的な手がかりや，メトロノームや音楽といった聴覚的な

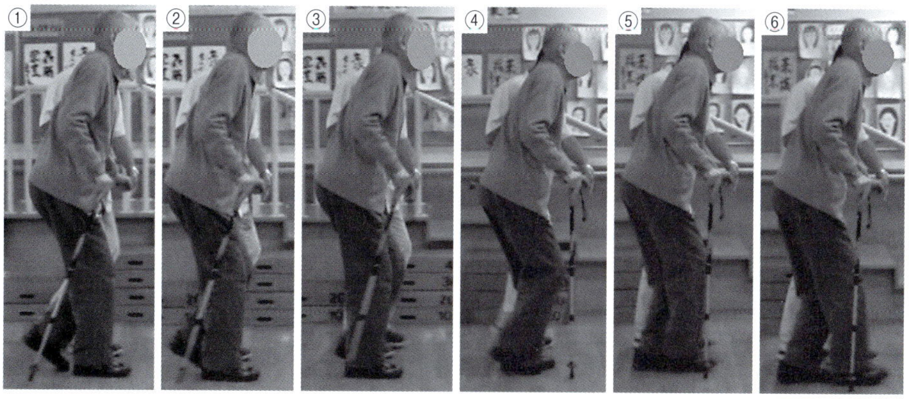

図9　パーキンソン病患者の歩行（症例 1）
前屈姿勢での歩行．全歩行周期を通じて，膝関節・股関節の運動は少ない．①～③右初期接地で始まり，ほぼ全足底接地の状態．④⑤右遊脚相ではフットクリアランスが低下し，歩幅の狭い小刻み歩行を呈する．⑥右初期接地へ．

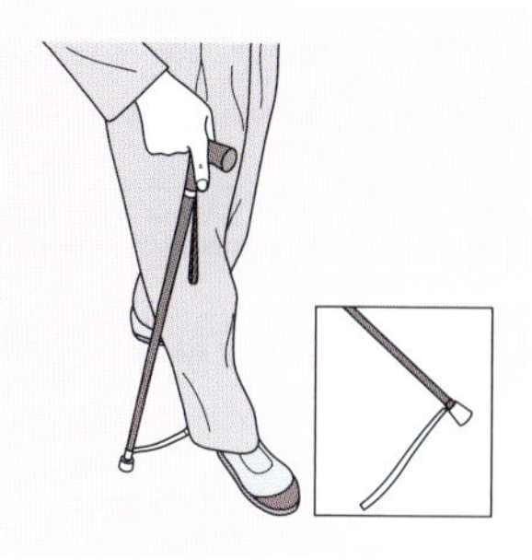

図 10　L 字杖
杖先に結束バンドをとりつける．これをまたごうとすることで，足を前に踏み出しやすくなる．

手がかりを与えることによって，急に足の運びが改善される．これらは矛盾性運動（奇異性歩行・逆説性歩行）といわれ，理学療法や作業療法で活用できる．そのため，このような刺激の有無による歩行の違いや効果を検証しておく．

加えて，パーキンソン病の患者は二重課題遂行が困難で，一つの課題に注意が集中するともう一つの課題遂行にあたって速度や大きさが減少する．会話をしながら，食器・家事道具を持ちながら，考えごとをしながら，といった「ながら歩行」によって歩幅と歩行速度が減少し不安定となるため，歩行分析時の環境には十分配慮するとともに，日常生活のなかで二重課題になっている場面がないかどうか把握しておきたい．

(4) 方向転換および狭路通過能力の把握

歩行場面では，方向転換時，狭路通過時などですくみ足が生じやすいため，動作が拙劣となり，所要時間が延長する．大回りや横歩きで対処できるため，実際の大回り歩行による方向転換や横歩きによる方向転換と狭路通過の能力を把握しておく．

8) 階段昇降

平地歩行ですくみ足が出現している場合でも，階段の踏み面先端のラインが視覚的刺激となり，すくみ足が改善されることが多い．その結果，平地歩行に比べ，ぎこちなさが軽減され，一足一段あるいは二足一段で昇降できるようになることがある．Stage Ⅲまでは比較的円滑に昇降できるが，Stage Ⅳになると介助を要することが多い．介助や見守りを要するケースでは，昇段時には足先先端が，降段時には後足部が踏み面先端に引っ掛かりやすい．姿勢反射障害が強く片脚立位保持能力が低下しているケース，あるいは固縮や筋力低下が進行し円滑な昇段降段動作が困難なケースでは，前屈姿勢が増強されることがある．

ここがポイント！
すくみ足，リズム形成障害に対する対処法
視覚的・聴覚的刺激のほか，踵補高，足踏み，同じ足からの踏み出し，一歩後ろに引いてからの踏み出し，深呼吸，介助者が体幹を伸展させるなどの工夫も利用できる．踵補高とは，靴の踵部に補高することで重心を前方に移す方法である．対処法を変えて，歩容の違いを観察してみる．

ここがポイント！
矛盾性運動，奇異性歩行，逆説性歩行
(kinésie paradoxale；キネジーパラドキサーレ)
パーキンソン病では内発性随意運動（外界の手がかり情報に依存しない自発的運動）の障害が，すくみ足出現や二重課題遂行困難に関係しているとされる．この内発性随意運動は，学習記憶などの内的な情報に基づいて行われる運動であり，大脳基底核－補足運動野系が関与している．そのため，パーキンソン病では障害されていない小脳－運動前野系による外発性随意運動（外界の手がかり情報を使う運動）を利用することで，円滑な運動や動作が可能となる．

■引用文献

1）生駒一憲ほか．診断基準および機能評価尺度；パーキンソン病のすべて．脳の科学 2004（増刊号）：75-83.
2）望月　久．パーキンソン病・パーキンソン症候群・錐体外路系疾患による異常姿勢に対する理学療法．理学療法 2007；24（1）：196 - 202.
3）Morris ME. Movement disorders in people with Parkinson disease：A model for physical therapy. *Phys Ther* 2000；80（6）：578 - 597.
4）佐藤房郎．体幹機能障害．PT ジャーナル 2009；43（6）：501 - 508.

■参考文献

1）柳澤信夫．パーキンソン病の病態．理学療法 2008；25（11）：1499 - 1508.
2）高橋裕秀ほか．パーキンソニズムを呈する疾患の診断と治療 脳血管性パーキンソニズム．日内会誌 2003；92（8）：1472-1478.

Step up

パーキンソン病に対する音楽療法を取り入れたリハビリテーション

1) 音楽療法の位置づけと動作分析の意義

パーキンソン病の治療は薬物療法に加え，進行する経過においてリハビリテーションを併用していくのが一般的である．近年では，脳深部刺激療法などの外科的治療も広がりをみせている．しかし，最適な治療を行っても完全に症状を改善することは困難であるため，罹病期間が長期にわたるとリハビリテーションの果たす役割は非常に大きくなる．そのようななかで，理学療法や作業療法のみではなく，音楽療法（music therapy：MT）に対する関心も高まっており，研究報告もある．

これまでにもパーキンソン病のすくみ足やリズム形成障害に対しては，メトロノームなどの聴覚的刺激により動作の改善が得られるとする矛盾性運動を用いた方法が行われてきた．以下に示す音楽療法の効果は，理学療法士・作業療法士が初期評価の段階で聴覚的刺激の有無による動作の改善を観察・分析するだけでなく，たとえばあらかじめ音リズム刺激を与えた後に歩行練習を行う課題や，歩行練習を行っていない時間により多くの音リズム刺激を単独で与える課題などによって効果が高められる新たな可能性を示している．このようにさまざまなアプローチ方法があるなかで，効果判定の一環として動作分析を行い，歩行速度，歩幅，歩行率といった運動学的パラメータに着目し比較検討していくことは，歩行動作としての評価を深め，拡大していくよい機会の一つとなる．

2) 音楽療法の効果

(1) 音楽療法単独の効果

林[1]は，パーキンソン病患者25人（Stage Ⅱ～Ⅳ，平均年齢70.0歳）に対し，メトロノームを用いた音リズム刺激を同年代の健常者の歩行リズムに近い120回/分（2Hz）の頻度で与えた．また，この音の背景に興味を持続する意味でクラシックや童謡などの曲を重ねてCD作製した．自宅にて毎日このCDを最低1時間，期間は3～4週間，歩行を行わない状態で聴くのみとし，課題前後での10m往復2セットの最大歩行速度，歩幅，歩行率，抑うつ状態の変化について比較検討した．その結果，歩行速度は50.0から58.2m/分へ，歩幅は41.7から47.2cm/歩へと有意に増加し，抑うつ状態のスコアも43.1から35.0へと顕著な改善を示したことから，音リズム刺激の単独効果を指摘している．

(2) 音楽療法と理学療法・作業療法併用の効果

奥田ら[2]は，パーキンソン病患者9人（Stage Ⅱ～Ⅳ，平均年齢68.7歳）に対し，林[1]の作製したCDを週5回の理学療法・作業療法中に各40分，リハビリテーションのない週末は1日90分以上自分で聴かせた．加えて週2日各40分，音楽療法士と1対1で120回/分のリズムで歌唱や楽器演奏を行った．入院時および退院時において，統一パーキンソン病評価尺度（UPDRS），機能的自立度評価表（FIM），50mの歩行速度，歩行率，歩幅，抑うつ状態のスコアなどを比較検討した．その結果，UPDRSの日常生活活動（part Ⅱ）および運動能力（part Ⅲ），FIMの運動項目および合計点で有意に改善したのをはじめ，歩行速度は45.0から53.3m/分へ，歩幅は40.4から47.2cm/歩へと有意に増加した．このことから理学療法・作業療法と組み合わせた音楽療法は有効であると指摘している．

(3) 音楽が心身に与える効果

筋緊張の緩和，血圧の安定，皮膚温の上昇，不安・抑うつの軽減，精神の高揚，感情表現の豊かさの向上などのような効果があり，リラクセーション効果やヒーリング効果として知られている．そのため，頭部外傷後遺症や脳血管障害における意識障害や認知機能障害に対するリハビリテーションの一環として行われている．

■引用文献

1) 林　明人．パーキンソン病の音楽療法：リハビリテーションとしての有効活用．神経治療 2011；28（1）：45-48．
2) 奥田志保ほか．パーキンソン病に対する音楽療法を含めたリハビリテーションの効果．神経治療 2011；28（3）：287-290．

LECTURE 11

LECTURE 12

運動失調の姿勢・動作の特徴と分析

到達目標

・小脳性運動失調の病態と障害像を理解する.
・運動失調の姿勢および動作の特徴を理解する.
・運動失調の動作分析とキーワードを用いた記述方法を知る.

この講義を理解するために

この講義では，運動失調（特に小脳性）の姿勢・動作の特徴を理解し，そのキーワードを用いて基本的分析が行えるようになることを目的としています．運動失調の主要症候や運動障害にかかわる代表的な用語の理解が重要になります.

運動失調の姿勢・動作の特徴と分析を学ぶにあたり，以下の項目をあらかじめ学習しておきましょう（『神経障害理学療法学Ⅱ』Lecture 22，23 参照).

□ 運動失調の分類（小脳性・脊髄性・前庭迷路性）について復習しておく.
□ 小脳性運動失調の病態について復習しておく.
□ 小脳性運動失調の主要症候や運動障害にかかわる用語について復習しておく.

講義を終えて確認すること

□ 小脳性運動失調の病態と障害像について理解を深められた.
□ 運動失調の姿勢および動作の特徴が理解できた.
□ 小脳性運動失調の主要症候と動作障害との関連性について理解できた.
□ 小脳性運動失調の動作分析に必要な基本的記述内容が整理，理解できた.

講義

1. 運動失調の概説

運動失調とは,「随意運動において時間的・空間的な秩序や配列が失われた状態」とされ, 明らかな麻痺や筋力低下および錐体外路障害がないにもかかわらず, 随意運動の正確性や円滑性が損なわれた状態を指す. 協調運動の調節にあたり, 小脳では大脳皮質からの感覚と運動の入力, 脊髄からの体性感覚と前庭迷路からの前庭感覚および中脳上丘からの視覚情報の入力をもとに, 実際の運動と比較してその誤差を補正する. 加えて, 大脳基底核では, 大脳皮質全体の入力をもとに, 複雑な運動を企画し制御するといった役割を果たしている. 協調運動が獲得されている状況は, このような中枢神経系の制御を経て, 的確な筋出力がなされた結果であり, これらのいずれかに障害が起こると協調運動障害が発生する.

運動失調はこの協調運動障害の現れの一つであり, 四肢の協調運動障害と平衡障害との大きく2つの要素を含む. 協調運動障害では, 協調性を構成する, ①時間, ②空間, ③強さの3つの要因(**図1**)による調節が崩れ, 主動筋の収縮と拮抗筋の弛緩による正確かつ円滑な運動が障害される(**表1**). 一方, 平衡障害では, 体位や姿勢の異常で, それを正常に保持するのに必要な随意的あるいは反射的な筋の収縮が損なわれる. 運動失調は, その障害部位によって小脳性, 脊髄性, 前庭迷路性, 大脳性, 末梢神経性などに分類される(**表2**, **図2**).

2. 分類別の主な症状(表3)

1) 小脳性運動失調

小脳は延髄と橋の背面に位置し, 第4脳室を覆っている. 垂直方向には左右の小脳半球と中央の小脳虫部に, また機能的には脊髄小脳(虫部・中間部)・大脳小脳・前庭小脳にそれぞれ区分される(**表4**). 小脳には姿勢保持機能および平衡機能, そして概説でも述べたように実施した運動との比較照合および誤差検出・補正を行い, 正

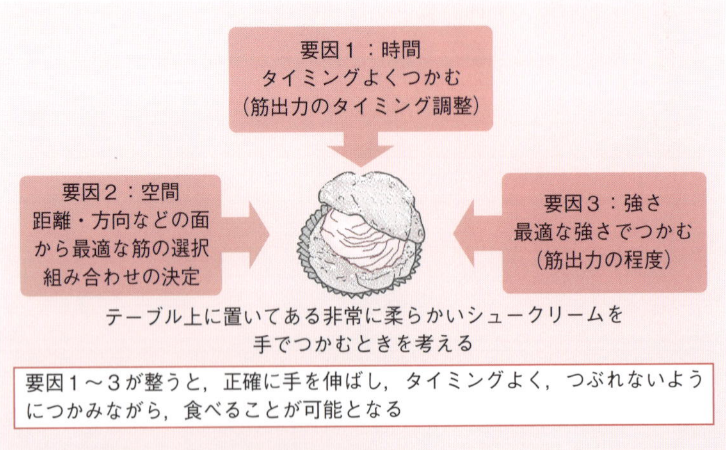

要因1:時間
タイミングよくつかむ
(筋出力のタイミング調整)
要因2:空間
距離・方向などの面
から最適な筋の選択
組み合わせの決定
要因3:強さ
最適な強さでつかむ
(筋出力の程度)
テーブル上に置いてある非常に柔らかいシュークリームを
手でつかむときを考える
要因1～3が整うと, 正確に手を伸ばし, タイミングよく, つぶれないように
につかみながら, 食べることが可能となる

図1 協調運動の3つの要因

表1 協調運動障害の原因

●特定の筋群の筋力低下(末梢性麻痺含む)
●中枢性麻痺や筋緊張亢進(痙縮・固縮)
●運動失調
●不随意運動(振戦, ミオクローヌス, アテトーゼ, ジストニー, 舞踏病様運動, バリズムなど)

MEMO
運動失調(ataxia)
ガルキン(Garcin)は「運動失調は協調運動障害であり, 筋力低下とは無関係に随意運動の方向や範囲を部分的に変え, 姿勢やバランスを維持するのに必要とされる持続性の随意的あるいは反射的な筋収縮の機能障害である. 運動失調は要素的な運動および目的運動の遂行に関与する姿勢の保持とバランスの調整における秩序, 継起, 程度の乱れである」としている.

協調運動障害(incoordination)
平衡障害(disequilibrium)

ここがポイント!
小脳性運動失調は片側小脳半球の病変による同側肢の協調運動障害と, 小脳虫部の病変による体幹運動失調症状を呈するが, 厳密に二極化して出現するというより, 一方が顕著, あるいは軽度というように混在してみられることが多い.

MEMO
ミオクローヌス(myoclonus)
一部の筋が電撃を受けたように急激に収縮する不随意運動. 物を落としたり, よろめいたり, 倒れたりすることもある. 通常は関節が動くほどではない.

MEMO
アテトーゼ(athetosis/athetoid movement)
比較的緩徐で持続的に変動する不随意運動で, 虫が這うような, 手足をゆっくりとねじるような動きを示す. 四肢遠位部に多いが, 激しくなると体幹, 頸部, 顔面にもみられ, 体をよじるような動きとなる.

MEMO
ジストニーまたはジストニア(dystonic movement/dystonia)
頸部, 体幹, 四肢をゆっくりとねじるような動きを示す不随意運動で, その点ではアテトーゼと似ている. 身体近位部に多く, 一定の姿勢異常をきたし, 硬直, 痙攣などの症状が起こる.

表２　運動失調の分類と原因疾患

分類	原因疾患
小脳性運動失調	小脳血管病変（小脳あるいは脳幹出血・梗塞・水頭症），小脳腫瘍，脊髄小脳変性症，多発性硬化症，外傷，薬物中毒（特に抗てんかん薬），急性アルコール中毒
脊髄性（感覚性・後索性）運動失調	脊髄腫瘍，脊髄癆，脊椎症性脊髄症，HTLV-1 関連脊髄症，フリードライヒ失調症
前庭迷路性（前庭性・迷路性）運動失調	前庭神経炎，メニエール病，突発性難聴，内耳炎，内耳出血，聴神経腫瘍
大脳性運動失調	前頭葉を主として，側頭葉，頭頂葉の腫瘍・出血・梗塞・外傷，視床症候群
末梢神経性運動失調（末梢神経障害による運動失調症状）	多発神経炎，糖尿病性ニューロパチー，アルコール性神経障害

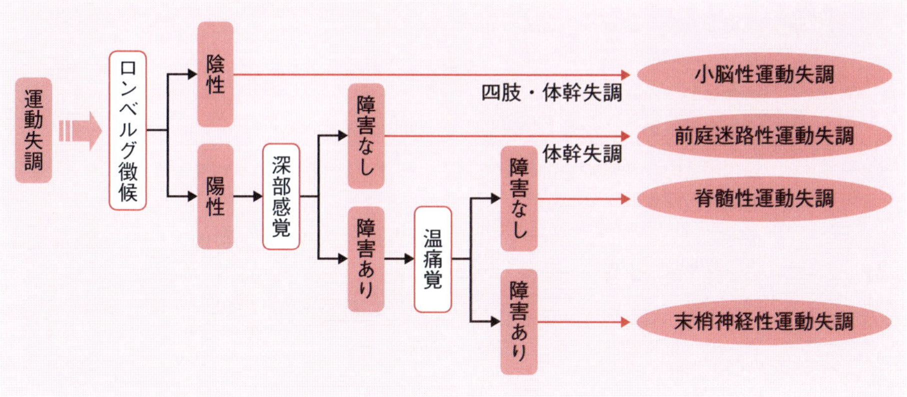

図２　運動失調の鑑別方法

表３　運動失調の違いによる症状の特徴（主に動作に影響するもの）

	小脳性		脊髄性	前庭迷路性
	小脳虫部	小脳半球		
運動失調部位	体幹	四肢 （病巣と同側肢）	四肢・体幹	体幹 平衡障害中心
深部感覚障害	なし	なし	あり	なし
ロンベルグ徴候	陰性	陰性	陽性	陽性
開閉眼による症状変化	なし	なし	閉眼で増悪 （急激）	閉眼で増悪 （ゆっくり）
不随意運動	振戦様	企図振戦	アテトーゼ様 （粗大）	なし
測定障害	軽微～なし	あり	あり	なし
歩行障害	体幹動揺不規則 酩酊歩行 歩隔拡大傾向	体幹動揺不規則 酩酊歩行 歩隔拡大傾向	体幹動揺急激 踵打ち歩行 床を見て歩く	歩隔拡大傾向 →（平衡障害による） 羅針盤歩行*
その他	眼振	筋緊張低下	突然の四肢の動きあり	めまい発作 眼振

*閉眼での前後方向への歩行試験による．

確かつ円滑な随意運動を調節する機能がある．こうした機能を果たす回路は大脳－小脳ループと呼ばれ，この回路によって運動学習という役割も果たしている．

したがって，小脳が損傷を受けると，正確な感覚情報（体性感覚・前庭感覚・視覚）入力後の中枢神経系での処理および正確な筋出力というシステムに破綻をきたすことになる．生理学的にいえば，最終的な α 運動ニューロンの発火の組み合わせと頻度，そして発火の開始と停止のタイミングなどの要素を，同時瞬間的に処理することが難しくなり，協調性のある動作が行えない状態となる．

具体的な小脳性運動失調の症状は共同運動障害が主体であり，その影響は測定障

MEMO
舞踏病様運動
（choreiform movement）
不規則で非対称な速い不随意運動．手足が動いたり，顔面をゆがめたり，舌を出したり，身体の各部に現れる．

MEMO
バリズムまたはバリスムス
（ballism/ballismus）
体幹に近い部分に生じ，上下肢を投げ出すような，あるいは振り回すような激しく速い不随意運動．片側性が多く，一定期間現れて自然に消失することが多い．

MEMO
HTLV-1 関連脊髄症
（HAM：human T lymphotropic virus type 1-associated myelopathy）
成人Ｔ細胞白血病（ATL）の原因ウイルスである human T lymphotropic virus type 1（HTLV-1）のキャリアに見出された慢性進行性の痙性脊髄麻痺を示す一群として，1986 年に日本から提唱された疾患単位．

MEMO
視床症候群
（thalamic syndrome，別名：Déjérine-Roussy 症候群）
病巣と反対側の運動麻痺・感覚障害・視床痛の３つを主症状とする．

MEMO
ロンベルグ徴候（Romberg sign）
開眼および閉眼での閉脚立位における身体の安定性を評価する．閉眼立位で大きく動揺する場合は，ロンベルグ徴候陽性とする．前庭迷路性運動失調では脊髄性運動失調に比べ，閉眼後少し時間が経過してから動揺が明らかとなりやすい．

MEMO
大脳－小脳ループ
大脳皮質からの信号は，橋（橋核）－小脳（歯状核）－視床を経由し大脳皮質へと戻り，興奮性ループを形成する．これに対して小脳皮質ではプルキンエ細胞を介して歯状核に抑制性信号を送り，より精密な運動指令を完成させている．

表 4　小脳の障害部位とその主な症状

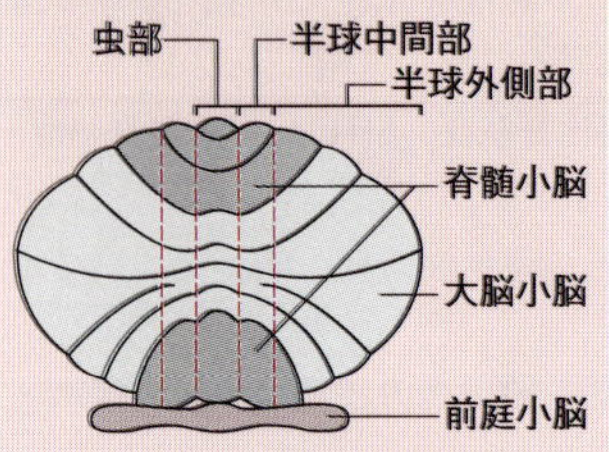

障害部位	主な症状
脊髄小脳（虫部）	姿勢調節障害・体幹失調（起立，歩行障害）
脊髄小脳（中間部）	姿勢調節障害・四肢の粗大運動（運動の実行）障害
大脳小脳	四肢末梢の巧緻運動（運動の計画）障害
前庭小脳	平衡機能障害（姿勢調節障害と眼球運動障害・眼振）

注：片側小脳半球の病変では同側上下肢の運動失調，小脳虫部の病変では体幹運動失調が，より顕著になりやすい

表 5　小脳性運動失調の構成要素

共同運動障害	通常の行為に必要な運動の組み合わせにおいて，一定の順序や調和が障害される，もしくは消失した状態．
測定障害	随意運動を目標物のところで静止することができない現象．目標物まで到達しないことを測定過小，行き過ぎてしまうことを測定過大という．
運動分解	目標物に向かう運動軌跡が一直線にならず，数段階に分かれる現象であり，正規の運動が分解された状態．
時間測定異常	運動の開始，もしくは終了にあたり，通常に比べ遅延する現象であり，筋の最大収縮までに時間を要する状態．
反復（変換）拮抗運動障害	一肢あるいは，体の一部を交互に反復して規則正しく運動することが困難な状態．主動筋と拮抗筋が時間的に協調して活動することができない状態．
筋緊張低下	病変と同側肢に生じる．触診時に筋の張りがなく，柔らかく弛緩し，他動運動時の抵抗感が少ない状態．動作において運動開始の遅れ，筋脱力，易疲労性などに関連する．
企図振戦	目標物に接近するにつれ，不規則に揺れる現象．目標物付近で大きく揺れる終末時動揺がみられることもある．

共同運動障害（dyssynergia）
測定障害（dysmetria）
測定過小（hypometria）
測定過大（hypermetria）
運動分解（decomposition of movement）
時間測定異常（dyschronometria）
反復拮抗運動障害（adiadochokinesis）
筋緊張低下（hypotonia）
企図振戦（intention tremor）

MEMO
終末時動揺
(terminal oscillation)
目標物近くで大きく動揺し，到達時には消失する症状．

MEMO
小脳は大脳皮質からの運動プログラムと随意運動指令の「遠心性コピー（エフェレンス写）」を受け取っている．そして実際行われた「運動の結果」による情報は小脳へ伝達される．この遠心性コピーと運動の結果（フィードバック）との比較照合および誤差検出・補正情報の生成を小脳は行っている．反復運動を行うとこの誤差は減少し，やがてフィードバックに依存しない，いわゆるフィードフォワード制御にて正確な運動が可能となる．この過程では，小脳に記憶されている内部モデル（経験した運動記憶が更新されモデル化されているもの）と実際の運動との誤差情報とを比較照合し，さらに内部モデルを修正している．これをフィードバック誤差学習理論という．

MEMO
三半規管は回転加速度を感知するが，等速回転運動には反応しない．

LECTURE 12

害，運動分解，時間測定異常，反復拮抗運動障害，筋緊張低下，企図振戦などに及ぶ（**表 5**）．通常，片側小脳半球の損傷では同側肢の運動失調を，小脳虫部の損傷では体幹の運動失調を生じる．立位では立ち直り効率の悪さが影響し，特に前後方向への動揺が優位となりやすい．片側障害では左右への偏位もみられる．歩行はワイドベースとなり，上肢はミディアムガード（上肢軽度外転位），前後左右に大きくかつランダムに揺れる酩酊歩行（千鳥足歩行・よろめき歩行）を示す．

2）脊髄性運動失調

筋・腱・関節からの深部感覚は，脊髄後索である薄束（主に下肢）および楔状束（主に上肢）を通り，その後視床を経由して中心後回へ伝えられる．この深部感覚情報が上行する脊髄後索が障害されると，深部感覚によるフィードバックの欠如のために，失調が生じる．しかし，視覚情報を利用したフィードバックの代償によって失調を軽減し，動揺を最小限に抑えている．この動揺は静止時・運動時ともに起こり，四肢（主に下肢）に運動失調が出現しやすい．立位では閉眼直後から動揺が著明となり，ロンベルグ徴候は陽性となる．歩行では床を見ながら踵を床にたたきつけて接地する踵打ち歩行を示す．

3）前庭迷路性運動失調

平衡感覚をつかさどる前庭器は，耳石器（卵形嚢・球形嚢）と三半規管からなり，前者は直線加速度刺激を，後者は回転加速度刺激を感知する．これらの情報は，前庭神経核を介して迷路反射を促している．迷路反射は静的および動的な身体平衡維持に関与しているため，前庭器の障害で迷路反射が破綻すると平衡障害が生じる．

前庭迷路性運動失調は強い回転性めまい発作と眼振を特徴とし，起立・歩行時の平衡障害によりワイドベース歩行を呈する．小脳性運動失調に比べ，左右方向への動揺と偏位が優位となる．また，脊髄性運動失調と同様にロンベルグ徴候は陽性となるが，閉眼とともにゆっくりと身体動揺の増大が生じる点で異なる．閉眼して前後方向へ歩かせると，特徴的な羅針盤歩行（星形歩行）を示す．

4）その他の運動失調

大脳性運動失調は大脳半球，視床の障害により，片麻痺に合併して病巣とは反対側に運動失調がみられる．特に前頭葉の腫瘍や視床出血などにより生じることが多く，症状は小脳性運動失調に類似している．

末梢神経性運動失調は位置覚や振動覚などの深部感覚障害のほか，温痛覚障害も伴う．これは後根以下の末梢神経障害を示している．症状は，四肢遠位部優位の感覚障害，閉眼で増悪する協調運動障害，ワイドベース歩行などがみられる．

MEMO
羅針盤歩行（星形歩行）試験
閉眼で前方・後方歩行の交互反復試験を行うと，前方歩行では方向が障害側に偏位し，後方歩行では非障害側に偏位する．そのため歩行軌跡が羅針盤型（星形）になる．

3. 運動失調の姿勢・動作の実際

運動失調の姿勢・動作をとらえるのは難解である．①運動失調症状の動作の場面で，より顕著に出現すること，②四肢と体幹が過大かつ粗大に動くこと，③ ADL で，その環境や動作場面の違いにより症状が異なること，④病変部位の違いによって特異的な症状が出現することなど，動作自体が画一的でなく，他の ADL の場面が予測しにくいこと[1]などによる．運動失調の原因疾患は多岐にわたり，なかでも脊髄小脳変性症や多発性硬化症などは，慢性進行性で多彩な病態像を示す．麻痺や異常筋緊張，感覚障害，高次脳機能障害，錐体外路症状などを合併し，純粋な運動失調症状のみではない場合や，麻痺，筋力低下，パーキンソニズムにより，運動失調症状が潜在する場合もある．

したがって，病態像を十分に理解したうえで，運動失調症状が，ADL のどの場面で，身体のどの部分から出現して，各動作に影響を及ぼしているのか，類似した動作でも違いはないのか，潜在化する要因はないのか，などについて観察と分析を行う．

この講義では，特に小脳性運動失調の姿勢・動作を中心に述べる．

脊髄小脳変性症（SCD：spinocerebellar degeneration）
多発性硬化症（MS：multiple sclerosis）

ここがポイント！
運動失調症状は，過大かつ不安定でぎこちない動作を生じることが多いが，その多くは頸部・体幹といった近位部の固定が不十分なままの状態で遠位部を動かすことで，一肢が一体となって動いているようにみえる．手指や足部などの遠位部を使ったごく簡単な動作でも，遠位部の動きが過大になってみえることが多い．したがって，理学療法士・作業療法士が近位部の固定を支えたうえで，遠位部の動きや肢全体の操作性に着目する．

1）寝返り動作（図 3，4）

共同運動障害のために，頸部・上部体幹・下部体幹にわたる分節的で順序性のある動作や，円滑な頸部・体幹の屈曲回旋といった複合運動は困難である．そのため頸部・体幹を伸展し，下肢で床面を蹴り回旋運動を行ったり，膝関節を伸展位にして棒のように振り上げて回旋運動へと変換したりする．後者では，共同運動障害や測定障害などの影響で，振り上げた下肢が動揺し，円滑な寝返り動作を阻害することもある．

協調運動障害による上下肢の動揺の速度は常に一定せず，寝返り方向の支持基底面や目標箇所に急激に接触したり接地したりする．このような現象は，側臥位までの寝返り動作における運動の支点，つまり，体幹と床の接点であり最終的に肩峰と大転子を結ぶ線を順次変化させ，安定させることが難しい．

また，ベッド柵や端を利用できる環境では，上肢による引き込みを試みる（**図 3**）．この際，測定障害や運動分解，あるいは企図振戦が直接的な問題となり，目的箇所まで上肢を到達させることが困難となることがある．

これらの問題による遠位部の過大な動きは近位部の，つまり肩甲帯のさらなる安定化を求めることになり，頸部・体幹伸筋群による過剰固定につながる．その結果，頸部・上部体幹は棒状となり，そのうえで上肢は寝返る方向への回旋運動に参加するため，急激で直線的な運動軌跡になりやすい．体幹の運動失調が顕著な場合には，近位部の固定性あるいは制御性が不十分となるため，上下肢の協調運動障害が軽度であっ

ここがポイント！
運動失調患者にとっては，協調運動障害のため，壁・床などからの反力への対応は難易度が高い．動作によって生じた反力に対して，的確な筋群を選択し空間的に活動させるのは困難で，効率の悪い立ち直りとなるなど，動揺に対してその過不足を調整できない．

MEMO
脊髄小脳変性症など進行性疾患の寝返り動作では，介助を要する重症度となった場合，頸部・上肢あるいは下肢からの先行パターンは困難となり，両膝を屈曲位に立て寝返る方向へ倒すことで部分的に回旋運動を補うようになる．

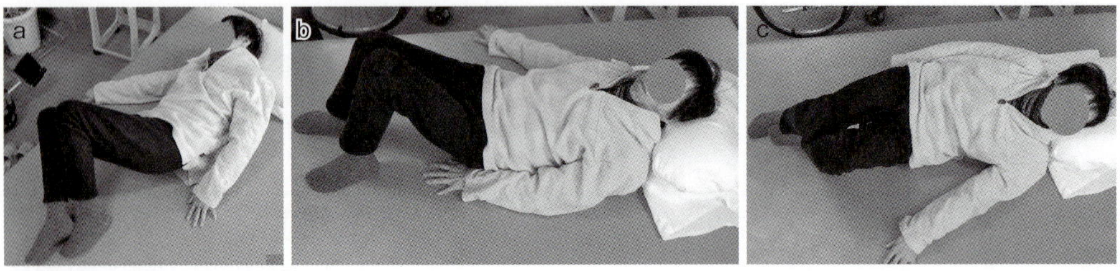

図３　寝返り動作（脊髄小脳変性症〔症例１〕の場合）
背臥位（b）から右方向への寝返り（a），左方向への寝返り（c）．両下肢屈曲位から，左右へ倒し回旋運動を補う．右方向への寝返りでは，右上肢によってベッド端を引くことで回旋運動を補う．体幹の活動性は低い．

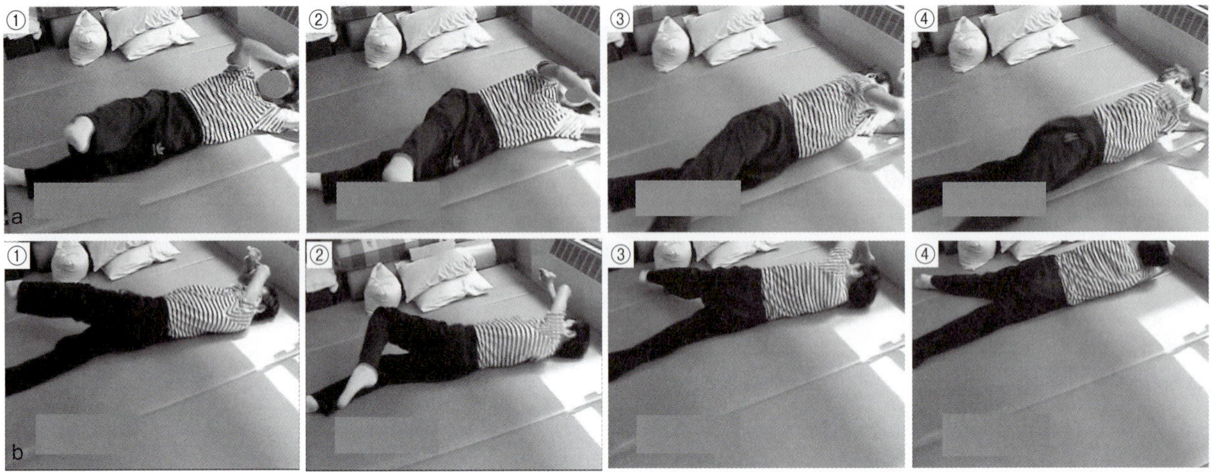

図４　寝返り動作（脊髄小脳変性症〔症例２〕の場合）
a：左方向　b：右方向
両方向とも上側下肢を投げ出すように股関節屈曲・内転・内旋し，下肢からの回転運動にて誘導する．体幹伸筋群の活動が優位となり，上部体幹への分節的回旋運動の広がりはなく，ほぼ一塊となる．それぞれの下肢挙上に際して，股関節あるいは膝関節の動揺を認める．b①，b②では膝関節の屈曲伸展がみられる．これらの写真では明確ではないが，実際の動作では下肢の投げ出しに際して，股関節内転・外転，屈曲・伸展の動揺を認める．

ても，拙劣な動きとなることがある．

2）起き上がり動作（図５，６）

寝返り動作のように片側の頸部・体幹の円滑な屈曲回旋運動が低下し，伸筋群の活動が優位になることで，棒状あるいは反り返るパターンで動き出す．これは側臥位から片肘立ち位を経由する非対称性パターン，あるいは両上肢を体幹後方に置き，床押し動作を行って直線的に起こす対称性パターンの両方で認められる．

通常の起き上がり動作では，頸部・体幹の動きに伴い重心線が尾側方向へ移動し，支持基底面が順次減少する．そのため，運動の広がりとともに起き上がり動作を安定させるための身体体節が少なくなり，最終的には下肢のみとなる．しかし，運動失調では，共同運動障害や運動分解により，頸部・上部体幹・下部体幹・下肢といった筋収縮の広がりとタイミングが障害され，動作の円滑性が欠如する．その代表例は，「動作の進行に伴う早期の下肢挙上」であり，起き上がり動作を安定させるためのカウンターウェイト（Lecture 2 参照）として下肢が有効に作用せず，動作自体を困難にする．対称性パターンでは，この現象はより顕著となる．

体幹の運動失調が顕著なケースでは，ベッド柵や端を利用して上肢による引き込みを行う場合に，支持基底面の減少に伴って動揺が増悪し，上肢への依存が増え，頸部・体幹の伸筋群の活動が過剰になりやすい．また，片肘立ち位の支持基底面から床反力を使用する際には，タイミングよく運動方向を変換することが困難となりやすい．最終肢位が端座位となる場合には，企図振戦や測定障害，体幹の運動失調などの影響により，両下肢をベッドから下ろす前後に重心制御が不安定となりやすい．

MEMO
小脳性および前庭迷路性運動失調の起き上がり動作では，前庭動眼反射など前庭系の反射や姿勢反射などの影響により，頭頸部や眼球の移動で体幹の動揺が増悪したり，めまいを訴えたりすることがある．どのように動作に影響を与えているか，必要に応じて確認する．

MEMO
動作の進行に伴う早期の下肢挙上は，特に障害側下肢で顕著にみられる．バビンスキーの股屈曲現象ともいう．

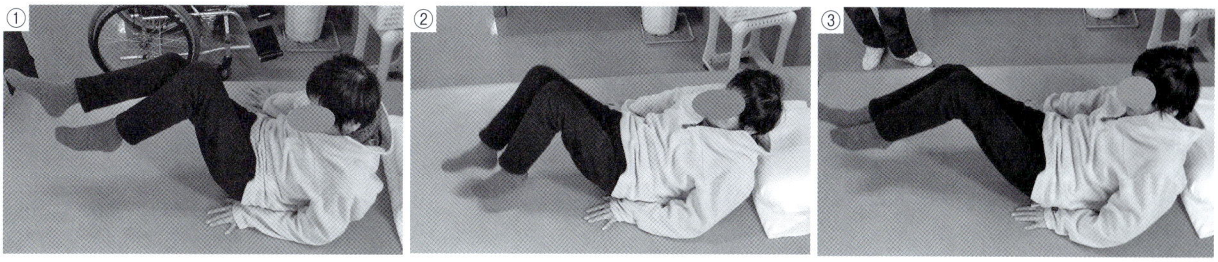

図５　起き上がり動作（脊髄小脳変性症〔症例１〕の場合）
正面からの対称性パターンによって行うが，典型的な共同運動障害による下肢の挙上を反復し，円滑な動作遂行とならない．

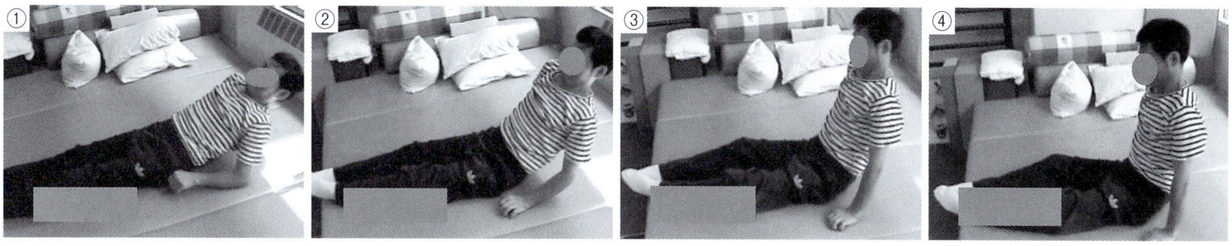

図６　起き上がり動作（脊髄小脳変性症〔症例２〕の場合）
正面からの対称性パターンによって行う．両上肢の床押し動作の補助を使うが，頸部・体幹伸筋群の活動が優位となり，固定化された状態で行う．この写真では明確ではないが，実際の動作では頸部・体幹の動揺を認める．

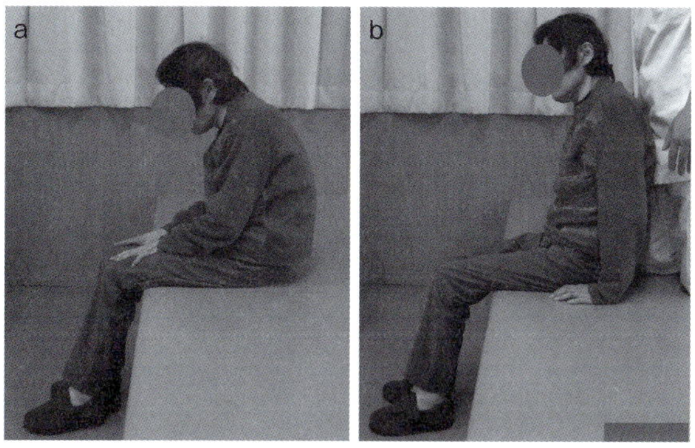

図７　端座位（脊髄小脳変性症〔症例１〕の場合）
a：安静時．体幹筋低緊張による脊柱後彎・骨盤後傾位を呈する．
b：随意的伸展位．上肢の軽い支持を伴い，ゆっくりと抗重力伸展活動が得られる．

3）端座位　（図７）

運動失調症状が主に片側に出現しているケースでは，端座位保持は比較的安定して行えるが，体幹筋が低緊張である場合には，骨盤後傾位・脊柱後彎が習慣化していることもある．体幹の運動失調が著明なケースでは前後方向への動揺が生じやすいため，ベッド柵や端を強くつかむ，上肢で支える，さらには両足部を広げる，というように，支持基底面を拡大させつつ，脊柱の後彎を固定して，動揺を最小限にする．このようなケースでは上肢への依存度が過剰なことが多く，下部体幹前面筋群の活動の程度を把握しながら適切な上肢の使用方法を指導すると，姿勢が変化することもある．

4）立ち上がり動作　（図８）

端座位からの立ち上がり動作は，静的な状態から動的な要素に移り，重心の上方移動によって不安定となるため，歩行とならび介助を要する場面が多い動作である．

体幹失調や体幹筋の低緊張があると，体幹筋が固定筋として十分に機能しないため，股関節屈曲動作（体幹前傾動作）の際に体幹の前後動揺が生じ，体幹を一定の角度で保持することが難しくなる．等尺性収縮によって体幹を安定させる機能が損なわれ，重心の前方移動が不十分な状態となる．また，下肢に運動失調や低緊張がある場合にも，体幹前傾動作や膝関節前方移動によって，前方への重心移動が過大になると，膝関節の動揺（前後方向あるいは内外側方向）や急な膝折れを生じるため，結果的には重心の前方移動が非常に減少しやすい．重心線が後方に逸脱したまま離殿動作に入り，上方への重心移動が行われることや股関節や体幹の伸展運動に先行して膝関

MEMO
端座位からの立ち上がり動作において，運動失調が片側の場合には，非障害側に体幹を傾斜させながら行うこともある．

ここがポイント！
等尺性収縮は運動・動作のなかで，固定作用としてはたらく重要な筋の収縮様式である．一般的に主動筋より先立って収縮することにより，近位部を固定させてその目的とする関節運動を安定して行えるように補償している．運動失調では，徒手抵抗に対する等尺性収縮は比較的良好であるが，実際の動作遂行のなかでは多関節運動が多くなり，主動筋と拮抗筋の収縮のタイミングや強さ，ならびに動員する筋群の順序性の障害，筋緊張低下に伴う運動開始の遅延などが影響しあって，目的に合った安定した等尺性収縮が得られない．

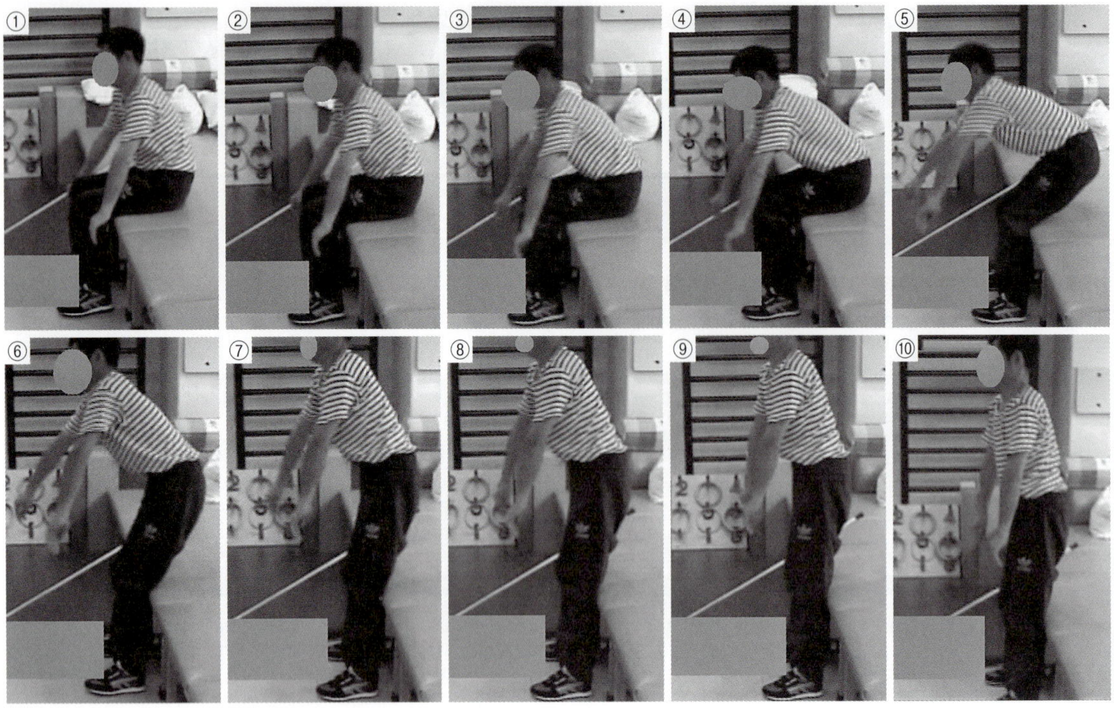

図８　立ち上がり動作（脊髄小脳変性症〔症例２〕の場合）

①〜③：開始直後の重心前方移動を補助するため両上肢を前方へ振り出す．
④，⑤：重心前方移動から離殿動作にかけての，膝関節前方移動（下腿前傾）はほとんどなく，膝関節の動揺を抑えるためにプラットホームへ膝関節後面を押しつけ，反力を使っている．重心が後方に残されたまま離殿動作に入るため，両上肢を前方へ大きく振り出しつり合いをとる．
⑥〜⑧：重心上方移動に伴う膝関節・股関節・体幹の協調的な伸展活動は乱れ，膝関節が早期に伸展する．両上肢はつり合いをとるため，引き続き前方へ振り出している．
⑨，⑩：終了肢位をむかえても，運動失調によって不安定になるため，両上肢を伸展し，前外側方向でつり合いをとる．両肩甲帯は挙上し，頸部筋を過剰に活動させ固定化をはかる．

節の伸展運動が生じやすいことが影響し，後方へバランスを崩しやすい．

以上のように，重心の前方移動および上方移動の過程では，運動失調により主動筋と拮抗筋の収縮のタイミングや強さ，あるいは持続性，さらに動員する筋群の順序性が障害されることで，非常に不安定となる．近位部では固定筋としての機能が不十分となり、より遠位部では協調性を欠いた運動となって現れる．

一方，前方への重心移動を補う手段としては，多くの場合平行棒や手すりなどをつかんでいるため，運動失調が重度になるほど上肢の引き込みは明確となる．したがって，体幹や下腿の前傾による身体内部からの重心の前方移動が阻害されやすく，実際よりも過剰な上肢への依存が生じやすい．こうした場合，前方への重心移動に関する患者自身の能力を把握しながら，そのなかで上肢の引き込みを適切にタイミングよく使用できるかどうか確認する．加えて，膝関節の動揺を抑えるためにプラットホームなどに膝関節後面を押しつけ，反力を使用しながら，上方への重心移動を行うケースもみられる．こうした場合には，膝関節前方移動の能力を把握したうえで，押しつけの力が過剰にならないよう注意する．

運動失調がそれほど重度でない場合には，前方への重心移動の不足を体幹の深い前傾や上肢の前外方への振り出しによって補いながら，離殿動作に移るケースがみられる．その多くは足部による広い支持基底面を保ち，身体の動揺を抑えるために腰背部を過剰に伸展させて身体内部を固定して，重心の上方移動を行う．

5）座り込み動作

立位からの座り込み動作は，体幹の前傾が不十分なまま下方への重心移動が始まり，膝関節の急激な屈曲，いわゆる膝折れが生じ，前方へ転倒したり，後方へ尻もちをついたりしやすい．運動失調には，筋収縮の様態として遠心性収縮が困難となりやすい[2)]という特徴があるため，中腰姿勢を保持しながら股関節および膝関節伸筋群を制御し，ゆっくりした屈曲動作を行うことが難しい．こうしたことは，重心の前方かつ下方移動に対する不安定感と恐怖感を助長し，上肢による過剰な把持を招きやすい．

6）四つ這い移動

運動失調が重度になると，四つ這い移動は歩行に代わる重要な移動手段の一つとなるだけでなく，基本動作やバランス練習の一環としても意義が大きい．さらに，動作の連続性から考えると腹臥位から四つ這い位へ，あるいは長座位から四つ這い位へ，そして四つ這い位からの立ち上がり動作へ，というつながりをもち，立位までの中継点としても大きな役割を果たす．

四つ這い位保持（**図9**）は，支持基底面が広く安定して行える動作といえ，運動失調が軽度なケースでは比較的行いやすい動作である．しかし，運動失調が主として片側に出現する場合には，重度になるほど非障害側かつ後方へ重心線が偏位する傾向が強く，体幹の運動失調を有する場合にはさらに顕著となる．殿部は後下方へ低く落ち込みやすく，足関節を背屈あるいは足趾を伸展させて，床面に対して遠位部で固定させている場合もある．こうしたケースでは，落ち込んだ殿部を挙上して上下肢への均等な荷重が強制される正規のアライメントで肩甲帯や骨盤帯の動揺が生じ，ときには肘関節が不安定となる．

四つ這い移動（**図10**）は，測定障害や運動分解などによって，障害側上下肢の前方移動の方向・振り幅・タイミングは乱れ，リズムも不安定になる．また，障害側上下肢が支持相となる際にはさらに不安定となる．そのため，安定した四肢の交互性パターンは困難なことが多く，同側対称性パターンが混在するようになる．重度になると，殿部を後下方へ落とし，下肢遠位部で固定させた状態で，上下肢を前方移動するケースもみられる．

7）立位（**図11，12**）

静的立位での重心動揺は大きく，特に前後方向の動揺が優位となる傾向にある．片側障害では左右への偏位もみられる．加えて，動的立位（Lecture 7参照）では内乱による安定域が小さい．典型例では，足部による支持基底面を拡大して動揺を最小限に抑えるために，股関節外転位，ときに外旋位も加わる．障害側の膝関節は伸展位でロッキングし，進行性疾患では完全な反張膝となる．体幹は軽度前傾位にし，腰部脊柱起立筋群を過剰に活動させる．こうして膝関節前方に重心線を通過させることで，ロッキングを強固にして不安定となることを防いでいる．

重度になると，頸部・上部体幹伸筋群や肩甲帯挙上筋群にまで過剰な活動を拡大させ，さらなる固定を図り，上肢を軽度外転位にしながらバランスを調整している．

ここがポイント！
発達学的視点からみると，難易度の低い順に求心性収縮－静止性収縮－遠心性収縮となることから，遠心性収縮は最も難しいが，日常生活のなかで頻繁に生じている．遠心性収縮は，上下肢が身体中心部から離れていく運動や重力方向への運動を円滑にしており，基本動作の安全性を高めているといえる．運動失調においては困難な収縮様式となりやすいが，各基本動作の過程で一部でも遠心性収縮が可能であることは，日常生活の安全性を高めることにつながる．

四つ這い移動（crawling on hands and knees）

MEMO
立ち上がり動作・立位・歩行は重心が高い状態での姿勢動作となるため，運動失調を有するケースでは非常に不安定で，難易度の高い動作となるのはいうまでもない．特に転倒には注意をしなければならない．

LECTURE 12

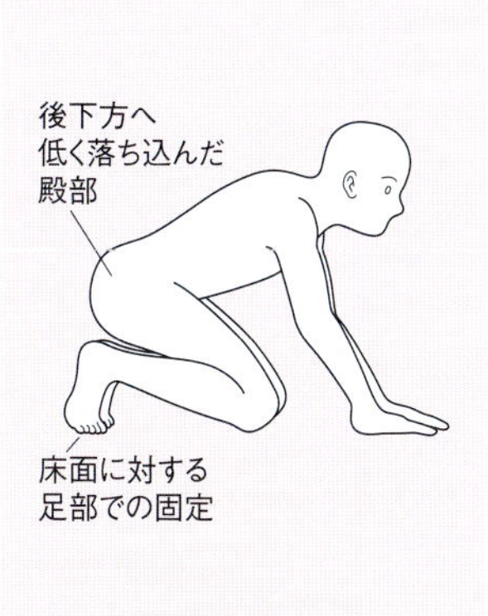

図9 運動失調の典型的な四つ這い位

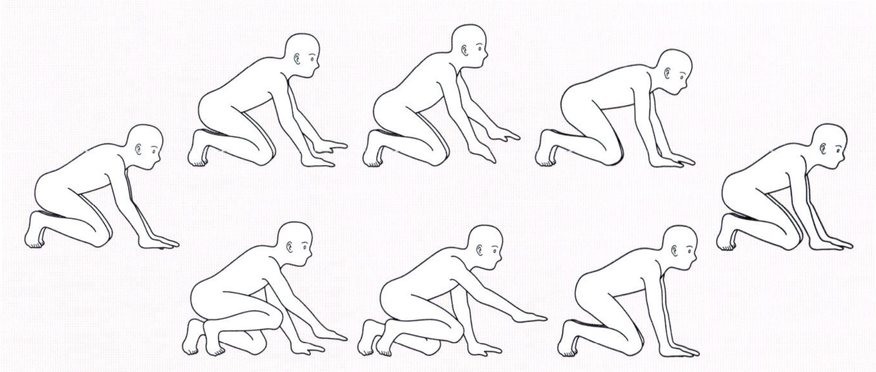

図10 重度な運動失調でみられる四つ這い移動
殿部の落ち込み，足部での固定を保ちながら，両上肢（あるいは片側上下肢）を前進させる．

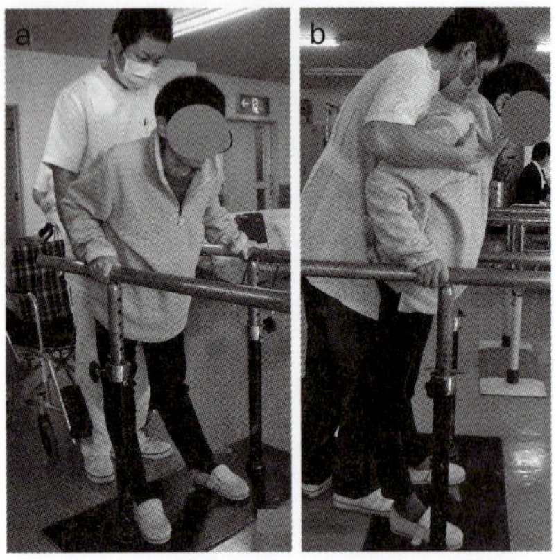

図 11　立位（脊髄小脳変性症〔症例 1〕の場合）
a：右前方より　b：右矢状面より体幹前傾位，反張膝

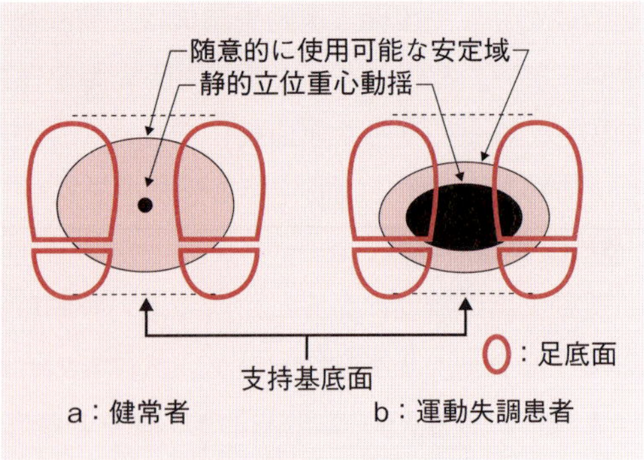

図 12　健常者と運動失調患者の立位バランス
a：健常者は，静的立位重心動揺範囲が小さく，随意的に使用可能な領域である安定域が大きい．したがって，バランス能力は良好である．
b：運動失調患者は，平衡障害のために静的立位重心動揺範囲が健常者よりかなり大きく，随意的に使用可能な領域である安定域も比較的小さい．したがって，バランス能力は低下する．

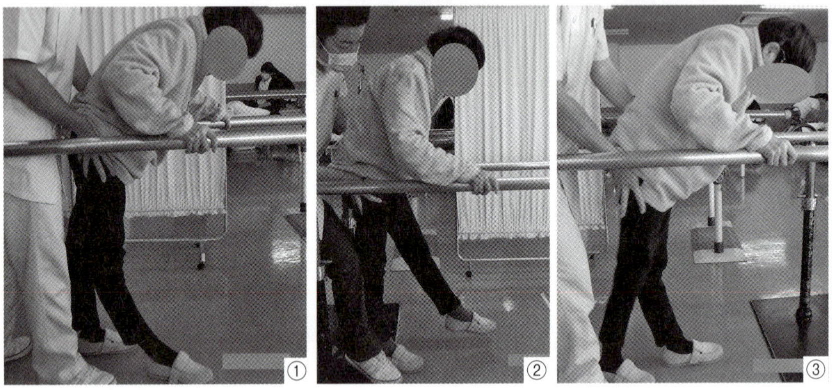

図 13　歩行（脊髄小脳変性症〔症例 1〕の場合）
①右立脚期，②左遊脚期，③左立脚期．立脚期では著明な反張膝と体幹の前傾，遊脚期では伸展位での振り出しを認め，共同運動障害によって円滑な足関節背屈運動が得られない．

8）歩行（図 13，歩行分析チェック表 表 4）

失調性歩行（ataxic gait）

歩行はワイドベースとなり，前後左右に動揺する失調性歩行，いわゆる酩酊歩行を呈する．歩行中の体幹動揺に加え，歩幅・重複歩距離の短縮，遊脚期の短縮，両脚支持期の延長，歩行速度および歩行率の低下などを示す．

MEMO
歩行時の身体動揺について，前後方向への動揺の存在は歩行動作の前方推進力を阻害することにつながり，左右方向への動揺の存在は平衡能力のレベルを反映する．

LECTURE 12

重度になると，毎回の歩幅・重複歩距離は変動しやすい．遊脚期の短縮を反映し，膝関節の円滑な屈曲・伸展運動は減少，反張膝や体幹の前傾が生じ，肩甲帯や骨盤の回旋運動も低下する．上肢では，腕振りの減少とリズムの低下，ミディアムガードによるバランスの調整がみられ，同側性の歩行を生じやすい．

（1）酩酊歩行

酩酊歩行（drunken gait）
よろめき歩行（staggering gait）

酩酊歩行（千鳥足歩行・よろめき歩行）の主たる原因は，体幹の運動失調による動揺に加え，障害側の立脚期における不安定性の問題が大きい．これは，非障害側（もしくは障害の軽度な側）の下肢の遊脚期における振り出しの方向や距離を不規則にし，遊脚期を短縮させる．加えて，歩行中には非障害側（もしくは障害の軽度な側）の下肢に重心を偏位させる傾向が強く，この下肢での立脚期を延長しようとする．こうして，必然的に両脚支持期を延長させ，酩酊歩行による不安定性を代償している．

臨床的には，この両脚支持期の延長によって障害側の遊脚期における過度な振り出しは目立たなくなることもあるが，両下肢に問題があれば遊脚期におけるこの振り出しの不規則性はさらに表面化する．重度になると両脚支持期はさらに延長し，歩行開始は遅れ，開始後も数歩歩いては停止するような連続性の欠如した歩行となる．

また，立位の項でも述べたように，腰部脊柱起立筋群，頸部・上部体幹伸筋群，肩甲帯挙上筋群の過剰な活動がより明確化することがある．運動失調の動作では，四肢遠位部の動揺を身体の近位部で固定する傾向にあり，特に重心の高い立位や歩行といった場面では顕著となりやすいからである．なお，反対に近位部の動揺は遠位部で固定する．このような筋群の過剰な活動は，体幹の円滑な回旋運動と選択運動を低下させる．腕振りの減少やリズムの低下は，共同運動障害や測定障害，時間測定異常などによるものだけではなく，こうした近位部の過剰固定によるところも大きい．

(2) 反張膝

反張膝（back knee）

障害側の立脚期における膝関節のロッキングには，いくつかのパターンがみられる．

1つめは，初期接地後から立脚中期にかけての膝関節屈曲運動の後，制御が不十分となり，ロッキングをして荷重するパターンである．これは運動失調による動揺が比較的軽度なケースでみられやすい．立脚中期に向かって膝関節を軽度屈曲位に制御し，これを補償する膝関節伸筋群の遠心性収縮を持続的にタイミングよく行えないことが大きな原因である．

MEMO
脊髄小脳変性症の進行期では，著明な反張膝が出現するケースもみられる．

2つめは，遊脚期での膝関節屈曲・伸展運動による振り出し，もしくは膝関節伸展位のままの振り出しを経て，初期接地ではほぼ全足底接地となり，膝関節伸展位のまま荷重するパターンである．これは，膝関節の不安定性を回避するために，あらかじめ膝関節の伸展位傾向を強めていることが原因である．膝関節を伸展位に固定することで，立脚期に関係する関節運動の自由度を減らし，自らが制御する関節数を少なくして運動課題難易度を低下させている[3]．

9) 方向転換・坂道歩行・階段昇降

歩行中の方向転換では，急激な歩幅の短縮と動作速度の低下，身体動揺が目立ち，拙劣さが顕著となりやすい．これは運動失調のため片脚を軸とした回転運動が不安定となり，連続的な支持基底面の回転変化に伴って歩幅や歩隔を一定に保ちにくく，また，ワイドベース歩行により左右への体重移動が遅れやすいことも影響している．坂道歩行や階段昇降では，特に降り動作で下肢伸筋群の遠心性収縮が十分に機能しないため円滑な膝関節の制御が困難で，ぎこちない動作となる．

方向転換（turning）

ワイドベース（wide-base）歩行

坂道歩行（ramp〔way〕walking）

階段昇降（stair walking；going up-stairs and going down-stairs）

■引用文献

1) 後藤　淳．失調症患者における問題点の予測．関西理学療法 2004；4：15-25.
2) 内山　靖．姿勢調節障害に対する理学療法介入．奈良　勲ほか（編）．姿勢調節障害の理学療法．東京：医歯薬出版；2004．pp30-43.
3) 小町利治ほか．脊髄小脳変性症による異常歩行とその分析．理学療法 2009；26（1）：209-217.

■参考文献

1) 中村隆一．運動失調によるリハビリテーションの変遷．総合リハ 2008；36（2）：115-119.
2) 菊本東陽ほか．動画で見る運動失調患者の臨床動作分析．理学療法 2007；24（8）：1098-1103.

LECTURE 12

Step up

脊髄小脳変性症とパーキンソン病における歩行障害の特徴の比較

林ら[1]は，脊髄小脳変性症患者 12 人（平均年齢 53.3±8.9 歳）およびパーキンソン病患者 13 人（平均年齢 57.1±8.2 歳）について，歩行周期における下肢関節角度と筋活動量，床反力ベクトル軌跡を比較し，両疾患の歩行障害の特徴を明らかにしている．

特徴的な結果（図 1）として，1 つめに床反力の垂直分力において，パーキンソン病患者では平坦化し，脊髄小脳変性症患者では多峰性を認め，特に動揺軌跡は脊髄小脳変性症患者において歩行ごとに大きく不規則に変化している．これらのことは，運動失調患者における単脚支持期の動揺性と，重心動揺に伴う立ち直りの非効率さを示唆しているといえよう．2 つめに健常者と比較して両疾患群とも①歩隔の拡大，②歩行速度の低下，③両脚支持時間の延長を認めている．これらのうち歩隔の拡大については，運動失調患者で典型的にみられる特徴といえる．ただし，パーキンソン病患者では一般的には歩隔の拡大というより，むしろ歩隔の狭小化を伴っているほうが日常的で，かつ基礎知識としての意味合いも強いため注意したい．3 つめに下肢関節角度においては両疾患群とも有意に減少している．4 つめに健常者と比較して脊髄小脳変性症患者で遊脚期での前脛骨筋と下腿三頭筋の筋活動量が有意に増大している[2]．つまり，運動失調患者では遊脚期において主動筋と拮抗筋双方の筋活動量が増大しているため，運動失調によって収縮する筋の組み合わせが適切に選択できず，必要な関節運動が生じないことを反映しているといえよう．

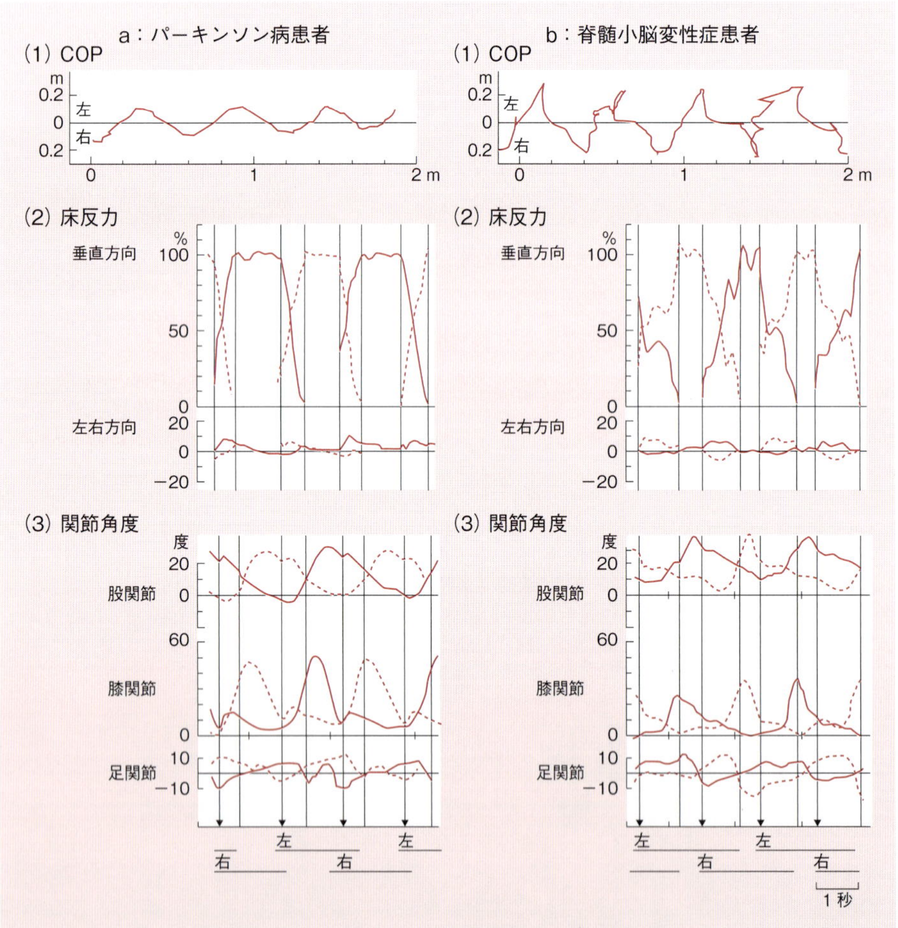

（林　良一．奈良　勲ほか〈編〉．姿勢調節障害の理学療法．医歯薬出版；2004．p136[1]）

図 1　パーキンソン病患者および脊髄小脳変性症患者の歩行例

右は右足の接地を，左は左足の接地を示す．なお，実線は右の，点線は左の計測結果である．

■引用文献

1）林　良一．神経病変による姿勢調節．奈良　勲ほか（編）．姿勢調節障害の理学療法．東京：医歯薬出版；2004．pp126-140.
2）Mitoma H, et al. Characteristics of parkinsonnian and ataxic gaits : a study using surface electromyograms, angular displacements and floor reaction forces. *J Neurol Sci* 2000；174：22-39.

LECTURE 12

LECTURE 13

脳性麻痺の姿勢・動作の特徴と分析

到達目標

・脳性麻痺の病態と障害像を理解する．
・痙直型両麻痺児の姿勢・動作の特徴を理解し，動作分析と記述ができる．
・アテトーゼ型四肢麻痺児の姿勢・動作の特徴を理解し，動作分析と記述ができる．

この講義を理解するために

この講義では，脳性麻痺の中核障害である運動障害の評価・支援をしていくうえで必要な動作分析について学習します．脳性麻痺の運動障害は，脳障害の状態により生じる神経学的な問題と，その状態をもちながら発達することによる発達学的な問題があるため，その臨床像は複雑で個別性が高いのが特徴です．個々の脳性麻痺児・者の動作を個別的にとらえるために，初めに脳性麻痺のタイプによる姿勢・動作の特徴と，正常運動発達を理解することが重要です．この講義では臨床で支援することの多い，痙直型両麻痺児とアテトーゼ型四肢麻痺児の姿勢・動作の特徴を理解することを目的とします．

脳性麻痺の姿勢・動作の特徴と分析を学ぶにあたり，以下の項目をあらかじめ学習しておきましょう．

□ 正常運動発達について学習しておく．
□ 脳性麻痺の定義と病態について学習しておく．
□ 姿勢筋緊張について学習しておく．

講義を終えて確認すること

□ 脳性麻痺の分類について理解できた．
□ 脳性麻痺の姿勢・動作の特徴について理解できた．
□ 痙直型両麻痺児の姿勢・動作の特徴について理解できた．
□ アテトーゼ型四肢麻痺児の姿勢・動作の特徴について理解できた．

講義

1. 脳性麻痺の病態と障害像

1）脳性麻痺の定義

脳性麻痺（cerebral palsy：CP）

脳性麻痺は「受胎から新生児期（生後4週間以内）までのあいだに生じた脳の非進行性病変に基づく，永続的なしかし変化しうる運動および姿勢の肢位の異常である．その症状は満2歳までに発現する．進行性疾患や一過性運動障害または将来正常化するであろうと思われる運動発達遅延は除外する（厚生省脳性麻痺研究班，1968）」と定義される．

この定義からも，脳性麻痺の中核障害は脳の病変に基づく運動障害であり，運動障害がない脳性麻痺は診断上ありえないことがわかる．また，成人の脳血管障害と異なり，脳の障害が胎児期もしくは新生児期というきわめて早い時期に起きること，その障害が生涯継続することが特徴である．

2）脳性麻痺の分類

脳性麻痺の分類（タイプ）は，姿勢筋緊張の性状に基づく分類と，運動障害部位による分類を組み合わせて行う．しかし，近年，脳性麻痺の分類はより多角的になっており，粗大運動能力分類システム（GMFCS，Step up 参照），随伴症状，解剖学的/神経画像所見，原因/受傷時期を含めて分類されることも増えている（**表1**）[1]．

（1）姿勢筋緊張の性状に基づく分類

痙直型脳性麻痺（spasticity CP）
アテトーゼ型脳性麻痺（athetosis CP）
失調型脳性麻痺（ataxia CP）
過緊張（hypertonia）

姿勢筋緊張の性状によって，痙直型，アテトーゼ型，失調型に分類される（**表2**）．

最も多い痙直型は，姿勢筋緊張が亢進し過緊張の状態で，その亢進の程度により重度，中等度，軽度に分類することもある．

アテトーゼ型，失調型の筋緊張は，動揺することが特徴である．アテトーゼ型の基本的な姿勢筋緊張は低いが，痙縮を伴うタイプもあり，その臨床像は多様である．失調型の基本的な筋緊張は低いものの，抗重力姿勢をとることが可能な児は多い．筋緊張の低さよりも姿勢平衡機能の障害が，姿勢・運動機能に影響を及ぼす．

MEMO
アテトーゼ型の用語が多く使われているのは日本と韓国であり，欧米では dyskinetic cerebral palsy が使われることが多い．

表1　脳性麻痺の分類

運動障害	1）姿勢筋緊張の性状 →痙縮，失調，ジスキネジア（アテトーゼ） 2）機能的運動能力：GMFCS など
随伴症状	視覚・聴覚異常，てんかん，注意，行動，コミュニケーション，認知
解剖学的/神経画像所見	1）解剖学的分布→運動障害の分布（四肢麻痺，両麻痺，片麻痺） 2）神経画像所見→ CT，MRI 所見
原因/受傷時期	早期産児，正期産児

（Bialik GM, et al. *Acta Orthop Traumatol Turc* 2009；43（2）：77-80[1]）

表2　脳性麻痺の分類による姿勢筋緊張の特徴

痙直型	姿勢筋緊張が亢進し，過緊張の状態．脳性麻痺の場合，錐体路のみが障害されることは少なく，錐体外路障害を伴うことも多い．そのため，筋緊張は痙縮と固縮の両方（rigidospastic）の特徴を示すことが多い．痙縮は筋の速い伸張に対し，速度依存性の抵抗（ひっかかり；catch）がある．すなわち，ある関節を他動的に速く動かしたときに抵抗が強く，ゆっくり動かせば抵抗が弱くなる状態である．固縮は，動かす速度によって抵抗は変わらず，一様な抵抗（鉛管様固縮；lead pipe rigidity）を示す．rigidospastic は，伸張し始めに最も抵抗が強く，ある可動域で抵抗は少なくなるものの持続した抵抗が続く状態を指す
アテトーゼ型	安静時は低緊張を示すことが多いが，運動や感情の変化によって筋緊張が変動する．その結果，安定した姿勢の保持や，上肢，下肢の中間位での段階的運動が困難となる
失調型	定型発達児よりも筋緊張は低いが，抗重力姿勢の保持は可能な場合が多い．筋緊張よりも，平衡機能障害が問題となることが多い

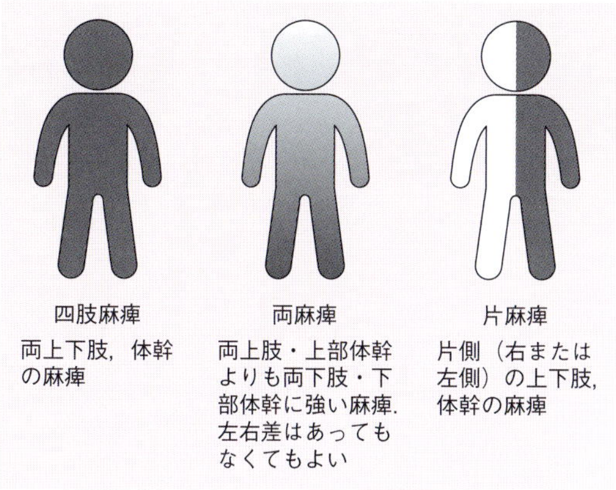

図 1　脳性麻痺の症状の分布による分類

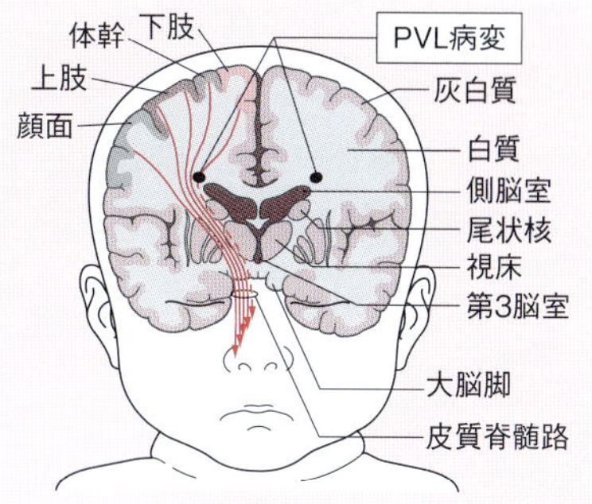

（戸苅　創ほか．*Fetal & Neonatal Medicine* 2011；3：55-56[8]）

図 2　脳室周囲白質軟化症（PVL）と皮質脊髄路

（2）障害部位による分類

麻痺が分布する身体部位により，四肢麻痺，両麻痺，片麻痺に分類される（**図 1**）.

四肢麻痺は四肢のみでなく，体幹にも運動麻痺が存在する．アテトーゼ型の脳性麻痺は，ほぼすべて四肢麻痺である．

両麻痺は主に下肢と下部体幹に運動麻痺が生じ，立位，歩行が困難である．下肢と下部体幹に比べると軽度ではあるが，ほとんどの場合に上部体幹や上肢にも運動麻痺がある．四肢麻痺との違いは，上部体幹や上肢で下部体幹や下肢の運動を代償できることにある．上肢を駆動力としたずり這いや，上肢の支持を用いての杖や歩行器などでの移動は，下部体幹や下肢の運動機能を上肢や上部体幹の運動機能で代償している例である．

片麻痺は身体の一側の体幹と上肢および下肢に運動麻痺がある．体幹の運動麻痺に左右差はあるものの，両側とも筋緊張の低下を示す児もいる．

3）脳性麻痺の発生率と要因

脳性麻痺は不可逆な脳損傷が原因で，出生前，周産期，出生後に発生する．周産期医療の進歩によって脳性麻痺の発生要因も変化し，リハビリテーションの対象となる脳性麻痺児は，在胎週数 37 週未満で出生した早産児や，出生体重 2,500g 未満の低出生体重児であることが多い．2009 年の出生数約 107 万人（双子以上約 2 万人を含む）のうち，単産の早産は 4.7%（双子以上では 57.2%），単産の低出生体重は 8.3%（双子以上では 73.7%）となっている[2]．低出生体重は脳性麻痺の発生率に影響を及ぼし，体重 1,000g 未満の超低出生体重児では顕著に発生頻度が増す[3]．

（1）周産期医療の進歩と脳性麻痺の発生率

人工呼吸管理と人工肺サーファクタント導入などに支えられた周産期医療のめざましい進歩により，日本における新生児死亡率は 0.1%にまで減少している[4]．しかし，その一方で，神経学的後障害を残して生存した子どもの支援が重要な課題となっている．

脳性麻痺の発生率は，沖縄県における調査では 1988～2005 年で 0.2%であった．1995 年以降数年にわたり発生率の多い時期はあったが，2002 年以降低下している[5]．

（2）脳室周囲白質軟化症

早産低出生体重児に特有の神経系疾患として，脳室周囲白質軟化症があり，体重 1,500g 未満の極低出生体重児の 5～7%に認められ，脳性麻痺児の約 1/3 を占める[6]．脳質周囲白質軟化症は 25～29 週出生児に頻度が高いことが報告されている[7]．脳質周囲白質軟化症による運動障害は，側脳室周囲白質近傍に走行している皮質脊髄路が障害されるために起きる．皮質脊髄路は側脳室に一番近いところを通る神経線維が下肢を支配するため，下肢の運動障害が強い両麻痺となることが多い（**図 2**）[8]．脳質周

MEMO
脳性麻痺の 3 大原因として，以前は，仮死分娩，未熟児，黄疸があげられていた．

早産児（preterm infant）
低出生体重児（low birth weight〔LBW〕infant）

MEMO
正期産児（full-term infant）は在胎週数 37 週から 42 週未満で，正出生体重児（normal birth weight infant）は 2,500g 以上 4,000g 未満で出生する．妊娠期間が十分でも，胎児の発育は不十分であることがある．

超低出生体重児（extremely low birth weight〔ELBW〕infant）

MEMO
人工肺サーファクタント
在胎 9 か月以前に誕生した早産児の肺は，肺サーファクタントの産生が不十分なため，「肺胞」の内壁がくっついた状態になっている．そのため，以前は人工呼吸器を使用しても肺胞にまで酸素が届かず，呼吸困難（新生児呼吸窮迫症候群）になっていた．1980 年，人工肺サーファクタントの開発により，9 か月以前に誕生した子どもであっても，肺に人工サーファクタントを注入することで，肺胞を開き呼吸を可能にすることができるようになった．

調べてみよう
産科医療補償制度
分娩に関連して発症した重度脳性麻痺児に対する補償と，脳性麻痺の再発防止を行う．

脳室周囲白質軟化症（periventricular leukomalacia：PVL）

極低出生体重児（very low birth weight〔VLBW〕infant）

囲白質軟化症の範囲が大きいほど運動障害の範囲は大きくなり，上肢や頸部を支配する皮質脊髄路まで両側にその範囲が広がれば，四肢麻痺となる．また，視放線に達すれば，視覚障害や視覚認知障害をきたす．

4）脳性麻痺の臨床像

早産児では痙直型が多くみられ，体重が軽いほど両麻痺の発生率が増加する傾向にある[3]．正期産児は，活発な胎内運動により，腹直筋・斜腹筋群は姿勢保持筋（赤筋）としての準備を備えた状態で誕生するが，早産児はこの準備が不十分な状態で誕生するため，重力に適応することが困難となる．早産で誕生した脳性麻痺児は，胎内で経験・獲得すべき運動も未経験・未獲得なまま誕生することも，臨床上重要な点である．

MEMO
早産低出生体重で誕生し，NICU（新生児集中治療室）を経由した脳性麻痺群を，発育不全と胎内での運動の未経験を意味して premature child と呼ぶこともある．

早産低出生体重で誕生し，脳室周囲白質軟化症を伴う脳性麻痺は，痙直型両麻痺を呈する．その運動障害は，座位保持ができないほどの下部体幹の低緊張と過緊張を伴う下肢の伸展，内転（内旋はそれほど強くないことが多い）を示す．

早産低出生体重で誕生した脳性麻痺児は，過緊張よりも低緊張による姿勢の不安定さが顕著にみられる．また，感覚過敏，覚醒，視覚認知の問題もあり，主体的に環境にはたらきかけていく意欲が少ない．

MEMO
重症心身障害児
法律上「重症心身障害児」の定義はないが，児童福祉法第7条第2項に「重度の知的障害及び重度の肢体不自由が重複している児童」と規定されている．医学的には大島の分類で1～4に該当する．知的には IQ35 以下，運動機能としては座れる程度以下の児である．

					IQ80
21	22	23	24	25	70
20	13	14	15	16	50
19	12	7	8	9	35
18	11	6	3	4	20
17	10	5	2	1	
走れる	歩ける	歩行障害	座れる	寝たきり	

アテトーゼ型に関しては，以前は血液型不適応などによる核黄疸を原因とした大脳基底核障害に起因していて，運動障害は重度であっても知的なレベルは高い児が多かった．光線療法などの医療技術の進歩によりアテトーゼ型は一時減少したが，近年，超早期産児（在胎 28 週未満），極低出生体重児の早産児核黄疸によるアテトーゼ型四肢麻痺が増加傾向にある．運動障害は重度で，早期から非対称な反り返りが強く，摂食や嚥下が困難な児も多い．呼吸器・消化器・整形外科的合併症も伴うことが多い．運動障害は重度であるが，理解はよい児も多く，コミュニケーション能力を高める支援も重要となる．

2. 脳性麻痺の姿勢・動作の特徴

脳性麻痺の運動障害は，脳損傷による異常な姿勢筋緊張を伴った定型的な姿勢・運動パターンという神経学的徴候と，定型発達児が発達過程で学習し獲得していく運動発達が遅れるまたは停滞し偏位するという発達の障害の，2つの側面がある．

1）脳損傷の結果としての脳性麻痺の姿勢・動作

原始反射（primitive reflex）
連合反応（associated reaction）

脳損傷の結果として，過緊張や低緊張，動揺（不随意運動）などの姿勢筋緊張の障害，原始反射の残存，連合反応の出現は，姿勢・運動発達に大きな影響を与える．原始反射とは，誕生前もしくは誕生時点に存在し，正常では生後 4～6 か月に統合される反射で，栄養摂取や反射的な危険回避などを行ったり姿勢を制御したりする．原始反射は上位の中枢神経系の成熟によって，随意的なものへと発達していくため，特定の時期を過ぎても原始反射が残存していると，上位の中枢神経系の発達に障害がある可能性がある．また，連合反応とは，脳性麻痺，脳血管障害などの脳損傷により生じる代表的な臨床症状で，非麻痺側もしくは麻痺が軽度な上下肢の努力性の運動によって，麻痺側（麻痺がより重度な側）の痙縮（筋緊張）が増大する．痙直型両麻痺では上肢のパワー，スピード，協調性などを伴う努力性の運動や努力性の座位保持により，下肢の痙縮（筋緊張）が増大する臨床像を示す．

MEMO
非対称性緊張性頸反射（ATNR：asymmetrical tonic neck reflex）
原始反射の一つであり，頸部の回旋により誘発される．顔面側の上下肢が伸展し，後頭側の上下肢が屈曲する．この傾向は上肢により著明で，生後 4～6 か月に統合される．

MEMO
陽性支持反射（positive supportive reflex）
原始反射の一つであり，児の腋窩を支え，垂直位にて足底が床に接したときに，体重を支持する反射である．

脳性麻痺児はこれら神経学的障害をもちながらも，周囲の環境に興味をもち，手を伸ばす，移動するなど，積極的に環境とかかわろうとする．その際，運動は努力性となり，過緊張や不随意運動を増強することになる．また，姿勢を安定させるため，非対称性緊張性頸反射や陽性支持反射などの緊張性の原始反射を強める脳性麻痺児も多い．緊張性の原始反射は，過緊張と結びつきやすく，このことがより姿勢・運動の発達を阻害する．脳性麻痺児にとっては姿勢の安定性を得るための適応的な方法であっても，継続することで定型的な姿勢・運動となり，姿勢・運動の多様性や立ち直り反応および平衡反応の発達を阻害する結果となってしまう．

2）発達の障害としての脳性麻痺の姿勢・動作

他の哺乳類と異なり，ヒトは未熟な状態で誕生し，数年の時間をかけて発達していく．これは運動機能においても同様で，胎内での無重力に近い状態から，重力に抗してヒトの基本的移動手段である歩行を獲得するまでには，約1年の歳月を要する．歩行獲得までには定頸，寝返り，ずり這い，座位，四つ這い，つかまり立ちといった過程を経て，さらに抗重力方向へと重心を上げ，より狭い支持基底面での姿勢制御や運動の多様性を獲得していく．成人の脳血管障害のリハビリテーションがこのような発達過程を経験したうえですでに獲得した運動の再学習であるのに対し，脳性麻痺児の「ハビリテーション」では未経験の運動を学習しなければならない．

そのため，動作分析に先立ち，正常運動発達を知る必要がある．正常運動発達は，ある時期にできること（運動・姿勢）を示したマイルストーンを参考とする．マイルストーンは発達里程標ともいい，定型発達児の発達段階の順序を示したもので，誕生からどのような発達過程をたどっていくのか，発達指標となる姿勢，動作，できごとを月・年単位で示している．姿勢・動作のみでなく，言語，ADL，社会性などさまざまな領域のものが存在する．対象児の運動発達段階を把握する有効な指標であり，脳性麻痺の動作分析においては不可欠な知識である．これを指標にして脳性麻痺児の動作を観察し，どのような姿勢や運動の基本要素が不足しているのかを分析し，正常運動発達の過程で不足している感覚－運動経験を支援していく．

3）脳性麻痺の姿勢・動作の7つの特徴

脳性麻痺の姿勢・動作は，

①姿勢の保持や動作に過緊張，低緊張，動揺（不随意運動）などの姿勢筋緊張の問題を伴う
②重力に抗した運動が難しい
③運動が定型的で多様性が乏しい，分離した運動が難しい
④姿勢・動作が非対称性である
⑤代償運動を伴う（障害が軽い身体部位や得意な運動方向を使う）
⑥連合反応が出現する（運動時に脳性麻痺児にとって過度な努力を伴うと，他の身体部位の筋緊張を亢進させる）
⑦立ち直り反応および平衡反応が未熟で，原始反射の影響を受ける

という7つの特徴を踏まえ，分析する．

なお，対象児の運動を観察する際には，運動開始時の最初の姿勢も把握し，実際の運動はなるべく自然な状態で行うことが望ましい．環境やADL，好きな遊びやアクティビティなど，場面設定や刺激入力によっても状態は変化する．実際には，対象児のADLに即した場面を考慮したり好きな遊びを取り入れたりしながら，姿勢や動作を分析していく．

3. 痙直型，アテトーゼ型脳性麻痺の姿勢・動作分析の実際

1）痙直型両麻痺

特別支援学校に通う13歳，男児．車椅子で移動．屋内での移動は実用性があるものの，屋外ではスピード・耐久性とも実用性が少ないため要介助．PCWにて屋内での歩行は可能である．粗大運動能力分類システム（GMFCS Extended & Revised）レベルⅢ（Step up 参照）．

MEMO
リハビリテーション(rehabilitation)の「リ（re）」には「再び」という意味がある．生まれながらにして障害をもった小児の場合，「ハビリテーション」を用いる．

MEMO
マイルストーン（milestone）を用いた評価用紙として，遠城寺式・乳幼児分析的発達検査や津守式乳幼児精神発達検査，KIDS 乳幼児発達スケールなどがある．

ここがポイント！
正常運動発達の知識において，マイルストーンは学生として最低限の知識として不可欠であり，国家試験にも出題される．しかし，マイルストーンはある時期に子どもができる運動や姿勢についての知識（たとえば，3か月で定頸）であり，臨床で活用できる正常運動発達の知識としては不十分である．ある姿勢・運動を子どもが獲得するために必要な，①運動学的な分析，②その背景となっている神経発達学的な分析，③その姿勢・運動の機能的分析（その姿勢・運動が可能となることの発達・生活における意味・意義）の3つが，臨床活用に必要である．

MEMO
PCW（posture control walker）
上肢支持にて立位が可能な程度の運動能力がある痙直型両麻痺児によく使用される歩行器．多くの歩行器では前方にある支持バーがPCWでは横にあるため，歩行器を引っ張りながら歩くことができ，体幹が前屈しにくい，立脚期での股関節の伸展が得られやすいといった利点がある．

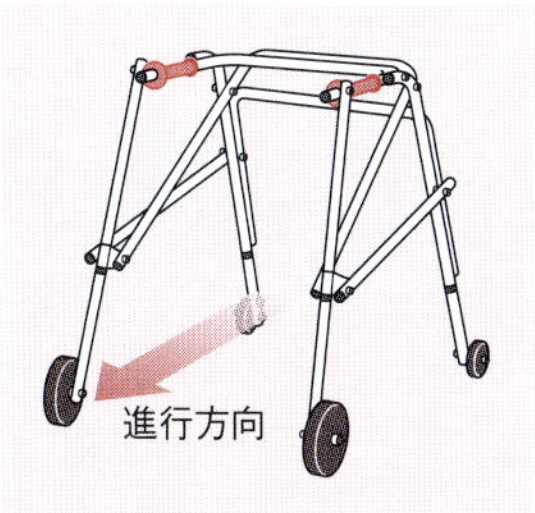

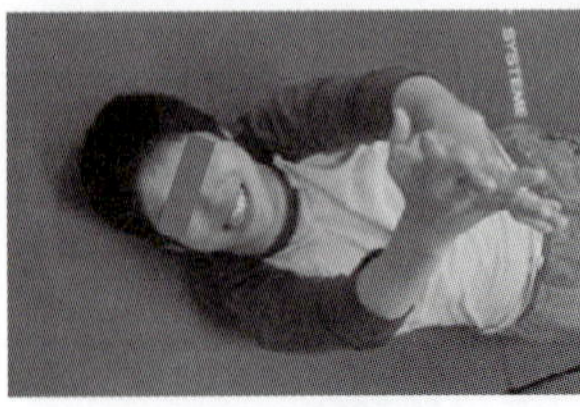

図３　痙直型両麻痺児の背臥位

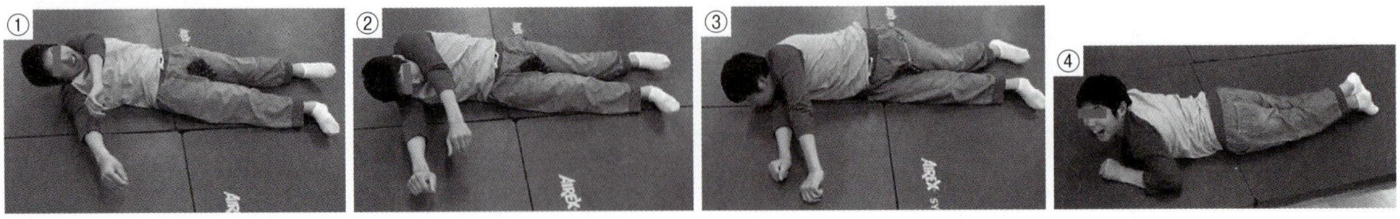

図４　痙直型両麻痺児の寝返り
①寝返り始め　②側臥位へ　③側臥位から腹臥位へ　④腹臥位

試してみよう
痙直型両麻痺の姿勢・動作を理解するために，下肢の運動を使わず，寝返り，立ち上がりなどの動作を行ってみよう．どんな動作になるだろうか．他のタイプ（痙直型片麻痺，アテトーゼ型四肢麻痺）も行ってみよう．

MEMO
割り座（W-sitting）
脳性麻痺児にとって安定が得やすく，上肢での活動がしやすい座位姿勢の一つである．しかし，股関節屈曲，内旋，内転，膝関節屈曲位であるため，長期間におよぶ割り座のみの座位は歩行の阻害要因となる屈曲拘縮，変形を起こす可能性が高い．身辺ADLや遊びのなかで，長座位，椅子座位，横座りなど，さまざまな座位を経験させることが重要である．

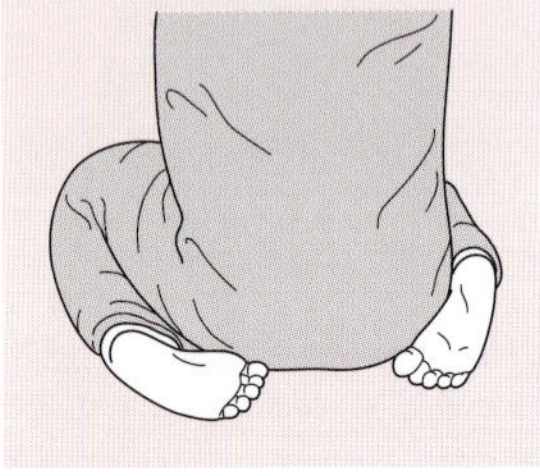

（1）姿勢・動作の特徴

下部体幹は低緊張，下肢には過緊張があり運動性が乏しい．下部体幹，下肢の支持性と運動性，バランスの低下を上部体幹，上肢，頸部で代償するため，動作の開始は頸部，上肢からとなる．しかし，頸部，上肢，上部体幹の努力性の運動が，下肢の連合反応を強めることになる．姿勢・動作分析では，痙直型両麻痺児の特徴である上半身と下半身の機能差を踏まえ，

①下肢の支持性と運動性
②体幹の抗重力伸展活動と立ち直り反応・平衡反応
③上部体幹，上肢，頸部の代償運動と下肢への連合反応

について，それぞれの姿勢・動作で分析していく．

（2）背臥位

背臥位では，両手を正中位で合わすこと（**図３**）や，前方へのリーチ動作，頸部の回旋は可能である．右股関節は外旋位であるが左股関節は内旋していて，左右差がみられる．これは股関節筋群の筋緊張のアンバランスだけでなく，右下部体幹が左に比較し低緊張であるために骨盤が右後方回旋していることも，原因となっている．股関節を抗重力に屈曲するなど，下肢の抗重力方向への運動は困難である．

（3）寝返り動作

運動障害が軽い頭部と上肢を使って寝返り動作を開始する（**図４①**）が，下部体幹の低緊張により骨盤は頭部および上部体幹と連動せず遅れて動く．そのため，右下肢は側臥位から腹臥位（**図４③**）にかけても床上についている．寝返る方向は，左右差がある場合は障害が重い側に寝返り動作を行う．本児は左右どちらにも可能であるが，左に比べ右側の障害がやや重いため，右側に寝返ることが多い．背臥位から腹臥位への寝返り動作の際に側臥位を経由するが，ここでは頭部および体幹の側方への立ち直り反応が観察できる．

図４②から，本児は右側方への頭部および体幹の立ち直り反応が不十分であることがわかる．体幹の立ち直り反応は頭部に比べより困難であるため，下側上肢で支持して頭部体幹を持ち上げることができず，右上肢は体の下になっている（**図４③**）．上肢支持と頸部の伸展により腹臥位となるが，努力性の運動のため，下肢は連合反応により伸展・内転となる（**図４④**）．

（4）腹臥位から座位へ

本児も含め両麻痺児の多くは，上肢で上体をもち上げ（**図５①**），重心を後方へ押

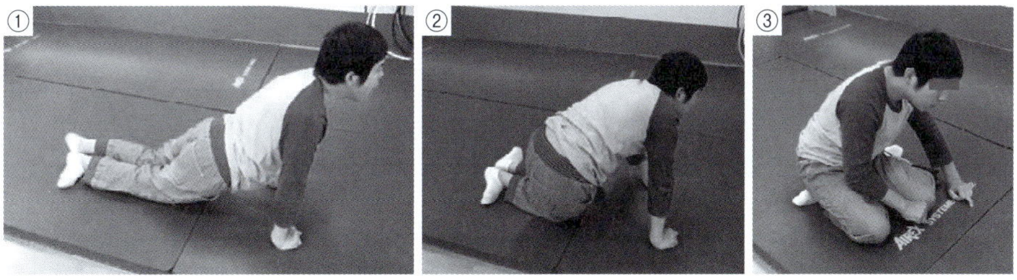

図５　痙直型両麻痺児の腹臥位から座位への動作
①上肢で上体をもち上げる　②重心を後方に移し座位へ移行するが，右股関節の支持性が不十分なため，右に姿勢が崩れかけている　③右への姿勢の崩れは，座位への移行時に一貫している

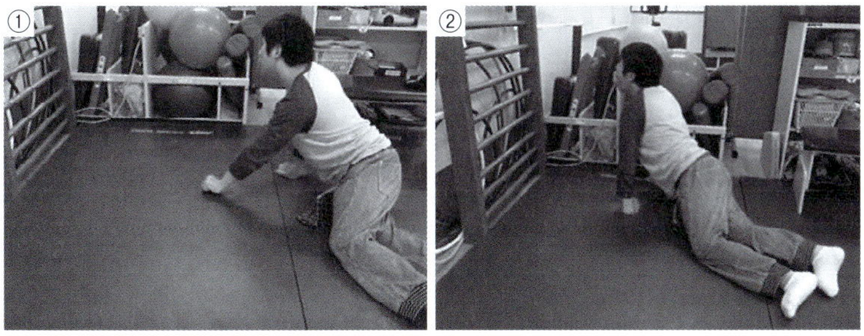

図６　痙直型両麻痺児の床での移動
①骨盤が右へ崩れている　②連合反応により下肢伸筋の筋緊張が亢進している

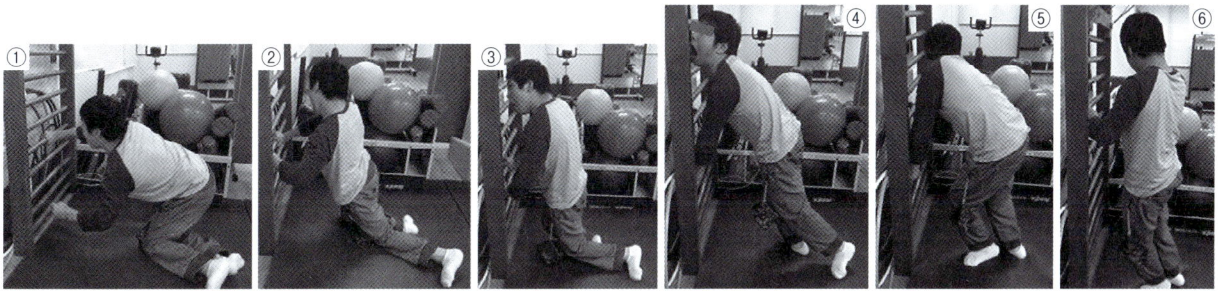

図７　痙直型両麻痺児の立ち上がり動作
①上肢でつかまる　②上肢の引き込みを利用して下肢を引き寄せる　③上肢の支持を用いて両側同時に立ち上がる　④下肢が後方に残る　⑤下肢を前方に移動させる　⑥立位となる

し下げることで，股関節を屈曲させ，割り座となる．本児は，座位への移行で四つ這いとなった際，右股関節の支持性が不十分なため，右に姿勢が崩れかけている（**図５**②，③）．割り座は支持基底面が広く体幹の低緊張による不安定性を代償できるため，多くの痙直型両麻痺児にとって安定して上肢が使用できる姿勢である．

しかし，この姿勢は安定しすぎているため，バランス反応の発達のための体重移動が起こりにくいのみでなく，股関節屈筋，内転筋，内旋筋の筋緊張を亢進させ，立位の発達を阻害する可能性がある．

（5）床での移動からの立ち上がり動作

床での移動は，上肢で支え両下肢を同時に引き込むようにするバニーホップで移動する児もいる．本児も，上肢の支持と駆動力で身体をひきずるように移動する．最初は四つ這いで移動しようとするが，下部体幹の低緊張のため骨盤が安定せず，側方に崩れてしまう（**図６**①）．上肢の支持は，肩甲骨（肩甲胸郭関節）の挙上と肩甲上腕関節の内旋を伴う努力性であるため，下肢の伸筋に連合反応が生じ，より姿勢が不安定となる．不安定な姿勢を安定させるため，上肢の努力性の支持を強める．そのことが，さらに下肢の連合反応を強めてしまう悪循環になっている（**図６**②）．

立ち上がり動作も，上肢で身体を引き寄せるようにして膝立ち位となり，そこから

MEMO
バニーホップ
割り座から，上肢で支持し両下肢を同時に引き込むようにして前進する移動方法．

上肢を使い立ち上がる（**図7**①〜③）．膝立ち位から一側に体重を支持し，反対側の下肢を前方にもってくる片膝立ち位は，下肢の左右の分離が困難であるためできない．また，下肢の支持性を代償するために上肢の過剰な引き込みと支持を利用し，両側同時に立ち上がる．立ち上がった際，下肢は後方に残るため（**図7**④），下肢を前方に移動させ立位を安定させる（**図7**⑤，⑥）．

(6) 歩行（歩行分析チェック表 表5）

PCWなどの歩行器や杖を用いて室内での移動が実用レベルにある児はいるものの，実用性のある独歩が可能となる痙直型両麻痺児は少ない．

本児も，PCWにて学校内の歩行は可能である．PCWでの立位姿勢は下肢の支持性の低下を上肢の支持で補っており，股関節屈曲，内転，内旋，膝関節屈曲と重力に抗した下肢の伸展が困難である．歩行は，遊脚側の重力に抗した股関節屈曲の困難さに加え，立脚側の下肢の支持性も不十分であるため，下肢を引きずるように振り出す．他の姿勢・動作でもみられた左右差は，歩行においてより顕著であり，特に右立脚期ではトレンデレンブルグ徴候が著明にみられる．

2）アテトーゼ型四肢麻痺

4歳，女児．痙縮を伴うアテトーゼ型四肢麻痺．屋外での移動はバギーにて介助．室内ではバニーホップにて移動．粗大運動能力分類システム（GMFCS）レベルⅣ（Step up参照）．

(1) 姿勢・動作の特徴

アテトーゼ型四肢麻痺は，他の脳性麻痺のタイプと比較しても臨床像が多様であるが，共通の特徴は，姿勢筋緊張の動揺（変動）である．筋緊張の動揺は，正常もしくはやや過緊張の状態からより過緊張へと変動する児，低緊張から過緊張へと急激に筋緊張が変動する児，低緊張から正常筋緊張の範囲をゆるやかに変動する児など，さまざまである．体幹や近位関節は筋緊張が低く同時収縮が不十分であるため，非対称性緊張性頸反射，対称性緊張性頸反射，緊張性迷路反射などの緊張性の原始反射や，非対称性の伸展パターンにより姿勢を安定させる児も多い．

中枢部の支持性が低く，筋緊張も動揺するため，動作を適切に止めたり，空中で保持したり，段階的にゆっくりと運動をコントロールしたりすることが難しい．また，痙直型両麻痺児と異なり，頸部，上肢に比較して下肢の運動コントロールがよいため，下肢から動作を開始する児も多い．姿勢・動作分析では，このようなアテトーゼ型四肢麻痺児の特徴を踏まえて分析していく．分析のポイントとしては，下記の項目をあげることができる．

①姿勢・動作の対称性と安定性
②頸部，上肢，体幹と下肢の機能差
③緊張性原始反射と立ち直り・平衡反応

(2) 背臥位

左上肢は頸部右回旋，右体幹側屈により前方に出すが，非対称性緊張性頸反射により右上肢が伸展するため，背臥位で両手を合わせることは難しい．下肢の姿勢筋緊張は股関節屈筋，伸筋，内転筋，内旋筋，膝関節は伸筋，屈筋，足関節底屈筋が亢進している（**図8**）．

(3) 寝返り動作

頸部右回旋に伴い，非対称性緊張性頸反射が出現する（**図9**①）．下肢から寝返り動作を開始するが，下肢の左右の分離が難しく両側同時の運動となる．左上肢は肩甲骨内転していて，遅れて前方に出す（**図9**②）．頭部および体幹の左側方への立ち直りや右上肢の支持性が不十分なため，右上肢は体の下になったままである（**図9**③）．

MEMO
対称性緊張性頸反射（STNR：symmetrical tonic neck reflex）
原始反射の一つであり，頸部が伸展すると，両上肢伸展，両下肢屈曲，頸部が屈曲すると両上肢屈曲，両下肢伸展する反射である．ATNRが定型発達児にもみられやすい原始反射であるのに対し，STNRは定型発達児には強くみられない原始反射である．

MEMO
緊張性迷路反射（TLR：tonic labyrinthine reflex）
重力によって引き起こされる原始反射であり，頭部の位置により筋緊張が変化する．背臥位では伸筋が，腹臥位では屈筋が優位となる．

空中での姿勢保持（placing）

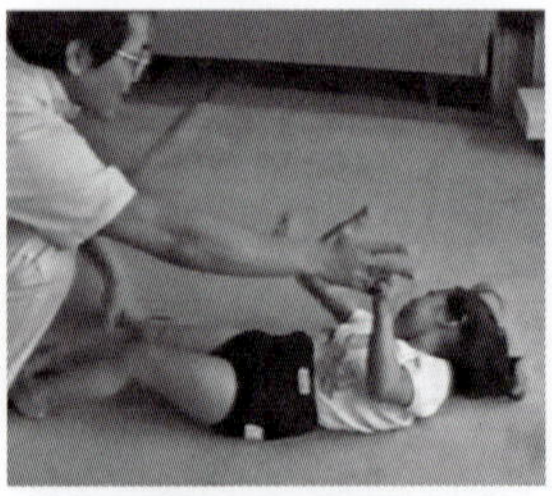

図8　アテトーゼ型四肢麻痺児の背臥位

内転（retraction）

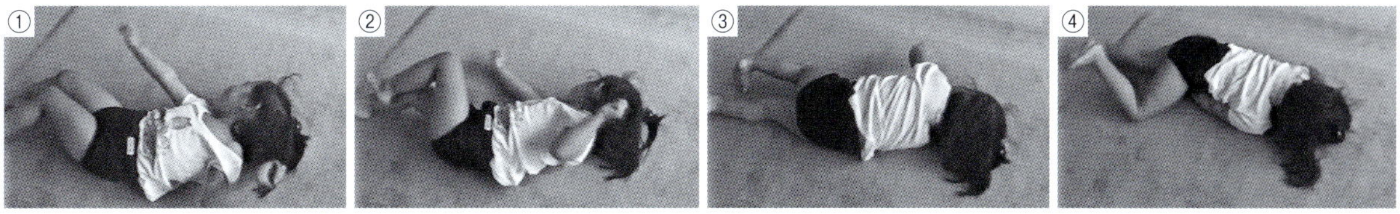

図 9　アテトーゼ型四肢麻痺児の寝返り
①非対称性緊張性頸反射様姿勢　②下肢から寝返り動作を開始する．左上肢は後方に残っている　③左側方への立ち直り，右上肢の支持性が不十分なため，右上肢は体の下になっている　④股関節の屈曲が残る

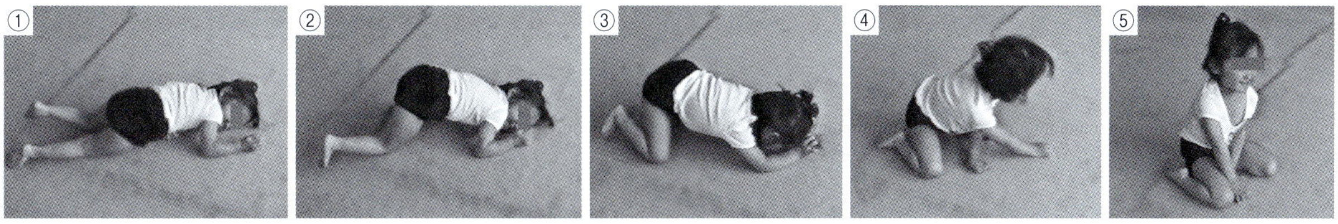

図 10　アテトーゼ型四肢麻痺児の腹臥位から座位への動作
①腹臥位から全身を屈曲させる　②両下肢を同時に体幹の下に引き込む　③頸部・体幹を伸展させる　④重心を後方に移す　⑤割り座となる

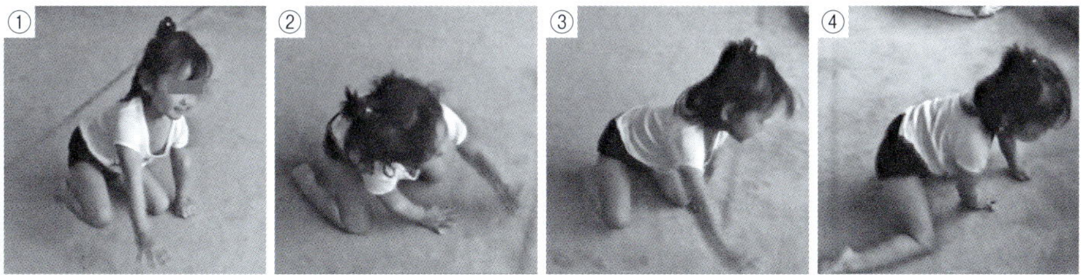

図 11　アテトーゼ型四肢麻痺児の四つ這い移動
①頸部伸展により上肢の伸展を保つ　②左上肢の振り出しは右体幹の側屈を伴う　③右上肢の振り出しも同様に左体幹の側屈を伴う　④下肢は両側同時のバニーホップとなる

寝返り動作の際，通常下肢は側臥位から腹臥位にかけて伸展方向に運動を切り替えるが，股関節の屈曲が残ったまま腹臥位となる（**図 9**④）．そのため，体重は上部体幹，上肢，頭部にかかっている．

(4) 腹臥位から座位へ

痙直型両麻痺児が，上肢を用い腹臥位から座位へ姿勢変換するのに対し，アテトーゼ型四肢麻痺児は，運動機能がよい下肢を両側同時に屈曲させ，体幹の下に引き込むことで割り座となることが多い．本児も全身を屈曲させ（**図 10**①），両下肢を一緒に体幹の下に引き込み（**図 10**②），頸部と体幹を伸展させながら（**図 10**③，④），重心を後方に移すことで割り座になる（**図 10**⑤）．

割り座は支持基底面が広いのみでなく，下肢が屈曲，内転，内旋位にロックされることで物理的な安定が得られるため，姿勢バランスに問題があるアテトーゼ児が好んでとる座位である．

(5) 四つ這い移動

上肢の支持が弱いため，対称性緊張性頸反射を利用して頸部を伸展させることで，上肢の伸展を保っている（**図 11**①）．しかし，上肢での体重支持は困難であり，下肢は股関節と膝関節の屈曲が大きくなっている．上肢の振り出しは肩甲骨が挙上・内転しているため，体幹の側屈を伴う分回し様となる（**図 11**②，③）．下肢は左右の分離が難しいため，両側同時のバニーホップとなる（**図 11**④）．体重が上肢にかかりすぎたときや，頸部が屈曲して対称性緊張性頸反射による上肢伸展が困難となったときは，頭部や顔を床でぶつけることも多い．

MEMO
変形や拘縮は，生活姿勢のなかで年月をかけて進行する．したがって，それに準じて対処していく．

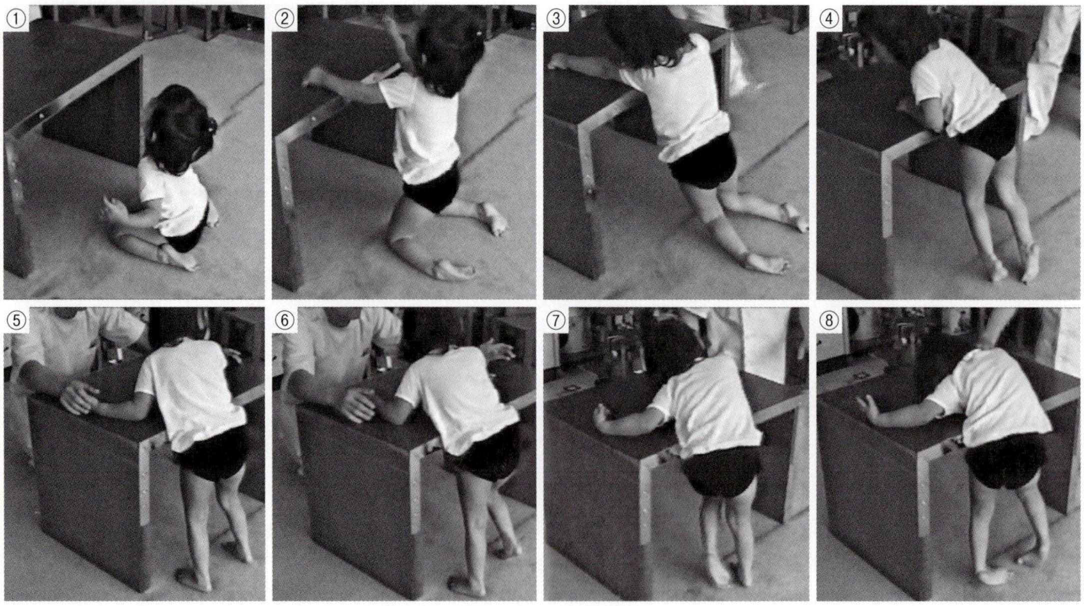

図 12　アテトーゼ型四肢麻痺児の立ち上がり動作とつかまり歩き
①座位　②膝立ち位　③机に上肢をつく　④下肢の伸展パターンを使い身体を引きあげるため足関節底屈となる　⑤立位　⑥左上肢，上部体幹に体重をのせ下肢を振り出す　⑦右下肢で支持しようとする　⑧左側方に姿勢が崩れてしまう

MEMO
常時よい姿勢に固定してしまえば，児の活動性を損ない，苦痛を与えることになりかねない．

(6) 立ち上がり動作とつかまり歩き

座位（**図 12**①）から，頸部と体幹の伸展により一気に膝立ち位となる（**図 12**②）．机に上肢をついて（**図 12**③），下肢の伸展パターンを使い身体を引きあげるため，足関節底屈（**図 12**④）を経て立位（**図 12**⑤）となる．

側方へのつかまり歩きは，上肢と上部体幹に体重をのせ，下肢を振り出す．右下肢の振り出しは，左下肢に十分な体重支持が難しいため，左上肢と体幹を机にもたれさせて支持することで踏み出す（**図 12**⑥）．右下肢で支持しようとするが（**図 12**⑦），姿勢が不安定となり左側方に姿勢が崩れてしまう（**図 12**⑧）．

■引用文献

1) Bialik GM, et al. Cerebral Palsy：Classification and etiology. *Acta Orthop Traumatol Turc* 2009；43（2）：77-80.
2) 厚生労働省．平成 22 年度「出生に関する統計」の概況．pp4-5. http://www.mhlw.go.jp/toukei/saikin/hw/jinkou/tokusyu/syussyo06/syussyo2.html
3) 日本リハビリテーション医学会（監）．脳性麻痺リハビリテーションガイドライン，第 2 版．東京：金原出版；2014．p20.
4) 厚生労働省．第 1 表 人口動態総覧．平成 25 年（2013）人口動態統計（確定数）の概況．p4. http://www.mhlw.go.jp/toukei/saikin/hw/jinkou/kakutei13/dl/03_h1.pdf
5) 日本医療機能評価機構 重度脳性麻痺児の予後に関する医学的調査プロジェクトチーム．重度脳性麻痺児の予後に関する医学的調査報告書．2011．p21，p25. http://publichealth.m.u-tokyo.ac.jp/report.okinawa.pdf
6) 佐藤拓代．低出生体重児の訪問指導に関する研究 低出生体重児保健指導マニュアル～小さく生まれた赤ちゃんの地域支援～．平成 24 年度厚生労働科学研究費補助金（成育疾患克服等次世代育成基盤研究事業）重症新生児のアウトカム改善に関する多施設共同研究．2012；16. http://www.mhlw.go.jp/seisakunitsuite/bunya/kodomo/kodomo_kosodate/boshi-hoken/dl/kenkou-0314c.pdf
7) 戸苅　創ほか．"PVL 発症頻度の年次推移に関するアンケート調査"．新生児の虚血性脳障害予防に関する研究．厚生科学研究費補助金総合的プロジェクト研究分野子ども家庭総合研究事業「後障害防止に向けた新生児医療のあり方に関する研究」分担研究 1997．pp29-32.
8) 戸苅　創ほか．脳室周囲白質軟化症（PVL）．*Fetal & Neonatal Medicine* 2011；3：55-56.

Step up

粗大運動能力分類システムと粗大運動能力尺度

脳性麻痺の姿勢・動作の評価は，理学療法士・作業療法士の経験により大きく左右され，客観的に示すことが難しかった．脳性麻痺のリハビリテーションにおいても，科学的根拠を示さなければならない時代となっており，粗大運動能力や上肢機能，生活機能など，それぞれの側面ごとに評価法が開発されている．ここでは，脳性麻痺の姿勢・動作の評価のなかで，臨床での使用頻度が高い粗大運動能力分類システム（GMFCS：gross motor function classification system）と粗大運動能力尺度（GMFM：gross motor function measure）について解説する．GMFCS，GMFMとも『脳性麻痺リハビリテーションガイドライン』では，推奨グレードB（行うよう勧められる）[1)]である．

1）粗大運動能力分類システム

GMFCSは，脳性麻痺児の座位および移動に重点をおいた粗大運動能力をもとにして，6歳以降の年齢で最終的に達する能力をレベルⅠ～Ⅴの5段階に分類する「判別的尺度」である（表1）[1)]．この講義で解説したように，脳性麻痺は筋緊張の性状と障害部位によりタイプ別に分類され診断されるが，これにGMFCSを併用することで，より具体的な臨床像を示すことができる．

5段階の運動能力のレベルは，粗大運動能力の限界および歩行器や車椅子などの歩行補助具使用の必要性などを基準としている．また，5段階の運動能力レベルは，2歳未満，2～4歳，4～6歳，6～12歳の年齢帯ごとに判定していくシステムである．たとえば，4歳の脳性麻痺児の現在の粗大運動能力をもとに，その子どもの6～12歳の粗大運動能力を推定することができる．そのため，GMFCSを使用することで，経験に頼ることが多かった対象児の将来の臨床像の見通しを，ある程度行うことが可能となった．12～18歳までの年齢帯を付け加えたGMFCS Extended & Revisedの信頼性も検討されている[1)]．

2）粗大運動能力尺度

GMFMは，脳性麻痺児に対する治療的介入が粗大運動機能に及ぼす治療効果や，粗大運動機能の経時的変化を測定するための「評価的尺度」である．項目は，A：臥位と寝返り（17項目，表2[2)]に一部を示す），B：座位（20項目），C：四つ這いと膝立ち（14項目），D：立位（13項目），E：歩行・走行とジャンプ（24項目）の5領域，合計88項目から構成されている．

表1　GMFCS　6歳以降の年齢で最終的に到達するレベル

レベルⅠ	制限なしに歩く
レベルⅡ	歩行補助具なしに歩く
レベルⅢ	歩行補助具を使って歩く
レベルⅣ	自力移動が制限
レベルⅤ	電動車椅子や環境制御装置を使っても自力移動が非常に制限されている

（日本リハビリテーション医学会〈監〉．脳性麻痺リハビリテーションガイドライン，第2版．金原出版；2014．p57[1)]）

表2　GMFMの項目　項目A：臥位と寝返り（一部）

項目A：臥位と寝返り
1. 背臥位，頭部は正中位：四肢の対称性を保ったまま頭を回旋する
2. 背臥位：手を正中に持ってきて，両手の指を触れ合わせる
3. 45°頭を持ち上げる
4. 背臥位：右の股関節と膝関節の屈曲，全可動域
：
9. 背臥位：左側に寝返りして腹臥位になる
10. 腹臥位：頭部を直立させる
：
17. 腹臥位：手足を使って左側へ90°旋回（pivot）する

（近藤和泉ほか〈監訳〉．GMFM粗大運動能力尺度 脳性麻痺児のための評価的尺度．医学書院；2000．p114[2)]）

表 3　この講義で紹介した脳性麻痺児の GMFM

領域	痙直型両麻痺児 %点数	アテトーゼ型四肢麻痺児 %点数
項目 A：臥位と寝返り	92%	86%
項目 B：座位	98%	72%
項目 C：四つ這いと膝立ち	69%	55%
項目 D：立位	26%	18%
項目 E：歩行・走行とジャンプ	13%	7%
総合点	60%	48%

各項目は，0：まったくできない，1：少しだけできる，2：部分的にできる，3：完全にできる，という 4 段階のリッカート尺度（Likert scale）が使用されて，総合点は各領域の％点数を算出し合計する．GMFM の項目は，正常運動発達に基づき作成されているため，脳性麻痺児の姿勢・動作分析における視点を与えてくれるのに役立つ．しかし，運動遂行能力の質を評価するものではないため，子どもがその動作ができたとしても，それが正常か正常から逸脱した運動であるのかは，理学療法士・作業療法士の判断となる．

この講義で紹介した脳性麻痺児の，各領域の％点数と総合点を表 3 に示す．痙直型両麻痺児の場合，項目 B の座位よりも項目 A の臥位と寝返りのほうが％点数が低いのがわかる．これは，「背臥位での股関節と膝関節の屈曲，全可動域」が困難であることに起因している．結果のみでなく，どの項目に困難さがあるのかを分析することで，子どもの姿勢・動作をより詳細に評価できる．

■引用文献

1）日本リハビリテーション医学会（監）．脳性麻痺の評価法．脳性麻痺リハビリテーションガイドライン，第 2 版．東京：金原出版；2014．pp49-70．
2）Russel D, et al. Gross motor function measure manual. 2nd ed. Hamilton：McMaster University；1993.／近藤和泉ほか（監訳）．GMFM 粗大運動能力尺度 脳性麻痺児のための評価的尺度．東京：医学書院；2000．p114．

■参考文献

1）近藤和泉．粗大運動能力分類システム 改訂日本語版 ver.1.3．作業療法ジャーナル 2004；38：610-612．
2）藪中良彦ほか．粗大運動能力分類システム（GMFCS）レビュー 信頼性，妥当性，有効性．総合リハビリテーション 2010；38：779-783．

LECTURE 13

LECTURE 14

変形性股関節症・膝関節症の術前・術後の姿勢・動作の特徴と分析

到達目標

・変形性股関節症・膝関節症の姿勢・動作分析に関連する病態と障害像について理解する．
・変形性股関節症・膝関節症患者の立位について理解する．
・変形性股関節症・膝関節症患者の起き上がり動作と立ち上がり動作について理解する．
・変形性股関節症・膝関節症患者の歩行と階段昇降について理解する．

この講義を理解するために

変形性関節症は，骨関節疾患の多くを占めます．この講義では，その代表的な部位である股関節と膝関節の変形性関節症の患者の姿勢・動作について理解します．姿勢・動作の特徴と分析のポイントは，変形性関節症の重症度によりいくらか異なります．ここでは，そのなかでも共通してみられる特徴について述べ，重症度あるいは術前と術後で異なる特徴については，そのことを断ったうえで解説しています．

この講義の内容を理解するために，以下の項目をあらかじめ学習しておきましょう．

☐ 変形性股関節症・膝関節症の一般的な病態について学習しておく．
☐ 変形性股関節症・膝関節症に対する手術療法について学習しておく．
☐ 基礎運動学で用いられる生体力学の用語（モーメント，モーメントアームなど）や意味を学習しておく．
☐ 立位の理想的アライメントを学習しておく．
☐ 正常の起き上がり動作を学習しておく．
☐ 正常の立ち上がり動作を学習しておく．
☐ 正常歩行の歩行周期と，それに関連する歩行時の関節運動，筋活動，床反力特性を学習しておく．

講義を終えて確認すること

☐ 変形性股関節症・膝関節症の姿勢・動作分析に関連する病態と障害像について理解できた．
☐ 変形性股関節症・膝関節症患者の立位の特徴と分析のポイントについて理解できた．
☐ 変形性股関節症・膝関節症患者の起き上がり動作と立ち上がり動作の特徴と分析のポイントについて理解できた．
☐ 変形性股関節症・膝関節症患者の歩行と階段昇降の特徴と分析のポイントについて理解できた．

1. 変形性股関節症

1）変形性股関節症の病態と障害像

変形性股関節症は，臼蓋形成不全や先天性股関節脱臼などに起因した二次性関節症が多数であり，比較的若いころから徐々に進行するのが一般的である．そのため，客観的には動作の異常が認められても，患者の主観的にはそれが正常であると認識している場合も多い．

初期には軽い股関節痛や大腿前面への放散痛を訴える．関節破壊の進行により股関節痛が強まって，股関節外転・内旋・屈曲が制限されるようになる．跛行もみられるほか，階段昇降や和式トイレの使用が難しくなる．

変形性股関節症患者の姿勢・動作の異常の原因は，痛み，筋力低下，形態異常（脚長差など），関節可動域（ROM）制限の4つに集約され，患者は隣接関節による代償や工夫した動作を行って基本動作を遂行している．治療にあたって，これが股関節を保護する動作の場合には，たとえ異常な動作であっても，いたずらに修正することはせず，常にその動作の利点と欠点を考慮しなければならない．

変形性股関節症に限らず，動作を観察・分析する際には，各動作の開始肢位，動作中，終了肢位で，前額・矢状面からの当該関節や隣接関節の異常肢位，左右非対称性を観察する．さらに，動作をどのような力源を用いて行っているのか，何がどのような状態で制限されていて（どこのROM制限か，どこの筋力低下か，どこの痛みかなど），何で代償しているのかを観察・分析する．

2）変形性股関節症患者の立位

痛みや関節不安定性を回避するためのROM制限が，変形性股関節症患者の姿勢の異常と密接に関連している．変形性股関節症の病期の進行に伴い，股関節周囲の軟部組織（関節包，靱帯，筋肉など）の伸張性が低下し，関節不適合面を補うように増殖・形成される骨棘が股関節の可動性を減少させ，ROM制限が強くなる．

（1）開放性運動連鎖と閉鎖性運動連鎖

姿勢は，開放性運動連鎖と閉鎖性運動連鎖の両者で分析する．変形性股関節症や後述する変形性膝関節症のような，下肢荷重関節の障害を有する患者は，閉鎖性運動連鎖で隣接関節を用いてうまく代償していて，開放性運動連鎖と比べて異常をみつけにくい．また，荷重によって股関節周囲軟部組織の痛みが誘発されやすいため，荷重の加わる閉鎖性運動連鎖でも分析する．

（2）伸展可動域制限

股関節の伸展ROM制限は，変形性股関節症の進行期から末期の症例や，人工股関節全置換術後の症例の多くにみられる．伸展ROM制限により，直立位を保持するために骨盤は前傾位になり，腰椎はそれに伴って前彎する（**図1a**）．これは相対的なハムストリングスの緊張や短縮も引き起こし，膝関節の伸展ROM制限にも関与する．

一方で，股関節の伸展ROM制限に加えて，円背があると，腰椎は後彎し，骨盤は後傾する（**図1c**）．この場合でも膝関節の伸展ROM制限が生じるが，代償的な意味合いが強い．

このように，骨盤の前傾と後傾は，同じ股関節の伸展ROM制限が原因の一つではあるが，異常姿勢を分析する際には，股関節のみならず，下肢関節，骨盤，脊柱の連鎖的なアライメントを考慮しなければならない．

MEMO
変形性関節症（osteoarthritis：OA）
関節構成体の退行変性と荷重による摩擦により，軟骨の破壊と骨，軟骨の増殖性変化をきたす．非炎症性の進行性疾患である．

MEMO
日本では，原疾患をもたない一次性関節症は少なかったが，最近増えてきている．

MEMO
X線所見による変形性股関節症の病期分類（日本整形外科学会）
- 前関節症
  臼蓋形成不全＋，関節裂隙の狭小化－，嚢胞形成－
- 初期関節症
  関節裂隙の狭小化＋，嚢胞形成±，骨硬化±，骨棘±
- 進行期関節症
  関節裂隙の狭小化＋，嚢胞形成＋，骨棘＋，骨硬化＋，脚短縮＋
- 末期関節症
  関節裂隙の消失＋，嚢胞形成＋，骨硬化＋，臼蓋破壊＋

MEMO
末梢神経の圧迫などによって，末梢神経の走行に沿い，広く散らばるような痛みを放散痛という．

関節可動域
(range of motion：ROM)

MEMO
開放性運動連鎖
(open kinetic chain：OKC)
連動する関節のうち，遠位部の関節が自由に動くことができる運動である．

MEMO
閉鎖性運動連鎖
(closed kinetic chain：CKC)
連動する関節のうち，遠位部の関節の自由な動きが外力により制限・固定されている運動である．

人工股関節全置換術
(total hip arthroplasty：THA)

ここがポイント！
屈曲約30°までの股関節の伸展ROM制限は，骨盤の前傾や腰椎の前彎により代償でき，立位では股関節が屈曲しているようにはみえない．しかし，階段昇降や床からの立ち上がり動作といった大きなROMと筋力を要する動作では，異常がみられやすい．

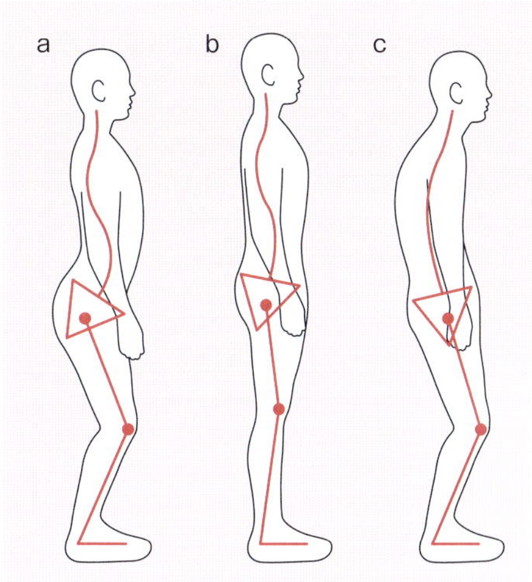

図 1 立位における下肢関節と骨盤の連鎖的なアライメント異常
a：骨盤前傾 b：正常 c：骨盤後傾

ここがポイント!
立位での骨盤の前後傾は，触診で評価できる．被検者を立位にし，検査者は被検者の後方にしゃがみ込む．検査者は後方から，両手で被検者の骨盤の左右側面を把持する．その際，母指を上後腸骨棘，中指を上前腸骨棘に置く．上後腸骨棘と上前腸骨棘との間隔が 2～3 横指であれば中間位，2 横指未満で後傾位，4 横指以上で前傾位と評価する．

上前腸骨棘（ASIS：anterior superior iliac spine）
上後腸骨棘（PSIS：posterior superior iliac spine）

(3) 外転可動域制限

股関節に外転 ROM 制限があると，開放性運動連鎖では脚長差がなくても，立位では骨盤の傾斜として現れるため，疼痛側の骨盤が落下しているようにみえる．したがって，見かけに惑わされず，隣接する骨どうしの相対的位置関係によって判断する．

(4) 回旋制限

股関節に内旋制限があると，股関節外旋位のほうの骨盤が前方回旋し，下制している．また，膝蓋骨は外方を向き，足位は外転位である．

外旋制限があると，両側の膝外反変形（X 脚）や片側の膝外反変形（K 脚）や，足部の外転・回内も伴う．

MEMO
K 脚

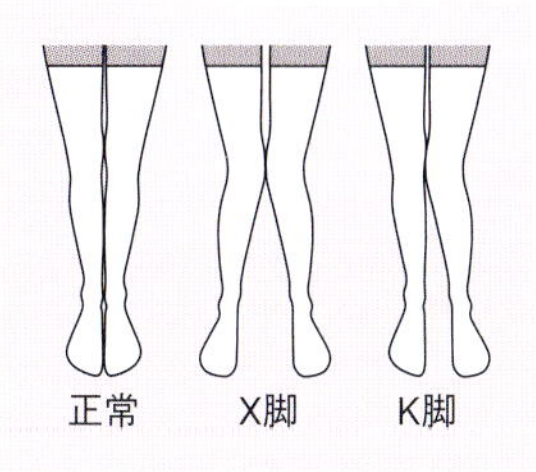

3) 変形性股関節症患者の起き上がり動作

変形性股関節症患者は，肘を床に着き，体幹を回旋させながら起き上がる．正常な起き上がり動作では，腹筋群による体幹屈曲モーメントと，下肢重量と股関節伸展筋による床面を押す力が主に必要である．しかし，変形性股関節症患者はこれらのモーメントがともに低下しているため，上肢の伸展モーメントで代償して起き上がる．また，体幹回旋筋をうまくはたらかせることができず，腹筋群による体幹屈曲モーメントを利用した直線的な起き上がり動作を行うこともある．

4) 変形性股関節症患者の立ち上がり・座り込み動作

椅子（座面高 45cm）での立ち上がり動作と座り込み動作では，股関節の屈伸 112°，内外転 20°，内外旋 14° の ROM が必要である．股関節の ROM 制限が著しく，座位での体幹前屈が困難な場合や下肢筋力の低下が著しい場合には，体幹を回旋させ，180° ターンしながら立ち上がる（**図 2a**，座り込み動作ではこの逆の動きをとる）．この動作では，股関節の大きな ROM を必要とせず，さらに立ち上がりに必要な下肢の伸展モーメントを上肢で代償することができる．加えて，支持基底面も拡大することから動作が安定する．

ROM 制限があるにもかかわらず，回旋なしの立ち上がり動作を行う場合には，体幹の前傾が得られにくく，重心位置が後方へ偏位したまま殿部を離床させるため，大腿直筋を優位にはたらかせる動作となる（**図 2b**）．座り込み動作では，手を先に着く，あるいは勢いよく座る．勢いよく座ることは脊椎圧迫骨折のリスクを高めることにもつながるため，注意が必要である．

MEMO
椅子によっては，体幹の回旋だけでなく，肘掛けに手を置くなどの工夫も，立ち上がり動作や座り込み動作を行ううえで有効である．

また，座面の高さによって異なるものの，立ち上がり動作では安静臥位の約 6.5～11 倍の股関節内圧が加わる．関節内圧が増大することで痛みは増強されやすいため，

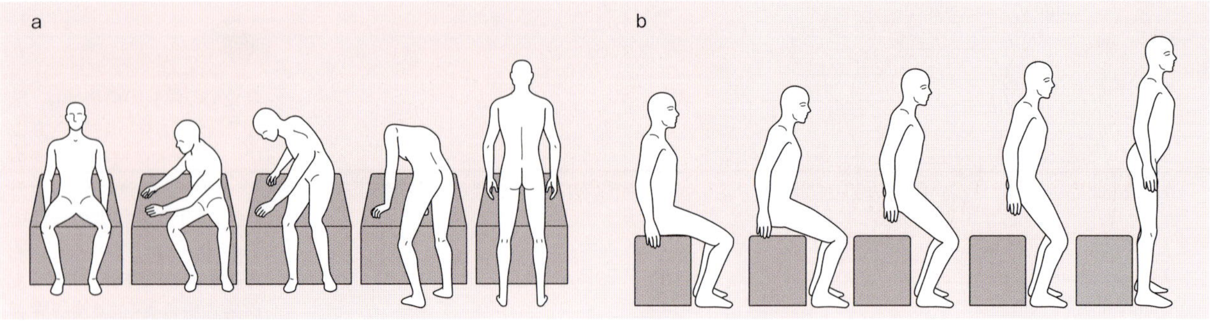

図 2　変形性股関節症患者の立ち上がり動作
a：体幹の回旋を伴う立ち上がり（疼痛側が左の例）　b：大腿直筋を優位にはたらかせる立ち上がり

立ち上がり動作で痛みを訴える患者が多い．

ルーズニング（loosening）

人工股関節全置換術後の座り込み動作において，股関節屈曲 90° 以上になる低い椅子またはクッションのきいたソファーなどを常時使用することは，人工関節のルーズニング（ゆるみ）につながるため，避けるべきである．また，このように股関節を深く屈曲させた座位のまま横にあるものを取るなどの動作は，股関節脱臼肢位となりやすいため，脱臼予防の観点からも行わないほうがよい．

5）変形性股関節症患者の歩行（歩行分析チェック表 表 6）

変形性股関節症では，病期の進展に伴い特徴的な跛行を呈する．これらは，原因から，①痛みに起因する疼痛性跛行，②筋力低下に起因する軟性墜落性跛行，③脚長差に起因する硬性墜落性跛行，④ ROM 制限に起因する跛行に分類される．また，跛行の出現は歩行距離にも関連しており，短距離では目立たない跛行が，歩行距離が長くなるにつれ明らかになる場合も少なくない．

（1）疼痛性跛行

疼痛性跛行（antalgic gait）

疼痛性跛行は，跛行が主に痛みに起因するもので，逃避跛行（跳躍跛行）と滞留跛行に分類される．逃避跛行は，疼痛側立脚期で荷重時の痛みを回避するために，疼痛側の立脚時間を短くして歩くのが特徴である．滞留跛行は，疼痛側立脚期（特に初期接地）で股関節にかかる床からの衝撃力（床反力）を軽減させるために，疼痛側をゆっくりと着床させることで立脚時間が延びるのが特徴である．

MEMO
踵ロッカー
正常歩行の足関節，足部のロッカー機能の一つである．荷重応答期は踵を軸とする踵ロッカー，立脚中期には足関節を軸とする足関節ロッカー，立脚終期以降は中足趾節間関節を軸とする前足部ロッカーという，連続する 3 つのロッカー機能により，圧力中心は滑らかに前進する．

疼痛性跛行では，正常歩行のように立脚中期と立脚終期に垂直床反力が最大となるようなリズミカルな立脚は起こらず，足を置くように足尖から接地したり，踵をつけたまますり足歩行になったりする．このために踵ロッカー機能（Lecture 6 参照）が失われるが，足部の機構で衝撃を吸収できる．また，痛みの原因となる股関節内圧は関節運動によっても変動し，歩行時には荷重応答期から立脚中期にかけて増大するため，跛行がみられやすい．

（2）軟性墜落性跛行

トレンデレンブルク跛行（Trendelenburg gait）
デュシェンヌ跛行（Duchenne gait）

跛行が主に筋力低下に起因するものであり，トレンデレンブルク跛行（トレンデレンブルク徴候）とデュシェンヌ跛行（デュシェンヌ現象）に分類される（**図 3**）．これらは，人工股関節全置換術後も残存しやすい．

ここがポイント！
正確にはトレンデレンブルクは「徴候」であり，デュシェンヌは「現象」である．

トレンデレンブルク徴候は，股関節外転筋力の低下により，疼痛側立脚期で内外転中間位が保持できず，非疼痛側の骨盤が疼痛側より下がるのが特徴である．一方，デュシェンヌ現象は，股関節外転筋力の低下で生じることは同じであるが，疼痛側立脚期で非疼痛側の骨盤が疼痛側より下がるのを防ぐために，骨盤の落下はみられないものの，体幹を疼痛側に傾けるのが特徴である．実際の臨床場面で，トレンデレンブルク徴候やデュシェンヌ現象といった典型的な跛行を呈する症例はまれであり，トレン

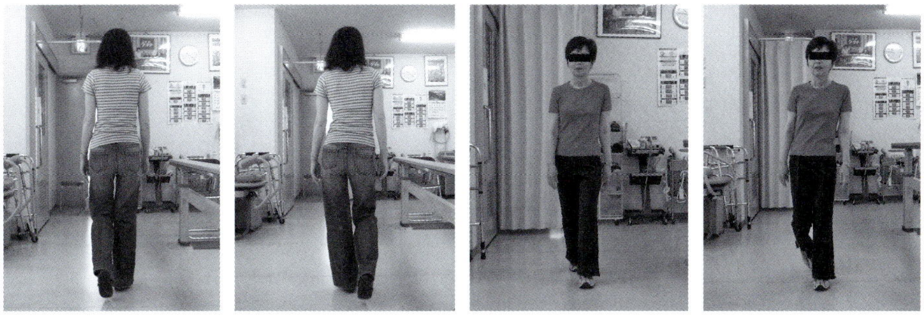

右立脚中期　左立脚中期　左立脚初期　左立脚中期

a：左トレンデレンブルク徴候　b：左デュシェンヌ現象

図３　トレンデレンブルク徴候とデュシェンヌ現象（歩行時）

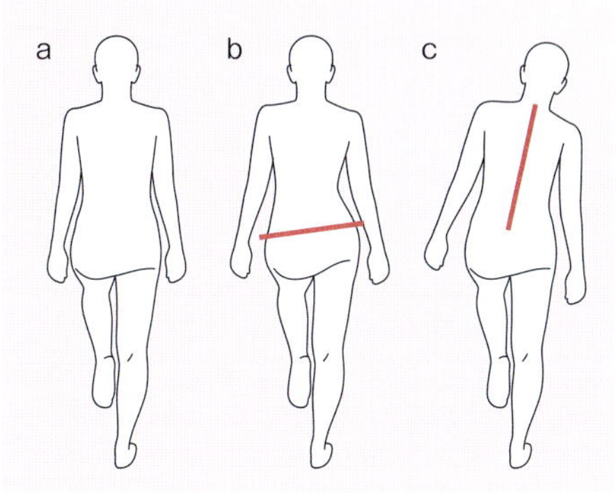

図４　トレンデレンブルク徴候とデュシェンヌ現象（右片脚立位時）

a：正常　b：トレンデレンブルク徴候（疼痛側が右の例）　c：デュシェンヌ現象（疼痛側が右の例）

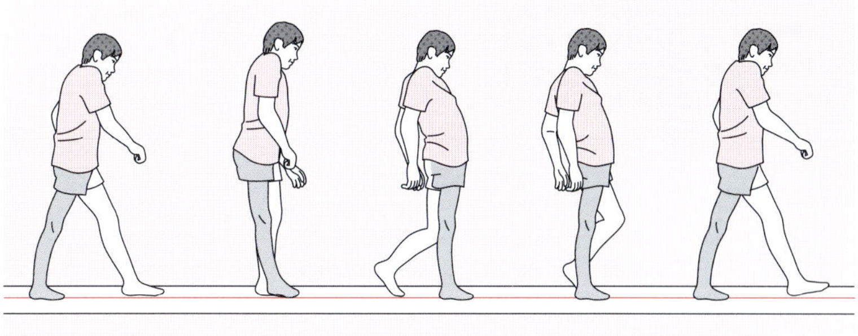

図５　大殿筋歩行

デレンブルク徴候とデュシェンヌ現象の特徴が混在したパターンが多い．また，トレンデレンブルク徴候とデュシェンヌ現象は，歩行時のみならず，疼痛側での片脚立位でもみられる（**図 4**）．

一般に，トレンデレンブルク徴候とデュシェンヌ現象は外転筋力の低下で生じるとされるが，徒手筋力検査（MMT）では筋力良好でも跛行がみられる場合がある．これは，股関節の ROM 制限や身体アライメントの異常によっても，筋力低下と同様の歩容を呈することがあるためである．したがって，外転筋力の低下，内転筋や大腿筋膜張筋の短縮，股関節 ROM，脊柱・骨盤位の評価など，総合的に原因を検討する．さらに，股関節痛を伴う場合も，一般的な疼痛性跛行と異なり，疼痛側にのりかかるようなデュシェンヌ現象と類似した歩容を呈する．これは，外転筋の緊張による骨盤の水平位保持の場合は体重の 3 倍以上の圧がかかるが（パウエルズの理論），股関節上に体重をのせると体重から一側下肢の重さを引いた力しか股関節にかからないためである．

股関節伸展筋力の低下では，歩行時の立脚下肢に過度な股関節伸展と体幹後傾が生じることがあり，大殿筋歩行と呼ばれる（**図 5**）．

（3）硬性墜落性跛行

跛行が主に脚長差に起因するものであり，疼痛側下肢の短縮のために，疼痛側立脚期で疼痛側へ骨盤が下がるのが特徴である．脚長差があると骨盤の前額面での高さに違いが現れ，それを代償するために体幹の側屈がみられたり，長い下肢側の膝関節を屈曲して代償したり，短縮側の足関節を底屈位で代償したりすることがある．その結果として，変形性膝関節症を合併し，膝関節の伸展制限や足関節の背屈制限を生じる場合もある．

徒手筋力検査（manual muscle testing：MMT）

パウエルズの理論 ▶『運動器障害理学療法学Ⅰ』p78 参照

大殿筋歩行（gluteus maximus gait）

硬性墜落性跛行（short leg gait）

> **ここがポイント!**
> 関節位置覚低下のため，自覚している脚長差と客観的な脚長差が一致しない例が多い．このような場合には，短縮している側の足の下に雑誌などを挿入し，左右の脚長が一致したと思うまで増やしていくことで，自覚的脚長差を測定できる．

左右の脚長差が3cm以上あるときは，歩行周期を通じて，重心の上下移動と左右動揺が大きい．また，股関節屈曲拘縮や内転拘縮によっても，同様の跛行を呈する．特に屈曲拘縮が30°以上のときに顕著である．

(4) 関節可動域制限に起因する跛行

a．伸展制限

伸展制限は，変形性股関節症の進行期から末期の症例や人工股関節置換術後の症例の多くにみられる．歩行時には，推進期に股関節の伸展ROMが不十分なために，水平面上で立脚側骨盤の後方回旋が過剰に生じる．両側の股関節の伸展ROMが制限されていると，骨盤の回旋を使い推進力を発生させた歩行になる．

また，立脚後期に骨盤を前傾し股関節伸展を代償しようとして，過度に腰椎が前彎する．そして，ステップ長を確保するため立脚後期に膝関節屈曲で代償することで，より足関節を底屈し下腿三頭筋を酷使する．こうして，変形性股関節症患者は腰痛と下腿三頭筋の突っ張り感や疲労を訴える．

b．内転制限

股関節の内転制限が認められる場合には，片脚立位で骨盤を下肢軸上に移動することが困難になるため，体幹を立脚側に側屈させ平衡を保とうとするデュシェンヌ現象と類似した歩容を呈する．また，このような患者は，制限されている下肢が長いように感じていることが多く，骨盤が下制し股関節が相対的に外転になっている外転歩行を呈する．

c．外転制限

内転制限とは逆に，片脚立位で骨盤は支持足に過剰に移動し，股関節は内転位となり，トレンデレンブルク徴候の肢位となりやすい．これは，変形性股関節症の末期に多い．

d．回旋制限

内旋制限は，変形性股関節症の末期や術後の外旋拘縮などに多くみられる．歩行時に股関節の内旋がみられなくなるため，立脚後期から前遊脚期の股関節の伸展・内旋ROMが必要とされるときに，骨盤の水平面での後方回旋が過剰に生じる．

外旋制限は，立脚初期から股関節の外旋が必要とされる時期に，股関節が内旋位で荷重するため骨盤の前方回旋が大きくなり，それとともに立脚中期までに膝関節の外反や足部の外転，回内も伴う．

(5) その他

変形性股関節症患者では，大腿骨と骨盤，骨盤と体幹の分離した運動が困難な場合があり，歩行時の骨盤回旋や体幹回旋が減少している．骨盤や体幹の回旋は，エネルギー効率を高めるために必要な動きである．これらの回旋の減少は，それほど歩容異常が顕著でない患者にも観察されることがある．

また，股関節の回旋制限や痛みの影響によって，左右どちらか一方へ体の面を向けて立位保持したり歩行したりすることが多く，自身が認識している体軸が歪んでしまっている患者も少なくない．

6) 変形性股関節症患者の階段昇降

階段（蹴上げ18cm，踏面28cm）昇降に必要となる股関節屈曲ROMは，昇段で65°，降段で40°である．屈曲ROMがこの角度に満たない場合には，骨盤や腰椎，膝関節などの隣接関節で代償が認められ，代償しきれない場合にはその動作を行うことができなくなる．また，階段昇降では通常歩行の約1.8倍の股関節内圧が加わる．これらのことから，変形性股関節症患者の階段昇降では，歩行時にみられた異常動作がより顕著に現れる．

2. 変形性膝関節症

1）変形性膝関節症の病態と障害像

変形性膝関節症では，痛み，ROM 制限（特に屈曲拘縮），筋力低下，跛行，ADL 制限が臨床症状としてあげられる．初期では起床時や長時間座位の後の動き始めにこわばりや痛みを感じることが多い．歩行時痛は歩き始めにしばしばみられるが，歩いていると消失する．しかし長時間の歩行で再び痛みが出現する．また，階段や坂道の昇降時において痛みを強く感じる．

日常生活動作（activities of daily living：ADL）

2）変形性膝関節症患者の立位

変形性膝関節症の立位は特徴的であり，特に前額面での変化が著しい．変形性膝関節症には，内側型と外側型がある．内側型では，膝内反変形（O 脚，**図 6**），大腿骨に対して脛骨が内方にねじれている脛骨内捻，外反股，踵に対してつま先が内向きになっている toe-in が特徴である．外側型は，内側型とは逆に，膝外反変形（X 脚），脛骨外捻，内反股，toe-out が特徴である（Lecture 4 参照）．

ここがポイント！
内・外反変形の評価
膝蓋骨を前方に向け，両大腿骨内側上顆部と両内果および足部内側縁を極力近づけさせるように立位を取らせる．足部がつき，両大腿骨内側上顆部間に 2 横指が入る場合は内反膝で，両大腿骨内側上顆がふれ，足部が離れているときは外反膝である．

矢状面では，膝関節屈曲，骨盤後傾，腰椎前彎減少，足関節背屈を観察する．屈曲拘縮がある場合，機能的脚長差に注意する．足底全体が床に着いている場合，骨盤は水平とはならず屈曲拘縮がある側（あるいは拘縮が強くある側）に下がっているか，骨盤が水平位に保たれている場合は足部を底屈し代償している可能性がある．

下肢の荷重連鎖による骨盤の前後方向の傾斜のため，下肢のアライメントが変化するので注意する．

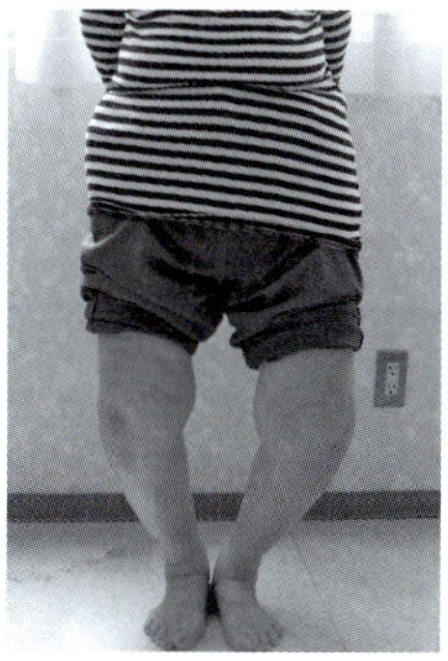

図 6　膝内反変形

MEMO
立位で骨盤前傾すると股関節が内旋し，膝関節は伸展，外旋，外反傾向になる．一方で，骨盤後傾すると股関節外旋，膝関節屈曲，内旋，内反傾向になる．これらの荷重位での動きは，膝関節のみで行われるわけではなく，足関節，股関節と連動して行われており，これを下肢の荷重連鎖という．

3）変形性膝関節症患者の立ち上がり・座り込み動作

立ち上がり・座り込み動作は，特に痛みの程度，筋力低下，ROM 制限（屈曲 100°以下）の影響を受ける．変形性膝関節症患者は，端座位からの立ち上がり動作で膝関節前面に荷重痛を伴い，その痛みを軽減させるために非疼痛側への荷重の増大や体幹の側方移動や，殿部を後方に引き膝関節の動きを避ける動作を行う．こうした場合には脊椎の可動性が低下していることも多く，端座位から体幹を前方に移動させるときの胸椎と腰椎の屈曲が少なく，股関節での屈曲が中心となる．また，足関節背屈と膝関節の前方への移動がみられず，殿部が床から離れるときに脊椎伸展および骨盤前傾などの動きによって体幹を前方に倒しながら膝関節を伸展させ，重心移動を大きくしている．

座り込み動作でも，立ち上がり動作と同様に疼痛側への荷重をできるかぎり避け，疼痛側の関節運動を極力伴わない動作を行う．多くは殿部が座面に着くより先に，非疼痛側の手を座面あるいは肘掛けに置き，座り込む．

人工膝関節全置換術後でも術前と同様に，立ち上がり動作および座り込み動作において術肢の膝関節屈曲角度が減少し，股関節屈曲角度の増大などによる代償的な動作パターンを呈する．

人工膝関節全置換術（total knee arthroplasty：TKA）

4）変形性膝関節症患者の歩行（歩行分析チェック表 表 7）

重度の痛みがないかぎり，変形性膝関節症患者は痛みや不安定性を感じながらも歩行自立している．日本人には，内側型の変形性膝関節症が圧倒的に多いため，内側型の変形性膝関節症の歩行の特徴について述べる．

（1）前額面

歩行での特徴的な現象として，スラストがある（**図 7**）．立脚初期から中期において，瞬間的に膝が外側へ動揺するラテラル・スラストがみられる．両側性にみられることも多いが，左右どちらかの動揺性が大きく，大きい側の大腿脛骨関節内側面の損傷が予想される．ラテラル・スラストによる膝関節の不安定性のために歩行時の協調

ラテラル・スラスト（lateral thrust；外側方動揺）

LECTURE 14

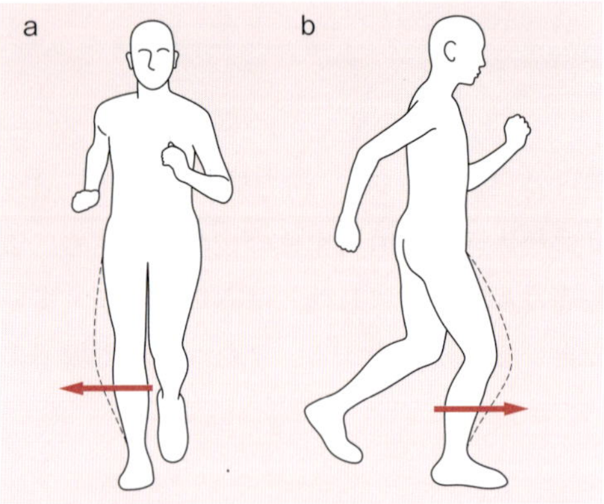

図 7　ラテラル・スラストとアンテリア・スラスト
a：ラテラル・スラスト　b：アンテリア・スラスト

的な体幹－骨盤－下肢の連結が行えず，腰背部の過緊張に起因して体幹－骨盤を固めていることで腰痛をまねく可能性がある．このほか，疼痛側に体重がかかると，膝の屈曲角度が増加し，前方に動揺するアンテリア・スラストもみられる．

アンテリア・スラスト
(anterior thrust；前方動揺)

また，膝内反変形を呈する歩行では，足関節外反による代償運動や足部の各アーチの低下，外反母趾など足部変形についても検討する．

体幹動揺も頻繁に観察される．この動揺は立脚側に体幹を側屈するデュシェンヌ現象と類似した歩容である．重心線を膝関節に近づけ膝関節に加わる外部の内反モーメントを減少させる代償運動であり，内反変形という環境への適応ともいえる．

MEMO
外側型の変形性膝関節症では，内側へ動揺するメディアル・スラスト（medial thrust）を認める．

(2) 矢状面

胸腰部後彎，骨盤後傾位，膝関節屈曲位を示す．脊柱のアライメントでは，上半身は下半身に比べ後方に位置し，膝関節伸展筋の過剰な収縮と頸部前屈筋により立位を保とうとする．このような場合には膝関節伸展制限が多くみられ，また，立脚期での膝関節の衝撃吸収作用は破綻し，特に立脚初期での衝撃は増大し，おおむね痛みを伴う．膝関節屈曲拘縮による伸展制限を有する場合は，膝伸展機構が障害されるため十分な荷重が行われず，脚長差のある歩容や立脚時間が左右非対称になる．

MEMO
二重膝作用
(double knee action)
正常歩行でみられるもので，膝関節が一歩行周期に2回屈伸して，衝撃を軽減し，重心の上下移動も減らす作用のこと．

(3) 水平面

股関節，膝関節の回旋はアンバランスとなり，骨盤や胸椎の回旋と上肢の手の振りは少ない．下肢の回旋では股関節の外旋および膝関節の内旋が増大している．体幹の回旋は，胸椎の回旋よりも骨盤の回旋がよくみられるが，全体として回旋は少なく前方への推進力が少ない歩行である．

(4) その他

墜落性跛行や二重膝作用の欠如がよく観察される．

人工膝関節全置換術後には，歩行周期を通じて術側膝関節屈曲運動が低下し，最大膝伸展モーメントの減少を呈する．術後1年経過しても歩行速度の減少を認める．

ここがポイント!
内反変形が高度な変形性膝関節症患者が片側の人工膝関節全置換術を受けると，術側の脚長が反対側に比べ1～2cm長くなったり腰痛を生じたりする．長期にわたって腰痛が持続するなら，非術側に補高をすることにより腰痛が改善する場合がある．

5) 変形性膝関節症患者の階段昇降

階段昇降では，変形性膝関節症の初期段階から明らかな異常がみられやすい．膝関節屈曲運動の低下を認め，代償的に体幹を前傾し，股関節伸展モーメントが増大する傾向がある．

■参考文献

1) 加藤　浩ほか．動画でみる変形性関節症患者の臨床動作分析．理学療法 2007；24：1060-1070.
2) 嶋田智明ほか（編）．変形性関節症 何を考え，どう対処するか．東京：文光堂；2008．pp41-48.
3) 相澤純也ほか（編）．整形外科リハビリテーション カラー写真でわかるリハの根拠と手技のコツ．東京：羊土社；2012.

Step up

変形性関節症患者の日常生活動作

変形性関節症患者の大半は，日常生活が自立しているが，制限されている動作や活動が必ずあるので確認する．進行した変形性関節症でも，重度の痛みがないかぎり，それ単独で歩行不能にまで至ることはまれであり，痛みや不安定性を感じながらも歩行自立している．

1）日常生活動作に必要な関節可動域（表1）[1-7]

日常生活を支障なく送るには，少なくとも股関節は屈曲120°，外転20°，外旋20°，膝関節は屈曲120°，伸展0°のROMが必要である．和式の生活では，必要となるROMが大きくなる．ただし，これらのROMはあくまで参考値であり，実際に評価を行う場合は，患者の体格や生活様式による個人差を考慮しなければならない．

膝関節のROMは下肢長と関係があり，下肢長が長いほど大きなROMが必要となる．また，下肢の周径が大きくなると，しゃがみ込み時の下肢外旋角度は大きくなる．このように，体格とROMは密接な関係がある．

2）変形性関節症患者に対する生活指導

生活指導の方針は，日常生活の様式や環境を見直して，関節に対して過剰な負荷となる動作を行う機会を少なくすることと，補助具を積極的に活用することである．特に，関節に過剰な負荷となる動作は階段昇降と立ち上がり動作であり，頻繁に繰り返したり長時間続けたりする習慣は改善しなければならない．重い荷物を持ちながらの動作もまた，関節への負担を増加させる．

変形性関節症の初期段階から明らかな異常がみられやすい階段昇降は，痛み，関節の動揺性，筋力低下，ROM制限など，すべての関節の異常の影響を受ける．基本方針として，可能なかぎり階段昇降の機会を少なくし，エレベータやエスカレータを使用するように勧める．

立ち上がり動作は，特に痛み，筋力低下，ROM制限の影響を受ける．理学療法士・作業療法士は，支持側が左右のいずれかを評価し，左右差は支持側の変形性関節症の急激な進行の引き金にもなるので，顕著な左右差を軽減

表1　主な日常生活動作と股・膝関節可動域

動作	関節可動域
正常歩行[2]	股関節　屈曲40°/伸展10°/内外転10°（各5°）/回旋10°（各5°） 膝関節　屈曲5〜70°
階段昇降（蹴上げ18cm，踏面28cm）[3]	昇段　股関節　屈曲65° 　　　膝関節　屈曲94°
	降段　股関節　屈曲40° 　　　膝関節　屈曲91°
椅子（座面高45cm）への座りと立ち上がり[4, 5]	股関節　屈伸112°/内外転20°/内外旋14° 膝関節　屈曲93°
正座[6, 7]　手なし	股関節　屈伸77°/内外転13°/回旋6° 膝関節　屈曲150°
手つき	股関節　屈伸93°/内外転12°/回旋6°
膝立ち位を経る	股関節　屈伸80°/内外転12°/回旋8°
胡坐（あぐら）[6, 7]	股関節　屈伸126°/内外転20°/回旋16°
横座り[6, 7]	股関節　屈伸96°/内外転29°/回旋8°
長座位[6, 7]	股関節　屈伸115°/内外転17°/回旋10°
床からものを拾い上げる[4, 5]	股関節　立位で前屈する場合　屈伸125°/内外転21°/内外旋15° 膝関節　背中をまっすぐにして膝を屈曲する場合　屈曲117°
和式トイレ[6, 7]	股関節　屈伸113°/内外転10°/回旋10°
靴下着脱[6, 7]　立位	股関節　屈曲97°/外転13°/外旋7°
長座位	股関節　屈伸101°/外転8°/外旋4°
床上座位で靴紐を結ぶ[4, 5]	股関節　体幹を前屈する場合　屈伸129°/内外転18°/外旋13° 股関節　対側大腿に脚を組む場合　屈伸115°/内外転24°/内外旋28° 膝関節　床から足を離して両手で結ぶ場合　屈曲106°

（中俣　修，星　文彦ほか〈編〉．理学療法評価学テキスト．南江堂；2010．p60[1]）

するよう指導する．階段昇降と同様に，可能なかぎり立ち上がり動作の機会も少なくする．上肢を使えるように肘掛けのある椅子を使用したり，立ち上がる際の負担を軽減できるように椅子の高さを高くしたりする．

関節への負担軽減のために，補助具の使用を勧める．痛みが強い場合や跛行が観察される場合，杖やシルバーカーなどの歩行補助具を使用することで，疼痛軽減や跛行減少につながる．症状が軽度で，活動レベルが高い患者に対しては，一時的に活動を制限することも必要である．高齢者は，痛みにより活動制限が生じることで廃用症候群に陥りやすいため，活動量を増加させる．

肥満傾向にある患者には，減量指導を行う．ただし，減量指導には運動，栄養指導，生活習慣の改善が必要であるため，医師，理学療法士・作業療法士，管理栄養士，看護師などで構成される医療チームで介入する．

生活指導は，口頭で指示するだけでなく，実際の動作を行わせて観察したうえで，どのように行うかを指導する．現存する代償動作が，二次的障害を引き起こす可能性の低いものなら無理に修正しなくてよい．

一般的に，杖は非疼痛側に持つよう指導する．疼痛側支持では腕と脚の振りが逆になり，歩行パターンが乱れるため，かえって疼痛側に体重が負荷され，安定性と免荷能力が低下するからである．

また，変形性股関節症患者や人工股関節全置換術後の患者には，荷物は疼痛側に持つように指導する．歩行中など疼痛側での片脚立位となったとき，非疼痛側に荷物を持っていると股関節を支点とするてこのアームが長くなって疼痛側股関節への負担が増加するからである．

3）人工股関節全置換術後の脱臼予防

人工股関節全置換術後では，脱臼しやすい方向とその角度を把握しておかなければならない．手術時に脱臼操作を施した肢位が禁忌となるが，コンポーネントの設置状況によっては別の肢位でも脱臼するおそれがある．後側方侵入路の術式では股関節外旋筋群を切離するので，脱臼肢位は屈曲・内転・内旋である．前側方侵入路では股関節外転筋を部分的に切離するので，脱臼肢位は股関節伸展・軽度内転（または外転）・外旋である．ただし，臨床的には前側方侵入路でも過度の屈曲肢位で脱臼するケースが少なくない．また，過外旋も大転子が臼蓋に接触し危険である．

脱臼肢位は，理学療法士・作業療法士が独断で推測するのは危険であり，必ず主治医に確認する．そのうえで，禁忌肢位にはどのような動作があるかをあげ，日常生活動作が自立できないようであれば自助具を活用する．靴下の着脱動作や足趾の爪切り時には，股関節が大きく屈曲して内転・内旋の肢位をとる危険性が高いので，ソックスエイドや長い柄の付いた爪切りなどを活用する．

■引用文献

1） 中俣　修．基本技術②関節可動域（ROM）検査：運動器系疾患．星　文彦ほか（編）．理学療法評価学テキスト．東京：南江堂；2010．pp49-62.
2） 中村隆一．臨床運動学，第3版．東京；医歯薬出版：2002.
3） Protopapadaki A, et al. Hip, knee, ankle kinematics and kinetics during stair ascent and descent in healthy young individuals. *Clin Biomech* 2007；22（2）：203-210.
4） Johnston RC, et al. Hip motion measurements for selected activities of daily living. *Clin Orthop Relat Res* 1970；72：205-215.
5） Laubenthal KN, et al. A quantitative analysis of knee motion during activities of daily living. *Phys Ther* 1972；52（1）：34-43.
6） 古川良三ほか．和式日常生活（ADL）と股関節可動域について．理・作・療法 1979；13：177-185.
7） 吉元洋一ほか．和式ADLにおける膝可動域の分析．第11回日本理学療法士学会抄録集 1976：81-82.

■参考文献

1） 嶋田智明ほか（編）．変形性関節症 何を考え，どう対処するか．東京；文光堂：2008．pp41-48.
2） 冨士武史（監）．ここがポイント！整形外科疾患の理学療法，改訂第2版．東京；金原出版：2006.

LECTURE 15 下肢切断・義足使用の姿勢・動作の特徴と分析

到達目標

・下肢切断者と義足のかかわり合いを知り，下肢切断者に対する姿勢分析と動作分析の目的がいえる．
・下肢切断者の身体機能の問題が姿勢・動作に与える影響を説明できる．
・義足のアライメントが姿勢・動作に与える影響を説明できる．
・義足使用者の姿勢と動作の分析が行える．
・義足使用者の異常姿勢と異常動作の原因を説明できる．
・義足使用者が効率的で望ましい動作を獲得するための方略を提案できる．

この講義を理解するために

この講義では，下肢切断者の義足使用時における姿勢および動作の特徴を理解し，分析できるように学習していきます．義足使用者の姿勢や動作の特徴をとらえるためには，下肢切断者の身体機能の特徴を理解し，義足の基本的構造を理解しておくことが重要になります．また，異常姿勢や異常動作を分析するためには，身体重心，床反力，義足アライメントなどの相互関係を理解することが大事です．ポイントとしては，下肢切断者側の問題（関節可動域制限や筋力低下など）と義足側の問題（アライメントの不良や継手機能の不具合など）の２つの側面からとらえていくと理解しやすいでしょう．

下肢切断・義足使用の姿勢・動作の特徴と分析を学ぶにあたって，あらかじめ次の項目を学習しておきましょう．

□ 正常歩行における運動学について確認しておく．
□ 義足の基本構造について復習しておく（『義肢学』Lecture 3，5 参照）．
□ 義足のアライメントについて復習しておく（『義肢学』Lecture 4，6 参照）．

講義を終えて確認すること

□ 義足使用者に対する姿勢・動作分析の目的が理解できた．
□ 義足使用者の姿勢および動作の特徴が理解できた．
□ 義足使用者の身体機能，義足のアライメントが姿勢および動作に与える影響が理解できた．
□ 下肢切断者が機能的かつ有効に義足を用いるための方略が理解できた．

1. 下肢切断者のリハビリテーション

下肢切断に至る原因はさまざまであり，糖尿病や閉塞性動脈硬化症に代表される循環障害，交通外傷や労働外傷，そして悪性腫瘍が3大原因としてあげられる．若年層に多かった外傷による切断は減少傾向にあり，代わって循環障害による高齢者の切断が増加傾向にある．また，下肢切断の切断部位では，下腿切断が最も多く，次いで大腿切断が多い．

切断（amputation）

切断によって身体の一部を喪失するということは，計り知れない心理的な混乱や不安をもたらす．理学療法士は，切断に伴う心理的要因をも考慮し，切断により制限された基本的動作能力の改善を可能な限り早期に実現し，作業療法士は，日常生活活動などの応用的動作を向上させることが喫緊の責務である．そして，最終的には社会復帰の獲得を目指すとともにQOLの向上も図る．

切断者（amputee）

ここがポイント！
適合判定
できあがった義足に対して，「処方どおりに作製されているか」「処方された義足本来の目的が果たせるか」など，単にソケットやアライメントチェックだけでなく，義足全般に対して判断し，使用する切断者の立場にたって考える．

下肢切断者（切断者）のリハビリテーションでは，切断術前後の評価，切断後の断端管理，身体機能の改善，義足処方への助言，義足適合判定への提言，義肢装着の指導，基本的動作の改善と獲得，歩行動作・応用動作の指導および改善，住宅改造などの環境整備への助言，学業・職業復帰への問題提起，身体障害者手帳・義足給付制度など福祉制度の情報提供，心理的不安や悩みへのサポート，と非常に多岐にわたる．これらの問題を解決し，義足装着によるよりよい活動を，より早期に獲得することを目指す．

MEMO
起こりやすい関節拘縮
大腿切断：股関節屈曲・外転
下腿切断：膝関節屈曲

いくら高価で高機能な義足を作製しても，実生活の場で有効に使用できなければ意味がなく，誤った義足の使用は二次的な障害を招くことになる．理学療法士・作業療法士は，義足使用者がより高い水準での社会参加を実現するために，切断者と義足とのあいだでの接着剤的な役割として，両者の良好なコンタクトが得られるように援助していかなければならない．

MEMO
義足を装着する初期の段階では，義足に対する不安感や恐怖心などの心理的影響が強くはたらく．義足使用時の動作を分析する際は心理的問題を考慮し，これらの問題が除去されてから改めてアライメントのチェックを行うことが重要である．

一方で，下腿切断者のすべてが義足を装着するわけではなく，義足を使用せずに動作を行う場合も多い．義足を使用しない場合の移動や日常生活動作の遂行は，切断高位に依存する．大腿切断では健側による片脚跳びまたは下肢引きずり動作による移動となり，下腿切断であれば膝歩きが可能である．理学療法士・作業療法士は，義足を使用しないときの動作についても十分に把握し，安全な動作が遂行できるように指導していく必要がある．

この講義では，一側の切断のうち，膝関節が残存していない大腿切断者と，足関節が残存していない下腿切断者の，義足使用時の姿勢と動作について説明する．

2. 義足使用者の姿勢・動作における問題点

身体の一部を失うことで身体バランスの変化が起こり（**図1**），断端に隣接する関節に関与する拮抗筋のアンバランスから関節拘縮や筋力低下が引き起こされやすい．下肢切断者が2足歩行を再獲得するためには義足が必要となる．状態に合わせて機能を補うため，義足の種類は多様である．同様に，義足に用いられる部品もさまざまでそれぞれ特徴があるが，断端に義足を装着することは共通し，断端と義足ソケットの適合がその後の姿勢や動作に大きく影響する．姿勢や動作の問題を引き起こす要因は**表1**の通りである．

3. 義足使用者の姿勢・動作におけるバイオメカニクス

義足使用者の活動を分析するうえで，外部モーメント（重力，床反力，慣性力）と

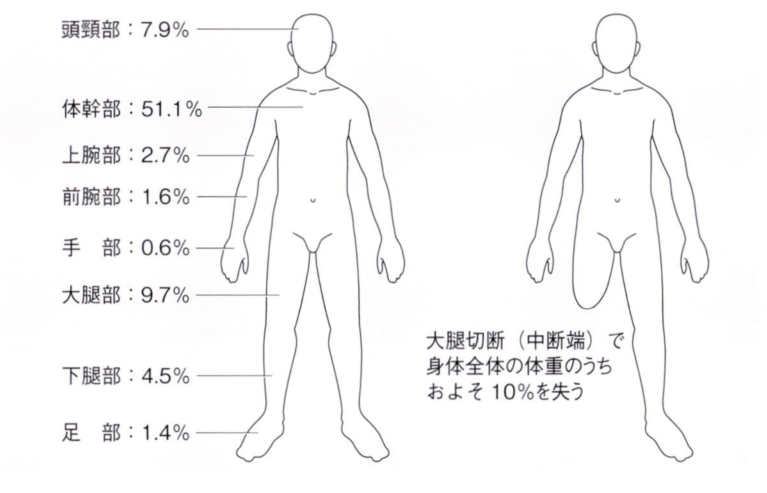

図1　身体各部の質量（体重比）と大腿切断による身体バランスの変化

表1　義足使用者の異常姿勢・異常動作の原因

切断者の問題	痛み，関節拘縮，筋力低下，断端成熟度の不足，心理的な問題（不安感や恐怖心，義足に対する嫌悪感），不慣れ
義足の問題	ソケットの適合不良，アライメントの不良，各部品（膝継手や足部）の不良

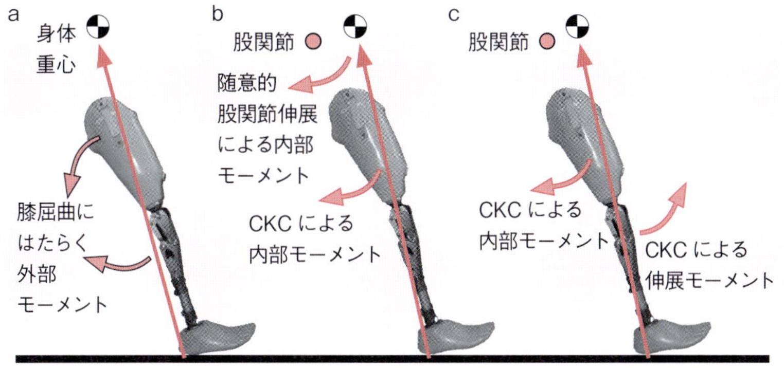

図2　立脚相のCKC（大腿義足）

a：床反力作用線（→）は膝継手軸の後方を通り，膝継手を屈曲させる方向に外部モーメント（→）を生じさせる　b：切断者による随意的な股関節伸展運動を行うことによって，CKCによる内部モーメント（→）が生じ，床反力作用線は前方へ移動する　c：さらに，床反力作用線が膝継手軸の前方へ移動することにより，膝継手を伸展させる外部モーメントがはたらき膝継手の安定が得られる

内部モーメント（筋収縮，関節可動性，関節モーメント）などの力学的な基礎を理解することがとても重要である．

近年，動力機構をもつ膝継手の開発も進んでいるが，現在普及している義足は動力機構を有していないものがほとんどである．そのため義足使用者は，床反力や慣性力によって起こる外部モーメントに対して，断端の運動による内部モーメントを利用し義足をコントロールすることになる．直接義足をコントロールするのはソケットに接する断端であるが，断端の運動を行うのは断端近位の関節である．加えて，その関節は隣接するより近位の関節からの力を受け，さらに骨盤と体幹を含む身体中心と反対側の下肢機能から力の伝達を受ける．

このように，義足使用者の姿勢・動作の異常を理解するには，外部モーメントと内部モーメントの関係，モーメントと義足アライメントの関係，断端の機能，断端以外の身体機能の影響についてとらえていく必要がある．

1）義足における閉鎖性運動連鎖

大腿義足使用者の立脚期にみられる随意制御では，膝関節の屈伸筋が存在しないため，股関節の伸展により膝継手を伸展方向にはたらかせ膝折れを防ぐ．これは，閉鎖性運動連鎖（CKC，Lecture 14参照）の利用である（**図2**）．股関節伸展の筋力と関節可動域，断端の長さ，ソケットの初期屈曲角度などが随意制御に影響する．

MEMO

アライメント（alignment）とは，身体における各部の相対的な位置関係である．義足では，ソケットや継手，足部などの各パーツの位置関係，身体と義足の位置関係をいう．

MEMO

立脚期の随意制御

股関節伸展の可動域に制限がある場合は，ソケットの初期屈曲角を大きくすることで，股関節伸展方向への動きを再現することが可能となる．また，断端長が長いほど，股関節伸展に際してはたらくてこの柄が長くなるため，随意制御が行いやすくなる．

MEMO

振り子の原理

振り子の周期は，大きく揺れても小さく揺れても 1 往復に要する時間は同じになる．これを振り子の等時性という．膝継手の種類によっては，歩行速度に応じて膝継手の可動速度を変えられない（歩速応答性がない）ため，歩行速度の変化に対応できない．以下に，遊脚期における二重振り子運動を図示する．

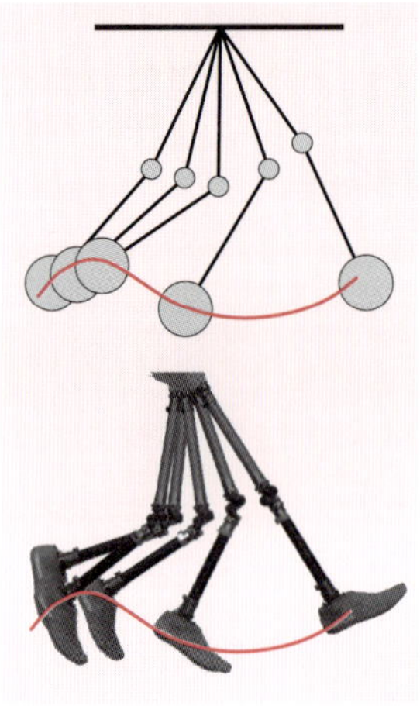

MEMO

足部の種類の違いによる膝部への影響

● 継手の可動性がない足部（SACH 足部）
足部での背屈が行えないため，膝継手の屈曲も制限される．

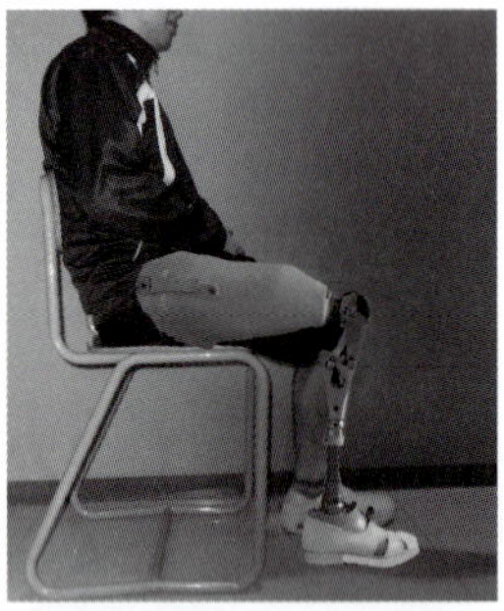

● 継手の可動性がある足部（多軸足部）
足部での背屈が可能なため膝継手を屈曲することが可能となり，足部を膝継手より後方に位置することができる．

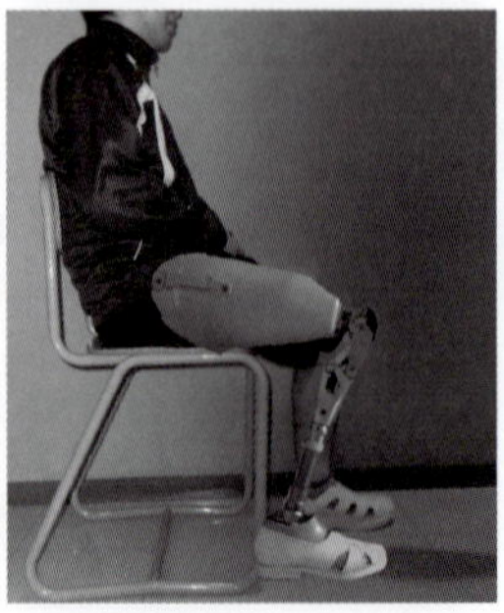

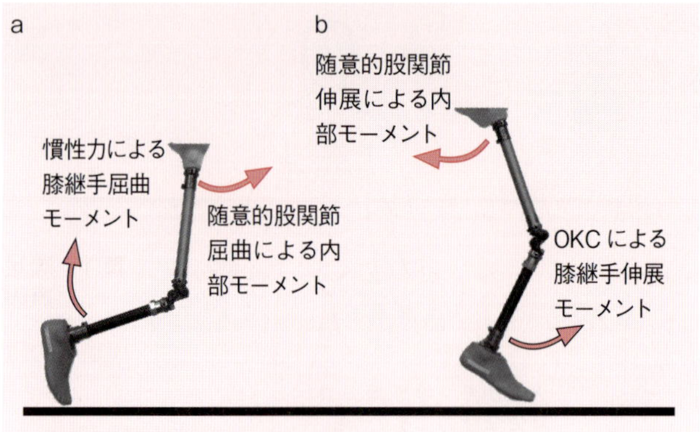

図 3　遊脚相の OKC（大腿義足）
a：股関節屈曲　b：股関節伸展

下腿義足使用者は，この CKC により足部から受ける外部モーメントによって，立脚期における膝折れや反張膝，内外側への動揺につながる．

2）義足における開放性運動連鎖

大腿義足使用者の遊脚期における義足の動きは，膝継手による振り子運動としてとらえることができる．股関節の屈伸運動に連動して，膝継手の屈伸が行われる．これは，開放性運動連鎖（OKC，Lecture 14 参照）の利用である（**図 3**）．基本的に膝継手の摩擦力によって，生体における遠心性収縮を再現しコントロールされる．

4. 義足使用者の姿勢・動作の特徴と分析

義足使用者の姿勢および動作の特徴を理解するには，切断者の身体機能と使用している義足の機能を十分に把握する．身体機能面では，断端のみでなく全身的にとらえ，特に痛みの出現は，効率的な動作を妨げる要因となるため，適切に把握する．立位で起こる痛みやアライメントの不具合は，異常動作や異常歩行となって出現する可能性が高い．

また，膝継手，足部の種類によっても大きく影響を受ける．足継手に可動性がない足部を使用している場合では，背屈方向への動きが制限されるため，身体重心を前方へ移動することが困難となる．そのため，端座位から立ち上がる際は，切断者は健側下肢を引いて身体重心を健側に乗せなければならない．このことは，しゃがみ込み動作や階段昇降，坂道歩行の際に顕著に現れる．

さらに，屋内の動作では，和式生活に対応した動作が要求され，義足のアライメントによる不具合が生じる．義足のベンチアライメントは，基本的に普段使用する靴を履いた状態で行うため（**図 4a**），靴を脱ぐとアライメントが後方へずれることになる（**図 4b**）．環境が変化するたびにアライメントを修正することは現実的に不可能で，アライメントが崩れた状態で対応しなければならない場面もあることは，常に念頭に置いておく．

5. 義足使用者の基本的動作能力

1）端座位

足継手に可動性のない足部では，膝継手より後方に引くことができない．そのため，義足を後方に引くことができなかったり（**図 5a**），義足が前方へずれてしまったりする（**図 5b**）．

大腿義足では，ソケットの適合不良があると，ソケット前壁の上縁が下腹部に当たりソケットが抜けてしまうことがある．

2）立ち上がり動作と座り込み動作

（1）椅子からの立ち上がり動作と椅子への座り込み動作

端座位と同様に，義足側を後方に引くことができないため，立ち上がるときも座り込むときも義足側に体重をかけることが難しく，主に健側で動作を行うことになる．

立ち上がり動作は，身体重心を離殿に伴い健側足部の狭い支持基底面内に移動するため不安定になる．また，離殿後の床反力ベクトルは足部後方に位置し，健側膝関節後方の離れたところを通る（**図6**）．そのため，健側膝関節の伸展に必要な内部モーメントは大きくなり，足関節では底屈モーメントがはたらくことになる．

座り込むときは，立ち上がるときと同様に，義足側での体重支持はほとんど行われず，主に健側で動作が行われる．殿部接地の直前で，健側膝関節伸展モーメントと足関節底屈モーメントが最大になる．

（2）床からの立ち上がり動作と床への座り込み動作（図7）

椅子から立ち上がったり座り込んだりするときと同様に健側下肢主体での動作とな

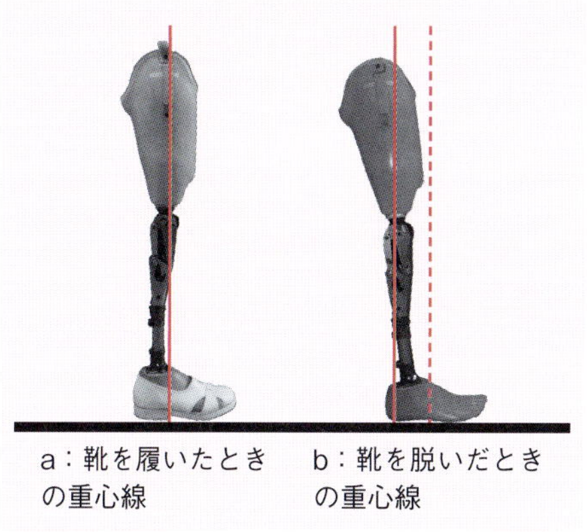

図4　靴の着脱で変化する義足アライメント（大腿義足）

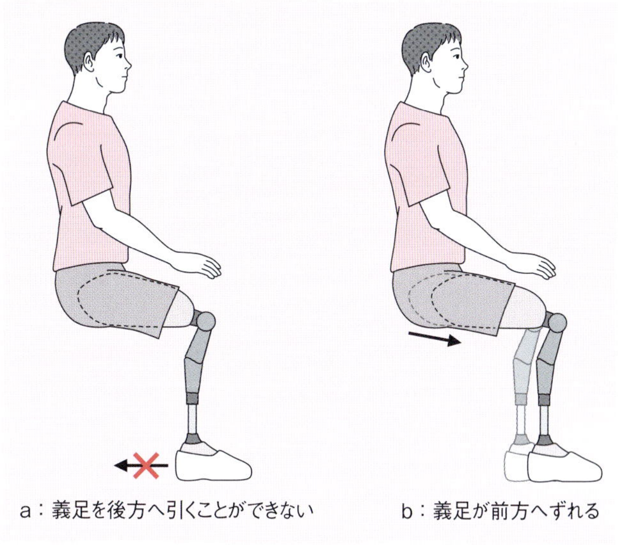

a：義足を後方へ引くことができない
b：義足が前方へずれる

図5　足継手に可動性のない大腿義足を装着した際の端座位

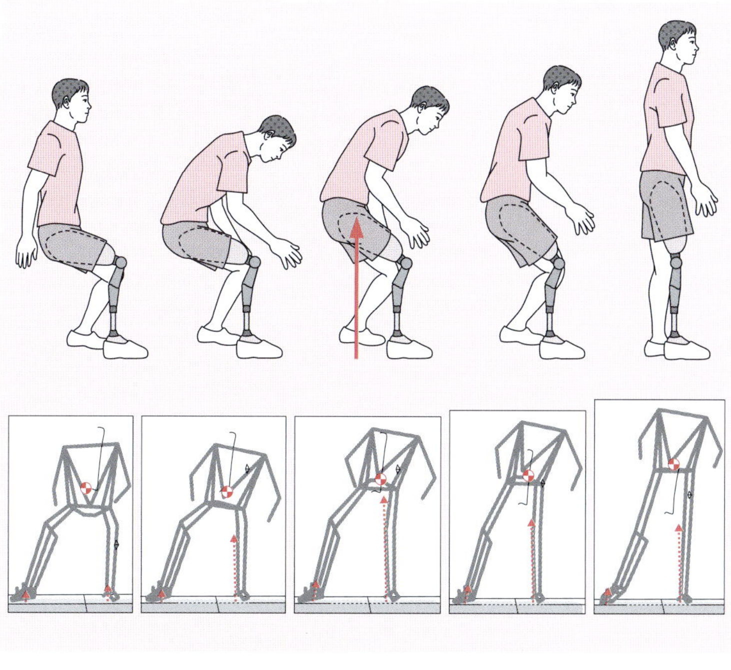

図6　端座位からの立ち上がり動作（大腿義足）

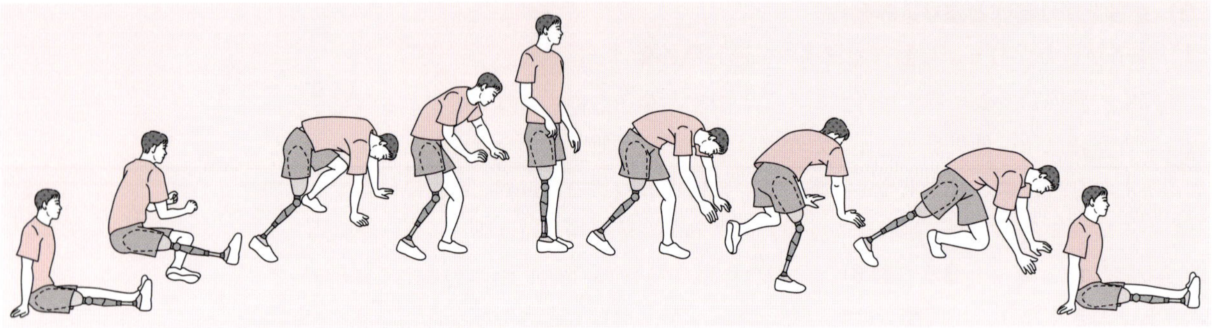

図 7　床からの立ち上がり動作と床への座り込み動作（大腿義足）

る．立ち上がり動作では，長座位から両上肢をついて横座り位となり，健側膝関節を曲げ，両上肢で上半身を支えて体幹を回旋させ，両上肢と健側下肢で力強く押し上げ，高這い位を経て義足を前に出して立位となる．座り込み動作では，立位から健側に重心を乗せ，義足を一歩後方へ引いて両上肢を床につき，腰を下ろす．特に，立ち上がる際の上肢が床から離れた後，座る際の上肢を床に着けるまでのあいだは，ほぼ健側下肢のみで身体を支えることになるため，より高い健側機能が求められる．

6. 義足使用者の応用的動作能力

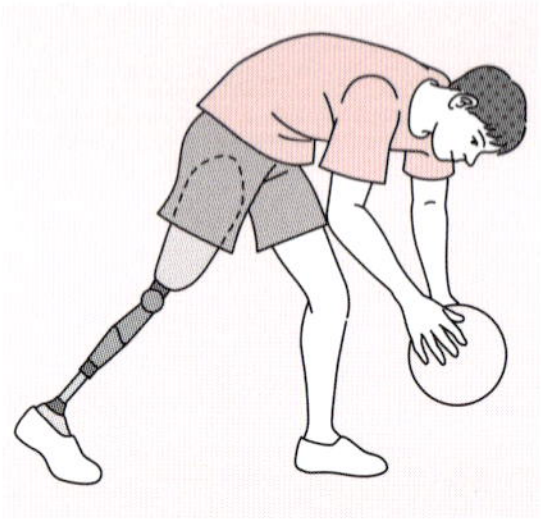

図 8　屈み込み動作（大腿義足）

屈み込み動作（leaning over）

1）屈み込み動作（図 8）

健側を前に出し，義足の膝継手を伸ばしたまま後方へ引き，健側に体重を乗せたまま股関節・膝関節を屈曲させて屈み込む．

2）またぎ動作

健側から障害物をまたぎ，前方へ踏み出す．次いで健側に体重をしっかりと移動してから義足側の股関節を屈曲することにより膝関節を屈曲させ（OKC の利用），障害物を越える（**図 9a**）．この場合，健側下肢の良好なバランス能力が必要である．また，義足を振り出す際には，膝継手を十分屈曲することが必要で，高い義足のコントロールが要求される．この方法が難しい場合は，側方からのまたぎ動作を行う．障害物の側方に横向きに立ち，健側から障害物をまたぎ，次いで義足を前方へ上げて障害物を越える（**図 9b**）．

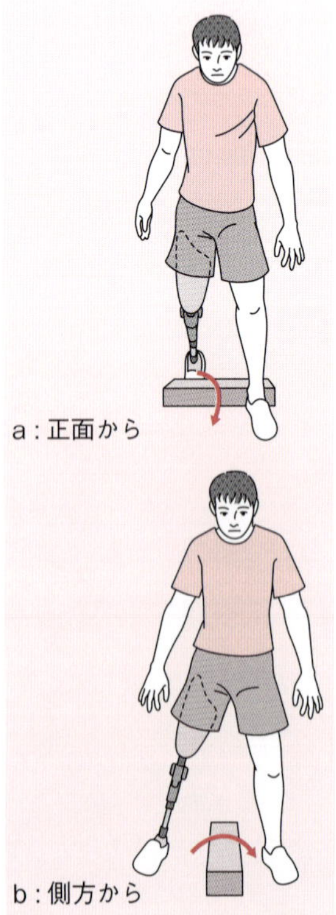

図 9　またぎ動作（大腿義足）

またぎ動作（striding）

3）坂道歩行

斜面の勾配などによって，正面からアプローチする場合と側方から行う場合に分かれる．いずれも昇るときは健側から踏み出し，降りるときは義足側から行う．正面からの場合，昇るときに義足側を前方へ出しすぎると，床反力による後方への外部モーメントがはたらき，足部の背屈制限と併せて前方への動きが強く制限される（**図 10a**）．また，降りるときは床反力によって前方への外部モーメントがはたらくため，容易に膝折れを起こしやすく不安定となる（**図 10b**）．したがって，昇降ともに短い歩幅で踏み出す必要がある．勾配が急な斜面や正面からの方法が困難な場合は，側方から行う方法が安定して安全である．このとき，健側を斜面上側，義足側を斜面下側になるようにする（**図 10c**）．

4）階段昇降

2 足 1 段の昇段では健側から踏み出し，降段時は義足側から踏み出す．また，降段時は 1 足 1 段で行うことが可能であり，その際は義足下腿部の前方への回転モーメントが制限されるため（**図 11a**），踵部をステップの縁にかけて，重心移動とともに義足の膝折れを起こしながら行う（**図 11b**）．ただし，足部の前方への回転モーメントに伴い，膝継手が急速に屈曲するため不安定になりやすく，高い義足のコントロール

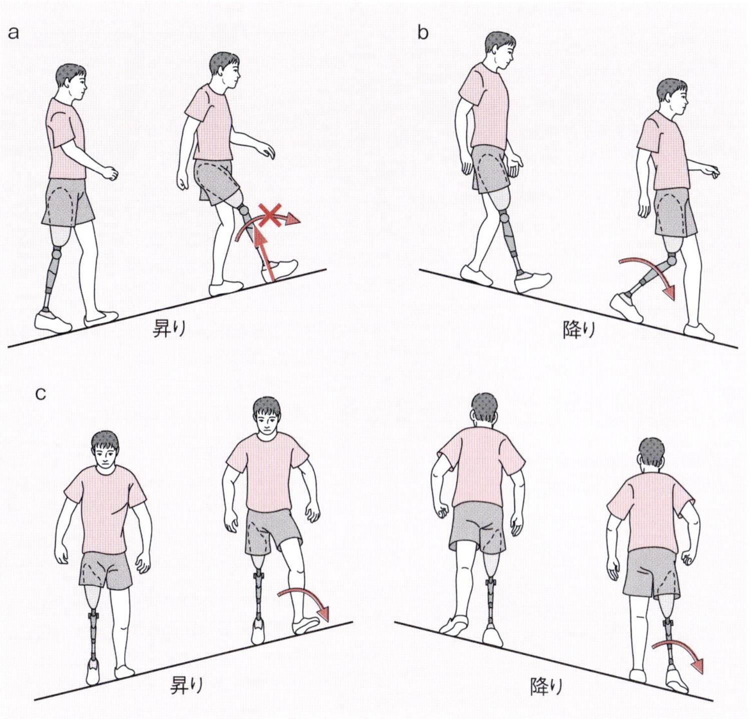

図 10　坂道歩行（大腿義足）
a：正面から昇る場合　b：正面から降りる場合　c：側方から昇り降りする場合

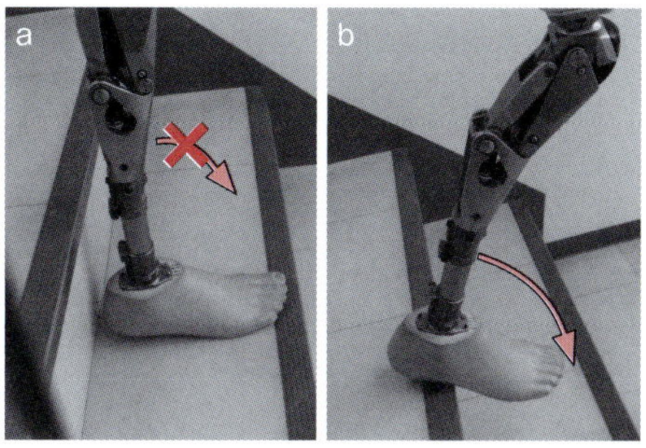

図 11　階段昇降（降段，大腿義足）
a：足部背屈が行えないため下腿の前方への動きが制限される　b：足部を階段縁にかけることで下腿の前方への回転が起こる

が要求される．イールディング機構をもつ膝継手は，この急激な膝の屈曲をコントロールすることが可能である．

7. 義足歩行時のバイオメカニクス

正常歩行は，関節をまたぐ筋の収縮（求心性，遠心性）によって運動をコントロールするが，義足歩行では，切断部より遠位の継手の動きを，切断部より近位の関節の動きによってコントロールする．効率的で有用な歩行の獲得は，義足をよりよくコントロールすることであり，断端部とソケット間での適切な力の伝達を行い，支柱と継手を介して足部を意図するところへ接地し，安全に身体を支え前方へ移動することである．大腿義足使用者の歩行分析については**歩行分析チェック表 表 8** を，下腿義足使用者の歩行分析については**歩行分析チェック表 表 9** を，それぞれ用いる．

1）大腿義足歩行時のバイオメカニクス（図 12）

（1）立脚期のバイオメカニクス

大腿切断者の場合，膝関節の屈伸筋および足関節の底背屈筋も存在しないため，膝伸筋群の遠心性収縮による膝屈曲方向への制動，膝屈筋群の遠心性収縮による膝伸展方向への制動が行えなくなる（**図 12a**）．

大腿義足歩行では初期接地から荷重応答期にかけて，床反力ベクトルは膝継手の後方を通るので，膝屈曲モーメント（外部モーメント）がはたらきやすい．このときに切断者自身の意思（随意的）によって，股関節を伸展することで CKC を利用して間接的に膝継手に伸展モーメント（内部モーメント）をはたらかせ安定させる（**図 12b**，立脚期の随意制御）．これによって床反力ベクトルは膝継手の前方へ移動し，膝継手に対して伸展モーメント（外部モーメント）がはたらき，膝継手の安定性が得られる（**図 12c**）．このことは立脚中期での膝継手の不安定を防ぎ，立脚終期で伸展モーメントは最大になる．これは前遊脚期での股関節の屈曲が起こるまで続く．前遊脚期では，股関節の屈曲により，床反力ベクトルは膝継手軸の後方へ移動し，膝の安

MEMO
イールディング（yielding）機構は，油圧抵抗に支えられながら大きな可動域の膝屈曲が可能な膝継手機構で，荷重によりゆっくり曲がり，荷重が減少しても戻らない．特に有効なのが階段や坂道を降りる動作のときで，安全に 1 足 1 段のパターンで自然な動作を行うことができる（Step up 参照）．

初期接地（イニシャルコンタクト，initial contact：IC）
荷重応答期（ローディングレスポンス，loading response：LR）

立脚中期（ミッドスタンス，mid stance：MSt）
立脚終期（ターミナルスタンス，terminal stance：TSt）
前遊脚期（プレスウィング，pre-swing：PSw）

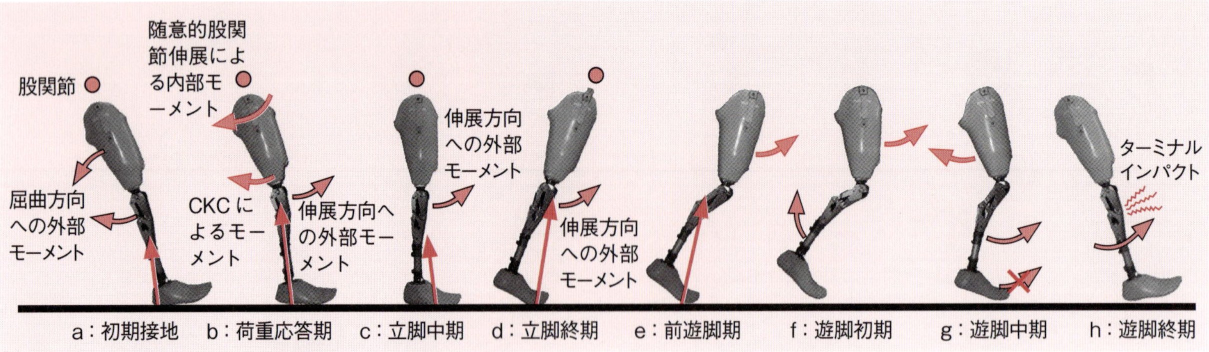

図 12　大腿義足歩行一歩行周期のバイオメカニクス

a：床反力ベクトルは瞬間的に膝継手後方を通り膝関節屈曲方向への外部モーメントを引き起こす　b：切断者の随意的制御によって股関節の伸展筋をはたらかせ，CKC を利用して膝継手を伸展する．これにより床反力ベクトルが膝継手前方を通過することになる　c：床反力ベクトルが膝継手の前方へ移動すると膝継手伸展への外部モーメントがはたらくため，膝折れが起こらなくなる　d：床反力ベクトルは膝継手の前方を通り，膝継手伸展への外部モーメントは最大になる　e：股関節の屈曲により，床反力ベクトルは膝継手軸の後方へ移動し，膝の安定性が解除される　f：OKC により，股関節の屈曲に伴い膝継手が屈曲する．このとき，膝継手が屈曲しすぎないようにブレーキをかける膝伸筋群がないため，膝継手の摩擦が少ないと踵の蹴り上げが大きくなる　g：足部の背屈が行えないため，股関節屈曲と膝継手屈曲でトゥクリアランスが保たれる　h：膝継手伸展にブレーキをかけるハムストリングスが存在しないため，膝継手の摩擦が少ないとターミナルインパクトを引き起こしてしまう

定性が解除され膝継手は屈曲しやすくなる（**図 12e**）．

また，足部では，踵部の柔らかさや継手の後方バンパーによって底屈運動を模擬することで，膝継手の安定にはたらく．

（2）遊脚期のバイオメカニクス

立脚期における場合と同様に，大腿切断者の場合，膝関節の屈伸筋および足関節の底背屈筋も存在しなくなるため，膝伸筋群の遠心性収縮による膝屈曲方向への制動，膝屈筋群の遠心性収縮による膝伸展方向への制動が行えなくなる．立脚期では CKC により股関節の伸展運動によって膝を伸展させたが，遊脚期制御では OKC により股関節の屈曲によって膝を屈曲させる．これらの屈伸筋のはたらきを代償して，遊脚初期の加速と遊脚後期の減速を行う．

遊脚初期（イニシャルスウィング，initial swing：ISw）

遊脚中期（ミッドスウィング，mid swing：MSw）

遊脚終期（ターミナルスウィング，terminal swing：TSw）

遊脚初期では OKC により，股関節の屈曲に伴い膝継手が屈曲する（**図 12f**）．このとき，勢いよく股関節を屈曲すると，膝継手が屈曲しすぎないようにブレーキをかける膝伸筋群がないため，膝継手の摩擦が少ないと膝継手の屈曲が大きくなり踵の蹴り上げが大きくなる．遊脚中期では，股関節の屈曲運動が最大に近づくにつれ，慣性力による受動的な下腿の振り出しが強まる．下腿部分は床面に対して垂直になり，このとき足部の背屈が行えないため，股関節屈曲と膝継手屈曲でトゥクリアランスを保つことになる（**図 12g**）．遊脚終期では，引き続き起こる膝継手伸展にブレーキをかける膝屈筋群が存在しないため，膝継手の摩擦が少ないとターミナルインパクトを引き起こしてしまう（**図 12h**）．

MEMO
ターミナルインパクト（terminal swing impact）
義足側遊脚終期にみられる膝継手の完全伸展時の衝撃．

2）下腿義足歩行時のバイオメカニクス

トゥブレークの位置▶『義肢学』p16

下腿義足の歩行では，ソケット初期屈曲角，初期内転角，ソケットと足部の位置関係，足部の底背屈角度，踵部・後方バンパーの硬さ，トゥブレークの位置などのアライメントにより，立脚期の膝関節のコントロールに影響を与える．

初期接地期から荷重応答期にかけては，床反力ベクトルが膝関節前方を通ると膝関節伸展モーメント（外部モーメント）が作用し，膝関節後方を通ると膝関節屈曲モーメント（外部モーメント）がはたらき，膝関節屈伸方向への安定性に関与する．また，立脚中期では，身体重心線の鉛直線と初期内転角やソケット・足部のアライメントの関係が内外側方向への動揺に作用し，さらに，前遊脚期では，トゥブレークの位置により膝関節屈伸方向への影響を受ける．

このように，床反力ベクトルによる外部モーメントによって，下腿への回転モーメントがはたらくため，これをコントロールするための機能が膝関節に要求される．

8. 義足使用者の異常歩行

義足使用者の歩行分析であるダイナミックアライメントを行う際，アライメントにおける問題が直接的に歩行に影響することが多いため，ベンチアライメント，スタティックアライメントの状態をよく把握しておくことが重要である．

歩行分析の主なポイントは，①義足の問題と切断者の問題，②立脚期，遊脚期の問題，③矢状面，前額面（水平面）の問題の3点にまとめることができる．**表2**に大腿義足歩行にみられる異常歩行とその原因を，**表3**に下腿義足使用者の各期における異常歩行とその原因を示す．

ここがポイント！
異常歩行を改善する際には，まず義足側の問題を解決させることからアプローチするとよい．

MEMO
ダイナミック（動的）アライメント（dynamic alignment）とは，歩行観察により判定するチェックアウトである．**表1**に記載したように，異常歩行の原因が義足と切断者のどちらに起因するのかを判断するため，義足歩行に不慣れな場合には判定できない項目もある．

表2 大腿義足歩行にみられる異常歩行とその原因

	異常歩行の名称と解説	異常歩行の原因（義足）	異常歩行の原因（切断者）
① 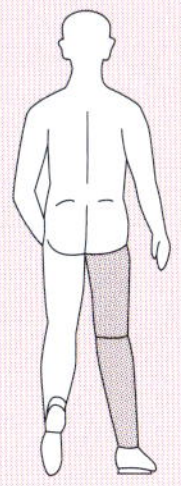	外転歩行 (abduction gait) ● 立脚・遊脚を通じ股関節外転位のまま歩行	● 義足が長すぎる ● ソケット内壁が高すぎる ● ソケット外壁不適合による不安定を代償 ● ソケット内転角が大きすぎる，または足部アウトセットで義足内倒れ	● 股関節外転拘縮 ● 内股部の疼痛 ● 股関節外転筋力低下 ● 義足歩行が不安で外転支持する
② 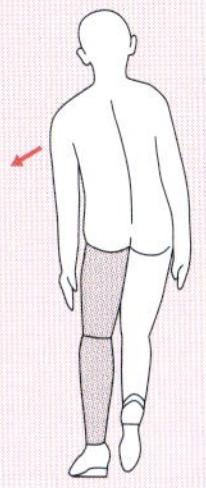	体幹の側屈 (trunk lateral bending) ● 義足側の立脚期に体幹が側屈する	● 義足が短すぎる ● ソケット外壁適合不良で支持不足 ● ソケット内壁適合不良で会陰部が痛い ● 体重負荷線が足部外側にある	● 股関節外転筋力低下 ● 股関節外転拘縮 ● 短断端 ● 断端疼痛
③ 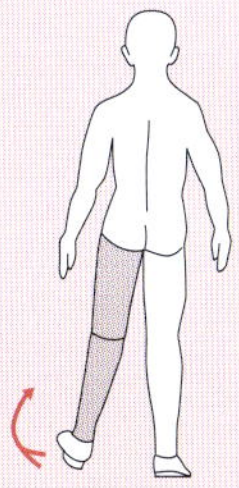	分回し歩行 (circumduction gait) ● 義足遊脚期に円の弧を描くように振る	● 義足が長すぎる ● 膝継手が固定あるいは曲がりにくい ● 懸垂が不十分で相対的に長くなっている	● 膝折れをおそれて膝屈曲できない ● 股関節外転拘縮
④ 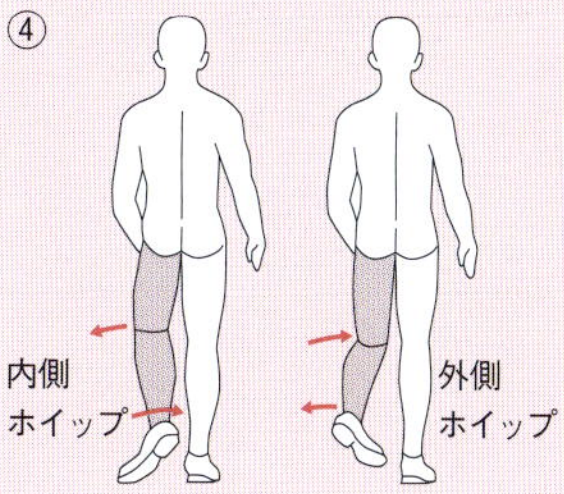	内・外側ホイップ (medial/lateral whip) ● 立脚終期から前遊脚期に踵が内・外側に動く	● 膝継手軸が進行方向に対し直角でない ● ソケット適合がゆるく回旋する ● 膝継手軸が内反または外反位	● 断端の筋力低下
⑤ 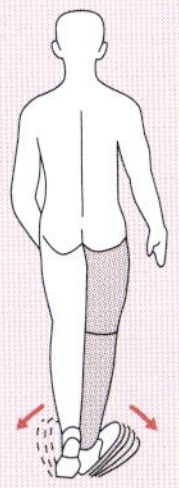	初期接地時の足部回旋 (foot rotation) ● 初期接地時に踵を中心に足部が回旋・振動する	● 後方バンパー・クッションが硬すぎる ● トゥアングルの適合不良 ● ソケットがゆるすぎる ● 内・外側ホイップがみられる	● 軟部組織量が多すぎる ● 断端の筋力低下

（次頁につづく↗）

表２　大腿義足歩行にみられる異常歩行とその原因（つづき）

	異常歩行の名称と解説	異常歩行の原因（義足）	異常歩行の原因（切断者）
⑥ 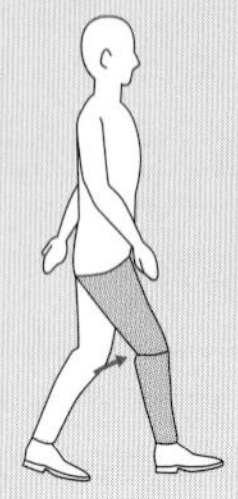	膝継手の不安定 (instability of prosthetic knee) 義足立脚期の膝折れ または膝折れ感	● ソケット初期屈曲角の不足 ● ソケットが膝継手に対し，適正位置より後ろすぎ＝膝継手後ろ下げ不足 ● 足部背屈位または靴の踵が高い ● 後方バンパー・クッションが硬すぎる	● 股関節伸展筋力不足 ● 随意制御の遅れ
⑦ 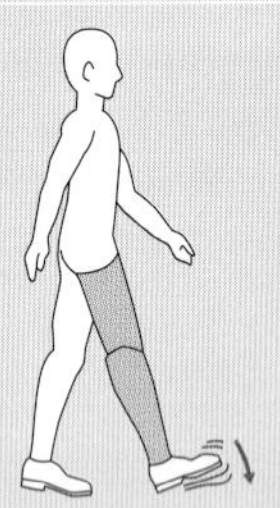	フットスラップ (foot slap) ● 初期接地直後の急速な底屈	● 後方バンパー・クッションが軟らかすぎる	
⑧ 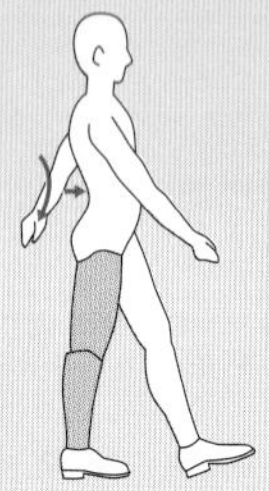	腰椎の過剰な前彎 (excessive lumbar lordosis) ● 義足立脚期で腰椎が過度に前彎する	● ソケットの初期屈曲角不足 ● 前壁の適合不良で坐骨支持不十分 ● ソケットの前後径が大きすぎる ● ソケット後壁適合不良	● 股関節屈曲拘縮 ● 股関節伸展筋力低下 ● 腹筋筋力低下
⑨ 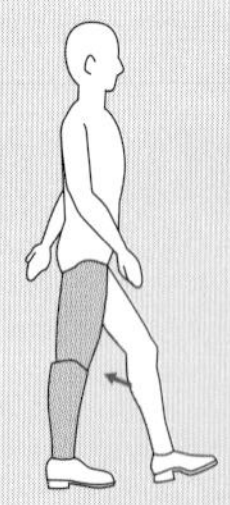	過度の膝継手安定 (excessive stability of prosthetic knee) ● 膝継手が屈曲しづらく遊脚へ円滑に移行できない	● ソケットが膝継手に対し，適正位置より前すぎ＝膝継手後ろ下げ過大 ● 足部背屈位または靴の踵が低い	
⑩ 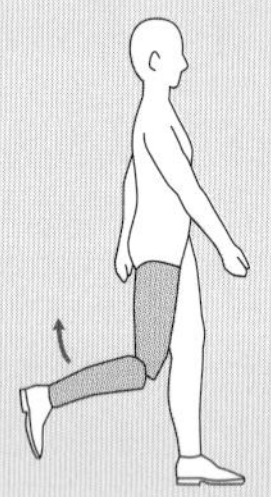	蹴り上げの不同 (uneven heel rise) ● 義足の膝が屈曲しすぎ踵が高く上がりすぎる	● 膝遊脚制御機構の不適合 ● 摩擦が不十分 ● 伸展補助バンドがないか弱い	● 膝継手伸展を意識しすぎ ● 反動をつけ義足を振り出しすぎ
⑪ 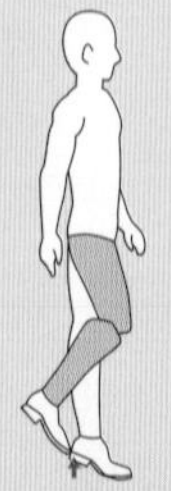	伸び上がり歩行 (vaulting gait) ● 義足遊脚期に健側下肢がつま先立ち状態	● 義足が長すぎる ● 懸垂が不十分 ● 遊脚期制御機構不適合で屈曲しづらい，または曲がりすぎのため振り出し遅れを代償 ● 固定膝使用	● 膝折れをおそれ屈曲しない ● つまずきをおそれ伸び上がる ● 不整地歩行の安全確保をしようとする
⑫ 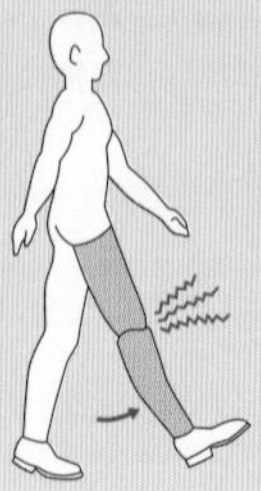	ターミナルインパクト (terminal swing impact) ● 義足遊脚期最後の膝継手の衝撃的な伸展	● 膝遊脚制御機構の不適合 ● 摩擦が不十分 ● 伸展補助バンドが強すぎる ● 初期屈曲角の不足で遊脚期の移行に反動がつく	● 膝継手伸展を意識しすぎ ● 反動をつけ義足を振り出しすぎ

表３　下腿義足歩行にみられる異常歩行とその原因

		異常歩行の名称と解説	異常歩行の原因（義足）	異常歩行の原因（切断者）
初期接地〜荷重応答期	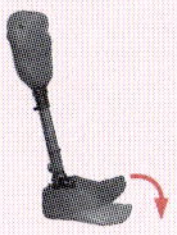	フットスラップ ● 義足側初期接地直後の急激な底屈	● 踵が柔らかい（SACH 足部） ● 後方バンパーが柔らかい（単軸足部）	● 膝関節伸展の意識が強い
	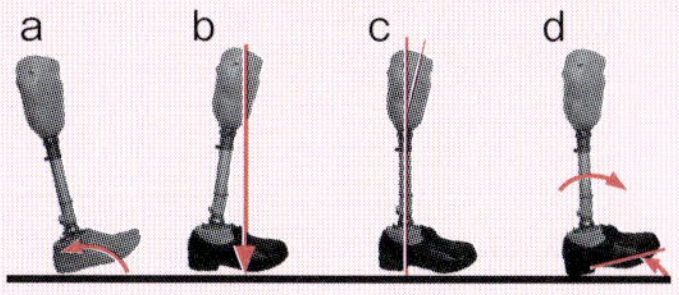	膝折れ ● 初期接地から荷重応答期にかけて膝関節が急激に屈曲し，膝折れ感がある	a：踵が硬い（SACH 足部）/後方バンパーが硬い（単軸足部） b：足部に対してソケットが前すぎる c：初期屈曲角が大きすぎる d：足部が背屈位すぎる，踵が高い	● 膝関節屈曲拘縮 ● 膝関節伸展筋力の低下
	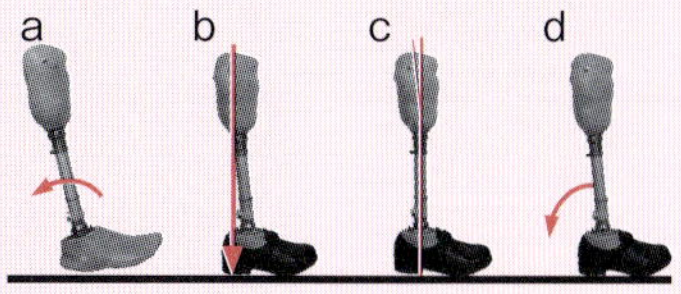	反張膝 ● 初期接地から荷重応答期にかけて膝関節が後方へ押される感じがある	a：踵が柔らかい（SACH 足部）/後方バンパーが柔らかい（単軸足部） b：足部に対してソケットが後ろすぎる c：初期屈曲角が小さすぎる d：足部が底屈位になっている	● 膝関節伸展筋力の低下 ● 断端遠位前面の圧迫感・痛み
	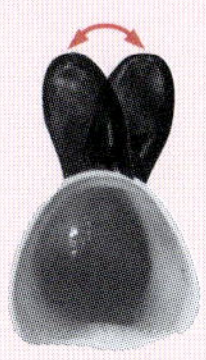	足部の回旋 ● 初期接地時に足部が内旋または外旋する	● 踵が硬い（SACH 足部） ● 後方バンパーが硬い（単軸足部） ● 足部の外旋：足部に対してソケットが内側すぎる ● 足部の内旋：足部に対してソケットが外側すぎる ● ソケットがゆるい	● 断端の萎縮 ● 軟部組織量が多い
立脚中期	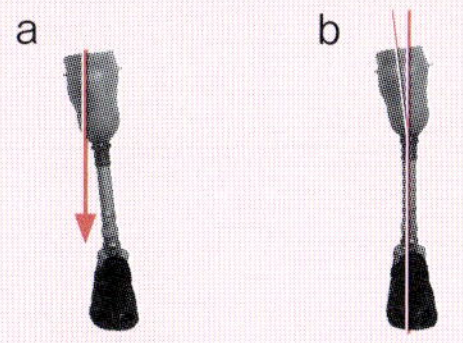	外側への動揺 ● 荷重応答期から立脚中期に義足が外側へ傾く，または足底の内側が浮く（断端の近位内側，遠位外側に圧迫感や痛みを生じる）	a：足部に対してソケットが外側すぎる b：初期内転角が小さすぎる（不足している）	● 膝関節の内反変形
	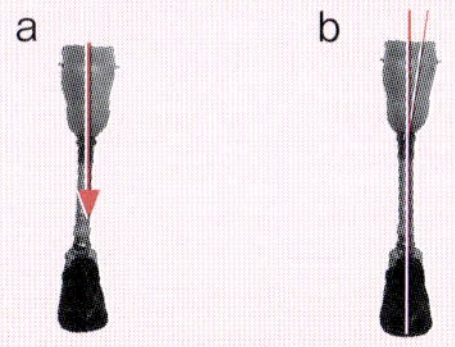	内側への動揺 ● 荷重応答期から立脚中期に義足がない側へ傾く，または足底の外側が浮く（断端の近位外側，遠位内側に圧迫感や痛みを生じる）	a：足部に対してソケットが内側すぎる b：初期内転角が大きすぎる（過大）	● 膝関節の外反変形
前遊脚期	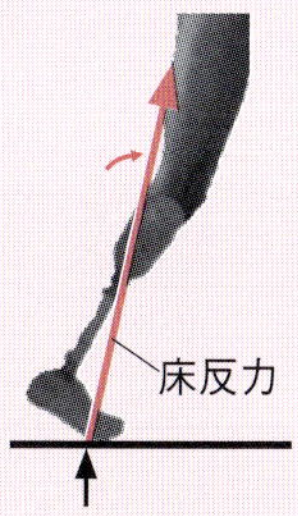	膝折れ ● 前遊脚期における膝関節の屈曲	● トゥブレークの位置が後ろすぎる	● 膝関節屈曲拘縮 ● 膝関節伸展筋力低下
	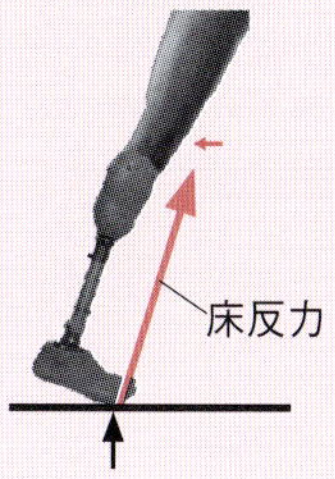	反張膝 ● 前遊脚期における膝関節の過度の安定	● トゥブレークの位置が前すぎる	● 膝関節伸展筋力低下 ● 膝関節伸展の意識が強い

（次頁につづく↗）

表３　下腿義足歩行にみられる異常歩行とその原因（つづき）

		異常歩行の名称と解説	異常歩行の原因（義足）	異常歩行の原因(切断者)
前遊脚期	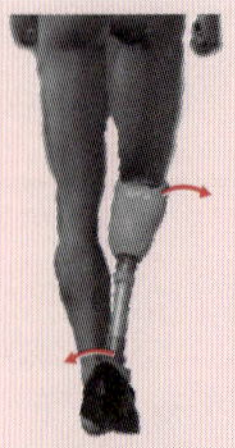	内側ホイップ ● 立脚終期から前遊脚期に踵が内側に動く	● ソケットに対して足部が外旋している ● ソケットの適合不良 ● トゥブレークが外側に向いている	● 大腿部を外側へ振り出す ● 断端の軟部組織量が多すぎる
	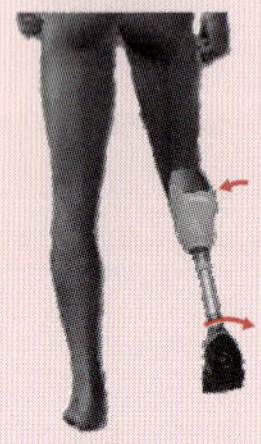	外側ホイップ ● 立脚終期から前遊脚期に踵が外側に動く	● ソケットに対して足部が内旋している ● ソケットの適合不良 ● トゥブレークが内側に向いている	● 大腿部を内側へ振り出す ● 断端の軟部組織量が多すぎる
遊脚初期	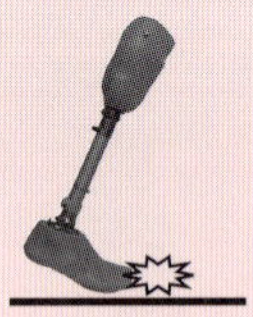	トゥクリアランスの低下 ● 遊脚初期または遊脚中期のつま先の引っかかり・引きずり	● 義足が長い ● 義足の懸垂が不十分 ● ソケットがゆるい	● 断端の萎縮
遊脚中期〜初期接地	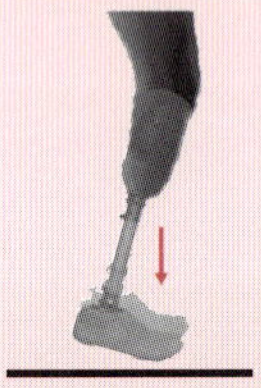	ソケット内のピストン運動 ● ソケット内における断端の上下運動	● ソケットの適合不良 ● 懸垂機能の不良	● 断端の萎縮
	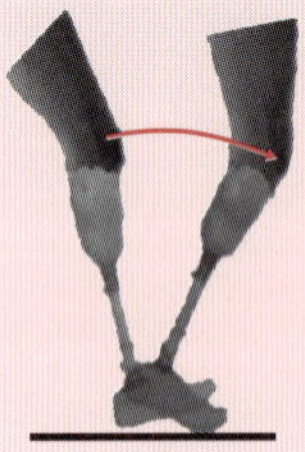	膝関節伸展不足 ● 初期接地時の膝関節屈曲	● 懸垂機能の不良	● 膝関節屈曲拘縮 ● 膝関節伸展筋力低下

参考文献

1）Götz-Neumann K．月城恵一ほか（訳）．観察による歩行分析．東京：医学書院；2005.

2）日本義肢装具学会（監）．澤村誠志（編）．義肢学，第２版．東京：医歯薬出版；2010.

3）細田多穂（編）．Q＆Aフローチャートによる下肢切断の理学療法，第３版．東京：医歯薬出版；2002.

Step up

1. 大腿義足使用者の膝継手と足部の基本的な考え方

膝継手において，最優先で考えなければならないのは立脚期の安全性である．高齢者や活動性の低い切断者ほど立脚期の安定（安全）性を重視し，活動性の高い切断者では次いで遊脚期制御を重視した継手を選択する．

健常者が片脚立位でバランスを保てるのは，足部の機能によるところが大きい．義足においても，床反力の衝撃を吸収し回転運動の軸となる足部はバランスに大きく関与する．義足足部で最も安定がよいのはSACH足部で，次いでエネルギー蓄積足部である．単軸・多軸足部は安定性が低い．

立脚期制御もバウンシング（bouncing）機構やイールディング機構を有した膝継手が開発され，これらはコンピュータによる遊脚期制御（空圧・油圧シリンダーを用いる）にも優れた機能を併せもつものが多く，歩行速度の変化に追従できる膝継手である．なお，バウンシング機構は，健常者にみられる，立脚期初期（初期接地時）における膝関節の軽度の屈曲を再現した機構である．一歩行周期中における，いわゆる二重膝作用（Lecture 14参照）の最初の膝屈曲で，立脚期の初期に膝関節を軽度屈曲させ，さらに一定の角度以上には屈曲しないため，膝折れしない．また，最近では動力を内蔵した膝継手や，外部動力を用いない階段昇降義足などの開発も進んでいる．

2. 膝継手の随意的制御トレーニング

義足使用における立脚期の随意的制御は，非常に重要な要素である．切断者には，できる限り早期からその制御方法を獲得してもらいたい．一つのトレーニング方法として，背臥位にて義足下肢を挙上し，足底から理学療法士・作業療法士が，膝継手を屈曲する方向，すなわち床反力ベクトルが膝継手後方を通る方向に力をかける．これに対して切断者は，膝継手が伸展する方向へコントロールすることを学習する（図1）．膝継手の屈伸のみならず，さまざまな方向へ模擬的に床反力をかけることで，切断者自身が意図する方向へコントロールすることを獲得させる．

3. 体験義足を経験する

理学療法士・作業療法士の養成校には，体験用の義足（図2）や三次元動作解析装置が常備されている．また，各種の膝継手や足部も備えられていることと思う．さまざまな部品を組み合わせて実際に使用してみることが，義足使用者の姿勢や動作を理解する近道だと思われる．是非，体験していただきたい（図3）．

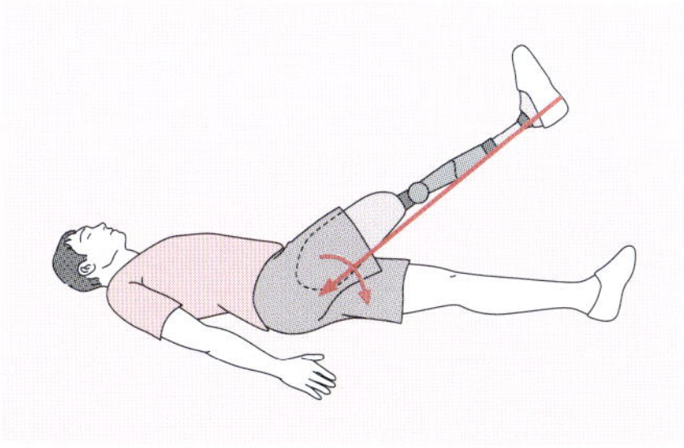

図1　床反力を制御するためのアプローチ

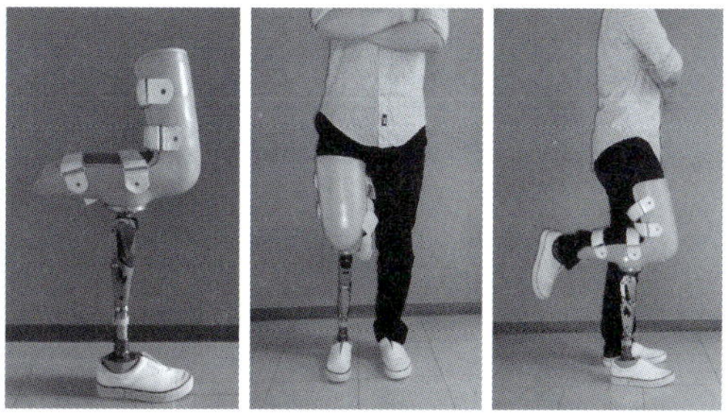

図2　体験義足

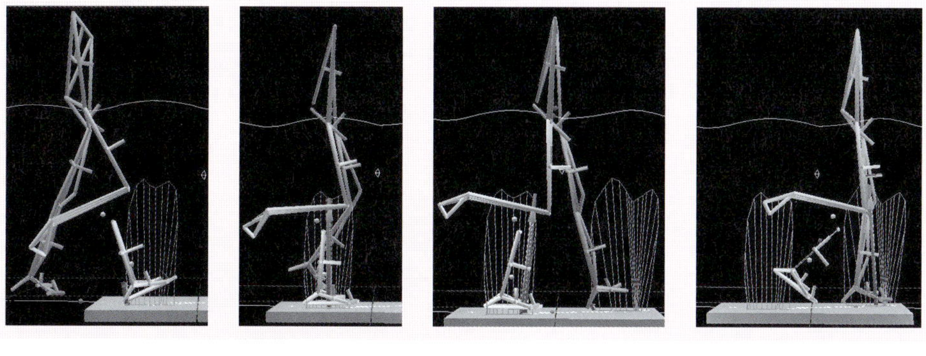

図3　体験義足歩行の三次元解析スティックピクチャー

巻末資料

巻末資料

表 1　各体節の質量（体重を 1 としたとき）

体節		体節の質量比	体節	体節の質量比	体節	体節の質量比
体幹・頭		0.578			頭部・両上肢・体幹（HAT）	0.678
一側	手	0.006	一側上肢	0.05		
	前腕	0.016				
	上腕	0.028				
	足	0.0145	一側下肢	0.161	両下肢	0.322
	下腿	0.0465				
	大腿	0.1				

（Winter DA．長野明紀ほか〈訳〉．バイオメカニクス 人体運動の力学と制御．原著第 4 版．東京：ラウンドフラット；2011．pp82-107）

表 2　各体節の質量中心の位置（各体節の長さを 1 としたときの遠位からの長さ）

体節		体節の定義 近位	体節の定義 遠位	質量中心の位置	体節	体節の定義 近位	体節の定義 遠位	質量中心の位置	体節	体節の定義 近位	体節の定義 遠位	質量中心の位置
体幹・頭		大転子	肩関節	0.34					頭部・両上肢・体幹（HAT）	大転子	肩関節	0.374
一側	手	手関節	第 2 中手指節関節	0.494	一側上肢	肩関節	尺骨茎状突起	0.47				
	前腕	肘関節	尺骨茎状突起	0.57								
	上腕	肩関節	肘関節	0.564								
	足	外果	第 2 中足骨頭	0.5	一側下肢	大転子	外果	0.553	両下肢	両大転子の中心	両外果の中心	0.553
	下腿	大腿顆	外果	0.567								
	大腿	大転子	大腿顆	0.567								

（Winter DA．長野明紀ほか〈訳〉．バイオメカニクス 人体運動の力学と制御．原著第 4 版．東京：ラウンドフラット；2011．pp82-107）

表 3　姿勢の分類と表記

1）臥位（lying）

①背臥位（supine lying）

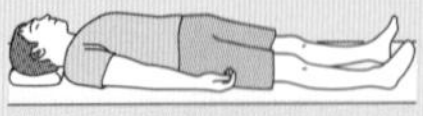

②背殿位（crook lying）

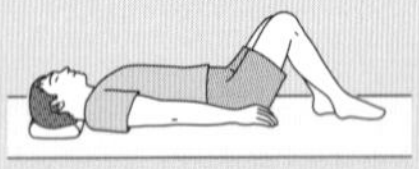

③ブリッジ（crook lying with pelvis lifted）

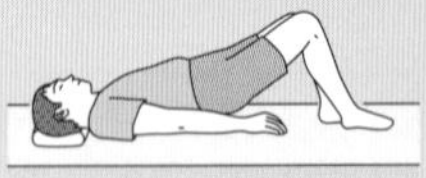

④半臥位（half lying）

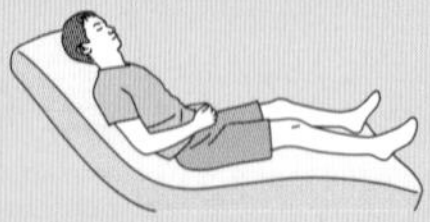

⑤半背臥位（quarter turn）

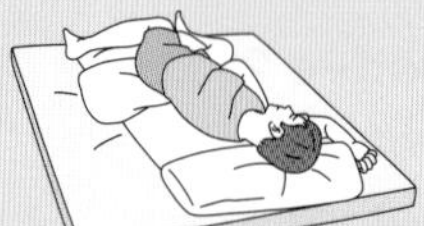

⑥半腹臥位（quarter turn）

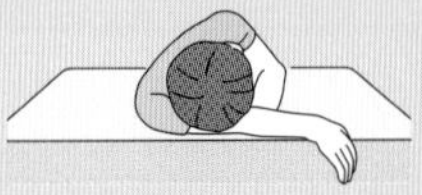

⑦腹臥位（prone lying）

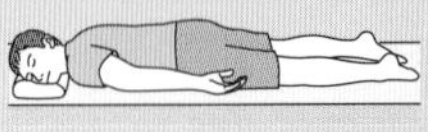

⑧側臥位（side lying）

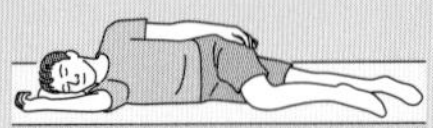

⑨肘立て腹臥位（puppy position）

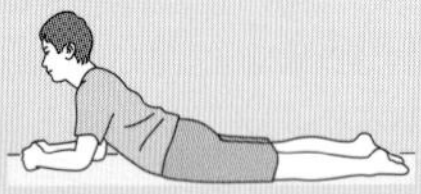

⑩腕立て腹臥位（prone lying on hands）

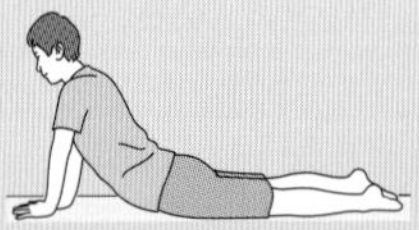

2）座位（sitting）

①端座位（sitting）

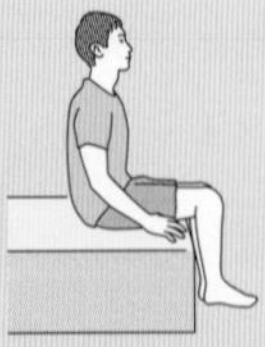

②椅子座位（背もたれなし）（sitting）

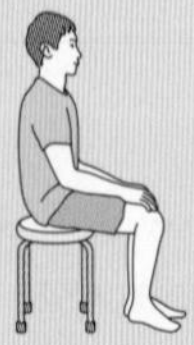

③椅子座位（背もたれあり）（sitting）

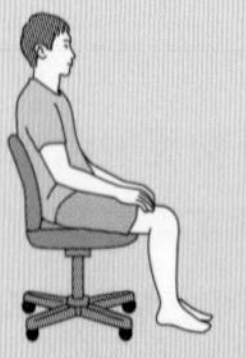

④膝立て座位（crook sitting）

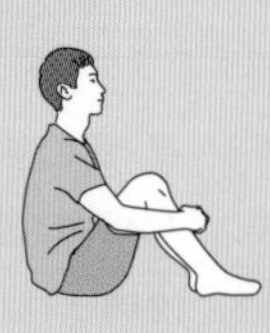

⑤長座位（long sitting）

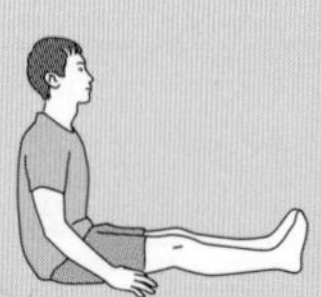

⑥横座り位（side sitting）

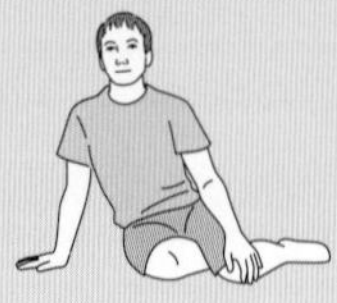

⑦リング座位（ring sitting）

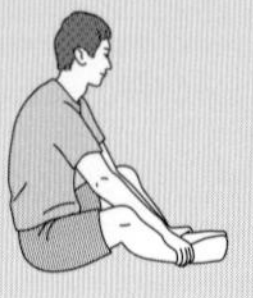

⑧あぐら座位（cross-legged sitting）

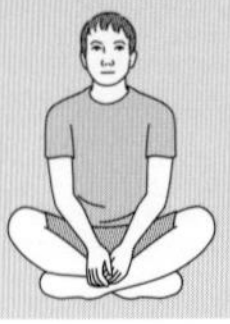

⑨正座位（kneel sitting）

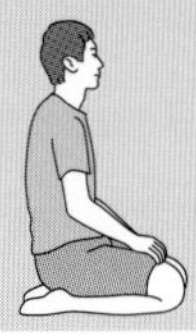

⑩割り座（W-sitting）

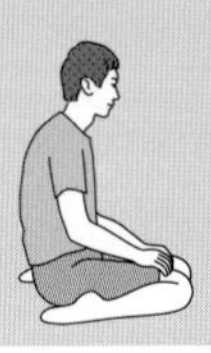

3）膝立ち位（kneeling）

①膝立ち位（kneeling）

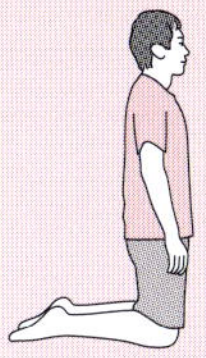

②片膝立ち位（half kneeling）

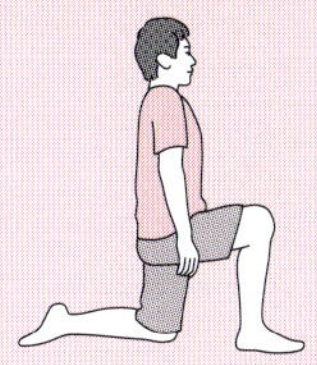

③四つ這い位（prone kneeling, all fours）

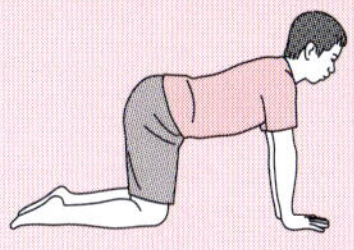

4）立位（standing）

①立位（standing）

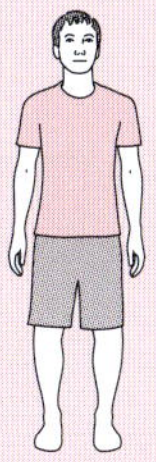

②つま先立ち位（toe-standing）

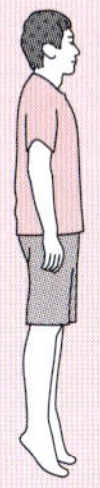

③閉脚立位，ロンベルグ肢位（close standing, Romberg position）

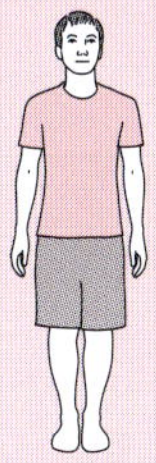

④マン肢位（Mann's position）

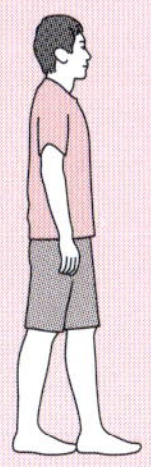

⑤片脚立位（one foot standing, half standing）

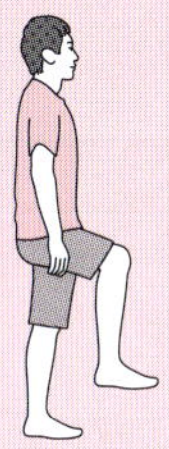

5）その他

①高這い位（plantigrade）

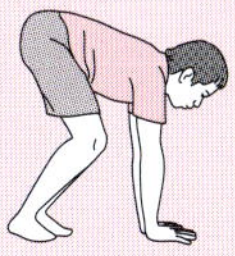

②しゃがみ位（squatting）

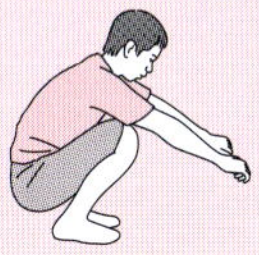

表4　健常者の歩行周期変数

	男性				女性			
年齢（歳）	人数	速度（cm/秒）	歩行率（歩/秒）	歩幅（cm）	人数	速度（cm/秒）	歩行率（歩/秒）	歩幅（cm）
10～14	12	132.3（19.6）	2.14（0.19）	61.5（3.9）	12	108.6（11.2）	1.97（0.17）	54.2（2.9）
15～19	15	135.1（13.3）	2.02（0.20）	66.0（4.8）	15	123.9（17.5）	2.09（0.18）	59.3（4.3）
20～29	15	122.7（11.1）	1.98（0.13）	61.6（3.5）	15	124.1（17.1）	2.08（0.15）	59.1（6.3）
30～39	15	131.6（15.0）	2.00（0.14）	64.9（4.6）	15	128.5（19.1）	2.13（0.17）	59.7（5.3）
40～49	15	132.8（ 9.8）	2.01（0.11）	64.7（3.7）	15	124.7（14.4）	2.16（0.16）	57.1（3.7）
50～59	15	125.2（17.7）	1.96（0.18）	63.5（6.0）	15	110.5（ 9.7）	2.03（0.13）	53.5（2.6）
60～69	15	127.7（12.4）	1.95（0.14）	65.0（3.6）	15	115.7（16.7）	2.06（0.18）	55.3（4.2）
70～79	14	118.2（15.4）	1.91（0.14）	61.5（5.1）	15	111.3（12.5）	2.03（0.14）	54.2（3.7）

（Oberg T, et al. Basic gait parameters: reference data for normal subjects, 10-79 years of age. *J Rehabil Res Dev* 1993：30（2）；210-223）

【筆者註】バークレイとウプサラで行われた10歳から79歳の健常者233人を被検者とした測定データ．かっこ内は標準偏差．

表 5　高齢者の運動機能評価における年代別参照値

	60〜69 歳	70〜79（歳）	80〜89（歳）
握力（kg）＊1)	男性：35.0 ± 7.6 女性：21.1 ± 4.4	男性：32.5 ± 5.8 女性：20.5 ± 5.6	男性：26.5 ± 5.5 女性：17.8 ± 5.2
膝伸展筋力（N）＊＊2)	男性：386.9 ± 94.3 女性：273.6 ± 80.0	男性：360.3 ± 72.6 女性：210.1 ± 45.6	男性：n/a 女性：n/a
5 回立ち座りテスト（秒）＊＊＊3)	11.4	12.6	12.7
6 分間歩行テスト（m）＊＊＊＊4)	男性：572 ± 92 女性：538 ± 92	男性：527 ± 85 女性：471 ± 75	男性：417 ± 73 女性：392 ± 85
ファンクショナルリーチテスト（cm）＊＊＊＊＊5)	男性：n/a 女性：36.85 ± 0.53	男性：n/a 女性：34.13 ± 0.54	男性：n/a 女性：n/a
Timed Up & Go test（秒）＊＊＊＊4)	男性：8 ± 2 女性：8 ± 2	男性：9 ± 2 女性：9 ± 2	男性：10 ± 1 女性：11 ± 3
普通歩行速度（m/ 秒）＊＊＊＊4)	男性：1.59 ± 0.24 女性：1.44 ± 0.25	男性：1.38 ± 0.23 女性：1.33 ± 0.22	男性：1.21 ± 0.18 女性：1.15 ± 0.21
最大歩行速度（m/ 秒）＊＊＊＊4)	男性：2.05 ± 0.31 女性：1.87 ± 0.30	男性：1.83 ± 0.44 女性：1.71 ± 0.26	男性：1.65 ± 0.24 女性：1.59 ± 0.28

*：60〜69 歳（男性 n = 20，女性 n = 35），70〜79 歳（男性 n = 39，女性 n = 44），80〜89 歳（男性 n = 21，女性 n = 17）．測定値は利き手側の値を示す．

**：60〜69 歳（男性 n = 18，女性 n = 18），70〜79 歳（男性 n = 22，女性 n = 20）．測定値は利き足側の値を示す．

***：60〜69 歳（n = 4,184），70〜79 歳（n = 8,450），80〜89 歳（n = 344）．

****：60〜69 歳（男性 n = 15，女性 n = 22），70〜79 歳（男性 n = 14，女性 n = 22），80〜89 歳（男性 n = 8，女性 n = 15）．

*****：60〜69 歳（女性 n = 90），70〜79 歳（女性 n = 91）．

（Wang CY. Hand dominance and grip strength of older Asian adults. *Percept Mot Skills* 2010；110（3）：897-900[1)]，Bohannon RW. Reference values for extremity muscle strength obtained by hand-held dynamometry from adults aged 20 to 79 years. *Arch Phys Med Rehabil* 1997；78（1）：26-32[2)]，Bohannon RW. Reference values for the five-repetition sit-to-stand test：a descriptive meta-analysis of data from elders. *Percept Mot Skills* 2006；103（1）：215-222[3)]，Steffen TM, et al. Age- and gender-related test performance in community-dwelling elderly people：six-minute walk test, Berg balance scale, timed up & go test, and gait speeds. *Phys Ther* 2002；82（2）：128-137[4)]，Isles RC, et al. Normal values of balance tests in women aged 20-80. *J Am Geriatr Soc* 2004；52（8）：1367-1372[5)]）

表 6　Modified Gait Abnormality Rating Scale（GARS-M）原版と GARS-M 日本語版

GARS-M 原版	GARS-M 日本語版
1　Variability — a measure of inconsistency and arrhythmicity of stepping and/or arm movement	1　変動性：足の運びや腕振りの一貫性のなさや不調和の程度
0 = fluid and predictably paced limb movements	0 =手足の動きが流れるようにスムーズでかつ規則的なペースである
1 = occasional interruptions（changes in speed）approximately 25% of the time	1 =乱れ（速度変化）がときどきあり，それが全時間の 25%程度
2 = unpredictability of rhythm approximately 25%-75% of the time	2 =リズムの不規則が全時間の 25%〜75%程度
3 = random timing of limb movements	3 =手足の動くタイミングが無秩序
2　Guardendness — hesistancy, slowness, diminished propulsion, and lack of commitment in stepping and arm swing	2　勢いのなさ：動作緩慢，速度の低下，推進力の減少，足の運びや腕振りの弱々しさ
0 = good forward momentum and lack of apprehension in populsion	0 =前進する勢いが良好で，速度への不安が感じられない
1 = center of gravity of head, arms and trunk（HAT）projects only slightly in front of push-off, but still good arm-leg coordination	1 =頭部・上肢・体幹（Head, Arms, Trunk：HAT）の重心が踏切位置のわずか前方に出ているだけだが，上下肢の協調性は良好
2 = HAT held over anterior aspect of foot and some moderate loss of smooth reciprocation	2 = HAT の重心が前足部にとどまり，滑らかな反復運動が中等度に阻害される
3 = HAT held over rear aspect of stancephase foot and great tentativeness in stepping	3 = HAT の重心が立脚足の後方部にとどまり，おずおずと足を運ぶ

3　Staggering — sudden and unexpected laterally directed partial losses of balance	3　よろめき：突然で予測できない側方へのバランスのくずれ
0 = no losses of balance to side	0＝側方へのバランスのくずれがない
1 = a single lurch to side	1＝側方へのよろめきが1回
2 = two lurches to side	2＝側方へのよろめきが2回
3 = three or more lurches to side	3＝側方へのよろめきが3回以上
4　Foot contact — the degree to which heel strikes the ground before the forefoot	4　足の接地：前足部より先に踵が接地する度合い
0 = very obvious angle of impact of heel on ground	0＝踵が明確な角度をもって接地する
1 = barely visible contact of heel before forefoot	1＝前足部よりかろうじて先に踵が接地する
2 = entire foot lands flat on ground	2＝前足部と踵が同時に接地する
3 = anterior aspect of foot strikes ground before heel	3＝前足部が踵より先に接地する
5　Hip ROM — the degree of loss of hip range of motion seen during a gait cycle	5　股関節の運動範囲：歩行周期にみられる股関節の運動範囲減少の程度
0 = obvious angulation of thigh backward during double support（10°）	0＝両脚支持期に，大腿部が後方に角度を有するのが顕著に見られる（後方角度10°）
1 = just barely visible angulation backward from vertical	1＝大腿部が垂直線よりも後方にかろうじて角度を有するのが観察できる
2 = thigh in line with vertical projection from ground	2＝大腿部は地面との垂直線上にとどまる
3 = thigh angled forward from vertical at maximum posterior excursion	3＝最大伸展位にあっても大腿部は垂直より前方に位置している
6　Shoulder extension — a measure of the decrease of shoulder range of motion	6　腕ふりの後方化：肩の運動範囲減少の程度
0 = clearly seen movement of upper arm anterior（15°）and posterior（20°）to vertical axis of trunk	0＝垂直軸に対して上腕の屈曲運動（15°）および伸展運動（20°）が明確に見られる
1 = shoulder flexes slightly anterior to vertical axis	1＝肩は垂直軸のわずか前方まで屈曲する
2 = shoulder comes only to vertical axis or slightly posterior to it during flexion	2＝肩は垂直軸かその少し後方までしか屈曲しない
3 = shoulder stays well behind vertical axis during entire excursion	3＝肩は全偏位を通して垂直軸のかなり後方に位置している
7　Arm-heel-strike synchrony — the extent to which the contralateral movements of an arm and leg are out of phase	7　腕ふりと踵接地の同調性：腕と脚の対側性運動に関する位相のずれ具合
0 = good temporal conjunction of arm and contralateral leg at apex of shoulder and hip excursions all of the time	0＝肩と股関節の最大偏位時における腕と反対側の足の時間的連結が常時良好
1 = arm and leg slightly out of phase 25% of the time	1＝腕と脚の位相のずれが軽度にみられ，頻度は全体の25%程度
2 = arm and leg moderately out of phase 25%-50% of the time	2＝腕と脚の位相のずれが中等度にみられ，頻度は全体の25～50%程度
3 = little or no temporal coherence of arm and leg	3＝腕と脚の時間的まとまりはほとんどないか，皆無

（VanSwearingen JM, et al. The modified Gait Abnormality Rating Scale for recognizing the risk of recurrent falls in community-dwelling elderly adults. *Phys Ther* 1996；76（9）：994-1002／小林まり子ほか．地域高齢者における動画観察による歩行異常性尺度の評価者間信頼性．理学療法学 2012：39（7）：397-403）

表7 脊髄損傷のザンコリー分類と筋肉の神経髄節支配

a：ザンコリー分類

ザンコリー分類	髄節	区分
	C₁〜C₂	
	C₃	
	C₄	
腕橈骨筋は作用しない	C₅	A
腕橈骨筋は作用する	C₅	B
手関節伸展筋は弱い	C₆（手関節伸展筋は強い）	A
円回内筋，橈側手根屈筋は作用しない	C₆	B-1
円回内筋は作用し橈側手根屈筋は作用しない	C₆	B-2
上記2筋と上腕三頭筋は作用する	C₆	B-3
尺側の手指は完全に伸展可能だが橈側の手指と母指は伸展不能	C₇	A
尺側橈側手指は完全伸展可能だが母指の伸展は弱い	C₇	B
尺側手指は伸展可能だが橈側と母指は不可	C₈	A
手指の屈曲は完全母指は弱い	C₈	B
	T₁	

b：筋肉の神経髄節支配

- C₃〜C₄：頸部伸展筋，肩・肩甲帯，上腕・前腕・手指
- C₅〜T₁：大胸筋・広背筋（※）
- C₆：腕橈骨筋，回外筋，長橈側手根伸筋，短橈側手根伸筋，円回内筋
- C₇：広背筋，上腕三頭筋，橈側手根屈筋，小胸筋，尺側手根伸筋，総指伸筋，示指伸筋，小指伸筋
- C₈：方形回内筋，大胸筋下部線維，深指屈筋，長母指屈筋，尺側手根屈筋，虫様筋，浅指屈筋，母指屈筋
- T₁：母指内転筋，骨間筋，小指球筋

下肢：
- L₂〜L₃：大腿四頭筋，薄筋，外閉鎖筋
- L₄：前脛骨筋，長母趾伸筋，後脛骨筋，大腿筋膜張筋，中殿筋，小殿筋，大腿方形筋，大腿短筋，上下双子筋，内閉鎖筋，第一虫様筋，大殿筋，半腱膜様筋，大腿二頭筋，長趾屈筋，短趾屈筋，梨状筋
- L₅〜S₁：長趾伸筋，下腿三頭筋
- S₂：短母趾屈筋，第二三四虫様筋
- S₄：肛門括約筋

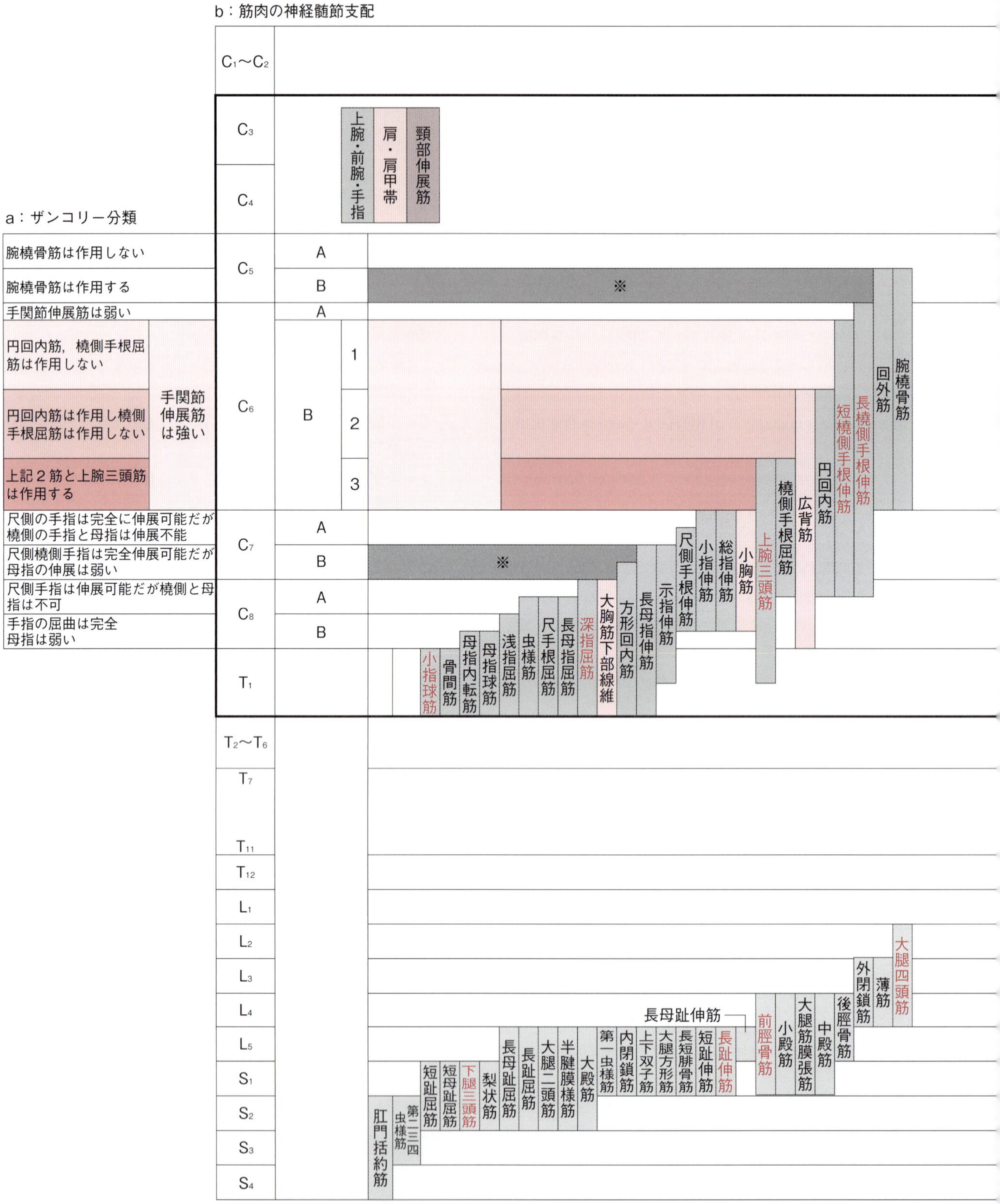

（b：太線内は大橋の文献〔大橋正洋．頸髄損傷の機能・能力障害とADL．OTジャーナル 1996；30（9）：705-711〕より引用，筆者が改変，広背筋の神経支配は大橋による）

【筆者註①】大胸筋・広背筋は，二次的に体幹に起始を移したが，本来固有上肢筋である．
【筆者註②】※C₅B以下で，寝返り動作，起き上がり動作，車椅子駆動，ベッドの前後方向移動が可能であり，C₇B以下で，排泄などほぼすべてのADLを再獲得できる．しかし，より高位の損傷であっても少しでもADL動作を行えるよう，自助具などの工夫をはじめ，理学療法士・作業療法士が連携して取り組む必要がある．

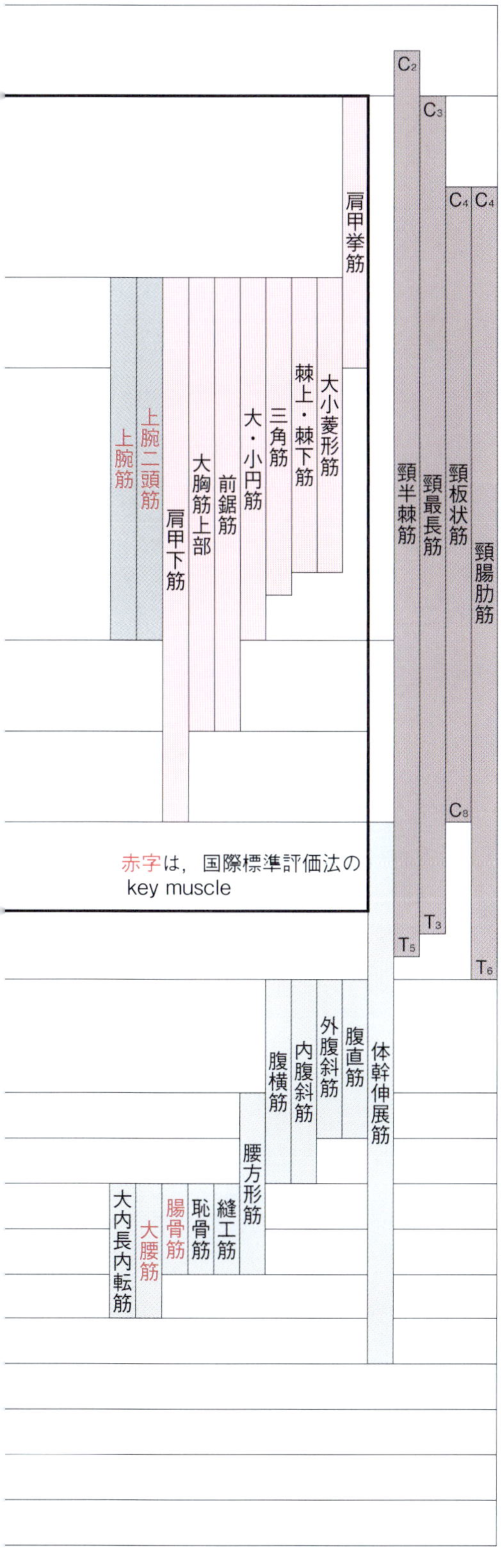

c：残存機能別の最終獲得機能一覧

C_1～C_3	自発呼吸が不可能，要人工呼吸器 舌，頭部ポインター，ストロー型の呼気スイッチによる環境制御装置・電動車椅子の操作 人工呼吸器を電動車椅子に搭載して外出も可能
C_4	横隔膜（横隔神経 C_3 ～ C_6 支配）の機能が残存，人工呼吸器の管理から離脱可能 頭頸部肩甲帯を用いて電動車椅子の操作（顎または頭部の運動を利用） スプリングバランサーや BFO（ball-bearing feeder orthosis）を用い，食事などの机上動作が一部可能
C_5	前腕の遠位部をハンドリムに押しつけ，屋内平地車椅子の駆動可能 自助具を用いて机上動作可能，寝返り，起き上がり，移乗動作は要介助
C_6A	一部の例でベッド柵を利用しての寝返り，起き上がり動作可能だが，多くは要介助
C_6B_1	ベッド上寝返り，起き上がりが自立．ベッド・車椅子間の移乗動作も約 70％の例で自立 条件の整った平面トイレの使用が約半数で自立 一部の条件の良い例では自動車運転まで可能 一般的にはベッド・車椅子間の移乗動作の獲得までが可能
C_6B_2	寝返り・起き上がりは支持物なしで可能．ベッド・車椅子間の移乗動作自立 トイレとの移乗動作も 8 割を超える例で可能 自動車への移乗・車椅子の積み込み動作も 60％以上で可能 一般的には ADL 自立の上限
C_6B_3	上肢の支持性が高まり移乗動作はさらに容易となる 自動車への移乗，車椅子の積み込みともに 60％以上が自立 床から車椅子への移乗動作を獲得する例が約 20％存在する
C_7～T_1	移乗動作は側方アプローチが可能 床から車椅子への移乗は C_8A までは 20 ～ 40％，C_8B で 80％の達成率 車椅子を用いた生活における起居・移動・移乗動作は完全に自立
T_2～L_2	明らかな阻害因子がないかぎり，車椅子を用いた ADL はすべて自立 交互型歩行装具を用いて，交互歩行が可能だが，練習手段のレベルで実用性はない
L_3～L_4	左右のうち一側でもこのレベルで，膝伸展が実用的となり，短下肢装具と両クラッチを用いての２点，大振り歩行が可能となり，生活の一部での実用的な移動手段としての歩行能力が備わる
L_5 以下	簡単なプラスチック製短下肢装具，クラッチを使用して，長距離の移動を除けば車椅子を必要としない歩行能力が獲得される

(c：水上昌文．脊髄損傷．居村茂幸〈編〉．筋骨格障害系理学療法学．東京：医歯薬出版；2006. p143)

表８　パーキンソニズムの分類

特発性パーキンソニズム	パーキンソン病，若年性パーキンソニズム
症候性パーキンソニズム 原因が明確で，別の疾患により二次的にパーキンソニズムを生じた状態	脳血管性パーキンソニズム，薬剤性パーキンソニズム，中毒性パーキンソニズム，その他（脳腫瘍・正常圧水頭症・頭部外傷による）
連合性パーキンソニズム パーキンソン病以外の変性疾患におけるパーキンソニズム	びまん性レビー小体病，線条体黒質変性症，進行性核上性麻痺，オリーブ橋小脳萎縮症，シャイ・ドレーガー症候群，大脳皮質基底核変性症，パーキンソン認知症複合，アルツハイマー病，クロイツフェルト・ヤコブ病など

表９　パーキンソン病と脳血管性パーキンソニズムの特徴

	パーキンソン病	脳血管性パーキンソニズム
発症	緩徐 振戦で発症することが多い	緩徐または急性 歩行障害で発症することが多い
進行	緩徐進行性	停止または階段状に増悪
振戦	安静時振戦	なし，または姿勢時振戦
筋固縮*	歯車様	鉛管様
無動	進行に伴い全身へ	下半身でやや強い
姿勢**	前屈姿勢	前屈姿勢の程度は少ない 直立姿勢に近い
歩行**	突進現象・すくみ足は目立つ 小刻み（歩隔狭小）	突進現象・すくみ足は少ない 小刻み（歩隔拡大）またはすり足
錐体路徴候	なし	認めることがある
感情失禁	なし	認めることがある
生活習慣病の危険因子（高血圧など）	少ない	多い
抗パーキンソン病薬の効果	良好	不良

*進行性核上性麻痺では四肢に比べ，頸部・体幹の体軸性固縮が顕著となる．

**脳血管性パーキンソニズムや正常圧水頭症によるパーキンソニズムでは，パーキンソン病に比べて，前屈姿勢の程度が少なく，直立姿勢に近い．歩隔はやや広めの小刻み歩行を呈する（柳澤信夫．パーキンソン病の病態．理学療法 2008；25（11）：1499-1508）．

（高橋裕秀ほか．パーキンソニズムを呈する疾患の診断と治療 脳血管性パーキンソニズム．日内会誌 2003；92（8）：147 を一部改変）

表１０　パーキンソン病のホーン・ヤールの重症度分類

Stage Ⅰ	一側性の障害で機能障害は軽微またはなし
Stage Ⅱ	両側性の障害はあるが，姿勢保持障害はない．日常生活や仕事では多少の不自由さはあるが，行いうる
Stage Ⅲ	姿勢反射障害がみられる．活動はある程度制限されるが，職種によっては仕事も可能．機能障害は軽度または中等度であるが，一人で生活が可能
Stage Ⅳ	機能障害は重度．かろうじて介助なしで立ち上がり動作・歩行は可能．日常生活は高度に障害され，介助を要する
Stage Ⅴ	立ち上がり不能．介助がない限り，寝たきり，または車椅子の生活を余儀なくされる

表 11　パーキンソン病の症状と修正版ホーン・ヤールの重症度分類との関連

	Ⅰ度				Ⅱ度		Ⅲ度
生活機能障害度	日常生活，通院にほとんど介助を要しない				日常生活，通院に部分介助を要する		日常生活に全面的な介助を要し，独力では歩行，起立不能
修正版ホーン・ヤール重症度分類	Stage 1	Stage 1.5	Stage 2	Stage 2.5	Stage 3	Stage 4	Stage 5
	一側の障害のみ．機能障害は軽微またはなし	一側の障害に体幹障害が加わる	両側の障害だが，体のバランス障害は伴わない	両側の障害に，自分で立ち直れる程度の突進現象が加わる	姿勢反射障害がみられる．立ち上がるときや歩行時に向きを変える際バランスを崩しやすい．身体的にはほとんど独立した生活を遂行できる	症状が進行し，機能障害は高度．かろうじて介助なしで起立，歩行することはできるが，日常生活は高度に障害される	介助がない限り寝たきり，または車椅子の生活を余儀なくされる
四大徴候	安静時振戦 筋固縮 無動・寡動・動作緩慢 姿勢反射障害						
自覚症状の例	手足のふるえ 歩くのが遅い しっかり歩けない 動作が遅い 歩くときの腕振りが少ない 手先を動かしにくい しゃべりにくい				転倒しやすい 姿勢が前傾になる 字を書くと小さくなる 声が小さい	歩くと止まらなくなる 飲み込みにくい だんだん早口になる 便秘 立ちくらみ よだれが出る	立てない 歩けない 関節の動く範囲が狭い

（生駒一憲ほか．診断基準および機能評価尺度．「脳の科学」編集委員会〈編〉．パーキンソン病のすべて 脳の科学第 26 巻増刊号．東京：星和書店；2004．p77）

表 12　パーキンソン病の無動および姿勢反射障害の代表的症状

主要症候	代表的症状
無動	運動開始の遅延・困難，運動の緩徐化および切り換え困難，変換運動障害，反復運動による易疲労性，すくみ現象（すくみ足/すくみ手/すくみ言語），小歩症，小刻み歩行，小声症，小字症，巧緻運動障害，仮面様顔貌，まばたき減少，開眼失行，二重課題遂行の困難性，歩行中における腕振りの低下
姿勢反射障害	前屈姿勢，突進現象（前方/後方），彫像現象，加速歩行，立ち直り反応低下，体軸内回旋低下（方向転換/寝返り），抗重力姿勢維持の困難性

【注】体軸内回旋低下・巧緻運動障害は筋固縮と，変換運動障害・すくみ足・加速歩行・小字症はリズム形成障害とも関連する．

表 13　パーキンソン病の症状変動に関する用語

on	L-ドパの効果が発現し，症状がコントロールされている状態
off	L-ドパの効果がなくなった状態
wearing off 現象	L-ドパの投与後，効果の持続時間が短縮する現象．血中濃度に依存し，1 日のなかで on と off が混在する．患者は薬が切れるのを自覚する
on-off 現象	L-ドパの服用のタイミングや血中濃度とは無関係に，突然症状が悪化したり，改善したりする現象
no-on 現象	L-ドパを服用しても効果が得られない状態
delayed-on 現象	L-ドパの効果発現に時間を要する状態

巻末資料

参考資料　本書で使用された計測値に関する単位と定義：国際単位系（SI）と組立単位

SI とは，「国際単位系」を意味するフランス語 Le Système International d'Unités の頭文字からの略称で，国際的に定められた単位系である．学術論文などではこの SI 単位を用いて表記する必要がある．

なお，SI には 7 つの基本単位があり，それに対応する基本量は長さ，質量，時間，電流，熱力学温度，物質量，光度である．本書では長さ，質量，時間のみを扱ったため，**表 a** として物理量（基本量）と基本単位およびそれらの記号を掲載する．また，すべての物理量は，基本（物理）量を組み合わせた組立量として記述できる．そして，組立量は，基本単位の積で定義される組立単位を単位として計量される．本書で使用した組立量，組立単位を**表 b** にまとめる．

記号は慣習的に用いられており，必ずしも欧文表記の頭文字と一致するわけではない．

表 a　基本（物理）量と SI 基本単位との関係

基本量	記号	SI 基本単位	
		名称	記号
長さ	l，x，r など	メートル	m
質量	m	キログラム	kg
時間	t	秒	s

表 b　組立単位

組立量	記号	組立単位	
		名称	記号
速さ，速度	v	メートル毎秒	m/秒
加速度	a	メートル毎秒毎秒	m/秒^2
重力加速度	g		
角速度	ω		rad/秒
角度変位（平面角）	θ	ラジアン	rad
力	F	ニュートン	N
重量	G		
慣性モーメント	I		kg･m^2
運動量	p		kg･m/秒
角運動量	L		kg･m^2/秒
力のモーメント	M		N･m
仕事	W	ジュール	J
力学的エネルギー	E		
ポテンシャルエネルギー	V		
運動エネルギー	T		

■参考文献

1) 産業技術総合研究所 計量標準総合センター（訳・監修）．国際文書第 8 版（2006）国際単位系（SI）日本語版．https://www.nmij.jp/library/units/si/R8/SI8J.pdf

2) Winter DA．長野明紀ほか（訳）．バイオメカニクス 人体運動の力学と制御，原著第 4 版．東京：ラウンドフラット；2011．pp359-362．

歩行分析チェック表

歩行分析チェック表

表 1　O.G.I.G —歩行分析シート

患者名＿＿＿＿＿＿＿＿　使用補装具＿＿＿＿＿＿＿＿　年月日＿＿＿＿＿＿＿＿

診断名＿＿＿＿＿＿＿＿＿＿＿＿＿＿＿＿＿＿＿＿＿＿＿＿

主要な問題＿＿＿＿＿＿＿＿＿＿＿＿＿＿＿＿＿＿＿＿＿＿

望ましい対策＿＿＿＿＿＿＿＿＿＿＿＿＿＿＿＿＿＿＿＿＿

検査場所＿＿＿＿＿＿＿＿＿＿＿＿　理学療法士＿＿＿＿＿＿＿＿＿＿

○左患側　　　　　　　　　　　　　　　　　　　　　右患側○

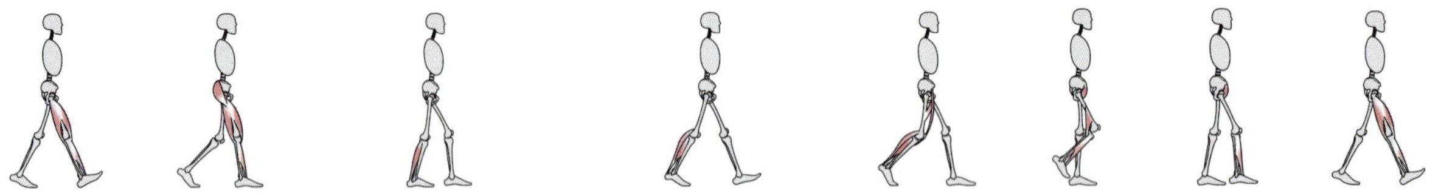

荷重の受け継ぎ		単脚支持期		遊脚期			
IC	LR	MSt	TSt	PSw	ISw	MSw	TSw
踵接地 ○あり ○なし		適切な背屈 ○あり ○なし			適切な背屈 ○あり ○なし		
	適切な底屈 ○あり ○なし	踵離れのタイミング ○早すぎ　○適切　○遅れ 骨盤の安定 ○あり ○なし					
適切な膝屈曲 ○あり ○なし		適切な膝伸展 ○あり ○なし		適切な膝屈曲 ○あり ○なし		適切な膝伸展 ○あり ○なし	
		股関節伸展 ○あり ○なし		適切な股屈曲 ○あり ○なし			
ヒールロッカー ○不足 ○過多 ○正常		アンクルロッカー ○不足 ○過多 ○正常	フォアフットロッカー ○不足 ○過多 ○正常	フットクリアランス ○あり ○なし			

代償運動

○骨盤のもち上げ
○パーストリトラクト
○分廻し
○反対側の伸び上がり
○体幹の前傾
○デュシェンヌ
○トレンデレンブルク

○その他＿＿＿＿＿＿＿＿＿＿

腕の振り＿＿＿＿＿＿＿＿＿＿

頭部位置＿＿＿＿＿＿＿＿＿＿

階段

上り	下り
○可能	○可能
○不可能	○不可能
○痛み	○痛み

二重課題　○可能　○不可能

二重課題条件付き　○可能　○不可能

足関節

○ローヒール　low heel（底屈位での踵接地，IC）

○フォアフットコンタクト　forefoot contact（前足部から接地，IC）

○フットフラットコンタクト　foot-flat contact（足底全体で初期接地，IC）

○フットスラップ　foot slap（踵接地の後の制御されていない底屈動作，LR）

○過度の底屈　excess plantar flextion（IC，LR，MSt，TSt，ISw，MSw，TSw）

○過度の背屈　excess dorsal flexion（IC，LR，MSt，TSt，PSw）

○過度の回外（内反）　excess supination（IC，LR，MSt，TSt，TSw）

○過度の回内（外反）　excess pronation（IC，LR，MSt，TSt，TSw）

○ヒールオフ/早すぎるヒールオフ　heel-off/premature heel-off（ローディングレスポンスとミッドスタンスで踵が床から離れている，LR，MSt）

○ノーヒールオフ　no heel-off（ターミナルスタンスとプレスイングで踵が離床しない，TSt，PSw）

○トゥドラッグ　toe drag（遊脚相で指，前足部，もしくは踵が接床，LSw，MSw，TSw）

○反対側の伸び上がり　contralateral vaulting（早くから，もしくは過度に反対側の立脚肢の踵をもち上げる状態，PSw，ISw，MSw，TSw）

足趾

○アップ　up（過伸展，LR，MSt，TSt）

○伸展不足　inadequate extension（TSt，PSw）

○クロウトゥ・ハンマートゥ　clawed/hammered（TSt，PSw）

膝関節

○屈曲制限　limited flexion（LR，PSw，ISw）

○過度の屈曲　excessive flexion（IC，LR，MSt，TSt，TSw）

○動揺　wobbles（1つの相ですばやい屈曲伸展，LR，MSt，TSt）

○過伸展　hyperextension（IC，LR，MSt，TSt，PSw）

○急激な伸展　extension thrust（膝関節が激しく完全伸展，LR，MSt，TSt）

○外反/内反　valgus/varus（MSt，TSt）

○反対側の過度の屈曲　excessive contralateral flexion（PSw，ISw，MSw，TSw）

股関節

○屈曲制限　limited flexion（IC，LR，ISw，MSw，TSw）

○過度の屈曲　excess flexion（IC，LR，MSt，TSt）

○パーストリトラクト　past retract（ターミナルスイングで観察される大腿の前方への動きの直後に起こる後戻りする動き，TSw）

○内旋　internal rotation

○外旋　external rotation

○内転　adduction

○外転　abduction

骨盤

○骨盤のもち上げ　hikes（ISw，MSw）

○骨盤の後傾　posterior tilt

○骨盤の前傾　anterior tilt

○前方回旋不足　lacks forward rotation（TSw）

○後方回旋不足　lacks backward rotation（TSt）

○過度の前方回旋　excess forward rotation

○過度の後方回旋　excess backward rotation

○同側の落ち込み　ispilateral drop（PSw，ISw，MSw，TSw）

○反対側の落ち込み　contralateral drop（LR，MSt，TSt）

体幹

○体幹の前傾　forward lean（LR，MSt，TSt）

○体幹の後傾　backward lean（LR，MSt，TSt）

○体幹の側屈　lateral lean（LR，MSt，TSt，PSw，ISw，MSw，TSw）

○過度の前方回旋/後方回旋　rotates forward/backward

（　）＝これらの逸脱運動が意味をもち，機能的課題の遂行を阻害する相

（次頁につづく↗）

歩行分析チェック表

衝撃吸収メカニズム

足関節　○適切　○不適切　影響する箇所＿＿＿＿＿＿＿＿

膝関節　○適切　○不適切　影響する箇所＿＿＿＿＿＿＿＿

骨盤　○適切　○不適切　影響する箇所＿＿＿＿＿＿＿＿

検査結果

SLS（single limb support）　○右＿＿＿＿＿＿＿＿

　○左＿＿＿＿＿＿＿＿

筋力・緊張力＿＿＿＿＿＿＿＿

感覚・受容器＿＿＿＿＿＿＿＿

可動域・拘縮＿＿＿＿＿＿＿＿

VAS（visual analog scale）　治療前＿＿＿＿＿＿

　治療後＿＿＿＿＿＿

詳細な検査結果＿＿＿＿＿＿＿＿

可能性のある原因

○弱化＿＿＿＿＿＿＿＿

○運動制御の障害＿＿＿＿＿＿＿＿

○可動域制限＿＿＿＿＿＿＿＿

○感覚・受容器の障害＿＿＿＿＿＿＿＿

○痛み＿＿＿＿＿＿＿＿

○変形＿＿＿＿＿＿＿＿

○大脳辺縁系　情緒領域＿＿＿＿＿＿＿＿

適切な治療介入

＿＿＿＿＿＿＿＿

＿＿＿＿＿＿＿＿

＿＿＿＿＿＿＿＿

治療前の検査結果	年　月　日				
検査距離	（m）	検査時間	（秒）	歩数	歩
検査距離	（m）/検査時間		（秒）×60＝		（m/分）歩行速度
検査距離	（m）/歩数		×2＝		（m）ストライド長
歩数	×60/検査時間		（秒）＝		（歩/分）ケーデンス

治療後の検査結果	年　月　日				
検査距離	（m）	検査時間	（秒）	歩数	歩
検査距離	（m）/検査時間		（秒）×60＝		（m/分）歩行速度
検査距離	（m）/歩数		×2＝		（m）ストライド長
歩数	×60/検査時間		（秒）＝		（歩/分）ケーデンス

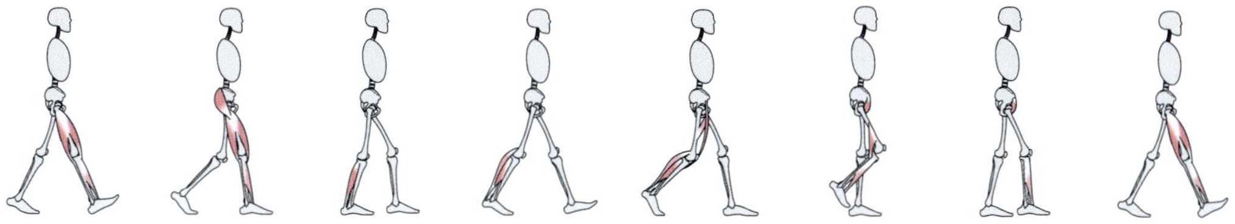

荷重の受け継ぎ	単脚支持	遊脚肢の前方への動き
初期の安定性 動作の流れの維持 衝撃吸収	安定性 前方への動きの維持	足の離床 歩幅の獲得

歩行周期	0%	0～12%	12～31%	31～50%	50～62%	62～75%	75～87%	87～100%
観察肢	IC	LR	MSt	TSt	PSw	ISw	MSw	TSw
反対側	PSw	PSw	ISw/MSw	TSw	IC/LR	MSt	MSt	TSt
体幹	直立							
骨盤	5° 前方回旋	5° 前方回旋	0°	5° 後方回旋	5° 後方回旋	5° 後方回旋	0°	5° 前方回旋
垂線に対する大腿の角度（股関節）	20° 屈曲	20° 屈曲	0°	20° 見かけ上 過伸展	10° 見かけ上 過伸展	15° 屈曲	25° 屈曲	20° 屈曲
膝関節	5° 屈曲	15° 屈曲	5° 屈曲	5° 屈曲	40° 屈曲	60° 屈曲	25° 屈曲	5° 屈曲
足関節	0°	5° 底屈	5° 背屈	10° 背屈	15° 底屈	5° 底屈	0°	0°
指（MTP 関節）	25° までの伸展	0°	0°	30° 伸展	60° 伸展	0°	0°	25° までの伸展

歩行中の関節の肢位（ランチョ・ロス・アミーゴ国立リハビリテーションセンターによる歩行分析結果を部分的に修正）

（Götz-Neuman K. Gehen verstehen Ganganalyse in der Physiotherapie. Stuttgart：Georg Thiem Verlag；2003. 月城慶一ほか〈訳〉. 観察による歩行分析. 東京：医学書院；2005. pp172-175）

【編集部註】○は該当箇所を塗りつぶす，あるいは，印をつける．

歩行分析チェック表

表 2 脳血管障害後片麻痺患者

1. 全体像の分析

●麻痺側
□左 □右
●ブルンストロームステージ
上肢____ 手指____ 下肢____
●感覚障害
____
●発症日 ____年____月____日

①□進行方向（ワレンベルグでは障害側に寄っていく，左無視は右に寄る）
②□ばらつき（注意障害や感覚障害などで，歩幅や歩行率がばらつく）
③□左右均等荷重
④□ワイドベース・動揺性
⑤□非麻痺側荷重困難，pusher 現象
⑥□上肢スウィング異常
⑦□接地位置不定
⑧□パーキンソニズム（小刻み，すくみ，体前屈位，突進現象など）
⑨□視線異常/身体の向き
⑩典型的代償運動
□骨盤持ち上げ □パストリトラクト[*5]
□分回し □トレンデレンブルグ / 麻痺側骨盤帯後退
□体幹側屈 □反対側の伸び上がり
⑪その他

2. 一歩行周期の分析

接床状態による分類	立脚期				遊脚期				
機能的分類	荷重受け継ぎ		単脚支持		遊脚肢の振り出し				異常歩容のチェックポイント
歩行周期（率）	0%	0～12%	12～31%	31～50%	50～62%	62～75%	75～87%	87～100%	
観察肢	初期接地	荷重応答期	立脚中期	立脚終期	前遊脚期	遊脚初期	遊脚中期	遊脚終期	
足関節角度	0°	5° 底屈	5° 背屈	10° 背屈	15° 底屈	5° 底屈	0°	0°	足関節の異常チェック
足関節	踵接地 □あり ○なし		適切な背屈 □あり ○なし			適切な背屈 □あり ○なし			○背屈不足 ○足尖初期接地 ○フットスラップ[*1] ○過度の底屈 ○過度の背屈 ○過度の回外（内反） ○過度の回内（外反） ○早いヒールオフ[*2] ○ノーヒールオフ[*3] ○トゥドラッグ[*4] ○反対側の伸び上がり ○初期接地足底全面接地
		適切な底屈 □あり ○なし	踵離地のタイミング □早すぎ □適切 □遅れ 骨盤の安定 □あり ○なし						
膝関節角度	5° 屈曲	15° 屈曲	5° 屈曲	5° 屈曲	40° 屈曲	60° 屈曲	25° 屈曲	5° 屈曲	膝関節の異常チェック
膝関節	適切な膝屈曲 □あり ○なし		適切な膝伸展 □あり ○なし		適切な膝屈曲 □あり ○なし		適切な膝伸展 □あり ○なし		○屈曲制限 ○過屈曲 ○動揺（素早い屈伸） ○過伸展・反張 ○急激な伸展 ○外反 / 内反 ○反対側の過度の屈曲
股関節角度	20° 屈曲	20° 屈曲	0°	20° 見かけ過伸展	10° 見かけ過伸展	15° 屈曲	25° 屈曲	5° 屈曲	股関節の異常チェック
股関節			適切な股関節伸展 □あり ○なし		適切な股屈曲 □あり ○なし				○屈曲制限 ○過度の屈曲 ○内旋 ○パストリトラクト[*5] ○外旋 ○内転 ○外転
ロッカー機能[*6]および足クリアランス	踵ロッカー □不足 □過多 ○正常		足関節ロッカー □不足 □過多 ○正常	前足部ロッカー □不足 □過多 ○正常	フットクリアランス □あり ○なし				
体幹	直立								体幹の異常チェック ○前傾 ○後傾 ○側屈 ○過度の前方 / 後方回旋
骨盤	5° 前方回旋	5° 前方回旋	0°	5° 後方回旋	5° 後方回旋	5° 後方回旋	0°	5° 前方回旋	骨盤の異常チェック ○骨盤の持ち上げ ○後傾 ○前傾 ○同側の落ち込み ○反対側の落ち込み ○過度の前方回旋 ○過度の後方回旋 ○前方回旋不足 ○後方回旋不足
足趾（MTP 関節）	25° まで伸展	0°	0°	30° 伸展	60° 伸展	0°	0°	25° まで伸展	足趾の異常 ○過伸展 ○伸展不足 ○クロウトゥ[*7]/ ハンマートゥ[*8]

*1 フットスラップ：初期接地後の制御されていない底屈． *2 ヒールオフ：荷重応答期と立脚中期で踵が床から離れていること．
*3 ノーヒールオフ：立脚終期と前遊脚期で踵が離床しないこと． *4 トゥドラッグ：遊脚期で足尖や踵が着床すること．
*5 パストリトラクト：遊脚期で過剰なスウィング直後遊脚終期で後戻りする現象． *6 ロッカー機能は下向きの力を推進力に換え，また衝撃を吸収する作用がある（Lecture 6 参照）．
*7 クロウトゥ：鉤爪趾． *8 ハンマートゥ：槌趾．

3. 歩行パラメータ （　　　）m

歩行速度	m/分	最大 ・ 快適
歩幅	m	装具：
歩行率	歩/分	補助具：
歩行比	m/歩/分	

コメント/その他 （記入例）→推論（解説）

歩行全体講評
ID
患者名：
＊ここでは歩行分析のコメントを記載

測定者
測定日

表３　パーキンソン病患者

歩行全体講評
ID
患者名：
＊ここでは歩行分析のコメントを記載

1. 全体像の分析

●ホーン・ヤールの重症度分類（Stage　　　）

①□小刻み歩行
②□前傾・前屈位での歩行
③□加速歩行・突進歩行
④□すくみ足（歩行開始時・歩行中・停止時・方向転換時・狭路通過時）
⑤□すくみ足の改善度（視覚的刺激および聴覚的刺激による効果）あり・□なし
⑥□歩隔狭小化（脳血管性パーキンソニズムではワイドベース傾向）あり・□なし
⑦□上肢スウィング異常
⑧□肩甲帯・骨盤帯回旋低下
⑨□日内変動・日差変動による歩容の変化

⑩□その他

2. 一歩行周期の分析

接床状態による分類	立脚期				遊脚期				異常歩容のチェックポイント
機能的分類	荷重受け継ぎ		単脚支持		遊脚肢の振り出し				
歩行周期（率）	0%	0～12%	12～31%	31～50%	50～62%	62～75%	75～87%	87～100%	
観察肢	初期接地	荷重応答期	立脚中期	立脚終期	前遊脚期	遊脚初期	遊脚中期	遊脚終期	
足関節角度	0°	5° 底屈	5° 背屈	10° 背屈	15° 底屈	5° 底屈	0°	0°	足関節の異常チェック
足関節	踵接地 □あり ○なし	適切な底屈 □あり ○なし	適切な背屈 □あり ○なし 踵離地のタイミング □早すぎ　□適切　□遅れ 骨盤の安定 □あり ○なし				適切な背屈 □あり ○なし		○背屈不足　○足尖初期接地 ○全足底接地 ○フットスラップ[*1] ○過度の背屈　○過度の底屈 ○過度の回外（内反）○過度の回内（外反） ○早いヒールオフ[*2]　○ノーヒールオフ[*3] ○トゥドラッグ[*4]
膝関節角度	5° 屈曲	15° 屈曲	5° 屈曲	5° 屈曲	40° 屈曲	60° 屈曲	25° 屈曲	5° 屈曲	膝関節の異常チェック
膝関節	適切な膝屈曲 □あり ○なし		適切な膝伸展 □あり ○なし		適切な膝屈曲 □あり ○なし		適切な膝伸展 □あり ○なし		○屈曲不足　○過度の屈曲（常時屈曲位傾向） ○過伸展・反張　○急激な伸展　○外反／内反
股関節角度	20° 屈曲	20° 屈曲	0°	20° 見かけ過伸展	10° 見かけ過伸展	15° 屈曲	25° 屈曲	5° 屈曲	股関節の異常チェック
股関節			適切な股伸展 □あり ○なし			適切な股屈曲 □あり ○なし			○屈曲不足　○過度の屈曲（常時屈曲位傾向） ○パストリトラクト[*5] ○内転　○外転　○内旋　○外旋
ロッカー機能[*6]および足クリアランス	踵ロッカー □不足 □過多 ○正常		足関節ロッカー □不足 □過多 ○正常	前足部ロッカー □不足 □過多 ○正常		フットクリアランス □あり ○なし			
体幹	直立								体幹の異常チェック ○前傾　○後傾　○側屈　○過度の前方／後方回旋
骨盤	5° 前方回旋	5° 前方回旋	0°	5° 後方回旋	5° 後方回旋	5° 後方回旋	0°	5° 前方回旋	骨盤の異常チェック ○骨盤の持ち上げ　○後傾　○前傾 ○同側の落ち込み　○反対側の落ち込み ○過度の前方回旋　○過度の後方回旋 ○前方回旋不足　○後方回旋不足
足趾（MTP 関節）	25° まで伸展	0°	0°	30° 伸展	60° 伸展	0°	0°	25° まで伸展	足趾の異常 ○過伸展　○伸展不足　○クロウトゥ[*7]／ハンマートゥ[*8]

[*1] フットスラップ：初期接地後の制御されていない底屈．　[*2] ヒールオフ：荷重応答期と立脚中期で踵が床から離れていること．
[*3] ノーヒールオフ：立脚終期と前遊脚期で踵が離床しないこと．　[*4] トゥドラッグ：遊脚期で足尖や踵が着床すること．
[*5] パストリトラクト：遊脚期で過剰なスウィング直後遊脚終期で後戻りする現象．　[*6] ロッカー機能は下向きの力を推進力に換え，また衝撃を吸収する作用がある（Lecture 6 参照）．
[*7] クロウトゥ：鉤爪趾．　[*8] ハンマートゥ：槌趾．

3. 歩行パラメーター　（　　　）m

歩行速度	m/分	最大　・　快適
歩幅	m	装具：
歩行率	歩/分	補助具：
歩行比	m/歩/分	

コメント/その他　（記入例）→推論（解説）

前屈姿勢による腰背部痛，脳血管性パーキンソニズムによる感覚障害などが歩行に影響していないかどうか　など

測定者	
測定日	

歩行分析チェック表

表 4　運動失調患者

歩行全体講評
ID
患者名：
＊ここでは歩行分析のコメントを記載
測定者
測定日

1. 全体像の分析

●診断名

●発症日/診断日　　　年　　月　　日

●障害側

□左　□右

①□酩酊歩行（※脊髄性運動失調では□踵打ち歩行）

②□進行方向（左右への偏り）

③ばらつき（□歩幅 □重複歩距離の短縮 □立脚相（非障害側）の延長 / □両脚支持期の延長 □歩行速度↓ □歩行率↓ □遊脚相↓）

④□反張膝および□体幹の前傾

⑤□ワイドベース

⑥□上肢スウィング異常（外転位・不規則なリズム・同側性スウィング）

⑦□筋緊張異常（頸部・肩甲帯・体幹筋群の過剰活動）

⑧□肩甲帯・骨盤帯回旋低下

⑨□その他

2. 一歩行周期の分析

接床状態による分類	立脚期				遊脚期				異常歩容のチェックポイント
機能的分類	荷重受け継ぎ		単脚支持		遊脚肢の振り出し				
歩行周期（率）	0%	0～12%	12～31%	31～50%	50～62%	62～75%	75～87%	87～100%	
観察肢	初期接地	荷重応答期	立脚中期	立脚終期	前遊脚期	遊脚初期	遊脚中期	遊脚終期	
足関節角度	0°	5° 底屈	5° 背屈	10° 背屈	15° 底屈	5° 底屈	0°	0°	足関節の異常チェック
足関節	踵接地 □あり ○なし		適切な背屈 □あり ○なし			適切な背屈 □あり ○なし			○背屈不足 ○足尖初期接地 ○全足底接地 ○フットスラップ*1 ○過度の底屈 ○過度の背屈 ○過度の回外（内反）○過度の回内（外反） ○早いヒールオフ*2 ○ノーヒールオフ*3 ○トゥドラッグ*4 ○反対側の伸び上がり
		適切な底屈 □あり ○なし	踵離地のタイミング □早すぎ □適切 □遅れ 骨盤の安定 □あり ○なし						
膝関節角度	5° 屈曲	15° 屈曲	5° 屈曲	5° 屈曲	40° 屈曲	60° 屈曲	25° 屈曲	5° 屈曲	膝関節の異常チェック
膝関節	適切な膝屈曲 □あり ○なし		適切な膝伸展 □あり ○なし		適切な膝屈曲 □あり ○なし		適切な膝伸展 □あり ○なし		○屈曲不足 ○過度の屈曲 ○動揺（素早い屈伸） ○過伸展・反張 ○急激な伸展 ○外反 / 内反
股関節角度	20° 屈曲	20° 屈曲	0°	20° 見かけ過伸展	10° 見かけ過伸展	15° 屈曲	25° 屈曲	5° 屈曲	股関節の異常チェック
股関節			適切な股伸展 □あり ○なし		適切な股屈曲 □あり ○なし				○屈曲不足 ○過度の屈曲 ○パストリトラクト*5 ○内転 ○外転 ○内旋 ○外旋
ロッカー機能*6および足クリアランス	踵ロッカー □不足 □過多 ○正常		足関節ロッカー □不足 □過多 ○正常	前足部ロッカー □不足 □過多 ○正常	フットクリアランス □あり ○なし				
体幹	直立								体幹の異常チェック ○前傾 ○後傾 ○側屈 ○過度の前方 / 後方回旋
骨盤	5° 前方回旋	5° 前方回旋	0°	5° 後方回旋	5° 後方回旋	5° 後方回旋	0°	5° 前方回旋	骨盤の異常チェック ○骨盤の持ち上げ ○後傾 ○前傾 ○同側の落ち込み ○反対側の落ち込み ○過度の前方回旋 ○過度の後方回旋 ○前方回旋不足 ○後方回旋不足
足趾（MTP 関節）	25° まで伸展	0°	0°	30° 伸展	60° 伸展	0°	0°	25° まで伸展	足趾の異常 ○過伸展 ○伸展不足 ○クロウトゥ*7/ ハンマートゥ*8

*1 フットスラップ：初期接地後の制御されていない底屈．　*2 ヒールオフ：荷重応答期と立脚中期で踵が床から離れていること．

*3 ノーヒールオフ：立脚終期と前遊脚期で踵が離床しないこと．　*4 トゥドラッグ：遊脚期で足尖や踵が着床すること．

*5 パストリトラクト：遊脚期で過剰なスウィング直後遊脚終期で後戻りする現象．　*6 ロッカー機能は下向きの力を推進力に換え，また衝撃を吸収する作用がある（Lecture 6 参照）．

*7 クロウトゥ：鉤爪趾．　*8 ハンマートゥ：槌趾．

3. 歩行パラメーター　（　　　　）m

歩行速度	m/分	最大　・　快適
歩幅	m	装具：
歩行率	歩/分	補助具：
歩行比	m/歩/分	

コメント/その他　（記入例）→推論（解説）

脊髄性運動失調患者および末梢神経性運動失調患者では視覚への依存度が増すため，視野・視力の問題を有していないかどうか　など

表5　脳性麻痺患者

歩行全体講評
ID
患者名：
＊ここでは歩行分析のコメントを記載
測定者
測定日

1. 全体像の分析

●脳性麻痺のタイプ
□痙直型　□アテトーゼ型　□失調型
□その他（　　　　　　　　）
□四肢麻痺　□両麻痺　□片麻痺（右・左）

●合併症
□てんかん　□視覚障害（　　　　　）
□知的障害　□その他（　　　　　　　）

●手術
□あり（　　　　　　　　　　　　）□なし

●ボツリヌス毒素治療
□あり（部位：　　　　　　　　　）□なし

①□屈み歩行（crouching gait）
②□尖足歩行
③□鋏状歩行（scissors gait）
④□反張膝歩行
⑤□ワイドベース歩行
⑥□側方動揺
⑦□上肢の位置（ハイガード・ミドルガード）
⑧□上肢スウィング

⑨典型的代償運動
□骨盤持ち上げ　□体幹前傾
□分回し　□トレンデレンブルグ徴候
□体幹側屈

⑩その他

2. 一歩行周期の分析

接床状態による分類	立脚期					遊脚期			異常歩容のチェックポイント
機能的分類	荷重受け継ぎ		単脚支持		遊脚肢の振り出し				
歩行周期（率）	0%	0～12%	12～31%	31～50%	50～62%	62～75%	75～87%	87～100%	
観察肢	着床初期	荷重応答期	立脚中期	立脚終期	前遊脚期	遊脚初期	遊脚中期	遊脚終期	
足関節角度	0°	5°底屈	5°背屈	10°背屈	15°底屈	5°底屈	0°	0°	足関節の異常チェック
足関節	踵接地 □あり ○なし	適切な底屈 □あり ○なし	適切な背屈 □あり ○なし 踵離地のタイミング □早すぎ　□適切　□遅れ 骨盤の安定 □あり ○なし			適切な背屈 □あり ○なし			○背屈不足　○足尖初期接地 ○フットスラップ[*1]　○過度の底屈 ○過度の背屈　○過度の回外（内反） ○過度の回内（外反）　○早いヒールオフ[*2] ○ノーヒールオフ[*3]　○トゥドラッグ[*4] ○初期接地足底全面接地
膝関節角度	5°屈曲	15°屈曲	5°屈曲	5°屈曲	40°屈曲	60°屈曲	25°屈曲	5°屈曲	膝関節の異常チェック
膝関節	適切な膝屈曲 □あり ○なし		適切な膝伸展 □あり ○なし		適切な膝屈曲 □あり ○なし		適切な膝伸展 □あり ○なし		○屈曲制限　○過屈曲 ○過伸展・反張　○急激な伸展　○外反/内反
股関節角度	20°屈曲	20°屈曲	0°	20°見かけ過伸展	10°見かけ過伸展	15°屈曲	25°屈曲	5°屈曲	股関節の異常チェック
股関節			適切な股関節伸展 □あり ○なし		適切な股屈曲 □あり ○なし				○屈曲制限　○過度の屈曲 ○内転　○外転 ○内旋　○外旋
ロッカー機能[*5]および足クリアランス	踵ロッカー □不足 □過多 ○正常		足関節ロッカー □不足 □過多 ○正常	前足部ロッカー □不足 □過多 ○正常	フットクリアランス □あり ○なし				
体幹	直立								体幹の異常チェック ○前傾　○後傾　○側屈　○過度の前方/後方回旋
骨盤	5°前方回旋	5°前方回旋	0°	5°後方回旋	5°後方回旋	5°後方回旋	0°	5°前方回旋	骨盤の異常チェック ○骨盤の持ち上げ　○後傾　○前傾 ○同側の落ち込み　○反対側の落ち込み ○過度の前方回旋　○過度の後方回旋 ○前方回旋不足　○後方回旋不足
足趾（MTB関節）	25°まで伸展	0°	0°	30°伸展	60°伸展	0°	0°	0°	足指の異常 ○過伸展　○伸展不足　○クロウトゥ[*6]/ハンマートゥ[*7]

*1 フットスラップ：初期接地後の制御されていない底屈．*2 ヒールオフ：荷重応答期と立脚中期で踵が床から離れていること．*3 ノーヒールオフ：立脚終期と前遊脚期で踵が離床しないこと．
*4 トゥドラッグ：遊脚期で足尖や踵が着床すること．*5 ロッカー機能は下向きの力を推進力に換え，また衝撃を吸収する作用がある（Lecture 6 参照）．*6 クロウトゥ：鉤爪趾．*7 ハンマートゥ：槌趾．

3. 歩行パラメータ（　　　）m

歩行速度	m/分	最大　・　快適
歩幅	m	装具：
歩行率	歩/分	補助具：
歩行比	m/歩/分	

コメント／その他（記入例）→推論（解説）

歩行分析チェック表

表6　変形性股関節症患者

歩行全体講評
ID
患者名：
＊ここでは歩行分析のコメントを記載
測定者
測定日

1. 全体像の分析
- ●障害側
  - □左　□右
- ●□術前　□術後
- ●手術日　　　年　　月　　日

①□重心（上下移動・左右動揺）
②□肩甲帯・骨盤の高さの相違
③□体幹・骨盤の回旋異常
④□体幹の動揺
⑤□頭頸部の傾き
⑥□立脚時間の左右差
⑦□左右への荷重不均等
⑧□すり足歩行
⑨□ばらつき（痛み，アライメント異常，習慣性の姿勢などで，歩幅や歩行率がばらつく）
⑩□規則性（リズミカルな歩行）
⑪□上肢の手の振りの左右差
⑫典型的跛行
　□疼痛性跛行
　□トレンデレンブルク徴候
　□デュシェンヌ現象
　□硬性墜落性跛行
　□ROM 制限に起因する跛行
⑬その他

2. 一歩行周期の分析

接床状態による分類	立脚期					遊脚期			異常歩容のチェックポイント
機能的分類	荷重受け継ぎ		単脚支持		遊脚肢の振り出し				
歩行周期（率）	0%	0～12%	12～31%	31～50%	50～62%	62～75%	75～87%	87～100%	
観察肢	初期接地	荷重応答期	立脚中期	立脚終期	前遊脚期	遊脚初期	遊脚中期	遊脚終期	
足関節角度	0°	5° 底屈	5° 背屈	10° 背屈	15° 底屈	5° 底屈	0°	0°	足関節の異常チェック
足関節	踵接地 □あり ○なし		背屈 □適切 ○過度・不足・なし			背屈 □適切 ○過度・不足・なし			○足尖初期接地 ○背屈不足 ○背屈制限 ○過度の背屈 ○過度の底屈 ○過度の回外（内反） ○過度の回内（外反）
		底屈 □適切 ○なし	踵離地のタイミング □早すぎ □適切 □遅れ 骨盤の安定 □あり ○なし						
膝関節角度	5° 屈曲	15° 屈曲	5° 屈曲	5° 屈曲	40° 屈曲	60° 屈曲	25° 屈曲	5° 屈曲	膝関節の異常チェック
膝関節	膝屈曲 □適切 ○過度・不足・なし		膝伸展 □適切 ○過度・不足・なし		膝屈曲 □適切 ○過度・不足・なし		膝伸展 □適切 ○過度・不足・なし		○屈曲制限 ○伸展制限 ○外反 / 内反
股関節角度	20° 屈曲	20° 屈曲	0°	20° 見かけ過伸展	10° 見かけ過伸展	15° 屈曲	25° 屈曲	5° 屈曲	股関節の異常チェック
股関節			股関節伸展 □適切 ○過度・不足・なし		股屈曲 □適切 ○過度・不足・なし				○屈曲制限 ○内転制限 ○内旋制限 ○伸展制限 ○外転制限 ○外旋制限
ロッカー機能*および足クリアランス	踵ロッカー □不足 □過度 ○正常		足関節ロッカー □不足 □過度 ○正常	前足部ロッカー □不足 □過度 ○正常	フットクリアランス □あり ○なし				
体幹	直立								体幹の異常チェック ○前傾 ○後傾 ○側屈 ○過度の前方 / 後方回旋
骨盤	5° 前方回旋	5° 前方回旋	0°	5° 後方回旋	5° 後方回旋	5° 後方回旋	0°	5° 前方回旋	骨盤の異常チェック ○骨盤の持ち上げ ○同側の落ち込み ○過度の前方回旋 ○前方回旋不足 ○後傾 ○前傾 ○反対側の落ち込み ○過度の後方回旋 ○後方回旋不足
足趾（MTP 関節）	25° まで伸展	0°	0°	30° 伸展	60° 伸展	0°	0°	25° まで伸展	足趾の異常 ○過伸展 ○伸展不足

*ロッカー機能は下向きの力を推進力に換え，また衝撃を吸収する作用がある（Lecture 6 参照）.

3. 歩行パラメータ　（　　　）m

歩行速度	m/分	最大　・　快適
歩幅	m	装具：
歩行率	歩/分	補助具：
歩行比	m/歩/分	

コメント/その他　（記入例）→推論（解説）

表 7　変形性膝関節症患者

1. 全体像の分析

- ●障害側
  □左　□右
- ●□術前　□術後
- ●手術日　　年　月　日

①□重心（上下移動・左右動揺）
②□肩甲帯・骨盤の高さの相違
③□体幹・骨盤の回旋異常
④□体幹の動揺
⑤□頭頚部の傾き
⑥□立脚時間の左右差
⑦□左右への荷重不均等
⑧□すり足歩行
⑨□ばらつき（痛み，アライメント異常，習慣性の姿勢などで，歩幅や歩行率がばらつく）
⑩□規則性（リズミカルな歩行）
⑪□上肢の手の振りの左右差
⑫典型的跛行
□ラテラル・スラスト　□アンテリア・スラスト　□メディアル・スラスト
⑬その他
□墜落型跛行　□二重膝作用の欠如

2. 一歩行周期の分析

接床状態による分類	立脚期				遊脚期				異常歩容のチェックポイント
機能的分類	荷重受け継ぎ		単脚支持		遊脚肢の振り出し				
歩行周期（率）	0%	0～12%	12～31%	31～50%	50～62%	62～75%	75～87%	87～100%	
観察肢	初期接地	荷重応答期	立脚中期	立脚終期	前遊脚期	遊脚初期	遊脚中期	遊脚終期	
足関節角度	0°	5° 底屈	5° 背屈	10° 背屈	15° 底屈	5° 底屈	0°	0°	足関節の異常チェック
足関節	踵接地 □あり ○なし	底屈 □適切 ○なし	背屈 □適切 ○過度・不足・なし	踵離地のタイミング □早すぎ　□適切　□遅れ 骨盤の安定 □あり ○なし		背屈 □適切 ○過度・不足・なし			○足尖初期接地 ○背屈不足 ○背屈制限 ○過度の背屈 ○過度の底屈 ○過度の回外（内反） ○過度の回内（外反）
膝関節角度	5° 屈曲	15° 屈曲	5° 屈曲	5° 屈曲	40° 屈曲	60° 屈曲	25° 屈曲	5° 屈曲	膝関節の異常チェック
膝関節	膝屈曲 □適切 ○過度・不足・なし		膝伸展 □適切 ○過度・不足・なし		膝屈曲 □適切 ○過度・不足・なし		膝伸展 □適切 ○過度・不足・なし		○屈曲制限 ○伸展制限 ○外反 / 内反
股関節角度	20° 屈曲	20° 屈曲	0°	20° 見かけ過伸展	10° 見かけ過伸展	15° 屈曲	25° 屈曲	5° 屈曲	股関節の異常チェック
股関節			股関節伸展 □適切 ○過度・不足・なし			股屈曲 □適切 ○過度・不足・なし			○屈曲制限　○伸展制限 ○内転制限　○外転制限 ○内旋制限　○外旋制限
ロッカー機能* および 足クリアランス	踵ロッカー □不足 □過度 ○正常		足関節ロッカー □不足 □過度 ○正常	前足部ロッカー □不足 □過度 ○正常		フットクリアランス □あり ○なし			
体幹	直立								体幹の異常チェック ○前傾 ○後傾 ○側屈 ○過度の前方 / 後方回旋
骨盤	5° 前方回旋	5° 前方回旋	0°	5° 後方回旋	5° 後方回旋	5° 後方回旋	0°	5° 前方回旋	骨盤の異常チェック ○骨盤の持ち上げ　○後傾　○前傾 ○同側の落ち込み　○反対側の落ち込み ○過度の前方回旋　○過度の後方回旋 ○前方回旋不足　○後方回旋不足
足趾 （MTP 関節）	25° まで伸展	0°	0°	30° 伸展	60° 伸展	0°	0°	25° まで伸展	足趾の異常 ○過伸展　○伸展不足

*ロッカー機能は下向きの力を推進力に換え，また衝撃を吸収する作用がある（Lecture 6 参照）.

3. 歩行パラメータ　（　　　）m

歩行速度	m/分	最大　・　快適
歩幅	m	装具：
歩行率	歩/分	補助具：
歩行比	m/歩/分	

コメント/その他　（記入例）→推論（解説）

歩行全体講評

ID

患者名：

＊ここでは歩行分析のコメントを記載

測定者

測定日

歩行分析チェック表

表8　大腿義足使用者

歩行全体講評
ID
患者名：
＊ここでは歩行分析のコメントを記載

1. 全体像の分析
- ●診断名：
- ●手術日：
- ●切断側：□左　□右
- ●断端長：□極端断端　□短断端　□中断端　□長断端

3. 義足パーツ

ソケット
- □差し込み式
- □吸着式
- □四辺形
- □坐骨収納型

膝継手
- □固定膝（　　　　）
- □荷重ブレーキ（　　　　）
- □バウンシング（　　　　）
- □イールディング（　　　　）

足部
- □SACH（　　　　）
- □単軸（　　　　）
- □多軸（　　　　）
- □エネルギー蓄積型（　　　　）
- その他

2. 一歩行周期の分析　【註】義：義足側の問題／切：切断者側の問題

接床状態による分類	立脚期					遊脚期			身体機能のチェックポイント
機能的分類	荷重受け継ぎ		単脚支持		遊脚肢の振り出し				
歩行周期（率）	0%	0～12%	12～31%	31～50%	50～62%	62～75%	75～87%	87～100%	
義足肢	初期接地	荷重応答期	立脚中期	立脚終期	前遊脚期	遊脚初期	遊脚中期	遊脚終期	
矢状面　足関節角度	0°	5°底屈	5°背屈	10°背屈	15°底屈	5°底屈	0°	0°	
矢状面　足部	←→（0～12%） □フットスラップ[*1] 義：□後方バンパー・クッションが柔らかい 切：□膝伸展の意識が強い						←→（75～87%） □非義足側伸び上がり（義足側立脚期）[*8] 義：□義足が長い □義足の懸垂が不十分 □膝継手の摩擦が強い（膝継手が曲がりにくい） □膝継手の摩擦が弱い（下腿部の振り出しが遅れる） 切：□膝折れへ不安感 □トゥクリアランスを意識しすぎ		身長 体重 BMI 断端評価 断端の形状 皮膚の状態 循環状態 断端の硬さ 異常感覚
矢状面　膝関節角度	5°屈曲	15°屈曲	5°屈曲	5°屈曲	40°屈曲	60°屈曲	25°屈曲	5°屈曲	
矢状面　膝継手	←→（0～31%） 膝継手の不安定[*2] 義：□ソケット初期屈曲角の不足 □ソケットが膝継手に対して後方に位置 □足部背屈位・靴の踵が高い □後方バンパー・クッションが硬い 切：□股関節伸展筋力の低下 □随意的制御の遅れ		←→（12～62%） □過度の膝継手安定[*3] 義：□ソケット初期屈曲角が強い □ソケットが膝継手に対して前方に位置 □足部底屈位 □後方バンパー・クッションが柔らかい 切：□随意的制御の意識が強い			←→（62～75%） □蹴り上げの不同[*9] 義：□膝継手の摩擦が弱い （制御機構の不適合） □伸展補助装置が弱い □ソケット初期屈曲角の不足 （遊脚期の移行に反動がつく） 切：□膝継手伸展を意識しすぎ □反動をつけた義足の振り出し		←→（87～100%） □ターミナルインパクト[*10] 義：□膝継手の摩擦が弱い （制御機構の不適合） □伸展補助装置が強くはたらきすぎ □ソケット初期屈曲角の不足 （遊脚期の移行に反動がつく） 切：□膝継手伸展を意識しすぎ □反動をつけた義足の振り出し	痛み 部位 程度 種類
矢状面　股関節角度	20°屈曲	20°屈曲	0°	20°見かけ過伸展	10°見かけ過伸展	15°屈曲	25°屈曲	5°屈曲	断端長 坐骨結節～断端末
矢状面　股関節・骨盤		←→（0～31%） □腰椎の過剰な前彎[*4] 義：□ソケット初期屈曲角の不足 □ソケットの前後径が大きい □ソケット前壁の適合不良 □ソケット後壁の適合不良 切：□股関節屈曲拘縮 □股関節伸展筋力の低下 □腹筋群の筋力低下							大転子～断端末 断端周径 坐骨結節 0cm 5cm

前額面

足部

□初期接地時の足部回旋*5
義：□後方バンパー・クッションが硬い（足部底屈制動が強い）
□ソケットがゆるい
切：□断端の萎縮・筋力低下
□軟部組織量が多い

□内側ホイップ*11
義：□ソケットに対して膝継手が外旋している
□ソケットの適合不良
□トゥブレークが外側に向いている
切：□大腿部を外側へ振り出す
□断端の軟部組織量が多すぎる

□外側ホイップ*12
義：□ソケットに対して膝継手が内旋している
□ソケットの適合不良
□トゥブレークが内側に向いている
切：□大腿部を内側へ振り出す
□断端の軟部組織量が多すぎる

股関節角度																
	0°内外転	約3°内旋	0°→約5°内転	約5°内旋	約7°内転	2°内旋	約3°内転	約1°内旋	0°→約5°外転	8°外旋	約10°外転	8°外旋→0°	約5°外転	0°→3°内旋	約5°外転→0°	約3°内旋

股関節

□外転歩行*6
義：□義足が長い
□ソケット内壁が高い
□ソケット外壁の適合不良（不安定性の代償）
□ソケット内転角が強い
□ソケットに対して足部が外側に位置
切：□断端の萎縮・筋力低下
□軟部組織量が多い

□分回し歩行*13
義：□義足が長い
□ソケット内壁が高い
□膝継手の摩擦が強い（膝継手が曲がりにくい）
□義足の懸垂が不十分
切：□股関節外転拘縮
□会陰部の痛み・不快感
□膝折れへ不安感

体幹　直立

体幹

□体幹の側屈*7
義：□義足が短い
□ソケット外壁の適合不良（支持不足）
□ソケット内壁が高い
□ソケット内転角の不足
□ソケットに対して足部が内側に位置
切：□股関節外転筋力の低下
□股関節外転拘縮
□会陰部の痛みや不快感
□断端外側遠位部の痛み

10cm
15cm
20cm
前後径
左右径

股関節可動域
屈曲
伸展
外転
内転
外旋
内旋

筋力
股関節屈曲
股関節伸展
股関節外転
股関節内転
股関節外旋
股関節内旋

握力

断端感覚

*1 フットスラップ：義足側初期接地直後の急激な底屈.
*2 膝継手の不安定：義足立脚期の膝折れまたは膝折れ感.
*3 過度の膝継手安定：膝継手が屈曲しづらく遊脚期へ円滑に移行できない.
*4 腰椎の過剰な前彎：義足立脚期に腰椎が過度に前彎する.
*5 初期接地時の足部回旋：初期接地時に踵を中心に足部が回旋・振動する.
*6 外転歩行：立脚・遊脚を通じ股関節外転位のまま歩行.
*7 体幹の側屈：義足側立脚期に体幹が側屈する.
*8 非義足側伸び上がり：義足側遊脚期に反対側下肢がつま先立ち状態になる.
*9 蹴り上げの不同：義足側遊脚期に膝継手が屈曲しすぎて踵が高く上がりすぎる.
*10 ターミナルインパクト：義足側遊脚期最後の膝継手の衝撃的な伸展.
*11 内側ホイップ：立脚終期から前遊脚期に踵が内側に動く.
*12 外側ホイップ：立脚終期から前遊脚期に踵が外側に動く.
*13 分回し歩行：義足側遊脚期に円弧を描くように振る.

3. 歩行パラメータ　（　　　）m

歩行速度	m/分	最大 ・ 快適
歩幅	m	装具：
歩行率	歩/分	補助具：
歩行比	m/歩/分	

コメント / その他 （記入例）→推論（解説）

測定者

測定日

歩行分析チェック表

表9　下腿義足使用者

1. 全体像の分析
- ●診断名：
- ●手術日：
- ●切断側：□左　□右
- ●断端長：□極端断端　□短断端　□中断端　□長断端

3. 義足パーツ

ソケット
□PTB
□PTS
□KBM
□TSB

足部
□SACH（　　　）
□単軸（　　　）
□多軸（　　　）
□エネルギー蓄積型（　　　）

その他

2. 一歩行周期の分析　【註】義：義足側の問題／切：切断者側の問題

接床状態による分類		立脚期					遊脚期		
機能的分類		荷重受け継ぎ		単脚支持		遊脚肢の振り出し			
歩行周期（率）		0%	0～12%	12～31%	31～50%	50～62%	62～75%	75～87%	87～100%
義足肢		初期接地	荷重応答期	立脚中期	立脚終期	前遊脚期	遊脚初期	遊脚中期	遊脚終期
矢状面	足関節角度	0°	5°底屈	5°背屈	10°背屈	15°底屈	5°底屈	0°	0°
	足部	□フットストラップ[*1] 義：□後方バンパー・クッションが柔らかい 切：□膝伸展の意識が強い					□トゥクリアランスの低下[*2] 義：□義足が長い □義足の懸垂が不十分 □ソケットがゆるい 切：□断端の萎縮		
	膝関節角度	5°屈曲	15°屈曲	5°屈曲	5°屈曲	40°屈曲	60°屈曲	25°屈曲	5°屈曲
	膝関節	□膝関節伸展不足[*3] 義：□懸垂機能（PTB カフベルト，PTS 前面の形状）の不良 切：□膝関節屈曲拘縮 □膝関節伸展筋力の低下 □膝折れ[*4] 義：□踵が硬い（SACH 足） □後方バンパーが硬い（単軸足） □足部に対してソケットが前すぎる □初期屈曲角が大きすぎる □足部が背屈位すぎる □踵が高い 切：□膝関節屈曲拘縮 □膝関節伸展筋力の低下		□反張膝[*5] 義：□踵が柔らかい（SACH 足） □後方バンパーが柔らかい（単軸足） □足部に対してソケットが後ろすぎる □初期屈曲角が小さすぎる □足部が底屈位 切：□膝関節伸展筋力の低下 □断端遠位前面の圧迫感・痛み		□膝折れ[*6] 義：□トゥブレークの位置が後ろすぎる □反張膝[*7] 義：□トゥブレークの位置が前すぎる		□ソケット内のピストン運動[*8] 義：□ソケットの適合不良 □懸垂機能の不良 切：□断端の萎縮	□膝関節伸展不足[*3] 義：□懸垂機能の不良 切：□膝関節屈曲拘縮
前額面	足部	□初期接地時の足部の回旋[*9] 義：□踵が硬い（SACH 足） □後方バンパーが硬い（単軸足） □足部に対してソケットが内側すぎる（足部の外旋） □足部に対してソケットが外側すぎる（足部の内旋） □ソケットがゆるい 切：□断端の萎縮 □軟部組織量が多い		□内側への動揺[*10] 義：□足部に対してソケットが内側すぎる □初期内転角が大きすぎる 切：□膝関節の外反変形 □外側への動揺[*11] 義：□足部に対してソケットが外側すぎる □初期内転角が小さすぎる 切：□膝関節の内反変形		□内側ホイップ[*12] 義：□ソケットに対して足部が外旋している □ソケットの適合不良 □トゥブレークが外側に向いている 切：□大腿部を外側へ振り出す □断端の軟部組織量が多すぎる □外側ホイップ[*13] 義：□ソケットに対して足部が内旋している □ソケットの適合不良 □トゥブレークが内側に向いている 切：□大腿部を内側へ振り出す □断端の軟部組織量が多すぎる			

身体機能のチェックポイント
- 身長
- 体重
- BMI
- 断端評価
  - 断端の形状
  - 皮膚の状態
  - 循環状態
  - 断端の硬さ
  - 異常感覚
- 痛み
  - 部位
  - 程度
  - 種類
- 断端長
  - 膝関節裂隙～断端末
    - 10cm
    - 15cm
    - 20cm
- 断端周径
  - 前後径
  - 左右径
- 膝関節可動域
  - 屈曲
  - 伸展
  - 外旋
  - 内旋
- 筋力
  - 膝関節屈曲
  - 膝関節伸展
- 握力
- 断端感覚

*1 フットストラップ：義足側初期接地直後の急激な底屈.
*2 トゥクリアランスの低下：遊脚初期または遊脚中期のつま先の引っかかり・引きずり.
*3 膝関節伸展不足：初期接地時の膝関節屈曲.　*4 膝折れ：急激に起こる膝関節の屈曲.
*5 反張膝・過度の膝関節の安定：伸展位のまま立脚中期に至り，膝関節が後方へ押される.
*6 膝折れ：前遊脚期における膝関節の屈曲.
*7 反張膝：前遊脚期における膝関節の過度の安定.　*8 ソケット内のピストン運動：ソケット内における断端の上下運動.
*9 初期接地時の足部の回旋：初期接地時に足部が内旋または外旋する.
*10 内側への動揺：荷重応答期から立脚中期に義足が内側へ傾く，または足底の外側が浮く（断端の近位外側，遠位内側に圧迫感や痛みを生じる）.
*11 外側への動揺：荷重応答期から立脚中期に義足が外側へ傾く，または足底の内側が浮く（断端の近位内側，遠位外側に圧迫感や痛みを生じる）.
*12 内側ホイップ：立脚終期から前遊脚期に踵が内側に動く.　*13 外側ホイップ：立脚終期から前遊脚期に踵が外側に動く.

3. 歩行パラメータ　（　　　）m

歩行速度	m/分	最大　・　快適
歩幅	m	装具：
歩行率	歩/分	補助具：
歩行比	m/歩/分	

コメント／その他（記入例）→推論（解説）

歩行全体講評
ID
患者名：
＊ここでは歩行分析のコメントを記載
測定者
測定日

TEST 試験

到達目標

・各 Lecture で学んだ知識について，自分自身がどの程度理解できたかを知る．
・各 Lecture で示された重要なポイントを整理する．
・試験結果を踏まえて，自分自身が各 Lecture に示された内容について再確認し，より深く理解する．

この試験の目標とするもの

これまでの講義で，姿勢・動作の理解に必要な生体力学，姿勢・動作の力学的メカニズム，疾患特有の姿勢・動作の特徴について学習してきました．この知識を臨床場面で応用して生かすには，各 Lecture の内容について，単に覚えるだけでなく，実際に動作を体験しながら深く理解することが重要になります．

この章は試験問題と解答からなり，国家試験と同様の 5 択の選択式問題，かっこ内に適切な用語を書き込む穴埋め式問題，質問に対して文章で解答する記述式問題からなります．

試験問題は，各 Lecture で記述されている内容を理解しているかどうかを，自分自身で確認するためのものです．単に正解を答えられたかどうかを問うものではありません．正解であったとしても，それに関する周辺の知識まで広く知ることを目標に再確認してください．もし，不正解であったとしたら，それは自分自身が理解できていなかったことを知るチャンスだと思って，関連する Lecture をもう一度確認してください．

試験の結果はどうでしたか？

□ 自分自身の理解している部分と理解が不十分な部分がわかった．
□ 復習すべき内容が確認できた．
□ 生体力学における基本的知識がわかった．
□ 疾患特有の姿勢・動作の特徴がわかった．

comment

姿勢・動作分析は理学療法・作業療法において評価の核となるものでありながら，ただ観察するだけでは難しいうえ，評価の対象となる障害像や動作パターンが多岐にわたります．そのため，本書で学習できる内容は学習時間と紙面の都合もあり，基礎的な力学の知識と各疾患に最もよくみられる典型的な姿勢・動作に限られています．ここで学習する基本的な姿勢・動作とそのメカニズムについて十分に理解したうえで，その他の疾患や動作のバリエーションを含めた内容を学習し，補装具の利用や各種療法の効果判定などに活用できることを目標に学習を積み重ねていってください．

問題

問題I　選択式問題

以下の問いについて，該当するものを選びなさい．

問題 1

次の文章のうち，正しいのはどれか．2 つ選びなさい．

1. 力は，質量と速度の積である．
2. 運動量は，単位質量あたりの速度である．
3. ニュートンは，力の単位である．
4. 運動エネルギーは，速度に比例する．
5. 位置エネルギーは，高さに比例する．

問題 2

体幹を前傾した姿勢をとって保持しているところを図に示す．図中の数字は，人体の各部位の重量と各部位の重心を鉛直に投影した点と，基準点との距離である．人体全体の重心を投影した点と基準点との距離はどれか．

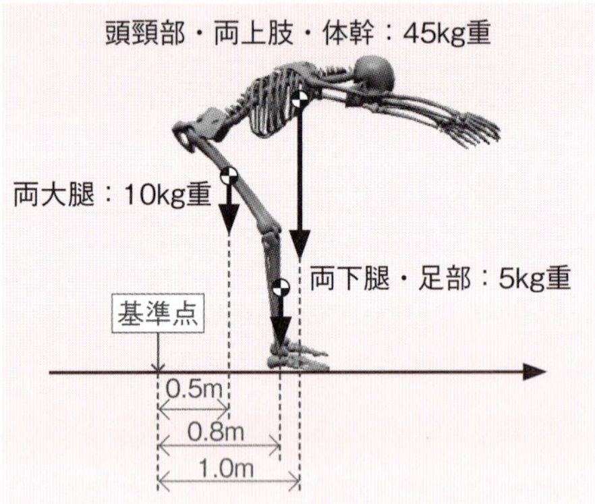

1. 0.6m
2. 0.7m
3. 0.8m
4. 0.9m
5. 1.0m

問題 3

右片脚立位を保持しているところを図に示す．このとき，この肢位を保持するために必要な股関節外転筋力の力（*F*）は，次のうちどれか．

ただし，外転筋群の力は下方向で，右下肢を除く身体部分の重さ（*W*）は 50kg重，重心位置は点 G にあり，股関節中心から G までの距離は 9cm，股関節中心から中殿筋付着部までの距離は 3cm とする．

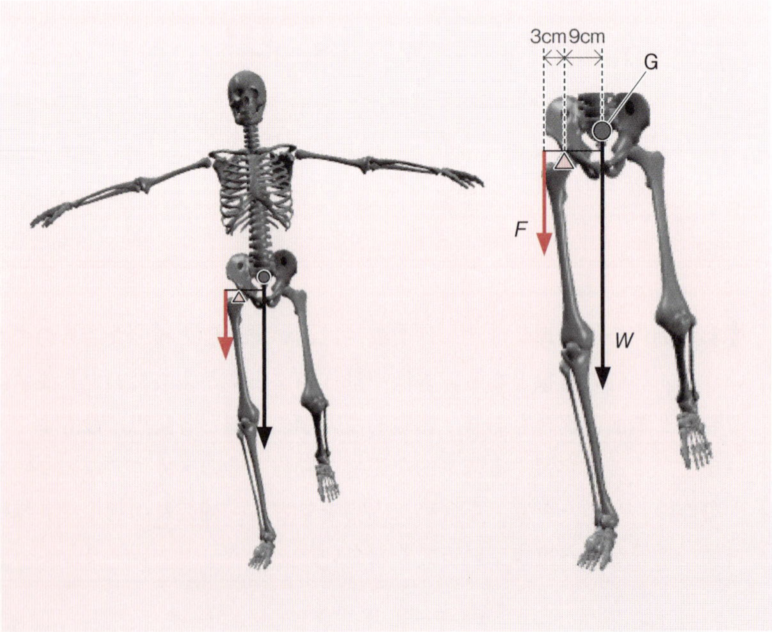

1. 25kg重
2. 50kg重
3. 75kg重
4. 100kg重
5. 150kg重

問題 4

次の文章のうち，筋の反作用（リバースアクション）で誤っているのはどれか．

1. 下腿三頭筋によるつま先立ち
2. 大胸筋による肩の水平内転
3. 上腕二頭筋による鉄棒の懸垂
4. 腸腰筋による骨盤の前傾
5. 片側中殿筋による反対側骨盤挙上

問題 5

次の文章のうち，成人の安静立位で正しいのはどれか．２つ選びなさい．

1. 安静立位時に，ヒラメ筋の持続的筋収縮がある．
2. 重心位置は，第２腰椎のやや前方にある．
3. 身長に対する重心位置が，小児よりも高い．
4. 頭部の重心線は，環椎後頭関節の後ろを通る．
5. 重心線は，足関節軸の前方を通る．

問題 6

次の文章のうち，椅子からの立ち上がり動作で誤っているのはどれか．２つ選びなさい．

1. 開始時に，床反力作用点は前方へ移動する．
2. 体幹は，開始時に前傾する．
3. 殿部が座面から離れるころに，床反力は最小になる．
4. 開始から殿部が座面から離れるまで，足関節は背屈する．
5. 足部を後ろに引くと，体幹の前傾が少なくてすむ．

問題 7

次の文章のうち，歩行について正しいのはどれか．

1. 重心点の高さは，両脚支持期に最大となる．
2. 歩行速度は，重複歩時間に比例する．
3. エネルギー効率は，快適歩行速度で最もよい．
4. 両脚支持期は，一歩行周期に１回ある．
5. 歩行率は，一般に男性が女性よりも高い．

問題 8

次のうち，誤っている組み合わせはどれか．

1. 反張膝――――パーキンソン病
2. 失調性歩行―――脊髄小脳変性症
3. すくみ足歩行――パーキンソン病
4. 分回し歩行―――片麻痺
5. 挟み歩行――――脳性麻痺

問題 9

次のうち，変形性股関節症患者の異常歩行と原因の組み合わせで正しいのはどれか．２つ選びなさい．

1. トレンデレンブルグ跛行———患側股関節内転制限
2. 墜落性跛行———————患側脚短縮
3. 腰椎前彎の増強——————患側股関節屈曲拘縮
4. 大殿筋歩行———————患側股関節外転制限
5. ラテラル（外側）スラスト——患側股関節外転筋力低下

問題 10

大腿切断者の義足歩行で義足の立脚相において患側へ体幹が側屈した．対処法として正しいのは，次のうちどれか．２つ選びなさい．

1. 義足の長さを長くする．
2. 義足の長さを短くする．
3. ソケットの初期屈曲角度を減らす．
4. 股関節外転筋力を増強する．
5. ソケットの外側壁を削る．

問題Ⅱ　穴埋め式問題

かっこに入る適切な用語を答えなさい．

1）運動の法則には，慣性の法則，運動方程式，（1.　　　　　）の法則がある．

2）ヒトが静止立位をとっているとき，その床反力は体重と（2.　　　　　）の積となる．

3）3 種類のてこのうち，人体に少ないのは（3.　　　　　）である．

4）立位における重心線は，矢状面でみたときに足部において（4.　　　　　）を通る．

5）寝返り動作において，両上肢を横に振って寝返る方法では運動量を利用しているので，上肢の末端に（5.　　　　　）を装着するとより運動量が増して動作が容易になる．

6）歩行時の重心位置は一歩行周期あたり 2 回上下し，歩行速度の増加に伴い上下の振れ幅は（6.　　　　　）する．

7）高齢者の歩行では，歩幅が（7.　　　　　）する．

8）片麻痺患者の異常姿勢のうち，典型的な立位姿勢のことを（8.　　　　　）という．

9）片麻痺患者に比較的多くみられるもので，あらゆる姿勢で麻痺側へ身体軸が傾斜してしまう現象のことを（9.　　　　　）現象という．

10）頸髄損傷者において，上腕三頭筋が作用できる機能残存レベルは（10.　　　　　）である．

11）パーキンソン病患者にみられる歩幅の小さい歩行のことを（11.　　　　　）という．

12）運動失調患者の歩行において，前額面で特徴的なのが左右への体幹の動揺や（12.　　　　　）である．

13）脳性麻痺児で痙直型両麻痺を呈しており，両側ロフストランドクラッチを使用して屋内歩行が可能である．このとき粗大運動能力分類システム Gross Motor Function Classification System（GMFCS）によるレベルは（13.　　　　　）である．

14）変形性股関節症の跛行のうち，股関節外転筋力の低下により，患側立脚相で患側へ体幹を傾けるものを（14.　　　　　）と呼ぶ．

15）大腿切断者の義足歩行において，立脚相の膝の安定性を得るためには股関節を（15.　　　　　）方向にはたらかせる必要がある．

問題Ⅲ　記述式問題

問いに従って答えなさい．

問題 1

2 種類の起き上がり動作について，図に示す．(1) と (2) の違いについて，図中に書き入れられた記号を利用して生体力学の観点から簡潔に述べなさい．なお，図中の記号は股関節を支点としてとらえており，股関節より上部体節の質量を W_1，股関節からその質量中心までの距離を L_1，L_1'，下部である両下肢の質量を W_2，股関節からその質量中心までの距離を L_2，L_2'とした．

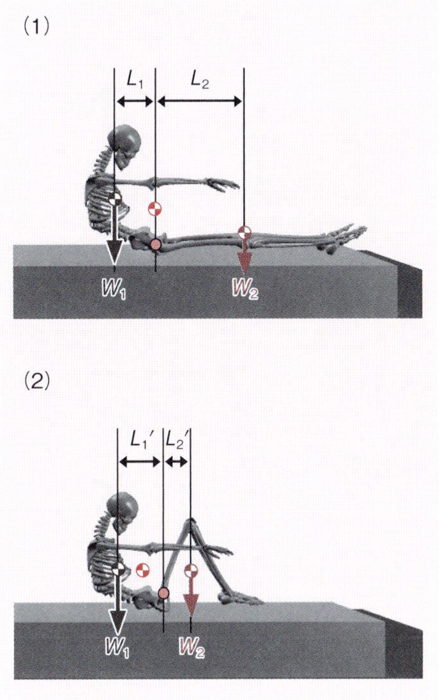

問題 2

パーキンソニズムを有する患者の寝返り動作の特徴を，簡潔に述べよ．

問題 3

小脳性運動失調を有する患者の歩行の特徴を，簡潔に述べよ．

解答

I 選択式問題　　配点：1問（完答）4点　計40点

問題1　3，5

1. 力は，質量と加速度の積である．2. 運動量は，質量と速度の積である．4. 運動エネルギーは，速度の2乗に比例する．

問題2　4

各部位の重心と重量から合成した全身の重心を求めると，

$$\frac{5\times0.8+10\times0.5+45\times1.0}{5+10+45}=\frac{4+5+45}{60}=\frac{54}{60}=0.9$$

0.9(m)となる．

なお，0.9(m)は，外果のやや前方となっている．この姿勢を保持できるのであれば，重心線は支持基底面である足底面内に落ちているはずである．

問題3　5

股関節中心を支点とし，Wが荷重点，Fが力点の第1のてこである．支点を中心につり合いがとれていることから，

$$3\times F=9\times W$$

$$F=\frac{9\times W}{3}=3\times W=150\,(\text{kg重})$$

となる．

問題4　2

遠位の体節が固定されて近位の体節に運動が生じる作用のことを，反作用（リバースアクション）という．たとえばつま先立ちでは，遠位のつま先が固定され，近位の体節である下腿が持ち上がるので，リバースアクションである．

2. 大胸筋による肩の水平内転では，近位の体幹に対して遠位の上腕部に運動が生じているので，正作用である．

問題5　1，5

1. および5. 安静立位では重心線は足関節軸の2～5cm前を通る．つまり，床反力ベクトルは足関節軸の前を通るので，外的モーメントは背屈方向にはたらき，それにつり合うような底屈モーメントをはたらかせている．したがって，足関節底屈筋群がはたらくので，ヒラメ筋が持続的に収縮している．2. 重心位置は，第2仙椎のやや前方にある．3. 小児のほうが，身長に対する重心位置が高い．4. 頭部の重心線は，環椎後頭関節の前を通る．

問題6　1，3

1. 開始時に，床反力作用点は後方へ移動する．3. 殿部が座面から離れるころに，床反力は最大になる．

問題7　3

1. 重心点の高さは，両脚支持期（初期接地期）に最低で，立脚中期に最大となる．2. 歩行速度が速くなると重複歩時間は減少するので，比例しない．歩行速度は，重複歩距離や歩幅，歩行率に比例する．4. 両脚支持期は，一歩行周期に2回ある．5. 歩行率は，一般に男性のほうが女性よりも低い．

問題 8　**1**

1. 反張膝は，大腿四頭筋筋力低下によるもの，下腿後面の筋緊張亢進，運動失調症によるものなどでみられる．

問題 9　**2，3**

1. トレンデレンブルグ跛行は，患側股関節外転筋力の低下で生じる．また，外転制限が生じると，股関節内転で立脚するため，トレンデレンブルグ様の歩容を呈する．4. 大殿筋歩行は，患側股関節伸展筋力の低下で生じる．5. ラテラル（外側）スラストは，変形性膝関節症内側型で生じる．

問題 10　**1，4**

2. 義足の長さが短い可能性があるので，長くする．3. 体幹の側屈は前額面での異常であり，矢状面の調整をしても大きく影響しない．5. ソケットの外側壁の支持不足の可能性があるため，不適切である．

Ⅱ　穴埋め式問題　　配点：1 問（完答）2 点　計 30 点

1.	作用反作用	Lecture 1 参照
2.	重力加速度	Lecture 2 参照
3.	第 2 のてこ	Lecture 3 参照
4.	外果の 2～5cm 前	Lecture 4 参照
5.	重錘（重り）	Lecture 5 参照
6.	増加	Lecture 6 参照
7.	減少	Lecture 7 参照
8.	ウェルニッケ・マン肢位	Lecture 8 参照
9.	pusher	Lecture 9 参照
10.	第 7 頸髄節（C_7）	Lecture 10 参照
11.	小刻み歩行	Lecture 11 参照
12.	ワイドベース（歩隔の拡大）	Lecture 12 参照
13.	レベルⅢ	Lecture 13 参照
14.	デュシェンヌ跛行（現象）	Lecture 14 参照
15.	伸展	Lecture 15 参照

Ⅲ　記述式問題　　　　配点：1問（完答）10点　計30点

問題1

以下の内容をおおむね記載できれば，正答とする．

(1) では，

$L_1 \times W_1 < L_2 \times W_2$

となり，下肢の重みを利用して，股関節を中心に上体を起こすことが可能になる．

一方，(2) では

$L_1' \times W_1 > L_2' \times W_2$

となり，体幹の方向（反時計回り）の回転モーメントと下肢の重み（時計回り）の回転モーメントを比較した場合，体幹のモーメントのほうが大きくなり，反時計回りに回転しやすくなるため，起き上がり動作が困難となる．

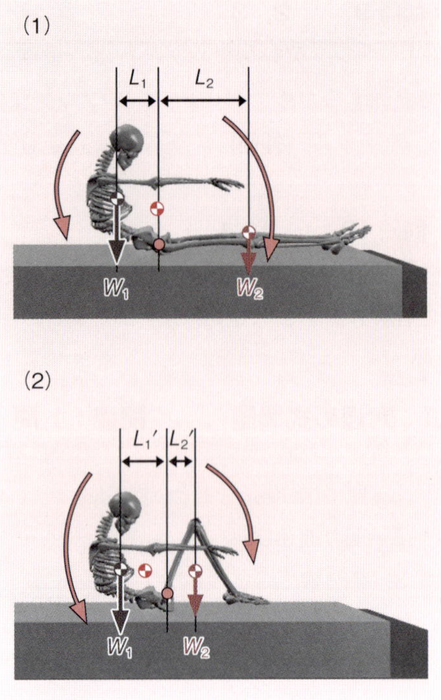

問題2

以下の内容をおおむね記載できれば，正答とする．

パーキンソニズムの四大徴候は，安静時振戦，筋固縮，無動・寡動・動作緩慢，姿勢反射障害であり，安静時振戦以外の症状による動作障害が認められる．

寝返り動作では，筋固縮による体幹の回旋の低下がみられるために，丸太様の寝返りを呈する．また，無動・寡動・動作緩慢による動作速度の低下がみられるために，動作の遂行に時間を要する．

問題3

以下の内容をおおむね記載できれば，正答とする．

小脳性運動失調では，共同運動障害が最大の特徴であり，測定障害，運動分解，時間測定異常，反復拮抗運動障害，筋緊張低下，企図振戦などがみられ，四肢の粗大運動の障害や姿勢調節障害，平衡機能障害などによる動作障害が認められる．

歩行では，体幹の動揺や平衡機能障害によりワイドベースとなり，前後左右に動揺するいわゆる酩酊歩行を呈する．歩行中の体幹動揺，歩幅の短縮，遊脚相の短縮，両脚支持期の延長，歩行速度および歩行率の低下がみられる．膝の屈曲伸展が減り，重度になると立脚中の反張膝を呈したり，上肢の振りが減少する．

索引

記号・数字・欧文索引

和文索引

15 Lecture　**15レクチャーシリーズ**

理学療法・作業療法テキスト
臨床運動学

2015年 9 月 10 日　初版第 1 刷発行
2018年 3 月 22 日　　　第 2 刷発行
2020年 12 月 10 日　　　第 3 刷発行
2024年 8 月 1 日　　　第 4 刷発行

総編集……………石川　朗・種村留美

責任編集…………小林麻衣・小島　悟

発行者……………平田　直

発行所……………株式会社　中山書店
〒112-0006　東京都文京区小日向 4-2-6
TEL 03-3813-1100（代表）
https://www.nakayamashoten.jp/

装丁…………………藤岡雅史

DTP…………………株式会社　明昌堂

印刷・製本………三松堂株式会社

ISBN978-4-521-73665-5
Published by Nakayama Shoten Co., Ltd.　　　Printed in Japan
落丁・乱丁の場合はお取り替えいたします